坂本　壮　国保旭中央病院 救急救命科

救急外来
ただいま診断中！

CLINICAL DIAGNOSIS IN EMERGENCY ROOM

中外医学社

巻 頭 言

　消防白書によると救急搬送患者数は増加の一途を辿っており，一日平均1万6千件を超え，5.3秒に1回の割合で救急隊が出動しているという．対して受け入れ側の救急告知医療機関は減少しており，全国的に救急患者を積極的に受け入れる医療機関では，患者増加により忙しさを増していることは明らかだろう．

　本書のテーマとなっている「救急外来」を一言で表すと「混沌」ではなかろうか．「混沌」と辞書を引くと，「入りまじって区別がつかず，はっきりしないさま」とある．「救急外来」には老若男女様々な患者が来院し，患者の緊急度・重症度も様々である．また診察する方も全ての専門科が揃っている昼間の一般外来と違って，限られた人数の限られた専門科の医師で，その多くは経験の浅い若手である．救急外来の「混沌」で特に問題になるのは，軽症患者の中に重症患者が潜むことである．それらを如何に拾い上げるか，プロセスそのものが教育としても有効であり，示唆に富む症例が多いこともまた，「混沌」の所以ではなかろうか．

　多くの臨床研修病院と同じく，当院でも豊富な救急外来症例を研修医教育の軸としている．臨床研修病院として研修医を受け入れて8年になるが，屋根瓦式の研修医教育を心掛けた結果，基本コースはフルマッチを続けている．この豊富な症例は，都心部の病院にもかかわらず common disease から重症症例まで経験できるという意味で，研修医にとっても魅力的な宝物であり，そこに魅力を感じて集まってきてくれた研修医もまた，我々にとっては宝物である．

　本書の著者である坂本壮医師は，特に研修医教育に情熱を注ぐ救急専門医，集中治療専門医であるが，そもそも彼は当院の受け入れたマッチングによる最初の臨床研修医の一人である．当院に入職した際は，決して抜群の医学的知識を持っていたわけではなかったが，研修2年目，救急・集中治療科の後期研修医と進む過程で，同僚や後輩達と勉強会を重ね，まさに屋根瓦式の教育を確立していった．我々の教えたことを常に自分なりに解釈し，時に疑い，経験的な情報に学術的な根拠を加え，系統的な教育手法とした彼の勉強会は，現在は当院だけでなく色々な場所で好評と聞いている．人に教えることで彼

自身も成長したことに疑いはないが，現状に甘んじることなく成長を欲した彼の姿勢を特に賞賛したい．

　さて本書は坂本医師が勉強会で行っている内容をもとに，主に研修医を対象にまとめたものである．しかし内容はとても奥深く，研修医の悩みどころを知っているが故に書けた参考書と納得ができる．これだけの物を作り上げさぞ疲労困憊と思いきや，彼はむしろ達成感と充実感に満ちている．恐らくこの教育に対するエネルギーこそが，日々の診療にも良い影響を与えているのではないだろうか．情熱，知識，経験，全ての事が反映されている本書は，研修医だけでなく，全ての救急外来に携わる医療人に素晴らしいものをもたらすことを確信している．

　　　2015 年 11 月

　　　　　　　　順天堂大学医学部附属練馬病院救急・集中治療科科長，先任准教授

　　　　　　　　　　　杉 田　　学

序

　「ひとりひとり　皆のために　皆は　ひとりのために　剣をかざせ　力合わせ　立ち向かえ　どこまでも　どんな困難も　くぐり抜ける　共に肩並べ　いざ進め　いざ進め　仲間たち」．これは 2011 年に帝劇開場 100 周年記念公演として上演されたミュージカル三銃士（MUSICAL 3 MUSKETEERS）の中で歌われる「ひとりは皆のために」の一節です．みなさんも "One for all, All for one." という言葉は聞いたことがあると思います．この言葉はアレクサンドル・デュマの小説，「三銃士」の中の合言葉「Tous pour un, un pour tous（トゥ・プル・アン，アン・プル・トゥ）」で有名となりました．日本では「スクール☆ウォーズ」というドラマの名シーンでも使用されていましたね（学生時代ラグビー部だった私はレンタルして繰り返し観た記憶があります）．「三銃士」の中でダルタニャンが三銃士（アトス，ポルトス，アラミス）とともに一致団結して戦う際にこの言葉は歌われます．

　私が勤める順天堂大学練馬病院は東京都練馬区にある 400 床の病院で年間約 6500 台の救急搬送症例を対応しています．近隣に救命センターがないため 2 次救急ではありますが，3 次対応の重症患者も多く来院します．重症患者であった場合，多数の患者が来院した場合には，1 人で対応するのには限界があります．またどうしたらよいか悩むことも少なくありません．そんな時助けになるのは救急外来で共に働く仲間です．力を合わせれば大抵のことはできます．「三銃士」のように皆で一致団結して診療にあたることが必要です．

　しかし仲間が戦力外であっては困ってしまいます．はじめて救急外来に立った初期研修医はなにをすべきかわからなくて当然です．国家試験のために必死に勉強した内容は卒業旅行で一気に頭の中からは消去されています．そこで救急外来の基本事項を身につけるきっかけになればと思いこの本を執筆しました．

　この本の元になっているのは，私が毎月 2 回程度研修医を対象に行っている勉強会です．私が日常の業務のなかで，研修医に伝えたい基本的な事項を中心に書きました．この本によって 1 人でも多くの研修医が救急外来の戦力となり，そこから共に働く仲間として一致団結していくことが私の望みです．

この本の話をいただき2年以上の時間がかかってしまいましたが，その間何度もメールや打ち合わせをしてくださった宮崎さまはじめ中外医学社の皆様に御礼申し上げます．

　最後に杉田先生はじめ順天堂大学練馬病院の皆様，私を成長させてくれた研修医のみんな，いつも嫌な顔もせず支えてくれた妻，お転婆な子どもたちに感謝します．

　　　　2015年11月

　　　　　　　　　　　　　　　　　　　　　　　坂　本　　壮

目 次

はじめに　　　1

①救急外来での心構え　　　1
② Common is common !　　　1
③病歴聴取を怠るな !　　　2
④ Vital signs の解釈は適切に !　　　3
⑤臭いものに蓋をしてはいけない !　　原因検索を怠るな !　　　3
⑥急性か慢性か，それが問題だ !　　　4
⑦救急外来における "検査の 3 種の神器"　　　4
⑧内服薬，アレルギーの確認は忘れずに：くすりもりすく !　　　4
⑨説明は処方箋であり，経過観察は治療の 1 つである !　　　5
⑩ 2 度あることは 3 度ある !　　　5
⑪常に初診の気持ちで対応を !　　　6
⑫後医は名医　　　6
⑬ Teaching is learning twice !　　　6

1 意識障害に出会ったら
原因を見逃さないための 10 の鉄則　　　7

意識障害患者へのアプローチ【10 の鉄則】　　　7
① ABC の安定が最優先 !　　意識状態を正しく評価せよ !　　　8
② Vital signs，病歴，身体所見が超重要 !　　外傷検索，AMPLE 聴取も忘れずに !　　　10
③鑑別疾患の基本の三角形を master せよ !　　　12
④意識障害と意識消失を明確に区別する !　　　13
⑤何が何でも低血糖の否定から !　　血液ガスの check も忘れずに !　　　13
⑥出血か梗塞か，それが問題だ !　　　16
⑦菌血症・敗血症が疑われたら fever work up !　　　16
⑧アルコール（エタノール），肝性脳症，電解質異常，薬物中毒，精神疾患による
　意識障害は除外診断 !　　　18
⑨疑わなければ診断できない !　　AIUEOTIPS を上手に利用せよ !　　　20
⑩原因が 1 つとは限らない !　　確定診断までは安心するな !　　　22
Snap diagnosis：一過性全健忘（transient global amnesia: TGA）　　　22

2 失神に出会ったら
心血管性・出血性を否定せよ !　　　26

疑わなければ診断できない !　　　26
失神の定義：意識障害，痙攣と明確に区別しよう !　　　27
失神の病態生理：なぜ失神は起こるのか？　　　28
失神の分類　　　29

失神の原因と予後：疫学を把握する！	29
失神患者のアプローチ：失神と判断した，その後は…	30
病歴・病歴・病歴：目撃者を探せ！	31
心血管性失神を見逃さない！	34
起立性低血圧（orthostatic hypotension）も見逃さない！	37
神経調節性失神（neurally mediated syncope）：最も多い失神！	38
検査：①心電図 ②エコー（心臓・腹部）③血液ガスが3種の神器	38
帰宅 or 入院	40
Check point：帰宅させる前に確認しよう！	40

3 痙攣に出会ったら
目撃者を探せ！
45

疑わなければ診断できない！	45
本当に痙攣か？：意識障害，失神と明確に区別しよう！	46
痙攣とは：定義は正確に！	46
痙攣の原因：頭蓋内疾患以外も鑑別に挙げること！	47
痙攣のアプローチ：痙攣と判断した，その後は…	49
痙攣を示唆する病歴・身体所見	50
痙攣重積/てんかん重積：見逃すな！ 定義は正確に！	52
抗痙攣薬を内服しているかも？	53
痙攣を誘発し得る薬剤：内服薬ももらさず確認！	54
検査：①血液ガス ②心電図 ③頭部CT ④採血	54
治療：ABCを確認し目の前の痙攣を止めよう！	57

4 ショックに出会ったら
早期発見・早期治療を心掛けよ！
69

はじめに	69
アプローチ：Time is money！	70
ショックの認識	70
ショックを4つに分類：素早く分類しよう！	75
その他鑑別に有用なpoint：「ショック＋徐脈」を見逃すな！	82
初期治療	83

5 アナフィラキシーかな？と思ったら
アドレナリンを正しく使用せよ！
90

はじめに	90
アナフィラキシーを正しく診断しよう！：消化器症状の聴取を忘れずに！	91
アナフィラキシーのABCD：緊急性を瞬時に判断！	92
アドレナリン	93
グルカゴン	96
原因	97
ヒスタミン中毒：アレルギー反応と簡単にいってはいけない！	99

食物依存性運動誘発アナフィラキシー
（food-dependent exercise-induced anaphylaxis: FDEIA） 100
治療：使用薬剤は限られている！ 100
二峰性反応（遅延性反応）（二相性反応） 101
アレルゲンの交差反応 102
帰宅 or 入院 102
SAFE approach 103
エピペン®：早期発見，早期治療！　患者教育を忘れずに！ 104
予防に勝る治療なし！ 105

6 敗血症かな？と思ったら
早期発見・早期治療を心掛けよ！
109

はじめに 109
感染症の vital signs：呼吸数を軽視するな！ 110
敗血症の定義：敗血症と菌血症は似て非なるもの！ 111
敗血症の重症度分類：定義は正確に！ 113
いつ疑うか？ 115
敗血症の身体所見 118
Fever work up：急がば回れ！ 118
敗血症の focus 118
敗血症でなぜ血液培養 ?! 121
検査 122
治療：正しく治療，正しく効果判定！ 125
敗血症の新定義 129

7 尿管結石かな？と思ったら
正しく診断しよう！
138

はじめに 138
疫学：尿管結石は common disease だ！ 139
診断：除外診断と心得よ！ 140
各種検査の感度・特異度 142
結石が嵌頓しやすい場所 146
結石の大きさ vs 排出率 146
治療：使用する薬剤とタイミングを check！ 147
泌尿器科コンサルトのタイミング 148
帰宅 or 入院 149
まとめ 149

8 疼痛患者に出会ったら
痛みの問診を習得せよ！
153

痛みの問診 OPQRSTA 153
検査の3種の神器：①血液ガス ②エコー ③心電図 154

重症度評価	155
Common is common！：Major な疾患の minor な sign を見逃すな！	156
最後に	157

9 頭痛患者に出会ったら
クモ膜下出血を見逃すな！
158

頭痛の分類：一次性頭痛か二次性頭痛か	158
頭痛の red flag signs：危険なサインを見逃すな！	160
救急外来で絶対に見逃してはいけない 2 大疾患	160
クモ膜下出血：早期に疑い愛護的に！	161
一次性頭痛：緊張型頭痛と片頭痛の違いを明確に！	
薬物乱用頭痛の鑑別を忘れずに！	169
一次性頭痛の特徴：出会う頻度の高い緊張型頭痛と片頭痛の特徴	171
その他の疾患	173

10 胸痛患者に出会ったら
Pitfalls を知ろう！
180

急性冠症候群（acute coronary syndrome: ACS）	181
はじめに	181
定義	181
疫学	182
診断：確認すべき 3 つの時候	182
胸痛患者の問診：OPQRSTA を check！	182
救急外来でのアプローチ	185
Vital signs と身体所見：急性心不全，致死性不整脈を見逃すな！	192
検査	193
治療	194
急性大動脈解離（aortic dissection）	201
はじめに	201
疫学	201
大動脈解離は否定できるか？	202
いつ疑うか	202
症状	205
救急外来でのアプローチ	206
Vital signs と身体所見	209
検査	210
治療	212
肺血栓塞栓症（pulmonary thromboembolism: PTE）	216
はじめに	216
疫学	216
肺血栓塞栓症は否定できるか？	217
いつ疑うか：疑わなければ診断できない！	217

救急外来でのアプローチ	219
Vital signs と身体所見	223
検査	224
治療	226

11 腹痛患者に出会ったら
恐い腹痛を除外せよ！
231

はじめに	231
急性腹症	232
救急外来で特に問題となる 2 つの疾患＋α	241

12 吐下血に出会ったら
緊急内視鏡の適応を理解せよ！
251

はじめに：感染対策は基本中の基本	251
消化管出血の疫学	252
消化管出血のリスク：3 大リスクを check！	252
消化管出血にまつわる pitfalls	253
消化管出血患者の診るべき point: vital signs ＋検査の 3 種の神器＋α	255
消化管出血の鑑別	257
リスク評価	258
治療	260
緊急内視鏡の適応：最重要 point！	260
Second look	262
再発予防	263

13 高 K 血症かな？と思ったら
診断と治療の正しい理解
268

はじめに	268
いつ疑うか：慢性腎臓病患者では常に疑うこと！	269
高 K 血症の原因：原因検索を怠るな！	270
高 K 血症のアプローチ：緊急性の判断を適切に！	271
まとめ：緊急性の高い患者群	275
透析患者について	275
治療：それぞれの作用機序を理解すること	277
まとめ：救急外来での治療の考え方	280

14 肺炎かな？と思ったら
重症度を正しく評価しよう！
284

| はじめに | 284 |
| 正しく診断しよう！ | 285 |

重症度を正しく評価しよう！	287
誤嚥性肺炎を正しく診断しよう！	298
結核を忘れずに！	299
肺炎 vs 心不全：思っている以上に区別は難しい！	300
治療	301
治療効果判定：グラム染色を行おう！	302

15 尿路感染症かな？と思ったら
除外診断と心得よ！
308

はじめに：疑うことから全てが始まる！	308
尿路感染症の分類	309
疫学：尿路感染症は common disease だ！	309
いつ疑うか？：疑わなければ診断できない！	310
尿路感染症の診断：尿路感染症を正しく診断しよう！	312
尿路感染症の重症度	313
検査	314
原因菌	319
無症候性細菌尿：治療対象か否かを見極めよ！	320
治療	321
治療効果判定：臓器特異的所見を check！ グラム染色で判断を！	324
急性単純性腎盂腎炎の解熱時間	325
Oral switch：経口の抗菌薬への変更はいつか？	326
帰宅 or 入院	326

16 髄膜炎かな？と思ったら
腰椎穿刺の閾値を下げよ！
335

はじめに	335
疫学	336
いつ疑うか？：意識障害患者では必ず鑑別に入れること！	336
診断：臓器特異的所見で評価せよ！	337
髄膜炎の重症度	340
検査：腰椎穿刺を躊躇するな！	340
細菌性髄膜炎を検査所見で除外できるか？	344
治療：正しい選択は？	344
抗菌薬の選択は正しく行うこと！：髄膜炎か否か，それが問題だ！	346
ステロイド：抗菌薬投与前に投与	349
治療効果判定：臓器特異的所見を評価せよ！	349
無菌性髄膜炎	350
ヘルペス脳炎	350

Mini Lecuture 抗菌薬の選択－具体的な菌を想定し決定しよう！ 356

17 めまいに出会ったら
歩けなかったら要注意！
364

はじめに	364
疫学	365
本当にめまいか？： めまいの分類をしよう！	365
救急外来でのアプローチ	367

18 頭部外傷に出会ったら
原因検索が最重要
384

はじめに	384
頭部外傷のアプローチ	385
抗血栓薬内服中の患者へのアプローチ	392
脳震盪： 2 回目が恐い脳震盪！	393

19 低血糖かな？と思ったら
ブドウ糖投与しておしまいじゃ困っちゃう
400

はじめに	400
いつ疑うか？： 意識障害患者ではまず鑑別！	401
低血糖の定義： 低血糖を正しく診断しよう！	401
低血糖の原因： 低血糖を起こしやすい人は誰かを知り，原因検索を怠るな！	401
病歴	403
Vital signs： 意識障害を軽視するな！　普段と比較！　左右差に注目！	403
身体所見	404
症状： 冷や汗に注目！	404
検査： 低血糖に至った原因検索を忘れずに！	405
低血糖による脳障害	407
持続する低血糖	408
低血糖と高血糖を繰り返す： 手技・注射部位の確認を忘れずに！	408
SU 薬とインスリンの種類と作用時間	408
血糖低下を起こし得る薬剤： AMPLE 聴取を怠るな！	409
治療	410

20 脳卒中かな？と思ったら
病歴聴取が最重要
417

はじめに	417
脳卒中の疫学	418
救急外来でのアプローチ： 脳卒中を疑ったら	419
危険因子	426
画像： CT，MRI & MRA の限界を理解しよう！	427
脳卒中もどきに騙されるな！： らしくない所見を診たら立ち戻ろう！	431
TIA を見逃すな！： 脳梗塞と同様に扱うべし！	432

	血栓溶解療法（アルテプラーゼ静注療法）の適応を正しく理解する！	434
	血管内治療	438
	脳卒中の治療：血圧はどうしたらいいの？	438

21 アルコール患者に出会ったら
お酒にまつわる落とし穴
446

はじめに	446
アルコール患者と救急外来：来院パターン	447
アルコール患者のアプローチ：意識障害があれば"鉄則"に則ること！	447
アルコール患者の身体所見/検査所見	448
ビタミンB1：アルコール患者では常に意識しておくこと！	450
アルコール多飲患者に特有の疾患	451
アルコール依存か否か：家族・友人からの聴取を忘れずに！	456
アルコールを wash out ?!	458
感染対策を忘れずに：いかなる時も自分の身を守ること！	458
帰宅 or 入院：判断は冷静に！	459

22 心肺停止に出会ったら
胸骨圧迫が超重要
462

はじめに	462
心肺停止患者のアプローチ	463
予防：予防に勝る治療なし！	473
最後に：己の限界を知り，協力して治療にあたろう！	473

コラム

危険ドラッグについて	44
ルーチン検査なんてあり得ない！	68
救急隊を尊重しよう！	89
勉強会のススメ	137
既往歴の正しい聞き方	157
家族歴の正しい聞き方	230
準備ができない者に手技を行う資格はない！	267
血液ガスは静脈血で十分！	307
急がば回れ！　理解していなければ意味がない！	334
患者，家族への説明はこまめに丁寧に	355
治療方針は医師次第 ?!	445

索引　　476

はじめに

① 救急外来での心構え

　誰もが見逃しはしたくないものです．しかし誰もが見逃しや誤診は少なからず経験したことがあるでしょう．救急外来では必ずしも確定診断する必要はありませんが，「いま，何をするべきか」を正しく判断する必要があります．すぐに治療介入する必要があるのか，入院の必要があるのか，などを適切に判断できるようになりましょう．見逃してしまうのにはいくつかの理由が挙げられますが，以下の2つに大別されるのではないでしょうか．①そもそも鑑別に挙がっていない，②症状や検査所見が非典型的で除外してしまう，です．鑑別に挙げることができなければ必要な身体所見もとることができず，例え検査を行っていても見落としてしまいます．それではどのようにすれば鑑別に挙げることができるでしょうか．症候に対して数多くの鑑別疾患を挙げることは重要ですが，それを横並びに考えていてはいけません．それらを，緊急性の高い疾患，見逃してはいけない疾患，検査前確率の高い疾患（目の前にいる患者に起こりやすい疾患）にそれぞれ順位付けをして考えると，自身のアプローチ法を確立しやすくなります．詳細は各章に譲りますが，頭の中に各症候毎の自分なりのアプローチ法を作り上げることが必要です．

② Common is common！

　鑑別診断を挙げる際に重要なことはいくつかありますが，特に重要なのは，よくある疾患にはよく出会うということです．当たり前じゃないかと思うかもしれませんが，意外とこの当たり前のことを忘れがちです．これは前述の見逃しのpointの1つである，症状が非典型的で除外してしまうことにつながるのです．疫学は非常に重要であり，年齢・性別から起こりやすい疾患を想定することからスタートするべきです．診断に苦渋する場合には，再度commonな疾患を忘れていないか立ち戻って考えるようにしましょう．珍しい疾患の典型的な症状よりも，よくある疾患の非典型的な症状の方が重要と心得ておくとよいでしょう．シマウマ探しはいけません！　まずはよく出会う疾患を考えましょう．

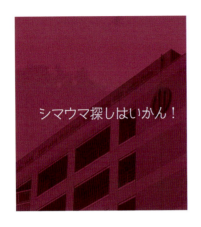
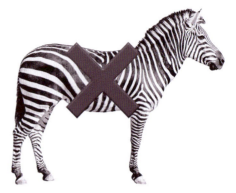

シマウマ探しはいかん！

©iStockphoto.com/DaddyBit

　鑑別疾患の考え方として「オッカムの剃刀」と「ヒッカムの格言」という有名な言葉があります．ある患者でいくつものproblem listが挙がった場合，それはある1つの疾患で説明されるというオッカムの剃刀と，それらは複数の疾患が同時に起こっているというヒッカムの格言です．救急外来ではとにかくproblem listを挙げることが重要です．そして緊急性の高いものから順に対応していきます．オッカムかヒッカムか，臨機応変に考えなければなりませんが，基本的には症状が急性の経過であれば1つの原因で説明できることがほとんどです．経過が慢性の場合にはいくつもの疾患が隠れている可能性もあるでしょう．また，高齢者では低左心機能や腎機能障害などの基礎疾患を持っている方も多く，それだけでproblem listはどんどん増えていきます．しかし，救急外来を訪れる患者の多くは急性経過であり，ほとんどは1つの原因疾患で説明できることが多いです．例えば，発熱，頻呼吸，腎機能障害，低血糖を認めれば，それは多くの場合敗血症に急性腎前性腎障害を合併した重症敗血症であり，原因は何らかの感染症でしょう．まずはオッカムの剃刀に則って原因を考え，それでも説明できないproblem listがある場合に限り，ヒッカムの格言に則り他の疾患の合併を考えるとよいでしょう．

 ③病歴聴取を怠るな！

　病歴聴取が重要であることは誰もがわかっているとは思いますが，救急外来で実践できているでしょうか？　「忙しい」，「時間がない」などを理由に検査が先行していることがあるのではないでしょうか．病歴には感度の高い情報が多く含まれており，疾患によっては特異度の高い病歴もあります．例えば疼痛患者では，

「突然発症」,「最悪」,「増悪」,「初発」のどれにも該当しない場合はまず緊急性はなく，救急外来ですぐに対応しなければならない怖い疾患は病歴のみで除外できます．また，めまいを訴える患者が「1回1回のめまいは数秒で，頭を動かして少しするとめまいが始まる」と訴えれば，そのめまいの原因は良性発作性頭位めまい症（BPPV）でしょう．どうしても病歴を聴取できない場合には仕方ありませんが，可能な限り聴取する努力を怠らないように常に心がけておくことが重要です．

④ Vital signs の解釈は適切に！

　病歴聴取と同様に vital signs も非常に重要です．病歴聴取と異なり vital signs はすべての患者で測定可能であり嘘をつきません．高齢者は成人と異なり，薬剤の影響などにより熱や脈が上がらないこともありますが，それらを理解した上で対応すれば異常に気づかないことはありません．救急外来では血圧低値，頻脈など明らかな vital signs の異常は誰もが気がつきますが，軽度の意識障害や頻呼吸は軽視しがちです．特にこの2点には注意しましょう．身体所見に異常を認める場合においても vital signs を踏まえた解釈が必要です．例えば，片麻痺や構音障害などの脳卒中様症状を認める患者の血圧が正常ないし低い場合には何を考えますか？　脳卒中を考えて頭部CTをオーダーする前にやることがいくつかあります．詳細は各論に記載してあるので考えておいてください．病歴聴取，vital signs から具体的な疾患や症候を想定し，身体所見をとり，検査をオーダーするようにしましょう．

⑤ 臭いものに蓋をしてはいけない！　原因検索を怠るな！

　発熱患者に解熱薬，低血糖患者に糖分投与，外傷患者にX線などは，救急外来ではよく行われています．ここで重要なのは原因検索を行わなければこれらは全く意味がないということです．「なぜ発熱したのか？」,「なぜ低血糖に陥ったのか？」,「なぜ怪我をしたのか？」，そこを突き止めなければいけません．救急外来という限られた時間，設備，検査などで確定診断ができない場合も少なくありませんが，検索する努力を怠ってはいけません．発熱の原因は実は細菌性肺炎であった，低血糖の原因は急性腎盂腎炎で，体調が悪く食事が摂れないにもかかわらず，薬は普段と同量飲んでいたことによるものであった，実は外傷は失神に伴うものであったなど，治療方針や予後に関わる原因が潜んでいることが少なくありません．臭いものに蓋をするのではなく，原因検索を十分行いましょう．

⑥急性か慢性か，それが問題だ！

　緊急性の判断をする際には，症状や検査結果が急性の変化なのか否かを区別することが重要です．基本的に慢性の経過で起こっていることに緊急性はなく，安易に正常化させると身体に悪影響を及ぼすことさえあります（低 Na 血症の急速補正に伴う浸透圧脱髄症候群 etc.）．Vital signs も検査値と同様に異常値があっても普段と異なる vital signs でなければ慌てる必要は通常ありません．異常値をみた際には常に"急性か，慢性か"を意識するようにしましょう．

⑦救急外来における"検査の3種の神器"

　救急外来で施行する検査は色々あります．CT 検査がすぐに可能な施設も多いことでしょう．MRI が迅速に撮影可能な施設もあるでしょう．しかし救急外来での鉄則として，CT や MRI をとるために患者を移動させるためには，ABC の安定が絶対条件となります．そのため，ベッドサイドで施行することが可能な検査を使いこなすことが非常に重要となります．救急外来で最も有用な検査は何ですか？と聞かれれば，私は"血液ガス"と答えます．もちろん患者ごとに異なり，場合によっては頭部 CT が診断の決め手となる場合もありますが，病態や緊急度の確認においては血液ガスが最も有用な検査であると思います．酸素化や換気，pH だけでなく，血糖値や電解質も測定可能であり，ショックの診断で特に有用な乳酸値（lactate）も測定可能です．各章でも取り上げますが，血液ガスは重要な検査であることを頭に入れておいてください．それ以外にベッドサイドで施行可能な有用な検査には，エコーと心電図があります．これらも各章で話しますが，例えばショックの鑑別や外傷患者でエコーは有用であり，尿管結石を疑った際に真っ先に行う検査は腹部エコーです．心電図は当然心筋梗塞を代表とする急性冠症候群では威力を発揮しますし，救急外来で出会う頻度の高い失神患者では必須な検査となります．**血液ガス，エコー，心電図，これら3つを私は救急外来における"検査の3種の神器"と呼んでいます**．全ての章を読んでいただければ，これらの検査がいかに重要かがわかっていただけると思います．

⑧内服薬，アレルギーの確認は忘れずに：くすりもりすく！

　患者は，処方されている薬が何に対してどういう作用をもつのかを知らないことが多いということをしばしば感じます．また高齢者では処方されている薬の量

も多く，薬だけでお腹いっぱいと思うほど内服量が多い患者も珍しくありません．救急外来を受診した際に，患者に服薬指導や処方されている薬が何のために処方されているかを説明することは，その後の経過に大きく関わります．忙しい救急外来で説明する時間がないと思うかもしれませんが，忙しいからこそ再度来院されることを防ぐためにも，内服薬を確認し，わかりやすく説明する意識をもちましょう．

　内服薬の詳細が不明な場合は，患者本人，家族に確認することはもちろん，処方をもらっているかかりつけ医に情報提供をもらうなどの努力を惜しんではいけません．今処方されている薬剤に自分たちが思っている以上の意味があるかもしれません．例えば，本来使用したい薬剤がアレルギーのため現在の処方になっているかもしれません．必ず内服薬を処方された経緯を確認しましょう．

　アレルギーの聴取も忘れてはいけません．救急外来でよく経験するのは抗菌薬のアレルギーです．まず確認しなければならないのは「本当にアレルギーか？」です．例えば，ペニシリンのアレルギーがあるといわれた場合，本当にアレルギーであった場合には，使用しづらい抗菌薬が多く存在してしまいます．実際にどのような症状が出現したのかを十分確認しましょう．

⑨説明は処方箋であり，経過観察は治療の1つである！

　救急外来を訪れる多くの患者が初療の結果，帰宅することが可能な患者です．しかしその中には本当は入院したほうが望ましい患者や，現段階でははっきりしないものの，その後重篤化する可能性がある患者が含まれています．そのような患者を帰宅させる際に重要となるのは，「○○となったら再度受診してください．」などの具体的な指示や，現在考えられる病態・病気の説明です．現在の状態を本人，家族にわかりやすく説明しましょう．経過を診ることは，放置しているのではなく，治療の1つなのです．

⑩2度あることは3度ある！

　鑑別疾患を考える際に，今までに経験したことのある病気の症状は，患者本人が一番よく知っているものです．胃潰瘍の既往のある人が「その時と同じような症状です．」と訴えた場合には，それはおそらく胃潰瘍でしょう．問診事項として「以前に同じような症状を認めたことがありますか？」など，既往の有無を必ず確認しましょう．尿管結石，膀胱炎，腸閉塞，胆石，良性発作性頭位めまい症（BPPV）

などは繰り返し罹患し，救急外来でも出会う頻度の高い疾患です．症状が典型的でなくても，その症状で過去に実際に診断された疾患は考えるべきです．

⑪常に初診の気持ちで対応を！

　救急外来では他院からの紹介を受けることもしばしばあります．また，研修医や自分以外の医師が診察，診断し，その後引き継ぐこともあります．その際に，病歴の一環として前医の診断は重要ですが，その診断を鵜呑みにせず，改めて評価することが重要です．逆にいえば，初診時の診断はその後の診療に大きく関わり，きわめて重要なのです．

⑫後医は名医

　救急外来の対応をしていると，他院から紹介される患者や，他院を受診するも状態が悪化して来院する患者もしばしば対応します．その際，常に「後医は名医」であり，自分は初診時に対応した医者よりも情報が多く診断しやすい状況であることを忘れてはいけません．感染の focus が初診時にははっきりしないことも多いものです．また，大学病院では様々な検査が迅速に施行可能ですが，クリニックでは困難です．採血を行ってもその日のうちに結果が出るとは限りません．また血液培養の採取も困難です．自分たちが恵まれた環境にいることを意識しておきましょう．いかなる状況であっても前医を批判してはいけません．また可能であれば，前医に経過を確認しましょう．

⑬ Teaching is learning twice !

　各病院で救急外来のシステムは異なると思いますが，多くの病院で研修医が救急外来の初療に携わっていることと思います．当院では1年目の研修医が2人，2年目の研修医が1人の計3人で救急外来当直を行っています．患者から学ぶことも多いですが，最も実力がつくのは，後輩に自分が学んだことを教える時ではないでしょうか．人に教えるためには自分自身が理解していなければ教えることができません．また人に伝えるためには「どのようにしたら伝わるか」を考える過程を踏むため，これがさらに知識を深めます．

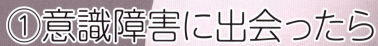

①意識障害に出会ったら
—Disturbance of Consciousness—
原因を見逃さないための10の鉄則

©iStockphoto.com/kimberrywood

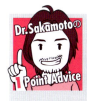

意識障害は救急外来で最もよく出会う症候です．見落としを防ぎ正しく診断するためには，順序だてて鑑別していく必要があります．また，「なんとなくおかしい」など，軽度の意識障害であってもproblem listに"意識障害"を挙げ鑑別を進めることが重要です．

▶意識障害患者へのアプローチ【10の鉄則】を理解しよう！

意識障害患者へのアプローチ【10の鉄則】

① ABCの安定が最優先！　意識状態を正しく評価せよ！
② Vital signs，病歴，身体所見が超重要！　外傷検索，AMPLE聴取も忘れずに！
③ 鑑別疾患の基本の三角形をmasterせよ！
④ 意識障害と意識消失を明確に区別する！
⑤ 何が何でも低血糖の否定から！　血液ガスのcheckも忘れずに！
⑥ 出血か梗塞か，それが問題だ！

⑦菌血症・敗血症が疑われたら fever work up！
⑧アルコール（エタノール），肝性脳症，電解質異常，薬物中毒，精神疾患による意識障害は除外診断！
⑨疑わなければ診断できない！　AIUEOTIPS を上手に利用せよ！
⑩原因が1つとは限らない！　確定診断するまでは安心するな！

① ABC の安定が最優先！　意識状態を正しく評価せよ！

- 原因検索よりも ABC（airway, breathing, circulation）の安定が最も重要であることを忘れてはいけません．確実に気道確保し，循環動態を安定させながら原因検索を進めていきましょう．

- 一般的に意識が悪いほど，または経時的に増悪している時には，背景に重篤な疾患があることが多いものです．そのため，目の前の患者の意識の程度や，その推移について正確に把握する必要があります．その際，目の前にいる患者の意識状態を正確に伝えるために Japan Coma Scale（JCS）表1-1 や Glasgow Coma Scale（GCS）表1-2 は必須となりますので，どちらも正確に評価できなければなりません．意識障害の原因によっては，他科へコンサルトする場合も生じます．その際，目の前にいる患者の意識状態を正確に伝えるためには JCS や GCS は必須のツールとなります．ここで研修医が誤りがちな点を JCS, GCS でそれぞれ1点ずつ注意しておきましょう．1つ目が 2/JCS と 3/JCS の違いです．不変的な記憶が障害されている場合には 3/JCS なのに対して，日付や周囲の人が誰かなど変化する状況がわからない場合が 2/JCS です．例えば自宅の電話番号がわからない場合には 3/JCS と判断するべきです．もう1つが E3 と E4 の違いです．目の前の患者が閉眼していたとしましょう．呼びかけで開眼した場合 E3 ですか？ E4 ですか？　言葉によって開眼したので E3 としてしまいそうですが，そうではありません．これでは寝ている人は全て E3 になってしまいますよね．自発的に 15〜20秒以上開眼できる場合には E4 と判断します．呼びかけて開眼した後が問題というわけです．

- 気管挿管・人工呼吸器の適応を把握しましょう 表1-3．酸素化や換気の障害のある患者が挿管の適応であることは理解しやすいと思いますが，意識障害やショック患者も挿管の適応であることを忘れてはいけません．意識状態の程度にもよりますが，呼吸抑制や誤嚥など，A・B に問題が生じる可能性がある場合には確実な気道確保目的に挿管の適応となります．また消化管出血などによる出血性ショックや敗血症性ショックなどショックの場合にも挿管の適応があることを

表1-1 Japan Coma Scale（JCS）

大分類	小分類	JCS
1桁： 自発的に開眼・瞬き動作・ または話をしている	意識清明のようだが，いま一つはっきりしない	1
	今は何月だか，どこにいるのか，または周囲の者 （看護師・家族）がわからない	2
	名前または生年月日が言えない	3
2桁： 刺激を加えると開眼，離握 手，または言葉で応ずる	呼びかけると開眼，離握手，または言葉で応ずる	10
	体を揺さぶりながら呼びかけると開眼，離握手， または言葉で応ずる	20
	痛み刺激を加えながら呼びかけると開眼，離握手， または言葉で応ずる	30
3桁： 痛み刺激を加えても開眼， 離握手，そして言葉で応じ ない	刺激部位に手をもってくる	100
	手足を動かしたり，顔をしかめる	200
	まったく反応しない	300

表1-2 Glasgow Coma Scale（GCS）

大分類	小分類	スコア
A：開眼 　（eye opening）	自発的に	E4
	言葉により	E3
	痛み刺激により	E2
	開眼しない	E1
B：言葉による応答 　（verbal response）	見当識あり	V5
	錯乱状態	V4
	不適当な言語	V3
	理解できない声	V2
	発声がみられない	V1
C：運動による最良の応答 　（best motor response）	命令に従う	M6
	痛み刺激の部位に手足をもってくる	M5
	四肢を屈曲する	
	逃避をするような屈曲	M4
	四肢が異常屈曲位へ	M3
	四肢伸展	M2
	まったく動かさない	M1

表1-3 気管挿管の適応

①意識障害により気道が確保できない（GCS＜8）
②Shock vitalを呈する
③高二酸化炭素血症を伴う呼吸不全
④低酸素性呼吸不全
⑤呼吸仕事量を維持できない

❶ 意識障害に出会ったら

忘れてはいけません．見た目のvital signsが安定している場合でも，意識障害を認める場合には挿管が必要となる場合があることを肝に銘じておきましょう．

- **わずかな意識障害を見落とさないことが重要です．**1/JCSのような軽度の意識障害や，救急外来経過中に改善傾向にあってもproblem listに意識障害を挙げ，鑑別を継続することが重要です．「年のせい」，「熱のせい」，「認知症でしょ」などと決めつけてはいけません．必ず，普段の意識状態を家族や友人，外来主治医や看護師に確認しましょう．

② Vital signs，病歴，身体所見が超重要！ 外傷検索，AMPLE聴取も忘れずに！

- 突然発症，収縮期血圧高値，瞳孔所見の異常（対光反射の消失，瞳孔不同）を認める場合は頭蓋内病変の可能性が高くなります **表1-4**．逆に脳卒中を疑わせるような片麻痺などの症状を認める場合にも，血圧が正常もしくは低めの場合には，安易に頭蓋内疾患と考えてはいけません．例えば大動脈解離は時に脳卒中様の片麻痺や瞳孔の偏位を認めることもありますが，血圧が正常もしくは低値の場合もあります．低血糖も同様です．**血圧が高くない脳卒中様症状を呈する患者を診た場合には「頭が原因ではないかも?!」と思うことが重要です．**疑わなければ診断できません［☞ p.201 急性大動脈解離］．

表1-4 意識障害の原因の大まかな判別に有用な所見 [1, 2)]

指標		頭蓋内の器質的病変がある尤度比（LR）
収縮期血圧 (mmHg)	< 90	0.03
	90〜99	0.08
	100〜109	0.08
	110〜119	0.21
	120〜129	0.45
	130〜139	1.5
	140〜149	1.89
	150〜159	2.09
	160〜169	4.31
	170〜179	6.09
	180 ≦	26.43
瞳孔	対抗反射の消失	3.56
	1mm以上の不同	9.00

- "**低血糖単独でショックなし！**" これは非常に重要な pearl の１つです．低血糖単独による意識障害では意識以外の vital signs は安定していることが多く，血圧低値などショックを示唆する所見を認めた場合には，敗血症に伴う低血糖など，他疾患に随伴する低血糖を考えなければなりません [☞ p.403 Vital signs].

- 痙攣もまた意識障害の原因としてしばしば遭遇します．痙攣は目撃者がいなければ診断することは難しいものです．詳細は後述しますが，とにかく目撃者を探す努力を怠らないことをおさえておきましょう [☞ p.45 ③痙攣に出会ったら].

- 瞳孔所見は重要です．しかし所見をとっていない場合も多いのではないでしょうか．瞳孔不同や眼振，縮瞳・散大の有無は必ず確認しましょう．例えば，極端な縮瞳を認める場合には，①脳幹出血／梗塞，②モルヒネなどの麻薬，③有機リン中毒を考えなければなりません **表1-5**．その他，アルコールや睡眠薬でも縮瞳が起こることがあることを知っておきましょう．瞳孔所見として人形の眼反応 (doll's eye response) も確認しましょう．これは患者の頭部を両側から検者の左右の手で挟み，左右あるいは前後方向に頭を回転させて眼球が頭に対して相対的に位置を変えれば陽性というものです(頭位変換眼球反射)．これが認められない場合には脳幹の病変を疑わなければなりません．なぜこれが重要かというと，意識障害患者が脳幹部に病変がある場合には気管挿管を意識しておく必要があるからです．脳幹出血が典型例であり，早期に疑い気道確保をしなければ危険な状態となります．このように瞳孔の所見をとることで得られる情報は意外と多いため必ず確認しましょう．

表1-5 極端な縮瞳になる疾患

| ①脳幹出血/梗塞 |
| ②麻薬（モルヒネ，アヘン） |
| ③有機リン中毒 |

- 頭位変換眼球反射を確認する前にやらなければならないことがあります．それは項部正中の圧痛の有無を check することです．頸椎損傷の可能性のある患者の首を安易に動かしてはいけません．意識障害のため疼痛を訴えられない場合もあるため，**意識障害患者では，倒れていたなど，受傷状況がわからない場合には常に頸椎損傷を意識しておかなければなりません**．頭は気にしても首を気にしていないことがあるので注意してください [☞ p.386 **表18-2**].

- AMPLE 聴取を忘れてはいけません **表1-6**．アレルギーの有無や内服薬の把握は特に重要です．Vital signs や意識状態が内服薬によって変化する場合もあります．

表1-6 AMPLE history

Allergy/ADL	アレルギー /ADL
Medication	内服薬
Past History/Pregnancy	既往歴/妊娠
Last Meal	最後の食事
Event/Environment	出来事/環境

また女性では常に妊娠の有無を確認しなければなりません．重症妊娠悪阻に伴うWernicke脳症や妊娠高血圧症候群（子癇，HELLP症候群）なども頻度は低いものの考慮する必要がある場合もあります．

- 身体所見が重要であることは当然なのですが，意識障害の鑑別において重要な所見があります．それは「**左右差の有無**」です．救急外来で遭遇する意識障害の原因として脳卒中が挙げられますが，通常四肢の麻痺や感覚障害など，何らかの左右差が生じることがほとんどです．逆に身体所見上明らかな左右差を認めない場合には考えなければならない疾患がいくつかあります．代表的なものとして，①クモ膜下出血，②低血糖，③急性薬物中毒が挙げられます．その他髄膜炎や両側の慢性硬膜下血腫なども考えられますが，あえてこの3つを挙げるのには理由があります．まず①クモ膜下出血ですが，脳梗塞や脳出血など，他の脳卒中では左右差が出ることが多いのに対して，クモ膜下出血はわずかな左右差である場合や，左右差を認めない場合があるのです．このことを知らないと，「左右差がないから頭っぽくはないな．」と考えてしまいがちです．クモ膜下出血は重篤な疾患であり，また病着後に再破裂を起こさないようにしなければならず，早期から疑い"愛護的に"対応することが必要となります．左右差がなかった場合には，「頭じゃないな．」と思うのではなく，「クモ膜下出血かもしれないな．」と考えましょう．もちろん発症様式や頭痛などの訴えもわかれば聴取することはいうまでもありません．②低血糖や③急性薬物中毒は頻度も比較的高く，疑わなければ診断できない点などからあえて挙げました．無駄な検査や時間をかけることなく正しく診断するために，"左右差"に注目しましょう．

- 皮膚所見も重要です．冷や汗を認めれば低血糖や心筋梗塞，ショックなどを疑います　表1-7　．そのため，低血糖症例では体温測定が困難である場合や低いことがしばしばあります．また圧挫傷を認める場合には，ある程度の時間が経過していることが考えられ，横紋筋融解症や急性腎傷害の合併も考えなければなりません．

表1-7　冷や汗を診たら

①低血糖
②心筋梗塞
③ショック
④離脱症候群
⑤交感神経賦活薬
⑥有機リン中毒

③鑑別疾患の基本の三角形をmasterせよ！

- 意識障害に限らず，救急外来という限られた時間の中で鑑別を行うためには，緊急性，簡便性，検査前確率を常に考えて対応することが重要です　図1-1　．特に検査前確率を意識することは重要で，病歴，vital signs，身体所見，既往歴を特

に意識しましょう．検査前確率が低いまま診療を続けると，検査中心の医療となり，これが誤診につながります．

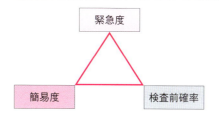
図1-1 鑑別疾患を考える際の基本の三角形

- 緊急性の高い疾患：低血糖，脳卒中，etc.
- 簡便な検査でわかる疾患：低血糖，高血糖，低酸素，電解質異常，脳出血，etc.
- 検査前確率の高い疾患：糖尿病患者でインスリンやSU薬を使用している患者（➡低血糖），心房細動に対してワルファリンを内服している患者の突然の意識障害＋片麻痺（➡心原性脳塞栓症），etc.

 ④意識障害と意識消失を明確に区別する！

- 意識障害と意識消失は似て非なるものです．それぞれの原因となるものは異なり，アプローチ法も異なります［☞ p.27 失神の定義］．
- 常に**今の意識状態は"普段と同様か"を意識しましょう．**普段から認知症があり，3/JCSの患者が3/JCSであれば，起こったことは意識消失かもしれませんが，普段意識清明な人が3/JCSであれば，それは間違いなく意識障害です．

 ⑤何が何でも低血糖の否定から！ 血液ガスのcheckも忘れずに！［☞ p.403 Vital signs］

- 低血糖は比較的速やかに診断可能な疾患ですが，緊急性は高く，診断が遅れれば低血糖脳症へと進展することもあります．低血糖に陥る可能性が低い患者においても，"まずは低血糖の否定"を合い言葉に意識障害の鑑別を進めていきましょう．
- 低血糖に陥りやすい患者を把握しておくことも重要です．最も多いのは，糖尿病罹患患者でインスリンやSU薬を使用している場合です．その他，胃切除後，アルコール中毒の患者，担癌患者や寝たきりの高齢者はリスクが高くなります．重要なことはそのような患者背景からリスクを評価し，身体所見をとることです．腹部の視診では手術痕やインスリン注射痕，アルコール臭や飲酒歴などを必ず確認しましょう．

▶正しく診断しよう！

- 低血糖は血糖の低値のみで診断してはいけません．確定診断するためには血糖低値だけではなく，Whippleの3徴 表1-8 を全て満たすことが必要です．特に血糖補正後に普段と同程度の意識状態に戻るかは必ず確認しなければなりません．ブドウ糖投与後に改善が認められない，もしくは不十分な場合は，その他意識障害を引き起こす疾患の鑑別を継続しなければいけません．

表1-8 Whippleの3徴

①低血糖と矛盾しない症状
②適切な方法で測定された血漿グルコース濃度の低値
③血漿グルコース濃度が上昇した際の症状の改善
※ブドウ糖投与で血糖が正常範囲内に入ったからといって安心してはいけない．症状改善がみられない場合は鉄則⑥以降へ進むこと．

- 低血糖の症状は多彩で脳卒中様の片麻痺や構音障害が出現することがあります[3]．**低血糖を否定することなく脳卒中の診断目的に頭部CTを施行してはならない！** と心得ておきましょう．
- 持続する低血糖では持効型インスリンやSU薬使用の他に，敗血症，肝硬変，アルコール，副腎不全，下垂体機能不全，ダンピング症候群，インスリノーマなどを考慮する必要があります．

▶ビタミンB1も忘れずに！

- 意識障害患者に対する"昏睡カクテル" 表1-9 というものが海外では使用されることがあります．重要なことは，ブドウ糖以外にビタミンB1が入っているということです．ビタミンB1が欠乏している患者にブドウ糖のみを投与すると，さらにビタミンB1が消費され，Wernicke脳症を引き起こす可能性があるためです．アルコール多飲患者など，ビタミンB1欠乏が疑われる場合には，ブドウ糖投与に先行もしくは同時にビタミンB1を投与しましょう［☞ p.450 ビタミン

表1-9 昏睡カクテル

・メタボリンG® （チアミン塩化物塩酸塩）（20mg/2mL/A）5A（100mg）静注
・50%ブドウ糖20mL 2A（40mL）静注
・ナロキソン塩酸塩（0.2mg/1mL/A）2A（0.4mg）静注
・（アネキセート®）

B1]．また，昏睡カクテルにはアネキセート®も含まれていますが，本邦ではルーチンに投与することは避けましょう．アネキセート®はベンゾジアゼピン系薬の拮抗薬ですが，SSRIなど他の薬剤を内服している場合にはベンゾジアゼピン系薬のみを拮抗すると痙攣を引き起こす可能性があります．ベンゾジアゼピン系薬のみの内服と判明している場合のみ使用を考慮しましょう．

- 低血糖は治療が遅れると意識障害が遷延することがあります．担癌患者，アルコール多飲患者，神経性食思不振症患者など慢性の低栄養状態患者では，前述したビタミンB1以外に低P血症，低Mg血症などの電解質異常を認めることがあります．このような状態の患者に糖の大量投与を行うと，さらにこれらの電解質異常が進行し多臓器不全を起こす可能性があり注意が必要です（refeeding症候群）．「低血糖性脳症かな?!」と思ったら，必ずrefeeding症候群も鑑別に入れておきましょう．救急外来では上記の慢性の低栄養状態患者をみたら，ビタミンB1の投与とともにMgやPを含む電解質異常にも気を配る必要があります．

▶血液ガスは素晴らしい！

- 血液ガスは得られる情報が非常に多く，血糖値以外にpH，酸素化・換気，電解質異常，乳酸値などが1分程度で測定可能であり，意識障害の原因（少なくとも1つの原因）がこの段階で判明することもよくあります．血液ガスは救急外来におけ

表1-10 検査の3種の神器

| ①血液ガス |
| ②エコー（心臓＆腹部） |
| ③心電図 |

る“検査の3種の神器” 表1-10 の1つであり，可能な施設では積極的に利用するべきです．

- 注意しなければならないことは，検査したからには結果を全て確認することです．意識障害における血液ガスは低血糖の否定が主ですが，上記のようにそれ以外にもわかることがあります．私が経験した症例で以下のようなものがありました．60歳の男性，自宅で倒れているところを発見され救急搬送された症例です．病歴や既往歴などは一切わかりませんでした．血液ガスでCO-Hbが20%以上と上昇しており，一酸化炭素中毒による意識障害が考えられました．何だと思うかもしれませんが，血液ガスを読む段階で疑っていないと見落としてしまいます．行った検査の結果は隅々まで確認しましょう．

⑥ 出血か梗塞か，それが問題だ！ [☞ p.425 画像診断]

- 脳出血，脳梗塞を病歴や身体所見で 100％診断することはできません．大まかな所見をとったら頭部 CT 撮影に速やかに移行しましょう．出血と梗塞では治療が 180°異なります．また脳梗塞であれば，血栓溶解療法の適応（発症 **4.5** 時間以内に治療開始することが必要）となる場合もあり，早期に診断をつけることは重要です．

- 前述しましたが，頭蓋内疾患であれば通常血圧は上がります．しかし，クモ膜下出血には注意が必要です．脳出血や脳梗塞は高齢者に多い疾患ですが，クモ膜下出血は 30〜40 歳代にも生じる疾患です．また，たこつぼ型心筋症や神経原性肺水腫を合併しやすいなどの理由から，血圧は正常からやや低いこともあり，注意が必要です．脳卒中が疑われ，かつ血圧の上昇が認められない場合には，一般的には低血糖や薬物中毒などを考えますが，クモ膜下出血は安易に除外しないようにしましょう [☞ p.161 クモ膜下出血]．鉄則に則れば，低血糖否定後に頭部 CT を施行するため，そこで拾い上げられるでしょう．そしてもう 1 つ，脳卒中が疑われた場合に考えておかなければならない疾患に大動脈解離が挙げられます．大動脈解離症例に血栓溶解療法や血栓回収療法を行ったら大変なことになりますよね．血栓溶解療法の適応と考えられる症例では，意識障害を伴っていることがほとんどであり，大動脈解離が否定できない場合には，頭部 CT に加え胸部 CT も撮影しています [☞ p.431 脳卒中 vs 大動脈解離]．

⑦ 菌血症・敗血症が疑われたら fever work up！
[☞ p.109 ⑥敗血症かな？と思ったら]

- 感染症でも意識が悪くなることがあります．髄膜炎や脳炎などの中枢神経系の感染症はもちろんですが，高齢者では肺炎や尿路感染症などでも発熱の影響もあり意識障害を認めることはしばしば経験します．特に日内変動がみられ，せん妄と考えられる場合には，その意識障害の原因は感染症が考えやすいでしょう．高齢者のせん妄の原因で最も多いのは感染症ですから，各疾患に関しては別項で扱うこととして，ここでは菌血症・敗血症の定義をおさえておきましょう．

- 菌血症と敗血症とは似て非なるもので，言葉が誤って使用されているのを耳にします．菌血症は読んで字のごとく，血液の中に菌がいるものを指します．すなわち**血液培養陽性が菌血症**です．それに対して**敗血症は感染症の存在が証明もしくは疑われ，全身性炎症反応症候群（systemic inflammatory response** syndrome: SIRS) の項目などを満たすものを指します（敗血症の定義は最近変更となり，SIRS という言葉は消えましたが，あえてこの本ではこう定義しています．[☞ p.111 敗血症の定義]）．菌血症，敗血症は合併することもありますが，それぞれ独立した概念であり混同してはいけません．

▶ SIRS とは

- SIRS の特徴は4項目中3項目が vital signs ということです 表1-11 ．目の前の意識障害患者が SIRS の状態であった場合には「敗血症かもしれない」と反応できるようにしておきましょう．もちろん SIRS を満たしても，熱中症や薬物中毒など，感染症以外の場合もあり得ます．その他に悪性症候群，セロトニン症候群，甲状腺クリーゼも，体温上昇に加え頻脈を認め発汗も認めることが多いです．しかし頻度から考えれば感染症が圧倒的に多く，まずは SIRS を満たしていれば敗血症を考えることが重要です．

表1-11 **全身性炎症反応症候群（SIRS）**[4]

体温	<36.0℃ or >38.0℃
脈拍	>90回/分
呼吸数	>20回/分 or $PaCO_2$<32mmHg
白血球	>12,000/μL，<4,000/μL or >10%桿状核球
上記項目の2項目以上満たせばSIRSと診断	

※ SIRS 項目の3項目は vital signs であることが point！

▶ 敗血症とは

- 詳細は別項で述べますが，重要なのは敗血症を考えたら① focus 検索を怠らないこと，②培養の採取を行うことです．原因の臓器や菌を探す努力をせずに抗菌薬を投与してはいけません（No culture, no therapy！）[☞ p.118 Fever work up]．尿路感染症，肺炎は除外診断であること，髄膜炎を疑ったら腰椎穿刺を躊躇しないことが重要です．

▶ 菌血症とは

- 敗血症に対して，菌血症はどのような時に疑うべきでしょうか？　血液培養陽性が判明してから菌血症と診断するのでは治療介入が遅くなってしまいます．そこで注目するのが悪寒戦慄です．布団をかぶってもブルブル震えてしまうような場合には，菌血症の可能性が高いといわれています 表1-12 ．

表1-12 悪寒の程度と菌血症のリスク[5]

悪寒の程度	菌血症の相対リスク
1. 軽度悪寒（mild chills）（重ね着でブルブルなし）	2倍
2. 中程度悪寒（moderate chills）（重ね着でもブルブル＋）	4倍
3. 悪寒戦慄（shaking chills）（布団の中でもブルブル＋：歯がガチガチ）	12倍

（注）相対リスクは，悪寒なし患者と比較した場合のデータ．

⑧アルコール（エタノール），肝性脳症，電解質異常，薬物中毒，精神疾患による意識障害は除外診断！

- これらは意識障害を引き起こし，かつ頻度の比較的高い鑑別疾患ですが，その他の意識障害を引き起こす疾患と合併していることも多く，安易に原因と決めつけてしまうと落とし穴にはまってしまいます．必ず鉄則に則り，低血糖や脳卒中などは否定しなくてはいけません．もちろん病歴から明らかな場合（目の前で薬を過量に内服した，など）もありますが，意識障害のため正確な病歴が不明な場合もあり，除外診断と心得ておくべきと考えます．

▶アルコールによる意識障害

- アルコールによる意識障害と診断する根拠として推定アルコール血中濃度を計算することが重要です．血中濃度が 200mg/dL 以下にもかかわらず意識障害を呈する場合には，その他の疾患を考慮し鑑別しなければならないと理解しておきましょう．ビタミンB1の投与も忘れずに［☞ p.450 ビタミンB1］．

【推定アルコール（エタノール）血中濃度】

推定アルコール血中濃度 ＝ 浸透圧ギャップ × 4.6
　　　　　　　　　　　 ＝（実測の浸透圧 − 計算上の浸透圧）× 4.6
　　　　　　　　　　　 ＝ {（実測の浸透圧）−（2Na + glucose/18 + BUN/2.8)} × 4.6

▶肝性脳症による意識障害

- アルコールにまつわる意識障害として肝性脳症も時に経験します．しかしアンモニア値と意識の程度は必ずしも相関しません．アンモニア値が高いことのみで確

定診断してはいけません．また羽ばたき振戦を認めたことを根拠に肝性脳症と判断している場面に時々遭遇しますが，これもまた注意が必要です．羽ばたき振戦は代謝性脳症で最も多く認められますが，そこには肝性脳症以外に尿毒症や低血糖も含まれます．また低 K 血症や低 Mg 血症などの電解質異常，フェニトインなどの薬物中毒でも認められることがあります．救急外来ではあくまでも除外診断と考え，鉄則に則り他の疾患を鑑別することを忘れてはいけません．

▶電解質異常による意識障害

・低 Na 血症は電解質異常の中でもよく遭遇し，意識障害の原因となり得ます．数値も重要ですが，急性発症か慢性発症かがさらに重要です．一般的に慢性の経過であった場合には意識障害は起こりづらいと考えられ，低 Na 血症を認めるからといって意識障害の原因と安易に判断してはいけません．治療介入する場合には，経過が不明である場合には慢性経過によるものとして扱います．浸透圧性脱髄症候群（以前は橋中心性髄鞘崩壊症と呼ばれた）には注意が必要ですから．

▶薬物中毒による意識障害

・薬物中毒の患者も救急外来ではよく遭遇します．内服薬の詳細が判明している場合には裏付けを，不明な場合，もしくは意識障害の原因が判明していない場合には Triage® 「トライエージ DOA」は診断の補助として有用です．Triage® は患者の尿を用いることでベンゾジアゼピン類，アンフェタミン類，オピオイドなどが検出可能です．ただし，検出不能な薬剤があること，服用直後では検出されないことがあること，常用量でも陽性となること（麻黄が配合されている感冒薬ではアンフェタミンが偽陽性となる，鎮咳薬でオピオイドが陽性など）があるので注意が必要です．Triage® 陽性＝薬物中毒，Triage® 陰性＝薬物中毒ではない，と考えてはいけません．あくまで診断の補助として使用しましょう．

・数年前からしばしば問題となっている危険ドラッグも時に経験します．ここで注意点を 1 つだけ．危険ドラッグは Triage® では検出されません．嘔気・嘔吐，頻拍，動悸などの症状から疑い，使用した事実を聞き出すことが重要です ［☞p.44 コラム］．

▶精神疾患による意識障害

・統合失調症やうつ病など精神疾患罹患中の患者は原疾患によるものとして救急外来で軽視されがちです．低 Na 血症（水中毒，薬剤による SIADH, etc.）に伴う痙攣や薬物過量内服による影響などを考えなければならず，常に鉄則に則って

アプローチしなければなりません．

 ⑨疑わなければ診断できない！
AIUEOTIPS を上手に利用せよ！

- ここまでくるとたいていの意識障害患者の鑑別は済んでいることが多いのですが，時に原因がわからない意識障害患者と遭遇します．その際に利用するのがAIUEOTIPS 表1-13 です．AIUEOTIPS は意識障害の鑑別疾患としてよくまとまっていますが，A から順番に否定していくものではありません．鉄則に従い鑑別を進めていき診断がつかない場合や，取りこぼしがないかなどを確認するために使用するようにしましょう．
- AIUEOTIPS の A に Aortic Dissection を追加しておきましょう．詳細は後述しますが［☞ p.201 急性大動脈解離］，大動脈解離も意識障害を主訴に来院することもあることを知っておかなければなりません．

表1-13 AIUEOTIPS：意識障害の鑑別疾患（Carpenter の分類）

A	Alcohol Aortic Dissection	アルコール 大動脈解離
I	Insulin（hypo/hyper-glycemia）	低/高血糖
U	Uremia	尿毒症
E	Encephalopathy（hypertensive, hepatic） Endocrinopathy（adrenal, thyroid） Electrolytes（hypo/hyper-Na, K, Ca, Mg）	高血圧症/肝性脳症 内分泌疾患 電解質異常
O	Opiate or other overdose Decreased O_2（hypoxia, CO intoxication）	薬物中毒 低酸素
T	Trauma Temperature（hypo/hyper）	外傷 低/高体温
I	Infection（CNS, sepsis, pulmonary）	感染症
P	Psychogenic Porphiria	精神疾患 ポルフィリア
S	Seizure Shock Stroke, SAH	てんかん ショック 脳卒中

▶痙攣にまつわる意識障害

- 痙攣後の意識障害はしばしば経験します．また見た目には痙攣はわからなくても，痙攣が持続している場合もあります．原因が特定できない意識障害の鑑別に，痙

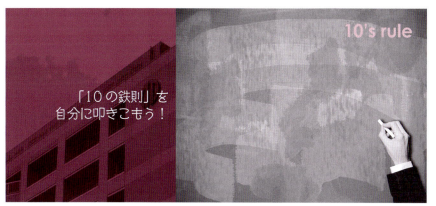

攣の可能性を常に考えるようにしましょう（AIUEOTIPSのS）．痙攣やてんかんを確定診断するためには，痙攣の目撃，もしくは脳波が必要になりますが，救急外来では痙攣が認められない場合や，脳波が緊急では行うことができないことがほとんどでしょう．確定診断するというよりは，痙攣の可能性を常に考えておくことが重要です［☞ p.45 ③痙攣に出会ったら］．

▶外傷による意識障害

- 外傷検索を忘れてはいけません．繰り返しになりますが，意識障害患者は疼痛を訴えられない場合があり，頭部外傷をはじめ外傷検索は詳細に行いましょう（AIUEOTIPSのT）．鉄則の順に進めれば頭部CTは撮影しているので，再度読影し，原因検索を行うことになるでしょう．
- 繰り返しますが頭部の外傷だけでなく頸椎も必ず意識しましょう．項部正中の圧痛は必ず確認し，意識障害のため確認できない場合には保護することを忘れてはいけません．

▶大動脈解離による意識障害

- 詳細は別項で述べますが，大動脈解離でも意識障害を認めることがあります［☞ p.201 急性大動脈解離］．発症様式や発症時の症状を正確に聴取しましょう（AIUEOTIPSのA）．

⑩原因が1つとは限らない！
確定診断するまでは安心するな！

- 意識障害を引き起こす疾患が発見されたとしても，確定診断できない場合はその他合併している疾患がないかを常に考えることが必要です．特に高齢者では以下のように，単発でも意識障害の原因となり得る疾患を併せ持っている場合が多々あります．
   例：尿路感染症＋低Na血症，低Na血症に伴う痙攣後，アルコール＋頭部外傷，低血糖＋敗血症，etc.
- 「オッカムの剃刀，ヒッカムの格言」を覚えていますか．救急外来では基本的にはオッカムの剃刀のごとく，様々なproblem listは1つの疾患で説明されることがほとんどですが，基礎疾患がたくさんある高齢者ではそうはいかないことも少なくありません．若年者はオッカム，高齢者はヒッカムという考え方も重要です．

Snap diagnosis：
一過性全健忘（transient global amnesia：TGA）

- みなさんは一過性全健忘という病気をご存じでしょうか．「24時間以内に改善する急性発症の前向性および進行性健忘」と定義され，救急外来ではときどき出会います．この病気は知っていれば問診の段階でほぼ診断できますが，知らないといくら検査をしてもわかりません．一般的な来院方法は，「患者が同じことを繰り返し聞いてくる」といって，不審に思った家族や友人，仕事仲間に連れてこられます．診察をすると自分の名前はいえ，麻痺や構音障害も認めません．頭部CTやMRIを撮影しても異常は認められません．頭部外傷歴や痙攣の既往もありません．しかし，「なんでここにいるの？」，「どうやってここに来たの？」などと同じ質問を繰り返します．また「CTとったの？」と，説明をして画像検査を行ったにもかかわらず忘れてしまい何度も同じ質問を繰り返す（前向性健忘）のです．これが典型的なパターンです．このような患者を診たら，一過性全健忘を考えなければなりません．
- 原因はわかってはいませんが，海馬などの記憶に関連する部位での血流低下が指摘されています．発作の数日から数週間前から精神的あるいは身体的に疲労した状態にあり，そこに何らかの刺激が加わった直後に起こることが多いといわれています．私が経験した症例も，家の前で工事が始まった，隣人から嫌がらせを受けていた，激しい訓練中であったなどのエピソードがありました．

- 救急外来での対応は難しくありません．特別な検査を行う必要はなく，一過性全健忘を疑っても行うことは一緒です．確定診断するためには，外傷がないことや，24時間以内に症状が消失（平均7.4時間）することを確認しなければならないため，鉄則に則り鑑別し，原則入院して24時間は経過観察を行う必要があります．入院翌日に普段通りへ改善していれば特に治療の必要はなく退院可能です．基本的には繰り返すことはなく，繰り返す場合には側頭葉てんかんを鑑別しなければなりません．この病気は知らないと鑑別できないため，ぜひ覚えておいてください．忘れた頃にやってきます．

症例①
週末の金曜日の深夜，推定70歳の男性が路上で倒れているところを通行人が発見し救急要請．救急隊到着時，意識は100/JCS，血圧は176/98mmHg，脈拍80回/分，呼吸20回/分，SpO$_2$ 97％（RA），瞳孔3/3，対光反射両側とも正常，体温35.6℃といったvital signs．アルコール臭著明で尿失禁を認めている．既往歴や内服薬などは一切不明．

このようなケースはよく経験する．どうアプローチするかな？

アルコール中毒なんじゃないですか？

どのような症例でも意識障害は「10の鉄則」に則ってアプローチしていこう！　まず鉄則①だ．ABCは安定していそうだからOK．鉄則②に関しては倒れているところを発見され，倒れる前後の様子がわからないけれど，血圧が高く頭蓋内疾患の可能性は否定できない．ついでに意識障害が明らかだから鉄則④もOK．

そうすると頭部CT撮らないとですね！

頭部CTに行く前にやることがまだあるでしょう？

そうでした．血糖値の確認ですね．鉄則③，鉄則⑤を忘れていました．

そうだね．このケースでは既往歴や内服歴などAMPLE 表1-6 聴取ができていないため，検査前確立の高い疾患を挙げることは困難だが，緊急性や

簡便性の高い疾患である低血糖は必ず否定する必要がある．血糖値は180mg/dLで低血糖は否定的だった．血液ガスでは酸素化換気は問題なさそうでNaの値が128mEq/Lと低値だった．次にやることは何だろう？

血液ガスの結果で低Na血症を認めているので，これが原因の可能性もありますが，原因の1つである可能性にすぎないですよね．今度こそ頭部CTです．麻痺などの脳神経学的異常所見ははっきりしませんが，出血や梗塞の可能性は否定できませんから．

いいね．低Na血症は急激に進行しない限り意識が障害されることはない．頭部CTに行くのは正解だ．さらにいえば，路上で倒れているところを発見されているため外傷の可能性もあるね．骨条件も含めてMPR(multi planer reconstruction)※で画像をオーダーしよう．

MPR：体軸断面（axial），矢状断面（sagittal），冠状断面（coronal）の3方向を撮影することで接線方向の骨傷も確認できる．

なるほど．硬膜下血腫・硬膜外血腫，外傷性クモ膜下血腫なども考えなければいけないわけですね．

その通り．結果，頭部CTでは外傷性クモ膜下出血，陳旧性脳梗塞がみつかった．次はどうする？

SIRS criteriaは満たしておらず，菌血症や敗血症を示唆する所見はないため，鉄則⑦は省略していいと思います．

そうだね．ただし，省略するためには背面観察を含め，感染のfocusとなり得る身体所見の有無をしっかりとらなくてはいけないよ．

わかりました．褥瘡はありませんでした．今の段階で意識障害の原因としては，外傷性クモ膜下出血，低Na血症，アルコールによるものが考えられます．あと他に何か原因がないかAIUEOTIPSで確認します．

なにが考えられるかな？

そうですね…．高齢者では睡眠導入剤を飲んでいる場合もあるので薬物中毒の可能性も否定できないと思います．あとは……

Triage®はやってみてもいいだろうね．あと忘れちゃいけないのは痙攣の可能性だ．これは疑わなければ診断できない．低Na血症による痙攣，頭部外傷や陳旧性脳梗塞の影響で痙攣が起こった可能性はあるからね．

なるほど．目撃者がいないと痙攣の存在はつかまらないですね．

結果，Triage® は陰性だった．その後外液の投与で経過をみたところ徐々に意識が改善し，病歴を聴取するとアルコールを多量に飲酒し転倒したことが判明した．急性アルコール中毒（推定アルコール［エタノール］血中濃度220mg/dL），転倒による外傷性クモ膜下出血が考えられ，低Na血症（128mEq/L）は認めるものの以前から低めで推移していたようで，意識障害の原因とは考えづらいと判断した．痙攣に関しては否定はできないものの，認めたとしても初発であり経過観察する方針とした．大丈夫かな？

復習します！

診断 ▶ 急性アルコール中毒，外傷性クモ膜下出血

【参考文献】

1) Tokuda Y, Nakazato N, Stein GH. Pupillary evaluation for differential diagnosis of coma. Postgrad Med J. 2003; 79: 49-51.
2) Ikeda M, Matsunaga T, Irabu N, et al. Using vital signs to diagnose impaired consciousness: cross sectional observational study. BMJ. 2002; 325: 800.
3) Vanpee D, Donckier J, Gillet JB. Hemiplegia hypoglycaemia syndrome. Eur J Emerg Med. 1999; 6: 157-9.
4) Members of the American College of Chest Physicians/Society of Critical Care Medicine Consensus Conference Committee : American College of Chest Physicians/Society of Critical Care Medicine Consensus Conference. Definitions for sepsis and organ failure and guidelines for the use of innovative therapies in sepsis. Crit Care Med. 1992; 20: 864-74.
5) Tokuda Y, Miyasato H, Stein GH, et al. The degree of chills for risk of bacteremia in acute febrile illness. Am J Med. 2005; 118: 1417.

②失神に出会ったら
—Syncope—

心血管性・出血性を否定せよ！

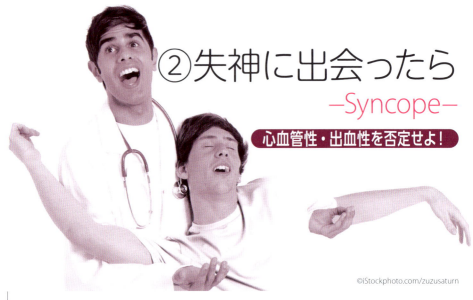

©iStockphoto.com/zuzusaturn

Pointはずばり原因検索です．失神患者の多くは来院時には症状を訴えず重症感がありません．しかしそこで安心してはいけません．「なぜ失神したのか」を突き止めましょう．心血管性失神を見逃すと後で気を失うのは自分です．

- ▶ 定義を正確に理解する！　本当に失神か?!
- ▶ 病歴・病歴・病歴！　目撃者はどこだ?!
- ▶ 心血管性失神を必ず否定する！
  心疾患の既往や risk factor は？
- ▶ 出血（貧血）の有無を check！
  直腸診，妊娠反応を忘れずに！
- ▶ 原因検索と同時に外傷検索を忘れずに！

疑わなければ診断できない！

- 座位の状態から立ち上がった際に気を失ってしまった，トイレの前もしくは後で気を失ってしまった，食事中・食後に意識がなくなってしまったなどの病歴があり，呼びかけや刺激によって数秒〜数分の間に意識が普段と同様になれば失神を

疑うことは容易いでしょう．しかし現実は「バタン」と音がして行ってみると倒れており，数分間反応がなく意識障害との鑑別を要することや，「頭部外傷」を主訴に来院したものの原因が失神であったなど，必ずしも"失神"を主訴にやってくるわけではありません．いかなる外傷の原因にも失神を鑑別に挙げなければなりません．また，失神と判明したら，心血管性，出血に伴う起立性低血圧は必ず否定しなければなりません．そこに必要な risk 評価項目，陥りやすい pitfall を理解しましょう！

失神の定義：意識障害，痙攣と明確に区別しよう！

- "「失神」とは，大脳皮質全体の脳血流の急速な低下によって発症する一過性の意識消失で，突発性で持続時間は短く，自然に回復し完治する病態"と定義されています．一過性意識障害の原因としててんかんも含まれますが，失神はあくまで脳血流の低下が関与するため，てんかんは失神とは区別しなければなりません．実際に失神か否かを判断するためには 表2-1 に示す３つの point を満たすかを確認するとよいでしょう．典型的な失神は，突然意識を失い，立っていられない状態となり外傷を伴います．その後素早く意識は普段通りに戻るというものです．救急外来では，本当に失神かを鑑別することが難しいことも少なくなく，意識障害や痙攣を認める場合には，各々に準じてアプローチするべきです．

表2-1 **失神の定義─確認すべき 3 つの point: 本当に失神か?!** [1]

①瞬間的な意識消失発作（突然発症）
②姿勢保持筋緊張の消失（立っていることが困難）
③発作後意識はほぼ正常（数秒から数分で意識が改善する）

- 現在の意識状態が「普段と同じか」を必ず確認しましょう．意識障害と意識消失はよく混同されています．失神は一過性の意識消失であり，症状消失時の意識状態は普段と同程度でなければなりません．高齢者では特に注意が必要であり，認知症などの影響で普段から 3/JCS の方が 3/JCS であれば，それは意識消失でよいでしょう．しかし，普段意識清明な方が 3/JCS であれば，それは意識障害です．程度として軽くても意識障害を見逃してはいけません．意識障害と意識消失は原因が異なりアプローチも異なります．失神患者を診たら，"本当に失神か?!"と考えるようにしましょう．

失神の病態生理：なぜ失神は起こるのか？

- 失神の多くは立位で生じます（食後低血圧などの例外はありますが）．これは立位姿勢時には下肢や内臓循環に 500 ～ 1,000mL の血液が貯留し，これにより心臓への静脈還流量が減少，心室への充満血液量が減少し，結果として心拍出量の減少，血圧の低下が起こることによります．通常これらの血行動態変化は頸動脈洞および大動脈弓の圧受容体を介して代償性反射を引き起こし，結果的に交感神経の興奮と迷走神経活動の低下を促すことで調節されていますが，一時的にでもこの反射が障害されれば，大脳の低灌流が生じ失神を起こし得ます．

- 脳血流は自動調節機構によって灌流圧 50 ～ 150mmHg で比較的一定に保たれています．失神は大脳全般の低灌流の結果，この自動調節機構が障害されることで引き起こされます．脳血流が脳神経組織 100g あたり 25mL/ 分まで低下すると意識障害をきたすとされ，6 ～ 8 秒の血流停止により意識消失を引き起こすといわれています．臨床的には，約 50mmHg 以下の収縮期血圧の低下により失神は誘発されます．特に高齢者では自動調節機構が成人と比較し鈍くなっているため，失神の頻度は高くなります　図2-1 [2]．

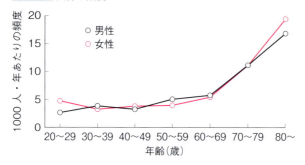

図2-1　失神の頻度 [2]

失神の分類

- 表2-2 に示します.

表2-2 **失神の分類**（文献 3 より改変）

分類		鑑別疾患
心血管性失神	不整脈	徐脈/頻脈性不整脈，薬剤性不整脈
	器質的心疾患	大動脈弁狭窄症，閉塞性肥大型心筋症 大動脈解離，肺血栓塞栓症，etc
起立性低血圧	一次性自律神経障害	自律神経障害，Parkinson病，etc
	二次性自律神経障害	糖尿病，尿毒症，アルコール性，etc
	薬剤性起立性低血圧	アルコール，降圧薬，利尿薬，etc
	循環血液量低下	出血，下痢，嘔吐，etc
神経調節性失神	血管迷走神経反射	精神的ストレス（恐怖，疼痛，etc）
	状況失神	排尿，排便，咳嗽，食後
	頸動脈洞症候群	ひげ剃り，きつめの襟元，etc

失神の原因と予後：疫学を把握する！

- 失神は救急外来患者の 1 ～ 5％を占め，決して珍しいものではありません．失神の頻度は年齢とともに増加し，特に 70 歳以上で頻度は高くなります[4]．
- 失神の原因は，報告に多少のばらつきはあるものの，致死的となり得る**心血管性失神が 20％程度含まれている**ことを忘れてはなりません 表2-3 ．救急外来における失神患者では，まず第一に心血管性失神を否定することが重要です．
- 「失神の原因は？」と聞かれて「TIA」と答える研修医や学生がいます．しかし一過性脳虚血発作（transient ischemic attack: TIA）はきわめて稀です．なぜならば，TIA で意識消失を起こすためには，両側の大脳半球が同時に障害されるか，脳幹部の障害ということになりますが，頻度が稀であること，椎骨脳底動脈領域の TIA では複視やめまいといった神経脱落症状が併存するはずです．「失神の原因は？」と聞かれて「TIA」と答えているようではまだまだです．

表2-3 **失神の原因** [2, 3, 5, 6]

原因	割合（%）
神経調節性	35 ～ 62
心血管性	5 ～ 21
起立性	4 ～ 24
脳血管性	1
薬剤性	1 ～ 7
原因不明	13 ～ 41

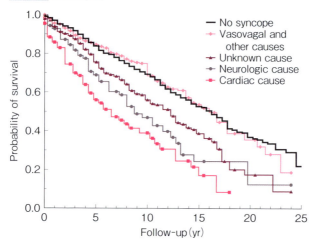

図2-2 失神の予後[2]

- 失神の予後は合併する基礎疾患によります．心血管性失神を見逃すと1年後の死亡率は18～33%に上るのに対して，神経調節性失神の予後は失神のない人と同等です．図2-2 ．

失神患者のアプローチ：失神と判断した，その後は…

- 不整脈や消化管出血など，来院時に原因が同定できていれば治療を開始すればよいでしょう．しかし目撃者がおらず原因が同定できないことも少なくありません．むしろ，経過の一部始終を目撃されていることの方が稀です．失神を疑った場合には以下のようにアプローチをしましょう 図2-3 ．
    ① 心血管性失神を否定する！
    ② 消化管出血，腹腔内出血，異所性妊娠（子宮外妊娠）など出血による起立性低血圧を否定する！
    ③ ①＆②と平行して外傷検索をくまなく行う！
    ④ ①，②が否定的で，入院を要する外傷がなく，神経調節性失神と診断できれば帰宅可能．そうでなければ原則入院！
    ※失神後に痙攣を起こす場合がありますが，その場合には痙攣としてアプローチするとよいでしょう［☞ p.45 ③痙攣に出会ったら］．

図2-3 失神のアプローチ（文献3より改変）

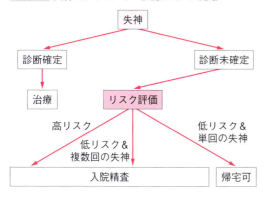

病歴・病歴・病歴：目撃者を探せ！

▶目撃者を探せ！

- 失神の原因を同定することは意外に難しいものです．詳細に病歴や身体所見をとっても45％しか原因を同定できないといわれています．これに心電図を追加しても50％程度です[6]．これをなんとか上昇させる努力を怠ってはいけません．失神の原因検索が困難な理由として，失神をした本人は一部始終を覚えていないということが挙げられます．瞬間的な意識消失発作，それが失神でした．失神前後のことは何となく覚えていても，本人に聞くとたいていは「気づいたら倒れていました．」と訴えることがほとんどです．その際に最も重要なのが"目撃者の情報"です．発症様式を詳細に確認することが診断への近道となります．前駆症状や発症時の体位などに加え，既往歴や家族歴の聴取も必須です．目撃者への確認

表2-4 目撃者に確認すること

確認するpoint	実際の問診の仕方
①発症様式	いつ，どのように気を失いましたか？　どういう姿勢でしたか？
②意識	現在の意識は普段と変わりませんか？
③時間	どのくらいの間，気を失っていましたか？
④前駆症状の有無	「気が遠くなる感じ」などの訴えがありましたか？
⑤外傷の有無	どこかぶつけていますか？　倒れる時に支えましたか？
⑥痙攣の有無	眼を上転させたり，手足をばたつかせるような動きがありましたか？
⑦失神後の対応	気を失った後，横にしましたか？　座ったままでしたか？

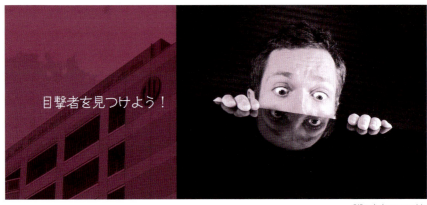

©iStockphoto.com/cjp

事項は 表2-4 のとおりです．

▶痙攣との鑑別

- 失神と痙攣の鑑別に悩まされることもあります．失神後に痙攣する場合もあることや，痙攣が目には見えないことがあるからです．この場合，"失神らしい所見"，"痙攣らしい所見"を集めるしかありません．例外はいくらでもありますが，失神は比較的速やかに意識が改善するのに対して，痙攣では元の状態に戻るまでに数分以上の時間がかかります．また意識障害が遷延することもしばしばあります．身体診察上も痙攣であれば，舌咬傷や尿失禁を認めることが多いので，必ず口腔内を観察し，ズボンを下ろして尿失禁の有無を確認することを忘れてはいけません 表2-5 ．
- 失神から痙攣に至ることもあります．詳細は後述しますが，失神後に脳血流がなかなか再開されないと引き起こされます．不整脈が継続している場合や，座位や立位が保持された場合に引き起こされます．

表2-5 失神 vs 痙攣 [2, 7]

	失神	痙攣
意識の回復	20〜30秒ほど	Postictal stateで遷延
舌咬傷	なし	あり
尿失禁	なし	あり
痙攣の目撃	ほとんどないが，あっても数秒	あり
年齢	45歳以上	45歳以下
前駆症状	嘔気・嘔吐	前兆

▶失神の vital signs

- Vital signs は非常に重要です．特に徐脈か頻脈かは鑑別に役立ちます．一般的には下記のような vital signs となります．

    頻脈　➡　起立性低血圧（消化管出血，脱水，etc.）

    徐脈　➡　徐脈性不整脈，薬剤性，etc.

    ※神経調節性失神は，失神後の時間経過とともに徐脈→頻脈へ変化することが多く，失神後（救急隊到着時），診察時（病着時）の vital signs の推移を確認するとよいでしょう．

    ※高齢者では，β-blocker や Ca-blocker など，脈を抑える薬剤を内服していることがあります．頻脈がないからといって出血は否定できないこと，徐脈だからといって徐脈性不整脈とは限らないことに注意が必要です．

①発症様式

- どのようにして発症したかを確認しましょう．排便後，起立時であれば状況失神や起立性低血圧が考えられ，食事中，食後であれば食後低血圧が考えられます．
- 長時間の立位や座位でも神経調節性失神が誘発されることがあります．
- 臥位の状態で起こったのであれば，心血管性失神が疑わしいでしょう．etc.

②意識

- 繰り返しになりますが，現在の意識状態が普段と同様かどうかを確認することはきわめて重要です．なぜならば，普段と異なるようであれば，それは意識消失ではなく意識障害であり，アプローチ法が異なるからです [☞ p.7 ①意識障害に出会ったら].

③時間

- 一般的に失神における意識消失時間は数秒から数分です．遷延するようであれば，意識障害として対応しましょう．

④前駆症状の有無

- 「立ちくらみの時のような，頭から血の気が引く症状があった」，「目の前が真っ暗になった：眼前暗黒（blackout）※」，嘔気，発汗などの前駆症状を認める場合には神経調節性失神や起立性低血圧が考えやすく，胸痛や背部痛を訴える場合や，前駆症状を伴わない場合には心血管性失神が考えられます．

    ※失神の際，内頸動脈系動脈圧が低下し，最初の分枝である眼動脈の灌流圧が低下し眼球内圧よりも低くなると網膜への血流が途絶え，blackout を生じます．

⑤外傷の有無

- 発症時に頭部打撲や下顎打撲などの外傷を伴うことがしばしばあります．失神患者に出会った場合には，意識障害患者や痙攣患者と同様に外傷検索を必ず行いましょう．逆に，外傷患者では失神や痙攣が契機となったのではないかと常に疑わなければなりません．

⑥痙攣の有無／⑦失神後の対応

- 失神後に座位や立位の状態で保持されると，脳虚血が進行し痙攣にまで進展することがあります（syncopal seizure）．失神を認めた後に，どのような姿勢でいたかを確認することが必要です．倒れそうになったので抱えて支えた，食事を食べていたら肩によりかかってきたなどの病歴は，syncopal seizure に陥る可能性が高く，その後の姿勢と合わせて聴取しましょう．
- 不整脈が原因で痙攣まで至ることもあり，痙攣を認めた場合には，心血管性失神も考えなければなりません．

心血管性失神を見逃さない！

BRUSH UP YOUR ER SKILL!

- 失神の原因のうち 10 〜 30％と比較的よく遭遇します．失神患者を診る際には必ず「心血管性失神を除外する」ことを心がけることが重要です．見逃してしまうと予後はきわめて不良となります．初療の段階から必ず鑑別しましょう．

▶心血管性失神とは

- 心血管性失神とは具体的には，①急性心筋梗塞，②肺血栓塞栓症，③大動脈解離，大動脈弁狭窄症，④不整脈，⑤心室頻拍，⑥クモ膜下出血などで，HEARTS と覚えておきましょう　表2-6 ．肺血栓塞栓症や大動脈解離のそれぞれ 10％程度は失神を主訴に来院することを知っておきましょう．

表2-6　心血管性失神：HEARTS

H	Heart attack（AMI）	急性心筋梗塞
E	Embolism (Pulmonary thromboEmbolism)	肺血栓塞栓症
A	Aortic dissection/Aortic stenosis	大動脈解離/大動脈弁狭窄症
R	Rhythm disturbance	不整脈
T	Tachycardia（VT）	心室頻拍
S	Subarachnoid hemorrhage	クモ膜下出血

- クモ膜下出血は失神を主訴に来院することが珍しくありません．必ず鑑別に挙げ，発症時の頭痛をはじめとした疼痛の有無を確認しましょう [☞ p.161 クモ膜下出血].

▶必要な検査

- 失神患者に心電図は必須であり，可能であれば併せて心エコーも施行するとよいでしょう．大動脈弁狭窄症や右心負荷所見はエコーを行えばある程度判断することが可能であり，診断にぐっと近づきます．
- 若年者は QT 延長症候群，肥大型心筋症，Brugada 症候群などを考えなければなりません．家族歴を必ず聴取しましょう．特に Brugada 症候群は家族歴の有無が予後を左右します．

▶リスク評価

- 失神患者を救急外来で診察する際には症状が改善していることがほとんどです．検査を施行しても原因が同定できない場合も少なくありません．そのため，重要なことは目の前の患者が心血管性失神である可能性はどれくらいあるのかということを評価することです．OESIL risk score や San Francisco syncope rule は簡便で使用しやすく，リスクが高い場合には，例え現在症状がなくても入院，精査が必要と考えるべきです．重要なことは，点数をつけることではなく，項目を評価し，心血管性失神を常に意識することです．
- 病歴，検査所見，リスク評価を行い，心血管性失神が疑わしい場合には，ペースメーカーの挿入など，緊急対応が必要となるため，循環器内科医にコンサルトすることが必要です．

①心血管性失神を疑う point

- 心血管性失神を疑う point として以下が挙げられる．
    - ・前駆症状なし
    - ・臥位発症，労作時発症
    - ・Coronary risk factor[1] あり
    - ・大動脈解離・肺血栓塞栓症を疑う症状あり[2]
    - ・突然死の家族歴[3]
    - ・心電図異常
    - ・高齢者（65 歳以上）
    - ・心疾患を示唆する身体所見
        - [1] Coronary risk factor：冠動脈の家族歴，高血圧，糖尿病，高コレス

テロール血症，喫煙者

※2 ☞ p.203 急性大動脈解離，p.216 肺血栓塞栓症

※3 突然死を引き起こす不整脈として Brugada 症候群は有名であるが，突然死の家族歴の有無で心事故発生率は大きく異なる.

② QT 延長症候群 表2-7 ：内服薬は必ず check！

- 先天性 QT 延長症候群の頻度は稀ですが，薬剤による QT 延長症候群は時々遭遇します．年齢が増すと内服薬数も増え，AMPLE history［☞ p.11 表1-6 ］を忘れてはいけません.

- QTc 500msec 以上の時は，torsades de pointes に移行する危険性があり注意が必要です.

表2-7 QT 延長症候群 ―代表的な原因薬剤とその他の原因疾患[8]

抗不整脈薬	Ia群：キニジン，プロカインアミド　III群：アミオダロン
抗精神病薬	ハロペリドール，フェノチアジン
抗菌薬	マクロライド系，キノロン系，ペンタミジン，クロロキン
制吐薬	オンダンセトロン，ドロペリドール
電解質異常	低K血症，低Ca血症，低Mg血症
先天性	Romano-Ward症候群，Jervell and Lange-Nielsen症候群

③ OESIL risk score 表2-8

- 12 カ月後の死亡率を予測することができます.

表2-8 OESIL risk score[9]

以下の項目が1つ該当するごとに1ポイント ①65歳以上 ②既往歴で心疾患 ③前駆症状なし ④心電図異常あり	ポイント	死亡率
	0	0%
	1	0.8%
	2	19.6%
	3	34.7%
	4	57.1%

④ San Francisco syncope rule 表2-9

- どの項目もなければ7日以内における重大なイベント（死亡，心筋梗塞，不整脈，肺血栓塞栓症，クモ膜下出血，etc.）を起こす確率が少ないとされています.

- 報告当時は感度 96.2%，特異度 61.9%でしたが，その後の報告で感度は 74%まで低下し，除外診断には利用できないと考えられています．しかしながらこれら

36

の項目を意識しリスク評価を行うことは重要です.

表2-9 San Francisco syncope rule: CHESS[10-12]

C	Congestive heart failure	心不全
H	Hematocrit<30%	貧血
E	ECG abnormality	心電図異常
S	Shortness of breath	息切れ
S	Systolic BP<90mmHg	低血圧

起立性低血圧（orthostatic hypotension）も見逃さない！

- 交感神経による血管収縮（自律神経）不全の徴候であり，起立時あるいは head up tilt 試験で3分以内に少なくとも 20mmHg の収縮期血圧の低下あるいは 10mmHg の拡張期血圧の低下と定義されます．圧受容体反射系の異常，もしくは循環血漿量が異常に低下した状態では，起立時に高度の血圧低下をきたし，起立性低血圧を惹起します．

- 一般的に臥位から立位となり1分間経過すると，約7〜8mL/kg の血液が下半身に移行し，心臓への還流血液量が約30%減少します．このため，心拍出量は減少し体血圧が低下します．これに対して通常生体は圧受容体反射系の賦活化により対処しますが，反射系の異常や，循環血漿量が減少している状態では，血圧が極端に低下し，失神をきたすというわけです．加齢による圧反射機能の低下，心臓のコンプライアンスの減少，前庭交感神経反射の減弱により，年齢に伴い増加します．

- 起立性低血圧で特に見逃してはならないのは，消化管出血や腹腔内出血をはじめとした出血性病変です．その中でも上部消化管出血（胃潰瘍，十二指腸潰瘍，食道静脈瘤破裂，etc.）の可能性は常に意識しておかなければなりません．直腸診は必ず施行しましょう．

- 女性では，異所性妊娠の有無は必ず確認しましょう．またよく経験するのは，子宮筋腫があり性器出血が多く，慢性的に貧血がある方の起立性低血圧です．既往歴の聴取，エコーで腹腔内を含め確認することを忘れてはいけません．

- 急性の出血を「Hb 低下の有無」，「血圧低下の有無」，「吐血の有無」，「黒色便の有無」などのみで判断してはいけません．急性期には濃度である Hb（g/dL）は低下しないし，血圧が低下していたら，それはもう代償が破綻したまずい状態で

す［☞ p.253 消化管出血にまつわる pitfalls］．

- 起立性低血圧の原因は 1 つとは限りません．特に高齢者では複合的な要因が関与していることがあり注意が必要です．糖尿病や Parkinson 病の方に薬剤に伴う起立性低血圧を認めることはしばしば経験します．

神経調節性失神（neurally mediated syncope）：最も多い失神！

- 失神の原因として最も多く，救急外来でよく遭遇します．失神に伴う外傷などを認めなければ予後も良好であり，前述の通り失神を認めなかった場合と同等です．神経調節性失神と診断したら，患者を安心させ，誘発因子の除去や予防策を説明することが重要です．
- 救急外来でよく経験する神経調節性失神の病歴として，失神を主訴に救急要請され，現場では低血圧・徐脈を認めるものの，来院時には血圧が上昇しているというものがあります．このような vital signs の変動を認める場合は神経調節性失神の可能性が高まります．経時的な変化は非常に重要です．
- 神経調節性失神を疑う所見として以下のようなものが挙げられます．
  ①失神の誘発因子 [13]
  - ・静止直立姿勢　　・貧血
  - ・高温環境　　　　・疼痛
  - ・血管内脱水　　　・血を目にすること
  - ・アルコール摂取　・静脈内注射および激情
  - ・低酸素血症
  ②失神前の症状として，発汗，蒼白，動悸，悪心，過呼吸，あくびなどの自律神経興奮による予兆を認める．
  ③失神後の症状として，嘔気・嘔吐，発汗，ほてり感，気分変調などがみられる．

検査：①心電図 ②エコー（心臓・腹部）③血液ガスが 3 種の神器

▶心電図

- 心血管性失神の鑑別に必須の検査です．**失神患者を診たら，まず心電図施行が絶対です！** 注意点は，初回心電図検査で診断に至る例は 2 ～ 6%といわれており，

1回の心電図で異常がないからといって否定してはいけないということです．72時間の心電図モニタリングで診断率が向上した（1日 14.7%，2日 +11.1%，3日 +4.2%）という報告もあり，疑わしきは入院，モニターで経時的に波形を確認し，心電図を再検することが望ましいでしょう[14, 15]．

▶心エコー / 腹部エコー

▪ 心エコーで確認するべき point は①心臓の大まかな動き（心収縮力），②心嚢液貯留の有無，③大動脈弁，④下大静脈径（血管内 volume の評価），⑤FAST (focused assessment with sonography for trauma) です．これらを確認するのに技術はそれほど必要なく，研修医であっても十分判断可能です．急性大動脈解離の際の flap や肺血栓塞栓症の際の D-shape も可能であれば確認したいところですが，わかりづらいことも少なくありません．まずは 表2-10 の内容は判断できるようになりましょう．

表2-10 エコーで見るべき point
―失神患者において最低限確認する所見

見るべき所見	想定する疾患/病態
①心収縮力	心筋梗塞，心筋炎，etc.
②心嚢液貯留	心タンポナーデ，大動脈解離
③大動脈弁	大動脈弁狭窄症
④下大静脈径	血管内脱水
⑤FAST	腹腔内出血

▪ エコーを行うのは身体所見や心電図を行った後です．つまり，大動脈弁狭窄症を疑わせる収縮期雑音や，心筋梗塞を疑わせる心電図変化を確認した上で心エコーを行うのです．何が言いたいかと言えば，エコーで見るべき point をなるべく絞り，疑って所見をとることが重要なのです．何となくエコーを行っても僅かな変化は見落とします．

▪ 大動脈解離の 10%は失神を主訴に来院すると言われています．そのうちの 25%には心タンポナーデを認めます．心嚢液の貯留がエコーで認められたら「大動脈解離かもしれない?!」と考えるべきです（②心嚢液貯留）．

▪ 失神の原因となる起立低血圧，とくに出血の場合，出血源を同定しなければなりません．頻度としては消化管に比べると少ないですが，腹部大動脈瘤破裂や異所性妊娠による腹腔内出血を見逃してはいけません（⑤FAST）．

▶血液ガス

▪ 貧血，血糖値，酸素化換気，電解質異常など，得られる情報がきわめて多いです．
▪ 痙攣の場合，乳酸値が上昇している場合が多いです．

▶妊娠検査

- 女性を見たら妊娠と思え！ これは意外と忘れがちです．妊娠の可能性が否定できなければ妊娠検査は必須です．異常な妊娠を探している旨を患者に説明し行いましょう．

▶採血

- 採血結果で失神の原因が判明することは少ないですが，得られる情報は多々あります．例えば Hb の値から，以前のデータがある患者であれば推移が確認できますし，失神の原因として肺血栓塞栓症を鑑別に挙げているならば，リスク評価によっては D-dimer は有用な検査となります [☞ p.225 採血].

▶頭部 CT

- 失神における頭部 CT の適応は，目撃者がいないなど，頭部外傷が否定できない場合です．「失神の原因が TIA」と考え，頭部 CT を第一選択としてはいけません！

帰宅 or 入院

- 神経調節性失神であれば原則帰宅させてよいでしょう．ただし，頭部打撲など外傷を認める場合には，その程度によります [☞ p.391 帰宅 or 入院を正しく判断せよ！].
- 心血管性失神と診断がついた場合には，原疾患に対する治療介入が必要となるため担当科へ consult し治療開始となります．
- 心血管性失神の確定はできないものの否定できずリスクが高い場合には入院の適応です．モニタリングを継続しながら症状の推移を厳重に管理します．
- 消化管出血，異所性妊娠など，出血による起立性低血圧は，適切な処置（上部内視鏡，緊急手術）の management を行い入院が必要です．

Check point: 帰宅させる前に確認しよう！

①本当に失神か?! 意識障害や痙攣を見逃していないか？

②目撃者から情報収集したか？　実は痙攣があったのでは？
③リスク評価は行ったか？— OESIL risk score，CHESS を check！
④心血管性失神，起立性低血圧（特に出血）は否定したか？　直腸診，妊娠反応は忘れていないか？
⑤患者・家族に注意事項含め十分な病状説明を行ったか？

症例①　70歳の女性．ご主人と2人暮らし．夜間トイレに行く途中に卒倒，「バタン」という音に気づいたご主人が行ってみると仰向けで倒れている本人を発見，呼びかけても反応が乏しかったため救急要請．救急隊到着時, 意識は 2/JCS，血圧 86/42mmHg，脈拍 70 回 / 分，呼吸 12 回 / 分，SpO₂ 95%（RA），瞳孔 2.5/2.5，対光反射両側とも正常，体温 35.8℃といった vital signs．四肢は左右差なく動かすことが可能である．何が起こったのか？

これもよくある病歴だね．どのようにアプローチするかな？

ABCが問題ないことを確認します．問題なければ初療と同時にご主人から普段の意識状態，詳細な病歴や既往歴，内服歴，家族歴などを確認します．

そうだね．2/JCS が普段と同様の状態であるならばそれは失神だけど，普段の意識が清明であれば意識障害だからね．ご主人の話では今の奥さんの状態は普段と変わらないとのことだよ．呼びかけて数分で元の状態になったとのこと．接触時に痙攣様の動きはなく，既往歴には高血圧，糖尿病があって，β-blocker と SU 薬を内服していることがわかった．睡眠薬の内服はないと．ご本人は倒れる前に血の気が引くような感じがあり，今は少し嘔気があるとのことだよ．

普段と意識が変わらないのであれば，2/JCS で見当識障害はありますが，意識障害ではなく失神でよさそうですね．

そうだね. 失神であることがわかったら, この後どうアプローチするかな？

意識を失っているので, やはり恐いのは頭の疾患ですかね．ABC は問題ないので頭部 CT を撮ります．

……頭部 CT を撮ることは間違いとはいわないけれど，まずやることかな？　失神患者に対して頭部 CT を撮る場合はどのような場合か覚えている

かい？

　あ，そうでした．外傷検索で撮る場合はあっても，原因として TIA は失神のみで来院することは稀で，まず初めに行う検査は心電図です．

　そうだね．今回の症例のように，倒れた瞬間を誰も見ていなくて，頭部外傷の可能性も考えられるため，頭部 CT は所見次第で撮影も考慮する．ただし，失神患者では心血管性失神が最も重要だから，まず行うべき検査は心電図だね．それ以外の検査はどうする？

　血液ガスですね．得られる情報が多いですから．心エコーや腹部エコーもあわせて行います．

　そうだね．①心電図，②血液ガス，③心・腹部エコーは失神患者でとても重要な検査だ．どれも非侵襲的な検査でかつ得られる情報が多く，迅速に結果がわかるからね．

　心電図，血液ガスの評価は徐々に自信がついてきたのですが，心エコーは僕らにとって非常に難しく，評価を誤ることがあると思うのですが…．

　練習あるのみ！　とにかく救急外来では失神以外にもエコーが役立つことが多々ある．エコーを行う手間を惜しまず繰り返し施行し学んでいくしかないよ．失神患者に対してのエコーは壁運動以外に下大静脈径，腹腔内出血の有無，右心系の拡大など診るべき point が多く，得られる情報がとにかく多いからね．

　わかりました．この患者さんは心電図や血液ガス，エコーでも特別問題なく，採血結果も特記所見は認めませんでした．OESIL risk score は年齢のみの 1 点，CHESS は血圧のみの 1 項目でした．頭部打撲もあったようなので頭部 CT も施行していますが，頭蓋内病変・骨傷は認めませんでした．帰宅でいいですよね？

　なにか忘れてないかな？

　妊娠反応ですか？…ってさすがにないですよね．

　直腸診でしょう！　吐下血がなくても，Hb の低下がなくても急性の出血は否定できないからね．β-blocker も内服しているし，vital signs の解釈には薬剤の影響を考えなければならないよ．可能性は少なくても，恐い病気，失神では心血管性失神と出血による起立性低血圧は見逃してはいけない．検査をやり過ぎる必要はないけど，起立性低血圧の精査のための直腸診，妊娠が否定できない場合の妊娠反応の確認は非侵襲的であり必要だよ．

そうでした．直腸診では茶色便でした．Vital signs も来院後は血圧 120/80 mmHg，脈拍 70 回 / 分程度で安定しています．

心血管性失神や出血に伴う起立性低血圧の可能性が低く，病歴からも神経調節性失神が考えられるため，帰宅でよいでしょう．ただし，頭をぶつけている可能性があるため，「頭にケガをした患者さんへ」※のプリントを渡すことと，β-blocker による血圧低下が影響している可能性も考えられるため，患者・家族に説明することを忘れてはいけないよ．また最後に，臥位から座位，立位に体位変更した際に，血圧・脈拍を確認し，起立性低血圧の要素がないこと，歩行可能なこと（普段と同様の ADL）を確認しよう．そして，再度起こさないように，手すりの使用や，アルコール飲酒後の入浴は控えるなどの具体的なアドバイスをすることも必要だね．

わかりました．患者・家族の教育も救急外来での役割の 1 つですね．

※順天堂大学練馬病院では軽症頭部外傷の方へ「頭にケガをした患者さんへ」というプリントを帰宅時に渡している．該当する項目があった場合には再度連絡してもらい，受診の必要性を判断している［☞ p.395 頭にケガをした患者さんへ］．

診断 ▶ 状況失神

【参考文献】

1) Kessler C, Tristano JM, De Lorenzo R. The emergency department approach to syncope: evidence-based guidelines and prediction rules. Emerg Med Clin North Am. 2010; 28: 487-500.
2) Soteriades ES, Evans JC, Larson MG, et al. Incidence and prognosis of syncope. N Engl J Med. 2002; 347: 878-85.
3) Moya A, Sutton R, Ammirati F, et al. Guidelines for the diagnosis and management of syncope (version 2009). Eur Heart J. 2009; 30: 2631-71.
4) Kapoor WN, Karpf M, Wieand S, et al. A prospective evaluation and follow-up of patients with syncope. N Engl J Med. 1983; 309: 197-204.
5) Miller TH, Kruse JE. Evaluation of syncope. Am Fam Physician. 2005; 72: 1492-500.
6) Linzer M, Yang EH, Estes NA 3rd, et al. Diagnosing syncope. Part 1: Value of history, physical examination, and electrocardiography. Clinical Efficacy Assessment Project of the American College of Physicians. Ann Intern Med.

1997; 126: 989-96.

7) 水野　篤，浅野　拓，山口典宏，他．ヤバレジ連載第8回　失神―先生，倒れた人がいます!!　レジデント．2010; 3: 116-22.

8) 長谷川耕平，岩田充永．内科救急 見逃し症例カンファレンス―M&M でエラーを防ぐ．東京：医学書院；2012. p.40-4.

9) Colivicchi F, Ammirati F, Melina D, et al; OESIL (Osservatorio Epidemiologico sulla Sincope nel Lazio) Study Investigators. Development and prospective validation of a risk stratification system for patients with syncope in the emergency department: the OESIL risk score. Eur Heart J. 2003; 24: 811-9.

10) Quinn J, McDermott D, Stiell I, et al. Prospective validation of the San Francisco Syncope Rule to predict patients with serious outcomes. Ann Emerg Med. 2006; 47: 448-54.

11) Dachs RJ, Graber MA, Darby-Stewart A. Is the San Francisco syncope rule reliable? Am Fam Physician. 2009; 80: 558.

12) Saccilotto RT, Nickel CH, Bucher HC, et al. San Francisco Syncope Rule to predict short-term serious outcomes: a systematic review. CMAJ. 2011; 183: E1116-26.

13) 福井次矢，黒川　清，監修．ハリソン内科学．4版．東京：メディカル・サイエンス・インターナショナル；2013. p.145-50.

14) Martin GJ, Adams SL, Martin HG, et al. Prospective evaluation of syncope. Ann Emerg Med. 1984; 13: 499-504.

15) Bass EB, Curtiss EI, Arena VC, et al. The duration of Holter monitoring in patients with syncope. Is 24 hours enough? Arch Intern Med. 1990; 150: 1073-8.

コラム　危険ドラッグについて

　2012年度の合成カンナビノイドの流行から始まり，近年では脱法ハーブを代表とする危険ドラッグを使用し救急搬送される症例が増えています．この本では薬物中毒に関しては詳しく述べてはいませんが，意識障害，痙攣，めまい，頭痛の原因が薬物ということもあります．危険ドラッグによる影響で救急搬送された症例の主な症状は，①嘔気・嘔吐，②頻拍，動悸，③傾眠，混乱などの意識障害，④頭痛や胸痛などの痛み，⑤めまい，⑥痙攣が代表的です．これらを主訴に来院した患者に対しては薬物の影響の可能性を常に考えておかなければなりません．10～30代の男女，特に男性では危険ドラッグの影響も鑑別の1つに入れておきましょう．

③痙攣に出会ったら
—Seizure—

目撃者を探せ！

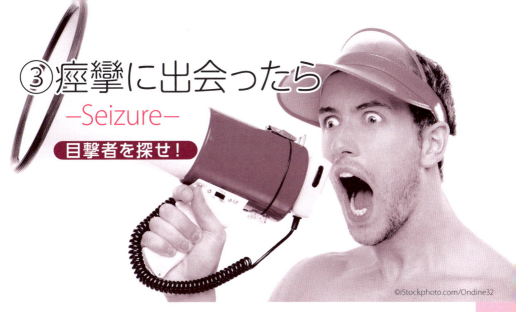

痙攣の原因を安易に頭蓋内疾患と決めつけてはいけません．また見た目のみで痙攣の有無を判断してはいけません．痙攣している患者では原因を，意識障害患者では痙攣の関与の有無を常に意識しましょう．

- ▶ ABC の安定が絶対！　病歴から原因を推定し対応しよう！
- ▶ Vital signs 確認後，速やかに痙攣を止めよう！
- ▶ 本当に痙攣か？　意識障害，失神との鑑別を明確に！
  目撃者を探そう！
- ▶ 原因検索と同時に外傷検索を忘れずに！
- ▶ 痙攣重積を見逃すな！

疑わなければ診断できない！
BRUSH UP YOUR ER SKILL!

- 痙攣なんて診断は簡単でしょ？と思っていたら痛い目にあいます．目の前で痙攣が起こり，それを医療従事者が目撃したならば痙攣の診断は容易いかもしれません．しかし現実はそう簡単ではありません．意識障害の原因が実は痙攣後の postictal state であった，右上下肢麻痺を主訴に救急搬送されたため脳卒中を疑

い精査したが痙攣後の Todd 麻痺であった，失神だと思ったらその後痙攣してしまった，痙攣という主訴で救急搬送されてきたと思ったら悪寒戦慄であったなど，意外と痙攣の診断は難しいものです．「①意識障害に出会ったら」で述べたように，原因が同定できない意識障害の原因に痙攣を挙げなければなりませんし，「②失神に出会ったら」で述べたように，失神との区別を明確につけ，痙攣の可能性が示唆された場合には痙攣に準じてアプローチしなければなりません．この章ではどのような場合に痙攣を疑い，痙攣に出会ったらどのようにアプローチするべきかを学びましょう．

本当に痙攣か？： 意識障害，失神と明確に区別しよう！

- 痙攣の診断は意外と難しいものです．痙攣を普段から見慣れている医療従事者が目撃したならば痙攣の認識は簡単でしょう．しかし，救急外来を来院する患者の多くは，家や仕事場で痙攣を認め救急搬送され，病着後には明らかな痙攣を認めないことが多いものです．また，痙攣後は失神と異なり意識障害が遷延することがあります（postictal state）．意識障害を認める場合には痙攣後以外に原因がないかを判断しなければなりません．意識障害があれば「①意識障害に出会ったら」を，失神に関しては「②失神患者に出会ったら」を参考に鑑別を行ってください．

痙攣とは： 定義は正確に！

- 痙攣（convulsion）とは，「全身または一部の筋肉が発作的に不随意収縮する神経症候」です．同じ症候名でも seizure は 1 回ごとの痙攣発作を指します．また，てんかん（epilepsy）は病名であり，「種々の原因によって起きる慢性の脳疾患で，大脳ニューロンの過剰な放電による反復性の発作を主徴とし，それに種々の臨床症状および検査所見を伴うもの」と定義されます　表3-1　．これらはしばしば混同されて使用されているため注意しましょう．あくまでてんかんは慢性の病気であり，同じような発作が 2 回以上起こることがてんかんという病気の本質となります．

表3-1　定義は正確に

Convulsion	痙攣	症候名
Seizure	（1回ごとの）痙攣発作	症候名
Epilepsy	てんかん	病名

- 痙攣の様式は様々ですが，救急外来でよく遭遇するものとして強直性痙攣，間代性痙攣，強直・間代性痙攣などが挙げられます．強直性痙攣は筋肉の収縮が長く続き，こわばった状態となります．体幹や四肢は強い屈曲または伸展したまま動かない状態となります．「つっぱる」とよく表現されます．それに対して間代性痙攣は筋肉が収縮と弛緩とを規則的に交互に反復します．四肢は伸展と屈曲を交互に繰り返します．「がくがく」と表現されます．強直・間代性痙攣とは読んで字のごとく，これらが併発するものを指します．痙攣の様式の分類などは，国際抗てんかん連盟（International League Against Epilepsy: ILAE）が提唱した分類があるので参照してください．

痙攣の原因：頭蓋内疾患以外も鑑別に挙げること！

- 年齢によって原因は異なります．若年者であればてんかんが多く，その他脳動静脈奇形などが考えられますが，高齢者では症候性てんかんが多くなります．特に高齢者における痙攣の原因は多様であり，急性症候性発作を考えなければならず，頭蓋内疾患が原因とは限らない点に注意が必要です **表3-2**．脳卒中や頭部外傷の既往があり，症候性てんかんの可能性が示唆された場合においても，アルコール，低 Na 血症などの電解質異常，薬剤などが関与している場合もあります．成人の場合も同様です．原因が同定されるまでは常に原因検索を継続することを忘れてはいけません．高齢者の急性症候性発作とてんかんの原因として **表3-3** が挙げられ，成人のてんかんの鑑別として **表3-4** のようなものが挙げられま

表3-2 高齢者の痙攣の原因別頻度 [1]

脳梗塞	3〜43%
頭部外傷	17%
クモ膜下出血	8〜24%
脳出血	8%
硬膜下血腫	1%
代謝性疾患	6〜21%
アルコール離脱/薬剤関連	10%

表3-3 急性症候性発作とてんかんの原因（高齢者） [2]

	原因	割合（%）
急性症候性発作	脳卒中急性期	50
	代謝性脳症	6〜30
	薬剤	10
	その他（外傷，感染）	5〜20
てんかん	脳血管疾患	30〜50
	認知症	9〜17
	その他（腫瘍，外傷）	5〜15
	潜因性	30〜50

す.

- 急性症候性発作とは，急性全身性疾患，急性代謝性疾患（低血糖など），急性中毒性疾患，急性中枢神経疾患（感染症，脳卒中，頭部外傷，急性アルコール中毒，急性アルコール離脱など）と時間的に密接に関連して起こる発作と定義されます[4].急性症候性発作がてんかんに移行する率は

表3-4 成人のてんかんの鑑別 [3)]

| ①失神 |
| ②心因性発作 |
| ③過呼吸，パニック障害 |
| ④脳卒中，一過性脳虚血発作 |
| ⑤急性中毒，離脱（薬物，アルコール） |
| ⑥急性代謝障害（低血糖，テタニー，etc.） |
| ⑦急性腎不全 |
| ⑧頭部外傷直後 |

最大30％であり，原因疾患により異なります．例えば，細菌性髄膜炎であれば，原疾患の治療が十分になされれば，痙攣の再発は防げるでしょう．またアルコールに伴うものであれば，禁酒ないし，離脱の時期が過ぎれば痙攣は起きないはずです．重要なことは，痙攣だから抗痙攣薬投与と判断するのではなく，痙攣の原因検索を怠らないことです．臭いものに蓋をしてはいけません．主な急性症候性発作は 表3-5 の通りです．痙攣をみたら常に意識しておきましょう．

表3-5 主な急性症候性発作 [5)]

脳血管障害	脳血管障害から7日以内に起こる発作
中枢神経系感染症	中枢神経系感染症の活動期に起こる発作
頭部外傷	頭部外傷から7日以内に起こる発作
代謝性	電解質異常，低血糖，非ケトン性高血糖，尿毒症，低酸素性脳症，子癇など，全身性疾患に関連して起こる発作
中毒	麻薬（コカインなど），処方薬（アミノフィリン，イミプラミンなど），薬剤過剰摂取，環境からの曝露（一酸化炭素，鉛，樟脳，有機リンなど），アルコール（急性アルコール中毒など）に曝露している間に起こる発作
離脱	アルコールや薬剤（バルビツレート，ベンゾジアゼピンなど）の離脱に関連して起こる発作
頭蓋内手術後	頭蓋内脳外科手術の直後に起こる発作
脱髄性	急性散在性脳脊髄炎の急性期に起こる発作
多因性	同時に起きたいくつかの状況と関連した発作

- てんかんは若年者のイメージがあるかもしれませんがそうではありません．高齢者のてんかん発生率は70歳以上になると急激に上昇し，神経内科領域では，①脳卒中，②認知症に次いで3番目に多い疾患です．高齢者だからといって安易にてんかんを否定してはいけません．高齢者のてんかん発作は，前兆が認められないなど，若年者と比較し症状がはっきりしない場合が多く，また発作後の意識障

害の時間が長く，数日から数週間続くこともあります．高齢者の意識障害を見たら必ずてんかんなど痙攣後の可能性を考えなければなりません（AIUEOTIPS の S）！

- 時に経験する痙攣の原因に，循環血液量減少に伴う脳血流低下によるものが挙げられます．このような場合に痙攣に対してジアゼパム（セルシン®）を投与するとさらに状態は悪化してしまいます．例えば，吐血を主訴に来院し緊急内視鏡施行中に不穏状態となり痙攣した患者に対して，ジアゼパムを使用すると意識状態が悪化し，心肺停止へ陥ってしまう場合もあります．この場合当然行わなければならないのは，まずは ABC の安定であり，出血に対する輸血，止血操作になります．また低酸素があれば酸素投与（気管挿管の判断も重要）が必要になります．痙攣の原因は"頭蓋内"と決めつけてはいけません．**血圧が低めの痙攣患者に出会ったら，まずは心疾患（急性心筋梗塞，不整脈など），出血性疾患を鑑別しましょう．**痙攣を止めることはもちろん重要ですが，それ以上に ABC の安定が重要です．

- 最後に妊婦の痙攣について付け加えておきます．妊婦の痙攣の原因として知っておかなければならないものに子癇があります．子癇は可逆的な病態で，痙攣発作を起こす明らかな基礎疾患のないものと定義されています．全母体死亡のうち脳卒中（子癇を含む）の占める割合が 13.7％と高く，その初発症状として痙攣，頭痛が特徴的です[5]．「妊婦の痙攣では子癇も考える」と覚えておきましょう．なぜ子癇を個別に考えるかというと治療法が異なるからです．治療に関しては後述します．

痙攣のアプローチ：痙攣と判断した，その後は…

- 目の前で痙攣した場合，まず確認することは ABC です．てんかんや症候性てんかんであれば，すぐに vital signs が崩れることは通常なく，舌根沈下や誤嚥による低酸素，痙攣後の意識障害を認める程度でしょう．しかし，脈が触れない（触れづらい），血圧が低いなどの vital signs の異常が認められた場合には要注意です．そのような場合には不整脈や出血による脳血流低下や低酸素に伴う痙攣の場合が多く，ABC をまずは立て直さないと痙攣は治まらず，安易に抗痙攣薬を使用すると状態は悪化してしまいます．"脈が触れない，または血圧が低い状態の痙攣には要注意"と頭に入れておきましょう．頸動脈を触れ，血圧が保たれていれば，抗痙攣薬を使用し痙攣を素早く止めることに努めましょう．「①意識障害に出

会ったら」でも述べたように，血圧が高い場合には頭蓋内の器質的疾患が原因のことが多いですが，低めの場合には頭以外の可能性があり，不整脈（心筋梗塞後の心室性不整脈など），出血性病変（消化性潰瘍，腹部大動脈瘤破裂など）の可能性などを考えなければなりません．

- 最も重要なことはABCの安定ですが，人を集めることも重要です．痙攣に対しては，ルート確保や呼吸の補助，その他薬剤の準備など，1人で対応することは困難です．痙攣患者を見たらまず人を集めましょう！

- 具体的な痙攣患者のアプローチは以下の通りです．何といってもABCが最重要であり，それと同時に薬剤や外液投与のためのルート確保，原因検索を行います．

▶痙攣のアプローチ

① ABCの安定が絶対！　VF/VTを見逃すな！　まず脈を触れよう！
②脈をしっかり触知し血圧が保たれていれば，とにかく痙攣を止めよう！
- ・ジアゼパム10mgの静注で76%の発作が抑制できます．ジアゼパムは筋注ではなく静注し，生理食塩水やブドウ糖で混濁するため希釈せずに使用します．痙攣抑制効果は20分程度で，必要あれば5～10分後に追加投与します．高齢者では，体格にもよりますが呼吸抑制の副作用を考慮し，1回の投与量は5mg以下にするべきでしょう[6,7]．
③①と同時に痙攣の原因，外傷検索を行おう！
④抗痙攣薬の内服の有無を確認しよう！
- ・内服の可能性がある場合や不明の場合は，各薬剤の血中濃度を提出することも有用です．
⑤痙攣重積か否かを判断しよう！

痙攣を示唆する病歴・身体所見

- 痙攣が実際にあったのかどうかを判断するのは非常に難しいものです．救急外来で痙攣した患者を対応する場合，その多くは来院時には止まっていることが多く，実際に痙攣したのかどうか悩ましいことが多いものです．その際大きな手がかりとなるのが目撃者の話であり，色々と調べるよりも実際にどのような状況でどのような痙攣が起こったのかを目撃者から聴取することが診断の近道となります．

- 痙攣を見逃さないために，意識障害や外傷患者でその原因が特定できない場合には，痙攣後である可能性を常に意識するべきです［☞ p.20 痙攣にまつわる意識

障害].

- 病歴や身体所見では 表3-6 のような点に注目することが必要です．救急外来で よく経験するものは舌咬傷や尿失禁を伴う症例であり，これらの所見がある場合 には痙攣後の可能性が高くなります．舌咬傷を認める場合には，噛んでいる部位 まで確認すると鑑別に役立ちます．本物の痙攣の場合には舌の側面を，転換性障 害（ヒステリー）などの嘘の痙攣の場合には舌の先を噛むことが多いといわれて います 表3-7 ．また発見時の体位も重要であり，通常考えられないような体勢 で倒れている所を発見された場合にも痙攣後の可能性が高く，発見時の体勢を目 撃者や発見者，救急隊から確認することも重要です．

- 意識障害の原因が痙攣後である場合には，時間経過とともに意識状態は改善する のが一般的です．救急隊到着時や病着時から徐々に意識が改善傾向にある場合や， 麻痺や構音障害が改善傾向にある場合には痙攣後の可能性が高いと考えられます （痙攣後の postictal state）.

- 画像所見と臨床所見が合わない場合にも痙攣を考えなければなりません．例えば， 麻痺などの神経学的異常所見を認め，頭部 CT を施行し原因が右被殻出血であっ たとします．左半身に症状が出現することがあっても，意識状態が非常に悪い場 合や，右半身に何らかの症状を認める場合には，出血のみでは説明がつきません．

表3-6 **痙攣を示唆する病歴**

症状	感度（%）	特異度（%）	陽性尤度比	陰性尤度比
舌咬傷	45.1	97.3	16.5	0.56
頭を回旋する運動	43.1	96.8	13.5	0.59
普通でない姿勢をとっていた	35.3	97.3	12.9	0.66
寝ている間に排尿	23.5	96.4	6.4	0.80
目撃者に青色になったのを観察された	32.6	94.4	5.8	0.80
四肢の痙攣を他人が観察	68.6	87.7	5.6	0.80
前駆症状として震える	29.4	94.1	5.0	0.75
行動を覚えていない	52.9	86.8	4.0	0.54
ストレスと関連して意識消失	56.9	84.9	3.8	0.50
反応がないことを目撃されている	76.5	74.9	3.0	0.31

表3-7 **その痙攣は本物か？**
―舌咬傷の部位に注目！[8]

	舌咬傷の部位
痙攣	舌側面
ヒステリー	舌の先

この場合は脳出血による痙攣の併発，すなわち急性症候性発作を考えなければなりません． 表3-3 のとおり脳卒中に痙攣を合併することは決して珍しいことではありません．重要なことは，身体所見から病変部位を推測し画像を撮影すること，画像所見から現在の状態が説明がつくかどうかを常に考えることです．身体所見が画像と合わなければさらなる原因検索を考えることを怠ってはいけません．

- 本物の痙攣かうそっこ痙攣かを見分けるには，痙攣を起こしている時に開眼の有無を確認するとよいでしょう．本物の痙攣では痙攣中に開眼していることがほとんどです 表3-8 ．

表3-8 その痙攣は本物か？
―開眼か閉眼か，それが問題だ！[9]

	痙攣中の開眼の割合
部分てんかん	97%
全般てんかん	100%
心因性非てんかん発作	3.8%

痙攣重積／てんかん重積：見逃すな！ 定義は正確に！

- 重積とは「発作がある程度の長さ以上に続くか，または，短い発作でも反復し，その間の意識の回復がないもの」と定義されています．持続時間については，以前は30分以上とするものが多かったですが，近年は5分以上続けば重積状態と診断し，治療を始めるよう推奨されています 表3-9 ．

表3-9 痙攣重積状態 (status epilepticus: SE) とは

①少なくとも5分以上持続する発作
②意識が回復せず発作を繰り返す場合

- 痙攣重積とてんかん重積の違いは何でしょうか．てんかんは慢性の病気でした．すなわち初発の痙攣の場合にはそれがてんかんとは確定診断できないため，例え重積状態であっても"てんかん"という名前はつきません．原因が特定できない場合にも安易にてんかん重積といってはいけません．このような場合には痙攣重積と判断して対応し，その後繰り返す場合に初めててんかんと，それが重積状態に至った場合にてんかん重積と判断しましょう．

- てんかん重積状態は，全身痙攣重積状態 (generalized convulsive status epilepticus: GCSE) と，痙攣発作を伴わないてんかん発作（非痙攣性てんかん発作）が持続する非痙攣性てんかん重積状態 (nonconvulsive status epilepticus: NCSE) に分類されます．

- てんかんの診断が既についている場合には，てんかん重積発作の原因の多くは抗

てんかん薬の中断や不規則な服用であるといわれています[10]. 既往歴や内服歴を必ず確認しましょう.

- てんかん重積状態のうち, 抗てんかん薬 2 剤による適切な初期治療を行ってもてんかん発作が終息しない場合, 難治性てんかん重積状態 (refractory status epilepticus: RSE) と呼びます. RSE に移行する頻度は, GCSE 26％に対して NCSE 88％と NCSE で有意に高く, NCSE は GCSE よりも治療抵抗性といえます.

- 近年 NCSE は非常に注目されており, 原因不明の意識障害の中の多くが NCSE なのではないかともいわれています. NCSE の診断には持続的な脳波が有用といわれており, 専門としている施設ではビデオで患者を撮影しながら持続的な脳波を記録しています. またベンゾジアゼピンを投与し, その後の判断を診るといった診断的治療も行うことがあります. 救急外来で NCSE を診断することは困難ですが, 原因がわからない意識障害患者に出会った時には NCSE を鑑別に挙げておくことが重要です. 認知症やせん妄, 不穏などといわれている患者の中にはもしかしたら NCSE の患者が隠れているのかもしれません.

抗痙攣薬を内服しているかも？ BRUSH UP YOUR ER SKILL!

- 救急外来で多く経験する痙攣は, 脳卒中や頭部外傷後の症候性てんかんです. 既往にそのような病気がある場合や, 痙攣の既往がある場合には, 抗痙攣薬を内服している可能性があります. 今後の薬剤の治療選択に関わるため, 抗痙攣薬の内服の有無を確認することが大切です. 意識障害のため患者から病歴聴取ができない場合には, 家族から聴取することが重要です. また受診歴のある病院が存在する場合には情報提供をもらうことも必要です. 抗痙攣薬には肝機能障害などの副作用があり, 以前実は使用していた抗痙攣薬が情報を集めることで判明することもあります. その他情報が得られない場合には頭部 CT を確認し, 新規頭蓋内病変以外に手術痕や陳旧性脳梗塞や脳出血の所見がないかを確認しましょう.

- 抗痙攣薬の内服の可能性がある場合には, 抗痙攣薬の血中濃度を測定しましょう. 現在の血中濃度を調べることで, 現在の内服量が十分か否かの判断が可能です. 至適範囲以下であった場合には, 現在使用している抗痙攣薬を増量することで今後の痙攣が抑えられる可能性がありますが, 至適範囲内であるにもかかわらず痙攣が起こった場合には薬自体を変更する必要があるかもしれません. 当院においてはフェニトイン, フェノバルビタール, カルバマゼピン, バルプロ酸の血中濃度は救急外来で速やかに測定可能であり, 内服が判明している場合に加え, 詳細

が不明な場合には測定しています.

痙攣を誘発し得る薬剤: 内服薬をもらさず確認！

- 痙攣を誘発し得る薬剤は意外と多く存在します. 常に救急外来では"くすりもりすく"と意識しておきましょう. 救急外来で時々経験するのはキノロン系薬＋NSAIDs(キノロン系が GABA の受容体結合を阻害して痙攣を誘発することに加え, その結合阻害を NSAIDs がさらに増強する), 低 Na 血症誘発薬（ループ利尿薬, 向精神薬, etc.）です. 腰痛などで NSAIDs を内服している患者が, 体調を崩し近医受診しクラビット®やジェニナック®などのニューキノロン系薬を処方された, 新規にラシックス®などのループ利尿薬が追加されたなどが典型例です. 薬剤による痙攣は疑わなければ診断できず, 内服歴を含めた病歴聴取がきわめて重要です.

- 低 Na 血症による痙攣は, 特に高齢者でしばしば経験します. しかし Na の低値のみで痙攣の原因をそれと決めつけてはいけません. 表3-10 の通り, 120mEq/L 台の低 Na 血症では痙攣の頻度は決して高くありません. 重要なことは急性経過か否かの判断です. 急性の経過であれば, 身体に異常をきたすことが多々あります. 以前の Na 値を必ず確認する癖をつけましょう. 急性経過か否かで治療方針が異なります. 浸透圧性脱髄症候群(以前は橋中心性髄鞘崩壊症と呼ばれていた）に注意しなければならないことは, みなさんご存知でしょう.

表3-10 **低 Na 血症と痙攣** [11]

Na値（mEq/L）	痙攣の頻度（%）
120 ～ 124	1（0.7%）
115 ～ 119	4
110 ～ 114	8
～ 109	18

検査: ①血液ガス ②心電図 ③頭部 CT ④採血

- 救急外来における痙攣の原因検索には, ①血液ガス, ②心電図, ③頭部 CT, ④採血が特に有用です. 意識障害を認める場合には"10 の鉄則"に則り鑑別を進め, 痙攣後の可能性を考えながら, 原因検索並びにその他の原因の検索を進める必要があります. 片麻痺などの脳卒中様症状を認める場合には, 低血糖否定後, 頭部 CT に加えて頭部 MRI & MRA を施行する場合もあります. ここでは最低限必要な検査の評価項目を習得しましょう ［☞ p.7 ①意識障害に出会ったら］.

①血液ガス

- 電解質異常，低酸素血症，低血糖・高血糖など痙攣の原因となり得る情報が多く得られ，救急外来で最も重要な検査です．上記以外に乳酸値（lactate）の上昇や$PaCO_2$の上昇は痙攣の患者では比較的よくみられる所見です．もちろん上昇していないからといって痙攣ではないとはいえませんが，意識以外の vital signs が安定しているにもかかわらず乳酸値が上昇している場合には，鑑別の 1 つに痙攣を考えましょう．痙攣に伴う乳酸値の上昇であれば，痙攣が治まっていれば通常 30 分程度で上昇はみられなくなります．

②心電図

- 痙攣の原因が失神後の syncopal seizure や不整脈の可能性があります．心電図は非侵襲的な検査であり，異常所見が見つかった場合にはその後の対応が大きく異なるため施行するべきです［☞ p.38 心電図］．

- 抗痙攣薬であるフェニトインの副作用として血圧低下や徐脈があります．投与量（てんかん重積時には 5 〜 20mg/kg），投与速度（50mg/min より遅い速度）に気をつけることはもちろんですが，投与前に心電図を施行し，異常所見がないことを確認することが必要です．房室ブロックなどの新たな病気を医原性に作り出してはいけません．

③頭部 CT/MRI

- 痙攣の原因として，高齢者では脳卒中後の症候性てんかんが挙げられます．また新規の頭蓋内占拠病変が原因で痙攣を起こすこともあり，原因検索として頭部 CT は必須の検査といえるでしょう．また痙攣の原因にも結果にもなり得るものが外傷です．骨条件も併せて撮影し確認しましょう．手術痕の有無も確認できるでしょう．

- MRI は CT よりも痙攣の原因となりうる脳腫瘍などの診断能が高く，CT で検出困難な頭蓋内疾患の検索には有用です．しかし救急外来では診断をつけることよりも状態を安定させることが重要です．MRI は CT に比べて撮影時間がかかること，緊急での撮影が可能な施設は限られていることなどから，行う場合でも"今"撮影する必要があるかを判断しなければなりません．MRI を撮影することで今後の対応が変わる場合には必要と考えます．例えば，脳梗塞に伴う急性症候性発作による痙攣と考えている場合でかつ血栓溶解療法の適応時間内（発症 4.5 時間以内）であれば，脳梗塞の確定診断，今後の治療方針決定のために必要と考えます．また発症年齢や発症様式から考えられ得る疾患がある場合にも撮影するべきです．例えば若年者の突然の頭痛，痙攣で頭部 CT では所見がはっきりしない場合では，鑑別として椎骨脳底動脈解離や脳動静脈奇形などが考えられます．「CT でよくわ

からないから MRI」ではなく，撮影することで治療方針が変わるのか否かを判断してから検査を施行するようにしましょう．

- 画像検査など場所を移動する必要がある検査の場合には ABC の安定は絶対です．当然鎮痙が得られていることが条件であり，また例え痙攣が止まっていたとしても検査中に再度痙攣する可能性を考え，ルートを確保しジアゼパム，バッグバルブマスクを携帯していくことも必要です．可能であれば 2 人以上で画像検査に行くことが望ましいでしょう．

④ 採血

- 血液ガスと共に原因検索として電解質や血糖値などの正確なデータを確認しましょう．また肝機能，腎機能も確認するべきです．
- 抗痙攣薬を内服している患者では血中濃度を測定することが重要です．また，肝機能障害・腎機能障害の患者では抗てんかん薬の薬物動態に変化が生じることがあるため，血中濃度測定が推奨されています．
- 抗てんかん薬と薬物相互作用のある薬剤にワルファリンが挙げられます．ワルファリン内服中の患者では PT-INR を必ず経時的に確認しましょう．

⑤ 脳波

- てんかん治療ガイドライン 2010 には次のように書かれています．「てんかんの診断において脳波検査は最も有用な検査である．しかし，1 回の通常脳波検査だけでは診断ができない場合もあり，睡眠賦活を含めた複数回の脳波検査が必要となる（グレード A）」．救急外来での初療の段階では脳波検査は施行する必要はないでしょう．なぜならてんかん患者の 50％は正常脳波であり，またガイドラインにあるように 1 回の脳波検査で脳波異常がつかまらないことも多く，緊急で脳波検査を施行する意義に乏しいからです．意識の改善が乏しく入院が必要な場合には入院後に行い，帰宅可能と判断したならば紹介状などを作成し，今後脳波を施行する準備を整えることが必要です．脳波検査は，てんかんの診断，治療効果に必須の検査であり，必ず施行するように指示しなければなりません．
- 重積状態の場合には，入院のうえ持続的な脳波のモニタリングが有効です．重積患者の 50％に NCSE を脳波上認めていたという報告もあり，脳波検査を施行しなければ診断できません．また原因不明の昏睡例においても，NCSE の可能性を考慮し脳波検査を行うことが推奨されます．
- 脳波所見は重積発作の予後判定因子にも使用されていましたが，年齢および意識障害の程度がより重要であるといわれています．脳波がすぐに行うことができない救急外来では，重度の意識障害患者は重症ととらえ対応することが重要です[12]．

治療：ABC を確認し目の前の痙攣を止めよう！

- 治療の 2 つの柱は，①目の前の痙攣を止めること，②再度起こる可能性のある痙攣を予防することです．もちろん原因疾患の同定・治療は必須です．

▶目の前の痙攣を止める

- 痙攣している人がいたら，痙攣を止めるべきであることは間違いありません．重要なことは原因によって対応が異なるということを理解しておくことです．低血糖や低酸素によるものであれば当然治療は糖分（ビタミン B1 も忘れずに）や酸素になります．出血に伴う脳血流低下によるものであれば，止血や輸液，場合によっては輸血が必要になるかもしれません．救急外来では原因がすぐには同定できない場合もあるでしょう．原因検索は重要ですが，原因が同定されないと痙攣を止められないわけではありません．重要なのは vital signs であり，ABC を安定させることがより重要です．意識障害やショック徴候が認められる場合には気管挿管も考えなければなりません［☞ p.8 ABC の安定が最優先！］．それぞれの原疾患の治療に関しては別項を参照してください．

- 血圧低下などがなく ABC が安定している場合には，痙攣を速やかに止めましょう．ルートを確保しジアゼパム（セルシン®,ホリゾン®）を使用します．今まさに起きている痙攣を止めるのですから"すぐ効く"薬を選択しなければなりません．注意点は，ジアゼパムなどの鎮痙薬には副作用として呼吸抑制があることです．痙攣は止まっても呼吸まで止まってしまっては困ります．そのため可能であれば作用時間が短い薬がよいということになります．効果の発現が速やかかつ効果発現時間が短いジアゼパムが上記の理由からよい適応です．「目の前で起きている痙攣を止めるのはジアゼパム」と覚えておきましょう．前述しましたが，希釈してはいけません．

▶痙攣の再発を防ぐ

- 今現在痙攣が止まっていても，再度痙攣が起こる可能性があります．救急外来では痙攣重積のように繰り返し痙攣を起こしてしまう人もいますが，痙攣を主訴に来院したものの，病着後には痙攣を認めない症例も多く経験します．痙攣重積であれば抗痙攣薬投与を行うか否かを迷うことはありませんが，そうでない場合には再発予防を行うべきかを考えなければなりません．その際に point となるのが，①何回目の痙攣か（初発か否か），②再発のリスクが高いかどうか，です．症候性てんかんで痙攣を繰り返している場合には，例え病着後に痙攣を認めず意識が普

段と同程度に改善している場合においても再発予防の抗痙攣薬は必要でしょう．詳しくは「てんかん治療ガイドライン2010」を参照してください．何度繰り返したら抗痙攣薬開始という明確な基準はありませんが，症候性てんかんで2回目以上であった場合にはその後の再発のリスクは高くなります．また高齢者は若年者と比較して再発のリスクは高くなります．例えば脳梗塞を起こした患者では3～5%がてんかん発作を起こし，そのうち50%以上が発作を繰り返すと報告されています．高齢者が症候性てんかんと思われる痙攣を起こした場合には，再発のリスクが高いということを理解しておきましょう．

- 痙攣の原因が不整脈や出血に伴うものであれば，それぞれに対する治療が痙攣の治療ということになります．すなわち，不整脈に対しては非同期電気ショックが必要になり，出血に関しては止血操作，必要があれば輸血ということになります．またアルコール離脱やアルコールによる痙攣であれば，一定期間の時間が過ぎれば痙攣は起こらないはずです [☞ p.457 アルコール離脱]．これらの疾患では原疾患の治療がなされれば抗痙攣薬の投与は必要ありません．

- 妊婦の痙攣では子癇も考えなければならないと述べました．子癇では症候性てんかんなどのその他の痙攣に対して使用する薬剤以外に，発作の消失と発作の再発防止を目的として硫酸マグネシウムを投与（初回4～6gを10～15分かけてゆっくり静注し，以後は1～2g/hrを維持量とする）することが推奨されています．目の前で痙攣した場合にジアゼパムを使用しても構いませんが，子癇が疑われた場合には硫酸マグネシウム投与が必要です．子癇発作がコントロールできない場合や胎児機能不全と判断した場合には急速遂娩の適応となるため，産婦人科医と協力し対応するべきでしょう．

▶抗痙攣薬の使用方法：一般的投与量を把握しておくこと！

- 救急外来での実際の薬剤の使用方法は 図3-1 に準じて行ないます．特に知っておかなければならない薬剤は，①ジアゼパム，②フェニトインです．①ジアゼパムは目の前で起きている痙攣を止める薬です．あくまで一時しのぎで再発予防にはなりません．そのため痙攣を再発してしまう症例に関しては，ジアゼパム以外の抗痙攣薬を使用する必要があるわけです．その代表的薬剤が②フェニトイン（アレビアチン®）になります．図3-1 にはフェニトイン以外にフェノバルビタール（ノーベルバール®），ミダゾラム（ドルミカム®）の記載もありますが，当院ではフェニトインを選択しています．フェニトインが使用しやすい理由としては急速飽和が可能ということが挙げられます．抗痙攣薬は有効血中濃度に達していないと一般的には効果は十分ではありません．フェニトインという薬は静注する

図3-1 痙攣重積の治療フローチャート [2, 13)]

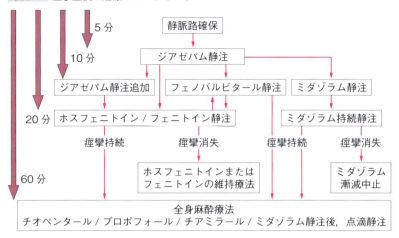

ことで比較的早期に有効血中濃度に達することが可能なのです．あくまで再発の予防ですが，ジアゼパムで時間を稼いでいる間にフェニトインを有効血中濃度へ上げ再発を防ぐという戦略です．フェノバルビタールもフェニトインと同様に急速飽和が可能であり，同じような理由から使用されます．しかしフェニトインと比較して呼吸抑制が出やすい印象があり，当院ではフェニトインが使用不可能な場合の第二選択として使用しています．各薬剤の具体的な投与方法は 表3-11 の通りです．

- フェニトインを使用する際の注意点をおさえておきましょう．重大な副作用として，①不整脈，②血圧低下が挙げられます．フェニトインを使用する際には投与前に必ず心電図を確認し，房室ブロックなどの徐脈性の不整脈の有無は必ず確認し，認める場合には使用しない方がよいでしょう．また血圧が下がる場合もあるため，投与後はこのような副作用が出現しないかを注意深く観察することが必要

表3-11 抗痙攣薬の具体的投与方法 [2)]

抗痙攣薬	具体的投与方法（成人※）
①ジアゼパム（セルシン®）	10mg静注（希釈しないこと） 高齢者では5mg静注（体格，年齢を考慮）
②フェニトイン（アレビアチン®）	5～20mg/kg，最大速度は50mg/分 （500～750mgを30分以上かけて静注）
③フェノバルビタール（ノーベルバール®）	15～20mg/kg，50～75mg/分で静注

※小児の投与量はガイドライン参照

です．また以前に抗痙攣薬を使用したことのある患者では，フェニトインの使用経験がないかを必ず確認しましょう．肝機能障害などの副作用によってフェニトインから他の抗痙攣薬に変更となっている可能性もあります．

- 上記のように救急外来では痙攣に対して使用する薬は限られます．特に①ジアゼパム，②フェニトインの使用頻度は非常に高いと思います．目の前で起きている痙攣をまず止めること，そして再発を防ぐためになるべく早期から急速飽和を行うことが必要です．そのためには具体的な投与量を頭の中に入れておくことも必要です．その場で調べることも重要ですが一般的な投与量は把握し，すぐに指示を出せることが望ましいと思います． 表3-11 のように，ジアゼパムであれば5mg 静注，体格に応じて 10mg 静注するのが一般的です．高齢者では 10mg 静注すると効果が遷延し呼吸抑制を認める場合もあるため，5mg がよいでしょう．フェニトインは 5 〜 20mg/kg ですが，内服歴がない場合には 10 〜 20mg/kg です．30 〜 50kg 程度であれば 500mg，50kg を超える体格であれば 500mg ないし 750mg，70kg を超える場合には 750mg ないし 1000mg を急速飽和しています．フェニトインは 1A あたり 250mg なので，500mg もしくは 750mg を急速飽和すると覚えておくとよいでしょう．また投与最大速度が 50mg/ 分と決まっています．当院では 30 分かけて投与しています．

- フェニトインのプロドラッグとしてホスフェニトイン（ホストイン ®）という薬が 2012 年 1 月から本邦でも使用可能となりました．ホスフェニトインは生理食塩水，5%ブドウ糖液などの輸液に希釈して投与でき，フェニトインと比較して，早い速度で静注が可能であり，血管外漏出時の組織障害性も少なく，フェニトインに代わって使用することが望ましいとされています．薬価がフェニトインの 10 倍以上高いことが難点ですが，今後はホスフェニトインへ移行するものと思われます [14]．

> **症例①** 【初回痙攣症例】68歳の男性．奥さんと2人暮らし．来院当日の夜間，就寝するために布団の準備をしている最中に突然「あ〜」と声を出し，奥さんが見ると目を上転させ手足をバタバタさせている本人を発見し救急要請．救急隊到着時痙攣は治まっており，意識は100/JCS，血圧174/98 mmHg，脈拍100回/分，呼吸15回/分，SpO_2 91%（RA），瞳孔2.5/2.5，対光反射両側とも正常，体温36.8℃といったvital signs．酸素6L投与しながら当院へ救急搬送.

これもよくある病歴だね．どのようにアプローチするかな？

ABCが問題ないことを確認します．

そうだね．まずは何といってもABCだ．現場から酸素6Lを開始して現在はSpO_2は98%まで上昇しているよ．意識は病着後も100/JCSと変わりないけど他のvital signsも概ね問題なさそうだ．

痙攣が起こったと考えられるので，現在痙攣は止まっていてもまた起こる可能性があります．ルートを確保して原因検索を行います．問題なければ奥さんから詳細な病歴や既往歴，内服歴などを確認します．

そうだね．例え痙攣が止まっていても再度起こった際に速やかに痙攣を止めるためにはルート確保が必要だね．また，AMPLE聴取は常に確認しなければならない．その他どういったところに注目して初療するかな？

今回は奥さんの目撃があり，間代性痙攣を思わせる所見を認めているために，本当に痙攣があったのだと思います．そのためアプローチは痙攣に準じて行い，ABCは安定しているので頭部CTで原因検索を行います．

いきなり頭部CT？ 痙攣のアプローチをそんなふうに教えたつもりはないけど…．痙攣だから原因は頭蓋内と決めつけてはいけないよ．意識障害のアプローチもそうだったよね．

すいません．まずは身体診察，検査は3種の神器ですね．

そうです．痙攣の場合には低血糖や低Na血症を代表とする電解質異常，心室性不整脈や失神後の痙攣など，必ずしも頭が原因とは限らず，頭蓋内疾患でない場合の方が緊急性が高いことが多いのです．まずはベッドサイドで施行可能な検査を行うようにしよう．もちろん身体診察を疎かにしてはいけな

い．初療の段階ではあまり時間はかけられないので，四肢の運動の左右差の有無や瞳孔所見などを大まかに確認し病巣を推定しよう．

診察上，左上下肢の麻痺を認めます．血液ガスでは乳酸値が 8.9mmol/L と高値でした．乳酸値も上昇しているし，やはり痙攣でよさそうですね．

乳酸値を確認することは重要だね．ただし，痙攣の可能性を示唆するものの，上昇を認めないからといって痙攣ではないとはいえないことに注意が必要だ．痙攣に伴う上昇の場合には，痙攣消失後比較的早期に正常化するといわれている．乳酸値が高かった場合には時間をおいて再検し，低下を確認するといいね．低下が認められない場合には，見た目ではわからなくても痙攣が持続している場合や，痙攣の引き金となった感染症などによる循環不全が背景にあることなどが示唆されるため注意が必要だ．

乳酸値の上昇の他には，酸素化の若干の低下が認められる以外は血糖や電解質の異常は認められませんでした．次は頭部 CT ですね．痙攣も継続していなければ，意識障害に準じて初療すればよいのですね．

そういうこと．痙攣後の意識障害の場合には，痙攣が治まっていれば通常は数十分程度で意識の回復が認められる．その間用手的に気道を確保し，必要があれば呼吸のサポートをする必要はある．そこをクリアできれば，頭部 CT など場所を移動しての検査も可能だろう．そのためには人を集めることが重要だったね．

人手があれば，その間に家族や目撃者から病歴や既往歴，内服歴の聴取もできますね．

特に注意して確認することは何かな？

痙攣の発症様式や前駆症状ですかね．既往症では，痙攣の既往がないかどうか，脳卒中の既往や頭部外傷の既往を確認します．薬剤は抗痙攣薬の内服がないかを確認します．

そうだね．内服薬では抗痙攣薬以外も要注意だよ．"くすりもりすく"だったよね．特に，新たに始まった薬がないかを確認しよう．

この方は数年前から飲んでいる降圧薬以外内服薬はありません．2 年前に右被殻出血の既往がありますが ADL は自立していたようです．痙攣も今回が初めてです．

そうすると，この患者さんの今回の原因として最も考えられるものは何かな？

右被殻出血後の症候性てんかんですかね．

それが最も考えられるね．ただし，あくまでてんかんというのは慢性の病気だから，1回の痙攣で確定してしまうのは危険だ．初回の痙攣の場合には安易に診断をつけるのではなく，しっかりと精査する必要がある．

頭部CTでは右被殻出血後の変化以外は特に異常は認められませんでした．MRIなど追加の検査は必要でしょうか？

どう思う？ 検査結果だけでは判断はできない．痙攣だとしたら患者さんはこの後どういう経過をたどるはずだろう？

徐々に意識がよくなると思います．

そうだね．ここで痙攣の目撃がない場合や意識の状態が改善しない場合には，新規に脳梗塞を起こした可能性もあり，発症して間もないと考えれば血栓溶解療法や血管内治療も考慮しMRIを撮影するかもしれない．しかしこの患者さんはCTから戻った頃から徐々に体動がみられ意識の改善が認められた．15分後には3/JCS程度まで改善し意思疎通が可能となった．

経過を診て初めて痙攣後であったと判断できるのですね．

そういうことだ．救急外来で脳波の検査を行うことは難しいだろう．そうすると現在痙攣が起きているのかいないのか，目の前の意識障害は痙攣によるものなのか否かは，急の対応を要する疾患の除外と経過から判断するしかない．この患者さんはさらに15分後には普段と同様の意識状態となり，奥さんにも確認ができた．

この方の場合，抗痙攣薬は開始しますか？

明確な決まりはないが，基本的に初発の痙攣の場合には慌てて抗痙攣薬を開始する必要はない．なぜなら，一度痙攣を起こしたからといって必ず繰り返すわけではないこと，さらに抗痙攣薬には肝機能障害などの副作用が認められることがあること，そしてこれが最も重要だが，初回の痙攣後に抗痙攣薬を開始した場合と2回目以降に抗痙攣薬を開始した場合で予後は変わらない．現実的には，2回目の痙攣を認めた際に，今回の症例のように高齢者の痙攣で症候性てんかんが考えられる場合には抗痙攣薬の内服を考慮するのがよいだろう．

🧑 奥が深いですね．勉強します．

診断 ▶ 症候性てんかんの疑い（あくまで疑いです．初回ですからね．）

症例 ❷

【痙攣重積症例，繰り返し】80歳の男性．心原性脳塞栓症の既往があり，左上下肢の運動障害があって施設入所中の方．過去に2度痙攣の既往があり当院救急搬送歴がある．来院当日，入所している施設で食事を介助のもと食べていたところ，全身性の痙攣を認め救急要請．意識は200/JCS，血圧182/96mmHg，脈拍108回/分，不整，呼吸15回/分，SpO₂ 93%（RA），瞳孔2.5/2.5，対光反射両側とも正常，体温36.8℃といったvital signs．酸素6L投与しながら当院へ救急搬送．痙攣は救急隊到着時も継続しており，車内収容後に消失した．持続時間は概ね10分程度．

🧑 今回は心原性脳塞栓症の既往がある方の痙攣だ．どのようにアプローチするかな？

🧑 前回と同様に，まずはABCの確認ですね．やや酸素化の低下は認めますが，その他のvital signsは意識障害以外は問題なさそうです．脈が不整で，既往症を考慮すると心房細動がありそうですね．

🧑 そうだね．意識は200/JCSと悪いから，常に気管挿管の必要がないかどうかは考えながら対応しよう．この症例は痙攣が10分続いていたようだけど，その点は診療に影響するかな？

🧑 10分なので重積ではないと思います．意識が改善するまでに時間は要するとは思いますが，対応は特別変わらないのではないでしょうか．

🧑 確かに，以前は重積の定義として痙攣の持続時間は30分以上とされていたけれど，最近は短くなっていて，5分以上継続していたら重積を考慮して対応した方がよいといわれている．その理由として，通常の痙攣は長くても2分程度で消失するといわれているんだ．5分以上継続していたら「重積かもしれない！」と判断して慌てましょう．ちなみに，持続時間以外に重積と判断されるのはどのような場合だったか覚えているかな？

任せてください．痙攣が起こった後，意識状態が普段と同様にまで改善する前に再度痙攣が起こったら重積です．

そうだ．救急外来ではどちらかというとこのパターンの方がよく経験される．病着時には痙攣が治まっていたけど，再度痙攣した場合には，その段階で意識が普段通りに改善していたかを確認することが重要なんだ．この場合には再発予防の抗痙攣薬も必要だったね．

今回の症例では，持続時間が 5 分以上ということで重積と判断して，すぐにフェニトインの投与を開始するべきですか？

目の前の患者さんが明らかな痙攣を認めていなくて，vital signs も概ね安定している場合には，1 分 1 秒を争う状態ではない．まずは痙攣，意識障害に準じて原因検索を行いながら，痙攣が再度起こらないかを厳重に診ていく必要がある．当然，再度痙攣が認められた場合には，その際の意識状態を確認し，普段よりも悪い状態であればジアゼパムだけでなくフェニトインの急速飽和が必要だろう．

なるほど．抗痙攣薬を投与すればいいってもんではないのですね．

患者さんにとってそのことによる不利益よりも利益の方が確実に上回るのであればそうするけど，必ずしも今の段階ではそうとは限らないからね．原因が他にもあるかもしれないし，薬剤を投与する場合には副作用もあるから．

血液ガスや採血，頭部 CT では以前の右中大脳動脈領域の心原性脳塞栓症の所見以外に新規所見は認めず，以前のものと比較しても変化ありませんでした．

以前の検査結果がある場合には比較することは非常に重要だね．新規所見がないことは一安心だが……と思ったらまた痙攣が始まったね．すぐに痙攣を止めよう．

えっと…使う薬は…ジアゼパムですね．10mg を静注…

80 歳の高齢者に 10mg は多いよ．体格が大きければ使用する場合もあるが，基本的に高齢者では 5mg 程度で十分だ．止まらなければ追加すればよい．

5mg 投与して止まりました．初めて目の前で痙攣を見ました．慌てますね．

慌てないためには，大事なことは何か，使用する薬剤が何か，そしてそれをどのぐらい使用するのかを正確に把握しておかなければならない．今回は

救急外来でvital signsをモニターしながら対応していたのでABCが問題ないことは確認できていたけれど，そうでなかった場合にはまず何をするのか覚えているかな？

頸動脈の触知ですね．痙攣の原因が頭蓋内疾患とは限りませんから．

そうだね．血圧が低い，もしくは脈が触れづらい，または触知不能な場合には不整脈や出血による痙攣を考えないといけないからね．今回の症例はジアゼパムの投与で今現在は痙攣は止まっているけれど，このままでよいかな？

意識状態が改善しない状態で再度痙攣を認めたので痙攣重積と判断します．そのためフェニトインの急速飽和が必要だと思います．

そうだね．フェニトインを投与するにあたり行うことは何かな？

Vital signsの確認と心電図の確認です．

よろしい．血圧の低下もないし，心電図では脈拍90回/分程度の心房細動だから投与しても問題なさそうだね．投与後もモニタリングするとして急速飽和を開始しよう．

2回目の痙攣以降，用手的な気道確保をしないと酸素化が低下してしまうのですが挿管した方がいいですか？

痙攣重積の場合，意識が改善するには時間がかかる．数日間意識が戻らないことも珍しくない．迷ったら挿管した方がよいだろう．意識の改善が認められたら速やかに抜管すればよいのだから．経鼻エアウェイなどを利用してもよいが，あやしかったら挿管した方がいい．再度痙攣を認めた場合にもABが確保されていれば対応しやすいからね．フェニトインはどれくらいの量をどれくらいの時間かけて投与するかな？

……．

救急外来でよく使用する薬剤は投与量や投与時間まで把握しておこう．フェニトインは5〜20mg/kgを50mg/分以上の時間をかけて投与することが推奨されている．50kgとすると500mgもしくは750mgを30分以上かけて投与すればよいだろう．

この状態で再度痙攣してしまったらどうするのですか？

フェニトインの投与中や投与直後に再度痙攣が起こった場合には，フェニトインの血中濃度が至適範囲内にない状態での痙攣だろうから，ジアゼパムの投与で対応していいだろうね．至適範囲内の状態で再度痙攣が起こってしまう場合や繰り返し痙攣してしまう場合には，フローチャート 図3-1 に則って，チオペンタールやプロポフォールなどを使用するしかないね．

　覚えることがたくさんあって大変ですね．

　フェニトインを使用してもコントロールできない痙攣症例は限られるよ．まずはここまでしっかり把握しよう．それ以降は確認しながら経験を積んでいけばよい．

診断▶ 症候性てんかん（心原性脳塞栓症，繰り返しているのでてんかんと診断されます．）

【参考文献】

1) Stephen LJ, Brodie MJ. Epilepsy in elderly people. Lancet. 2000; 355: 1441-6.
2) Boggs JG. Seizures and epilepsy in the elderly patient: Etiology, clinical presentation, and diagnosis. Walthum: UpToDate; accessed on 2015.
3) 日本神経学会，監修．「てんかん治療ガイドライン」作成委員会，編．てんかん治療ガイドライン 2010．東京：医学書院；2010．
4) Guidelines for epidemiologic studies on epilepsy. Commission on Epidemiology and Prognosis, International League Against Epilepsy. Epilepsia. 1993; 34: 592-6.
5) 日本妊娠高血圧学会，編．妊娠高血圧症候群（PIH）管理ガイドライン 2009．東京：メジカルビュー社；2009．
6) Leppik IE, Derivan AT, Homan RW, et al. Double-blind study of lorazepam and diazepam in status epilepticus. JAMA. 1983; 249: 1452-4.
7) Prasad K, Krishnan PR, Al-Roomi K, et al. Anticonvulsant therapy for status epilepticus. Br J Clin Pharmacol. 2007; 63: 640-7.
8) 山中克郎．外来を愉しむ攻める問診．東京：文光堂；2012. p.72-9.
9) Chung SS, Gerber P, Kirlin KA. Ictal eye closure is a reliable indicator for psychogenic nonepileptic seizures. Neurology. 2006; 66: 1730-1.
10) Sagduyu A, Tarlaci S, Sirin H. Generalized tonic-clonic status epilepticus: causes, treatment, complications and predictors of case fatality. J Neurol. 1998; 245: 640-6.
11) Halawa I, Andersson T, Tomson T. Hyponatremia and risk of seizures: a

retrospective cross-sectional study. Epilepsia. 2011; 52: 410-3.

12) Neligan A, Shorvon SD. Prognostic factors, morbidity and mortality in tonic-clonic status epilepticus: a review. Epilepsy Res. 2011; 93: 1-10.

13) 日本神経学会，監修.「てんかん治療ガイドライン」作成委員会，編. てんかん治療ガイドライン 2010 追補版（2012 年度）. 日本神経学会ホームページ.

14) 日本神経学会，監修,「てんかん治療ガイドライン」作成委員会，編, てんかん治療ガイドライン 2010 追補版（2014 年度）. 日本神経学会ホームページ.

コラム　ルーチン検査なんてあり得ない！

　みなさんは自分がオーダーした検査結果をきちんと確認していますか？「当然している.」,「必要だと判断したからオーダーしたんだ.」とお怒りの声が聞こえてきそうですが，本当にそうでしょうか. 例えば肺炎の診断で入院となった患者の X 線画像は確認しても，入院時にオーダーした心電図を確認し忘れたり，複数箇所の画像を撮影し，そのうちの一部を見落としたりすることは，救急外来では時に経験します. また，自分ではない医者が「問題ない.」といったために自身では確認しなかったことはありませんか？　みなさん一度はそれで痛い目にあっているのではないでしょうか. 胸部 X 線や心電図は入院時にルーチンで施行されることが多いですが，検査にルーチンはありません. 施行した検査は必ず自分の目で確認しましょう.

　胸部 X 線や心電図は救急外来の段階で原病に無関係であっても施行することが多いですが，それは何のためでしょうか？　心筋梗塞を見逃さないため？　そうではありません. この場合の意図は,入院後や次回以降の受診時に比較するためです. 例えば入院後に胸痛や失神，もしくはモニター上で不整脈や徐脈，頻脈を認め心電図を施行したとします. そこで何らかの異常があった場合（例えば陰性 T 波や心房細動など),いつからの変化なのかが重要です. 以前から認めているものであれば基本的に慌てる必要はありません. 例えば，入院後に胸痛を認めた方の心電図が正常であっても，入院時に陰性 T 波を認めていれば，それは正常ではなく ST 上昇ということになるわけです. その後の動きが大きく変わります. 検査所見もまた急性か慢性かが重要であり，その基となるものとして入院時の心電図，同じ理由で胸部 X 線は重要な検査なのです. もちろん全員に施行する必要はないですが，高齢者で数日以上の入院が必要な患者では施行する意義はあるでしょう.

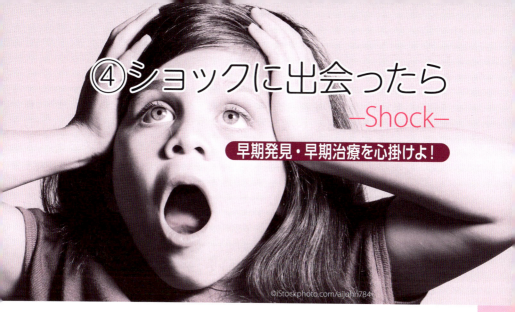

④ショックに出会ったら
—Shock—

早期発見・早期治療を心掛けよ！

最も重要なことはショックの早期認識です．血圧が下がって初めてショックと気づくのでは遅すぎます．患者が発しているショックのサインを見逃さないようにしましょう．

- ▶ 定義を正確に理解しよう！　血圧低下がショックではない！
- ▶ ショックの4分類を把握し瞬時に分類しよう！
- ▶ ショックの初期対応をできるようになろう！
- ▶ ショック＋徐脈があったらもうけもの！
- ▶ エコーを積極的に利用しよう！

はじめに

- ショックは1分1秒を争う重篤な状態です．例え研修医であっても初期対応ができなければなりません．ショック患者の救急外来でのpointは早期発見・早期治療であり，そのためには①ショック徴候を見落とさないこと，②原因検索を素早く行うこと，③適切な治療介入が必要となります．ショックの正しい定義，分類，初期対応を学びましょう．

アプローチ：Time is money！

- 救急外来でショックの患者にどのように対応すればよいでしょうか？　意外と難しいのが「この患者さんはショックである．」と認識することです．みなさんは以下のような経験がありませんか？　救急車で搬送されてきた患者に対応していたら，後からやってきた上級医の先生が「すぐにルートとって！　血液ガス確認！　エコーやるから電源入れて！　酸素も投与開始ね！」と色々と指示を出し……自分が重症だとは思っていなかった人が実は重症だったという経験，ありますよね．救急外来で仕事をしていると「何となくこの患者さん重症そうだな．」と感じるようになります．吐血後の血圧低下，薬剤投与後に皮疹が出現し呼吸困難など，明らかなショックの徴候があれば判断は簡単ですがそればかりではありません．何となく具合が悪そうだけれども原因がわからないこともあります．いかにショックの患者を見抜き（ショックの認識），原因を突き止め（ショックを4つに分類），そして治療するか（初期対応）を学んでいきましょう．

ショックの認識

 ショックの認識①：定義は正確に！　血圧低下は必須ではない！

- ショックを認識するためにはまずは定義を知らなくてはいけません．ショックとは『全身の循環障害によって組織における酸素需給のインバランスが生じ，重要臓器のエネルギー需要を満たすことができなくなり，生体機能に異常が生じる病態』と定義されています．すなわち主要臓器の循環障害をきたせばショックといえます．血圧が○mmHgだからショックといったような定義ではありません．収縮期血圧が60mmHgであればショックと判断してもよいかもしれませんが，100mmHgであった場合にはどうでしょうか？　ショックの場合もあればそうでない場合もあります．血圧の数値のみでは判断することは困難であること，数値よりも循環不全のサインを見逃さないことが重要です．

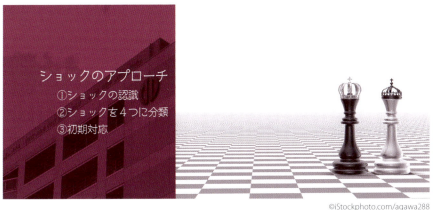

ショックのアプローチ
①ショックの認識
②ショックを4つに分類
③初期対応

©iStockphoto.com/agawa288

 ショックの認識②：Vital signs の診るべき point

▶意識：脳血流低下徴候を見逃すな！

- 意識障害や痙攣は必ずしも頭が原因とは限りません．ショックによって脳血流が低下しても引き起こされます．血圧や脈拍，呼吸数などの，他の vital signs と共に総合的に評価しなければなりません．特に，血圧が正常もしくは低い場合には要注意です．脳血流が低下したことによって引き起こされた痙攣に対してジアゼパム（セルシン®）を静注したらとどめを指すことになります．
- 臨床現場で多く遭遇するのが"不穏"です．血圧が低下し脳血流が低下すると不穏が認められます．救急外来で不穏患者を診たら，「ショックのサインかもしれない」と考えるようにしましょう．

【Point】意識障害や痙攣をみたら，まずは頭以外の原因を考えること！
特にショック徴候がないかを判断しよう．

▶収縮期血圧：数値のみで判断してはいけない！

①普段の血圧との比較：急性か慢性か，それが問題だ！

- 例えば，①高血圧の既往のある 70 歳の男性（普段の血圧 150/80mmHg 程度）と，②特に既往のない 50 歳の男性（普段の血圧 120/60mmHg 程度）がいたとしましょう．目の前の患者の収縮期血圧が 120mmHg であった時，数値だけではショックとは判断できません．②の患者であれば普段と血圧が変わらないのでショックではありません．しかし①の場合は普段と比較し 30mmHg も収縮期血圧の低下が認められます．これはショック徴候と判断するべきです．血圧の数値

のみで判断してはいけないということを頭に入れておきましょう．普段の血圧を確認することも重要なことがわかりますね．

② Shock index

- 血圧が保たれていたとしても注意が必要です．通常，血圧を保とうとして人は脈拍を上げて対応します．血圧＝心拍出量（1回心拍出量×脈拍）×末梢血管抵抗でしたね．そのため血圧が下がる前に脈拍を上げて対応しているはずです．そこで評価すべきは脈拍数／収縮期血圧で定義される shock index 表4-1 です．正常値は 0.54 ± 0.07 といわれており，この値が1では1L，2では2L程度の出血の可能性があると判断されます．脈拍が収縮期血圧を上回っている場合には要注意と心得ておきましょう．

表4-1 Shock index と出血量

shock index	推定出血量	喪失量
1	約1.0L	23%〜
1.5	約1.5L	33%〜
2	約2.0L	43%〜

③ 起立性変化

- 体位による変化も重要です．臥位では vital signs が安定していても，立位になると血圧低下，脈拍増加を認めることは少なくありません．実際，表4-2 のように推定出血量が循環血漿量の15%未満の時には，収縮期血圧正常，脈拍も100回／分を超えないことがほとんどです．しかしそのような場合でも立位にさせることで心拍数の変化が現れます．一見 vital signs が安定しているようにみえても，臥位だけでなく立位における vital signs も確認し，その変化に注目しましょう．この一手間がショックの早期認識に直結します．

表4-2 推定出血量と vital signs の変化 [1]

推定出血量 (循環血漿量に対する割合)	<15%	15〜30%	30〜40%	40%<
起立性変化	心拍数増加 ≧30/分	収縮期血圧低下 ≧20mmHg	拡張期血圧低下 ≧10mmHg	拡張期血圧低下 ≧10mmHg
脈（/分）	<100	>100	>120	>140
脈圧	正常	低下	低下	低下
収縮期血圧	正常	正常	<90mmHg	<70mmHg

▶ 呼吸数：最も重要な vital signs

- 血圧や脈拍は上記の通り単独ではショックの早期発見は困難なことも少なくありません．また薬剤の影響も受けます．それに対して呼吸数はショックの患者では大抵上昇します．その理由として，ショックによる循環不全で身体は代謝性アシ

ドーシスを認め，それを代償しようとして呼吸数を増加させるからです．救急外来で呼吸回数が多い患者をみたら安易に「過換気でしょ！」と軽視するのではなく，循環不全に伴う代謝性アシドーシスの代償なのではないかと考えましょう．
- 脈拍や血圧と異なり，呼吸数を抑える薬を定期内服している患者は限られます．呼吸数の増加のみが唯一の危険なサインであることも少なくないため，常に意識するようにしましょう．

【Point】呼吸回数が多い患者をみたら要注意！

▶Vital signs をごまかす因子：薬剤の影響を考えよ！

- 通常血圧が低下する前に脈拍を上げて血行動態を維持しようとするはずですが，脈拍を上げたくても上げることができない状況があります．その代表が薬剤の影響です．カルベジロール（アーチスト®）やビソプロロールフマル酸塩（メインテート®）などのβ-blocker，ベラパミル塩酸塩（ワソラン®）などのCa-blocker，ジギタリスなどが代表的です．これらの薬剤を内服している場合には例え脈拍の上昇が認められなくてもショックの可能性があることを忘れてはいけません．この場合は vital signs だけではなく，乳酸値や身体所見から循環不全を示唆する所見がないかを入念に検索する必要があります．
- 薬剤以外にもショックであるのに脈拍が上昇しない場合があります．ショック＋徐脈として 表4-8 の疾患は全て把握しておきましょう（後述）．

ショックの認識③：要注意な身体所見を把握しよう！

- Vital signs と合わせて，身体所見を素早く評価することがショック患者では特に重要です．後述する4つの分類のどれであるかの判断にも重要となります．ショックの初期治療は時間との闘いであるため，診るべき point を整理しておきましょう．

▶疼痛

- 疼痛を認めかつショック徴候が認められる場合には，ある程度鑑別疾患が絞られます［☞ p.180 ⑩胸痛患者に出会ったら，p.231 ⑪腹痛患者に出会ったら］．例として，
  - ・胸痛：心筋梗塞，大動脈解離，肺血栓塞栓症，緊張性気胸
  - ・腹痛：消化管穿孔（特に下部消化管），絞扼性イレウス（絞扼性腸閉塞），総胆管結石に伴う胆管炎や尿管結石に伴う閉塞性急性腎盂腎炎による敗血症性ショック

- 四肢の疼痛（特に下肢の疼痛）：壊死性筋膜炎

などを考えなければなりません．

▶皮膚所見

- ショックの 5P にも含まれているように，顔面蒼白や冷や汗はショックのサインです 表4-3．実際に皮膚を触れて感じ取りましょう．
- 網状皮斑（livedo）も重要です．これは循環不全を示唆しており，四肢を中心に認められます．目に焼き付けておきましょう 図4-1．
- 蕁麻疹にも要注意です．アナフィラキシーショックでは 90% の患者で認められます．必ず全身くまなく確認しなければいけません．
- 細胞外液量減少のサインは 表4-4 の通りですが，身体所見では腋窩の乾燥の有無を確認するとよいでしょう．学生の時に必ず習う毛細血管再充満時間（capillary

表4-3 早期発見するために診るべき point：ショックの症状 5P

Pallor	蒼白
Perspiration	冷や汗
Prostration	虚脱
Pulselessness	微弱な頻脈
Pulmonary deficiency	呼吸促迫

図4-1 網状皮斑（livedo）

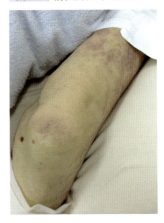

表4-4 細胞外液量の評価[1]

	感度	特異度	Positive LR	Negative LR
立位による脈拍上昇＞30/min	43%	75%	1.7	0.8
立位による血圧低下＜20mmHg	29%	81%	1.5	0.9
腋窩乾燥	50%	82%	2.8	0.6
口腔粘膜乾燥	85%	58%	2	0.3
舌乾燥	59%	73%	2.1	0.6
眼球陥没	62%	82%	3.4	0.5
意識混濁	57%	73%	2.1	0.6
上下肢の脱力	43%	82%	2.3	0.7
言語不明瞭	56%	82%	3.1	0.5

refill time: CRT）※は，成人や高齢者では感度が低く有用な所見とはいえません．

※患者の中指を心臓と同じ高さにし，爪床を5秒圧迫して解除，ピンク色への
回復時間をみます．成人では脱水の診断に感度11％，特異度89％であり，陽性尤度比は1.0，すなわちあってもなくても一緒であり有用な指標とはいえません．小児の5％の脱水ではCRT＞2秒でLR＋4.1（95％ CI 1.5～4.1）と有用です 表4-5 ．

表4-5 CRT の正常上限

年齢/性別	正常上限
小児，成人男性	2秒
成人女性	3秒
高齢者	4秒

▶聴診所見

- 聴診所見で判断しなければならないショックの鑑別疾患は，ずばり緊張性気胸です．明らかな呼吸音の左右差がないかどうか，常に意識して聴診しましょう．

▶吐下血 / 血便

- ショックの原因として消化管出血は頻度が高く，救急外来でもしばしば出会います．常に鑑別に入れ検索を行う必要があります．明らかな原因が同定された場合はよいですが，不明な場合は積極的に疑わなくても吐血や下血 / 血便の有無は確認することが必要です．直腸診は必ず行うようにしましょう．また吐血を認めないからといって上部消化管出血を否定できるわけではないため，胃管を挿入し排液を確認することも場合によっては必要です [☞ p.256 胃洗浄所見]．

ショックを4つに分類: 素早く分類しよう！

- ショックは 表4-6 のように4つに分類されます．それ以上でも以下でもありません．救急外来で出会う頻度は 図4-2 のとおり敗血症性ショックに代表される血液分布異常性ショック（distributive shock）が最も多く，それに次ぐのは出血に代表される循環血液量減少性ショック（hypovolemic shock），心筋梗塞に代表される心原性ショック（cardiogenic shock）です．

- 4つの鑑別は難しいものではなく，侵襲的な検査や手技は必要ありません．Vital signs，病歴，身体所見，エコー所見で十分鑑別可能です．

- ショックの分類によって対応が異なるため，速やかに4分類のうちどれなのかを判断することが重要です．診るべき point は限られています．これらを総合的に評価して分類しなければなりません．

表4-6 ショックの4分類

①循環血液量減少性ショック (hypovolemic shock)
消化管出血, 外傷, 大動脈瘤破裂, 産科出血, etc.
②血液分布異常性ショック (distributive shock)
敗血症性ショック, アナフィラキシーショック, 神経原性ショック
③心原性ショック (cardiogenic shock)
急性心筋梗塞, 不整脈, etc.
④閉塞性ショック (obstructive shock)
緊張性気胸, 心タンポナーデ, 肺血栓塞栓症

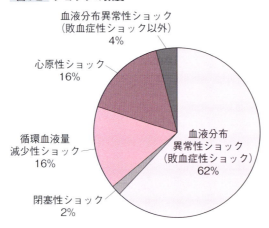

図4-2 ショックの頻度[2)]

①病歴 / 既往歴

- 病歴はきわめて重要です．例えば吐下血のエピソードがあれば循環血液量減少性ショックが考えられます．発熱を認める場合，肺や尿路など臓器特異的所見（肺であれば頻呼吸，酸素化低下，尿路であれば頻尿や排尿時痛，叩打痛など）を認めれば血液分布異常性ショックが考えられます．
- 既往に心血管イベントの危険因子（高血圧，糖尿病，脂質異常症など）があり，胸痛や背部痛，徐脈を認めれば心原性ショックが疑わしいでしょう．

②身体所見

▶ショックの5P　表4-3

- 5Pを認める場合には，例え vital signs が保たれていてもショックの可能性があ

り注意が必要でした．5Pの所見があるにもかかわらず四肢が温かい場合には血管透過性が亢進している状態が考えられ，ショックの中でも敗血症性ショックなどの血液分布異常性ショックが考えられます．

▶皮膚所見

- 蜂窩織炎や壊死性筋膜炎，仙骨部や臀部の褥瘡などを見逃してはいけません．抗菌薬だけでなく外科的処置が必要となることがあるため見落としは禁物です［☞ p.118 敗血症の focus］．

▶頸静脈怒張

- 怒張があるかないかはきわめて重要です．ショックの4分類のうち頸静脈が怒張するのは③心原性ショック，④閉塞性ショックです．それに対して①循環血液量減少性ショック，②血液分布異常性ショックでは頸静脈は虚脱します．ショック患者は臥位の状態で救急搬送されます．その際に vital signs と同時に頸部に注目し，怒張の有無を確認しましょう．

▶眼瞼結膜

- 眼瞼結膜が蒼白となる Hb 値は 11g/dL 以下といわれていますが，判断は主観的要素が大きいのが現状です．実際，貧血の確立を確実に低下させる身体徴候がないとマクギーの身体診断学にも記載があります[3]．眼瞼結膜の明らかな蒼白があれば積極的に疑い，ないからといって安易に貧血なしと判断しないことが重要です．

▶聴診所見

- ④閉塞性ショックの代表疾患である緊張性気胸は X 線ではなく聴診で診断し，処置を施さなければならないといわれています．聴診する際には具体的疾患を想定し注意深く耳を澄まさなければなりません．速やかにポータブル X 線が撮れるような状態では実際は撮影しますけどね．

③ Vital signs: SIRS criteria に注目

- ショックの一般的な vital signs は頻脈，血圧低下，頻呼吸です．ここに体温の異常を認める場合には一般的には感染症が原因のショック，すなわち敗血症性ショックが最も考えられます．脈拍，呼吸数，体温，これは全身性炎症反応症候群（SIRS）

の項目でしたね．Vital signs は単独ではなく総合的に評価しなくてはいけません．
- 一般的に発熱を認めると脈拍数は増加しますが，どのぐらい変化するのでしょうか．一般的に体温が華氏 1F（摂氏 0.55℃）上昇する毎に脈拍は 10 回 / 分ずつ増えるといわれています．いいかえると，体温が 1℃上昇すると最大で 18 回の脈拍上昇を認めるということです．20 回以上上昇する場合には細菌感染の可能性が高いといわれています（これを"デルタ心拍数 20 ルール"と呼びます）．
- 【例】64 歳女性．発熱，右側腹部痛を主訴に来院．来院時 vital signs は 10/JCS，脈拍 136 回 / 分，血圧 88/42mmHg，呼吸数 24 回 / 分，体温 38.4℃．体温（腋窩温）の正常値を 36.4℃とすると 2℃の上昇であるため，脈拍 136 回 / 分は多すぎます．この vital signs をみたら，意識障害，SIRS criteria を 3 項目満たし，かつデルタ心拍数 20 ルールから細菌感染が示唆されるので重症敗血症，ないし敗血症性ショックだ！と考えられるわけです．

④胸部ポータブル X 線＋検査の 3 種の神器
（エコー / 血液ガス / 心電図）

- ベッドサイドで行うことが可能で，非侵襲的な検査としてこの 4 つの検査はきわめて重要です．この 4 つの検査を適切に行い解釈できれば，少なくともベッドサイドでまず何をやるべきかがわかります．

▶ 胸部ポータブル X 線

- 閉塞性ショック，心原性ショックの鑑別に威力を発揮します．もちろん X 線のみで確定診断できる例は限られますが，得られる情報は多く，ショック患者では必須の検査です．具体的にショック患者で診るべき point は，①緊張性気胸の有無，②大動脈解離の有無，③心不全の有無です．
- ①緊張性気胸は X 線ではなく vital signs と身体所見で疑い治療するのが原則ですが，速やかに撮影できる状況であれば他疾患の鑑別のために撮影する場合があります．可能性のある場合には，事前に放射線技師に連絡しておきましょう．もちろん外傷患者で積極的に疑う所見が揃っており，自信があれば穿刺を待つ理由はありません．
- ②大動脈解離は胸部 X 線のみで診断するわけではありませんが，前縦隔の拡大所見の有無は必ず確認しておかなければなりません．心原性ショックを疑わせる胸痛や心電図変化が認められた場合には特に注意して読影するようにしましょう．何となく画像をみてはいけません．あると思って読影しましょう．

- ③心不全もまた胸部X線のみで診断するわけではありません. 肺炎との鑑別は難しいことが多いです. しかし臨床上心不全かなと思ってもX線に透過性低下などの特記事項を認めない場合には心不全の合併は考えづらくなります. その場合には肺血栓塞栓症を考えなければなりません. Butterfly shadow が認められれば心不全, 肺炎を考え, 認められない場合は肺血栓塞栓症を鑑別に入れるとよいでしょう.

▶ エコー

- ショック患者のエコーアプローチとして RUSH（rapid ultrasound in shock）exam が有名です. エコーで pump（心ポンプ機能）, tank（血管内容量）, pipe（血管形態）の3つを評価します. ここでは具体的評価項目をおさえておきましょう.

① Pump

- 心収縮力: 大まかな心機能を評価します. 詳細な検索は必要ありません. 壁運動が前壁や心尖部など一部で低下している場合には心筋梗塞に伴う心原性ショックを考え, 心電図と合わせて評価が必要です.
- 心嚢液の有無: 心タンポナーデの有無を確認します. ただし, 症状の発現は心嚢液貯留の量と速度が影響します. 症状もまた急性か慢性かが point となります.
- 右心負荷所見の有無: D-shape や McConnell 徴候を確認します. これらを認める場合には肺血栓塞栓症の可能性が高くなります [☞ p.224 心エコー].

② Tank

- 下大静脈径: 血管内脱水の有無を評価します. また明らかな怒張が認められれば頸静脈と同様に心原性ショックや閉塞性ショックが考えられます.
- 下大静脈径と呼吸性変動から中心静脈圧（central venous pressure: CVP）を推定し, 血管内 volume の評価を行います 表4-7 . 個人差はあり数値自体に絶

表4-7 下大静脈エコー所見

下大静脈（IVC）径 （肝静脈流入部付近）	呼吸性変動 (collapsibility index: CI)	CVP (mmHg)	評価
〜15mm	>50%	0〜5	循環血液量不足
15〜25mm	>50%	5〜10	
15〜25mm	<50%	10〜15	
25mm〜	<50%	15〜20	溢水傾向

※CI=（呼気相IVC径－吸気相IVC径）/呼気相IVC径
※IVC径は心臓から2〜3cm尾側もしくは肝静脈分岐部より1cm尾側で計測

図4-3 FAST

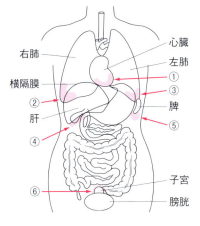

① タンポナーデの有無
②③ 左右血胸の有無
④⑤⑥ 腹腔内出血の有無
④ Morrison窩
⑤ 脾下面
⑥ Douglas窩

対的な意味はありませんが，経時的に評価することで輸液必要量が判断できます．
- FAST（focused abdominal sonography for trauma）：腹腔内出血の有無を確認します．外傷の初期診療として有名ですが，ショックの患者においても有用です 図4-3 ．

③ Pipe

- 下行大動脈径：破裂してしまうと評価困難な場合も多いですが，大動脈瘤の有無を評価することは必要です．また大動脈内の flap が観察されれば大動脈解離が示唆されます．
- 大腿静脈：深部静脈血栓→肺血栓塞栓症→ショックの場合もあります．血栓の検出にエコーは有用です．エコーのプローベで潰れない大腿静脈をみたら考えましょう．
- その他，敗血症性ショックの際の focus 検索にもエコーは有用です．具体的には以下の点に注目するとよいでしょう．
  ①肝臓：肝膿瘍，肝内胆管拡張の有無
  ②胆嚢：胆石の有無
  ③腎臓：水腎症の有無
  ※ Focus 検索とは関係ありませんが，腹部に手術痕を認める場合には脾臓の有無も確認するとよいでしょう．脾摘後の患者は敗血症性ショックにおいて一段重症化のリスクが高くなります．
- 腎機能障害をエコーで鑑別！：高齢化に伴い CKD（chronic kidney disease）患者は増加しています．ショック患者では AKI（acute kidney injury）を合併していることも多く，どの程度悪化しているのかを評価する必要があります．す

なわち「急性か慢性か」を判断することが重要となります．その際診るべき point は，①水腎症，尿閉の有無など腎後性腎傷害を示唆する所見の有無，②腎萎縮の有無の 2 点です．腎後性の要素がありそうな場合には，閉塞機転を速やかに解除する必要があります．また腎萎縮を認めているようであれば普段から腎機能が低下していることが予想されます．AKI の程度を正しく判断するために，普段の腎機能を知る努力を怠ってはいけません．

▶血液ガス

- 血液ガスでは得られる情報はきわめて多く，最も有用な検査といってもいいでしょう．乳酸値，代謝性アシドーシスの有無，高 K 血症，低血糖の有無は瞬時に確認すべきです．
- 特に乳酸値は重要であり，上昇している場合にはまずい状況であると考えましょう．逆に，血圧が低めであっても，その他の vital signs が問題なくかつ乳酸値の上昇が認められない場合には焦る必要はないことが多いです．
- 乳酸値が治療によって低下していることが確認できれば，それは治療が奏効していると判断できます．逆に外液投与など介入を行っているにもかかわらず乳酸値が上昇している場合には，カテコラミンのサポートが必要となるなど，さらにギアを上げ対応することが必要となります．

▶心電図

- 心電図で ST 上昇の有無，徐脈性不整脈か否かを確認しましょう．ショックの診療において問題となるのは急性心筋梗塞や心筋炎に伴う心原性ショック，徐脈性不整脈による低心拍出低下に伴う低血圧（Adams-Stokes 症候群）です．
- 高 K 血症は徐脈，血圧低下をきたす緊急性の高い疾患の 1 つです．値が高いこと以上に心電図変化が重要です．テント上 T 波や P 波の消失などをみおとさないようにしましょう [☞ p.271 心電図を check！].

⑤外液投与の反応

- ①循環血液量減少性ショックと②血液分布異常性ショックの鑑別は見た目の vital signs や病歴だけでは判断困難な場合もあります．その際外液投与（30mL/kg 程度）に伴う vital signs の変化が重要です．①であれば，外液投与や輸血により vital signs の改善が認められます（大量出血の場合にはそうはいきません）が，②の場合にはノルアドレナリンをはじめとしたカテコラミンが必要となりま

図4-4 Passive leg raising test[4)]

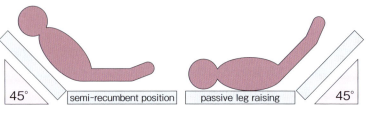

下肢を45°挙上させ，下肢の血流を中心血管にシフトし前負荷を上げることにより，血圧などに反応があるかどうかを計測.

す［☞ p.129 敗血症性ショックにおけるカテコラミンの選択］．外液投与の反応性が悪い時には，どこかから出血が続いている，もしくは敗血症性ショックの可能性を考え，早期に抗菌薬や外科的介入が必要です．

- 救急外来で血圧が低い患者に対して「足挙げて！」という声を聞いたことがあるでしょう．何気なくやっていますが，足を挙げて血圧が上昇した場合，これは何を示唆しているのでしょうか．静脈還流量を増やし，心拍出量を増加させ，血圧の上昇を期待するものですが，裏を返せばこれで血圧が上がるということは血管内脱水があるということです．すなわち，ショックの分類のうち①循環血液量減少性ショック，もしくは②血液分布異常性ショックのどちらかである可能性が高いということです．これを passive leg raising test といいます 図4-4 ．足を挙げて血圧が上がったのをみて安心するのではなく，外液投与を開始し適切にvolume 評価を行い vital signs を立て直しましょう．

その他鑑別に有用な point：「ショック＋徐脈」を見逃すな！

- 一般的にショックは上記の4分類に分けられ，通常ショックであれば脈拍は上昇します．頻脈になるはずが，徐脈であれば鑑別疾患は限られます 表4-8 ．
- 基礎疾患，病歴から検査前確率を高めましょう．特に高齢者が多い本邦の救急外

表4-8 ショック＋徐脈

1	高K血症
2	徐脈性不整脈
3	下壁梗塞（右室梗塞）
4	神経原性ショック（脊髄損傷）
5	低体温
6	副腎不全，粘液水腫クリーゼ，etc.
7	血管迷走神経反射
8	薬剤（β-blocker etc.）

来では腎機能障害患者や，多数の薬剤を内服している患者が非常に多いです．事前にカルテから把握できる場合には診察前に確認しておくこと，初診など不明な場合には本人，家族から早期に内服薬を確認することが必要です．

【例】透析患者,慢性腎臓病患者 ➡ 高K血症［☞ p.268 ⑬高K血症かな？と思ったら］

　　　黒色便＋β-blocker など降圧薬内服中 ➡ 消化管出血（薬剤の影響で徐脈），etc.

初期治療

- ショックを認識したら，4つの分類を行いながら同時に治療しなければなりません．原因が多岐に渡るため最終的に要する薬剤や処置はいくつもありますが，まずやらなければならないことはそれほど多くありません．

▶サルも聴診が好き

- ショックの初期治療の覚え方として"サルも聴診器"というものがあります．福井大学総合診療部の林寛之先生が考えられたものですが，素晴らしい語呂合わせです．ここにもう1つ"血液ガス"を加えて"サルも聴診が好き"と覚えておくことをお勧めします　表4-9　．前述した通り血液ガスはショック患者では非常に有効な検査であり静脈血でも十分効果を発揮します．救急外来における検査の3種の神器が全て含まれていますよね．ショック患者に対して行うべき当たり前の事項ですが，緊迫している状況では意外と抜けが出てしまうものです．何をするべきか迷ってしまったら，思い出し行動に移しましょう．

表4-9　サルも聴診が好き

さ	酸素
る	ルート確保
も	モニター
ちょう	超音波
しん	12誘導心電図
がす	血液ガス
き	胸部ポータブルX線

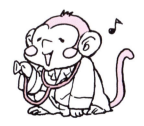

▶気管挿管の判断を適切に！

- 原因が何であれ A（airway），B（breathing），C（circulation）を安定させなければ先には進めません．AB に異常があれば酸素投与だけでなく気管挿管が必要な場合もあります．「①意識障害に出会ったら」の項でも述べましたが，酸素化，換気の低下だけが挿管の適応ではありません．意識障害，ショックも挿管の適応です．目の前の患者が気管挿管の適応があるか否かを速やかに判断しましょう．
- 実際に気管挿管をする場合には鎮痛薬（フェンタニル），鎮静薬（ミダゾラム，プロポフォール）を使用して行うことがほとんどです．その場合には薬剤投与に伴い血圧が低下することが予想されるため，例え血圧が保たれているようにみえても昇圧薬（ノルアドレナリン etc.）を準備したうえで気管挿管するべきです．

▶ルートは 2 カ所以上から確保し細胞外液投与を！

- C に関しては初期治療の段階では細胞外液の投与が重要です．頻度として多い血液分布異常性ショックや循環血液量減少性ショックに対しては多量の輸液（急速輸液投与）が必要になります．両上肢の正中を中心に末梢輸液路を 18 ゲージ（難しければ 20 ゲージ）で 2 ルート以上は確保し投与を開始しましょう．投与すべき輸液は生理食塩水などの細胞外液です．アルブミン製剤でも維持液でもありません．その際，心機能や腎機能が悪い患者ではその後呼吸状態が破綻する可能性があります．基礎疾患を確認するだけでなく，エコーで心収縮力や腎萎縮の程度を大まかに把握しておくとよいでしょう．明らかに心収縮力が低下している場合には心原性ショックも考え輸液の投与量を減量しなければなりません．

▶4 分類に準じた治療

- 身体所見や検査の 3 種の神器，胸部 X 線などから 4 つの分類ができれば，それぞれに準じた介入が必要になります．救急外来で可能な処置として 表4-10 が挙げられます．

表4-10 ショックの 4 分類と治療＠救急外来

ショックの4分類	救急外来での治療
①Hypovolemic shock	輸液，輸血，止血
②Distributive shock	抗菌薬，アドレナリン，etc.
③Cardiogenic shock	カテコラミン
④Obstructive shock	心囊穿刺，胸腔穿刺，etc.

①出血性ショック（hypovolemic shock）

- 治療の中心は輸液・輸血療法と原因に対する止血術です．消化管出血であれば内視鏡，腹腔内出血であれば手術や動脈塞栓術が必要になりますが，救急外来です

ぐにはできません（食道静脈瘤出血であれば SB tube がありますが）．そのため救急外来での治療の中心は輸液，輸血になります．輸液はすぐに準備ができても，輸血の準備にはある程度の時間がかかるのが現状でしょう．出血性ショックを疑った段階で，採血では血液型を提出，輸血室に連絡して輸血が必要になる可能性を伝えておきましょう．かかりつけで患者背景がわかっている場合，救急隊からの一報で出血性ショックが疑われる場合には，その段階で準備をしておくことが重要です．救急外来で頻度の高い出血性ショックの原因である消化管出血に関しては，緊急内視鏡や輸血の適応を含め別項で扱います ［☞ p.260 緊急内視鏡の適応］．

②血液分布異常性ショック（distributive shock）

- 代表的なものは敗血症性ショック，アナフィラキシーショックです．それぞれ別項で詳しく説明しますが，どちらも十分な細胞外液投与に加えカテコラミンが必要になります．敗血症性ショックではノルアドレナリン，アナフィラキシーショックではアドレナリンが適切なカテコラミンの選択です．特にアナフィラキシーショックの場合には，アドレナリンを適切なタイミングで筋注することがきわめて重要です ［☞ p.93 アドレナリン］．

③心原性ショック（cardiac shock）

- 急性心筋梗塞や心筋炎によって心収縮力が低下しているため，これを改善させるためにはカテコラミンが必要になります．他のショックと異なり心原性ショックだけは早期からカテコラミンの投与が必要です．救急外来でショック患者に対応する場合，通常は細胞外液を十分量投与する必要がありますが，心原性ショックとアナフィラキシーショックに関しては，疑った段階でカテコラミンを使うことを覚えておきましょう．

- 心原性ショックの中でも急性心筋梗塞か否かの判断はきわめて重要です．急性心筋梗塞による心原性ショックの場合には，1 分でも早く血行再建術を行うことが推奨されています．心電図，心筋バイオマーカーに加え心エコーを評価し，速やかに循環器医にコンサルトしましょう ［☞ p.181 急性冠症候群］．

④閉塞性ショック（obstructive shock）

- 心タンポナーデ，緊張性気胸，肺血栓塞栓症が代表的です．頻度は決して多くはありませんが，時に出会うため，対応はおさえておかなければなりません．具体的には心タンポナーデであれば心嚢穿刺，緊張性気胸であれば脱気，胸腔穿刺，肺血栓塞栓症では血栓除去が必要です．

> **症例①** 59歳の男性．タクシー運転手．来院数時間前に腹痛を自覚した．何とか仕事を終え数時間後に自宅に帰宅したが顔色が悪く，心配した奥さんが救急要請．来院時，意識は 1/JCS，血圧 120/78mmHg，脈拍 120回/分，呼吸 20回/分，SpO$_2$ 97%（RA），瞳孔 2.5/2.5，対光反射両側とも正常，体温 38.2℃といった vital signs．高血圧，2型糖尿病の既往がある．

これもよくある病歴だね．どのようにアプローチするかな？

Vital signs は頻脈はあるものの血圧は保たれていて問題なさそうですね．腹痛の患者さんなので，エコーを行います．

行う検査としてはエコーはよい選択だね．救急外来で行う3種の神器の1つだからね．ただし，vital signs は本当に問題ない？ 血圧は数値で判断していいのかな？

すいません．数値ではなく，shock index や普段の血圧との比較が重要でした．

そうだね．Vital signs の解釈は常に普段との比較が重要だ．この方は普段は降圧薬を内服して 140/80mmHg 程度の血圧ということだった．

そうすると 120/78mmHg という血圧は普段と比較して低下しているということになりますね．脈拍も120回/分なのでshock index ＝ 1 で，ショックの可能性があります．

そういうこと．数値のみでは頻脈のみが異常値のようにみえるが，実はそうではないのだ．この患者さんはショックかもしれないという早期認識をもてるかどうかが重要なんだ．ショックの認識ができたら次に行うことは何かな？

ショックの4つの分類ですね．

そうだね．この患者さんはどれに該当するかな？

SIRS を満たすので，血液分布異常性ショックの可能性が高いと思います．

それを確実なものにするためにはどうする？

頸静脈の怒張の有無や，エコーで心収縮，心嚢液の有無，下大静脈径を確認します．あとは……

"サルも聴診が好き"を思い出そう．特に"検査の3種の神器"は重要．

そうでした．ショックの鑑別，重症度の判断に必要なので行います．

血液ガスで代謝性アシドーシス，血糖値，高K血症の有無などを確認しなければいけない．また心原性ショックの除外のために心電図や心エコーは必須だ．この方は血液ガスで乳酸値が9mmol/Lを伴う代謝性アシドーシスを認めていた．心臓の動きは概ね問題なく，心電図は洞性頻脈だった．

そうすると現段階ではやはり閉塞性ショックや心原性ショックよりも血液分布異常性ショック，循環血液量減少性ショックが考えられます．ルートを確保し細胞外液投与し循環動態を立て直します．

そうだね．あと必要なことは何かな？

血液分布異常性ショック，特に敗血症性ショックを疑っているのでfever work upを行います．あとは腹痛の精査のためにエコーですね．

敗血症性ショックでは早期に抗菌薬を投与することが重要だからね．ただし敗血症性ショックの治療は抗菌薬のみでは不十分なことも少なくない．外科的な介入が必要なこともあるよ．

そうするとエコーよりもCTですかね．

もちろんCTが必要になる場合も多いけど，緊急性の判断や「今やるべきこと」は"検査の3種の神器"で概ねわかるんだ．エコー・血液ガス・心電図を行わずしてCTへ行ってはいけない．また敗血症診療で重要な感染のfocus検索も，画像ではなくまずはfever work up，特にグラム染色が重要だ．どの検査もその場で見て判断できるからね．

救急外来ではどうなったら安心していいですか？

まずはvital signsの安定が絶対だ．循環動態が不安定な場合には気管挿管も考慮しなければならない．あとは今行っている治療が奏効しているかの判断が重要．

Vital signsは血圧の上昇や脈拍の低下，意識の改善などで判断するのはわかりますが，それ以外に判断できるものはありますか？

重要なのは血液ガス所見だ．特に乳酸値に注目するとよいだろう．末梢循環不全を示唆する乳酸値の上昇が低下傾向にあれば，それは治療が奏効していると考えてよいだろう．それに対してなかなか低下しない症例や上昇してしまう場合には要注意だ．明らかな原因がわからない時には乳酸値に注目して緊急性の判断をするとよいだろう．例えばイレウス／腸閉塞を認め，それが絞扼性か否かは画像のみではなかなかわからないことも少なくない．そのような場合には乳酸値に注目し外液投与にもかかわらず乳酸値が低下しない場合にはまずいと判断し外科に早期にコンサルトするべきだろう．またfocus 不明の感染症診療においても威力を発揮する．肺炎や尿路感染症，蜂窩織炎など，確定診断ができればよいが，病歴や vital signs，画像検索でも原因がはっきりしない場合には，抗菌薬が必要なのか否か迷うことも少なくない．もちろん重症度には vital signs や患者背景を重視するが，乳酸値が高値であり低下しない場合には，fever work up 後に抗菌薬を投与することを考えなければならない．

なるほど．血液ガスであれば少量の血液で迅速に結果が出るのですぐに効果判定できますね．

何でもかんでも血液ガスというのはよくないが，迷った時には"検査の3種の神器"を，そして目の前の患者が緊急性が高いのか否かを判断するためには，3種の神器の中でも特に血液ガスが有用だ．

わかりました．この患者さんは外液を 1,000mL 程度投与し，重症敗血症と判断し，PIPC/TAZ 4.5g 投与をした後に再度血液ガスを採りました．Vital signs は安定し症状も改善傾向にありましたが，乳酸値は 7.8mmol/L と低下傾向にはありましたが，下がりはいまいちな印象です．

そうだね．過換気やアルコール多飲者，痙攣の場合は乳酸値の高値が継続することもあるが，それらがなく，特にショック徴候のある患者さんがなかなか乳酸値が低下しない場合には注意しておいた方がよいと思う．実はこの患者さんは，その後 2,000mL 程度の外液を投与し，その後は 100mL/hr の外液投与で vital signs は安定したが，尿の流出は乏しく，四肢を中心として網状皮斑が出現した．入院翌日には血液培養から肺炎球菌が検出され，最終的には肺炎球菌による電撃性紫斑病と診断した．救命できたが，四肢は切断することを余儀なくされた．病歴や身体所見からは原因がわからず，初療の段階での血液ガスを中心とした重症度評価，fever work up がきわめて重要と感じさせられた症例だった．

診断 ▶ 肺炎球菌による電撃性紫斑病

【参考文献】

1) McGee S, Abernethy WB 3rd, Simel DL. The rational clinical examination. Is this patient hypovolemic? JAMA. 1999; 281: 1022-9.

2) Vincent JL, De Backer D. Circulatory shock. N Engl J Med. 2013; 369: 1726-34.

3) 柴田寿彦，長田芳幸，訳．マクギーの身体診断学—エビデンスにもとづくグローバル・スタンダード．2版．東京: 診断と治療社; 2014. p.61-2.

4) Préau S, Saulnier F, Dewavrin F, et al. Passive leg raising is predictive of fluid responsiveness in spontaneously breathing patients with severe sepsis or acute pancreatitis. Crit Care Med. 2010; 38: 819-25.

コラム 救急隊を尊重しよう！

　救急医をしていると救急隊としょっちゅう顔を合わせます．救急要請時から，「この声は○○救急の△△隊長だな」ってこともわかるようになります．おそらく救急隊も「今日は□□先生か」って感じでしょう．傷病者に医師よりも先に接触し，応急処置を行いながら適切な病院を選定しなければならない救急隊の仕事は大変なものです．東京消防庁の出場状況は1日2,000件以上の出動があり，これは約40秒に1台の救急車が出動していることになります．病院搬送までの数十分の間にいかに時間をかけずに多くの情報を入手してもらい，適切な治療介入をしてもらうかがpoint です．そのためには要請時だけでなく，来院後に救急隊が得た現場の状況や病歴を丁寧に聞くことが大切です．毎回顔を合わせ，議論をし，お互いフィードバックすればよりよい関係が築けるでしょう．患者が重症でそれどころではないこともありますが，大抵は誰かしらが話を聞く時間はありますよね．

⑤アナフィラキシーかな？と思ったら
—Anaphylaxis—

アドレナリンを正しく使用せよ！

Dr.Sakamotoの1 Point Advice

アドレナリンの適切な投与が最も重要な point です．いつ，どこに，どれだけ使用するかを理解しましょう．

Point
- ▶ アナフィラキシーを正しく診断しよう！
- ▶ アドレナリンの正しい使用方法とタイミングを理解しよう！
- ▶ 原因検索を怠るな！
- ▶ 帰宅か？ 入院か？ 適切に判断しよう．

はじめに

BRUSH UP YOUR ER SKILL!

- アナフィラキシーは救急外来ではしばしば出会います．「○○を食べた後に皮疹が出現した．」，「薬を飲んだあとに唇が腫れて息苦しくなった．」など，典型的な病歴ではアナフィラキシーを疑うことは簡単です．しかし血圧が下がっていないから大丈夫，wheeze を聴取しないから大丈夫などと，診断した後の対応が正しく行われていない場面に度々遭遇します．アナフィラキシーショックは1分1秒を争う状態です．ここではアナフィラキシーの患者の重症度を正しく評価し，初期対応を迅速に行うことができるように正しい知識を修得しましょう．

アナフィラキシーを正しく診断しよう！：消化器症状の聴取を忘れずに！

- アナフィラキシーの診断基準は 表5-1 の通りです．早期に判断するためにはアナフィラキシーの主な徴候と症状を理解しておきましょう 表5-2 ．蕁麻疹などの皮膚症状や，喘鳴，喉頭浮腫などの呼吸器症状は有名ですが，消化器症状も忘れてはいけません．嘔気，下痢，腹痛はアナフィラキシーの 25 ～ 30%に認めるという報告もあり，消化器症状を訴える患者に対してもアナフィラキシーを鑑別の1つに挙げなければなりません．また，皮膚症状も 10%は認められないということも知っておきましょう．

- 皮膚症状や喘鳴は身体診察で把握可能ですが，喉頭浮腫の有無を身体所見から判

表5-1 アナフィラキシーの診断基準 [1]

以下の3つの基準のうち1つを満たした場合に可能性が高い．
1. 皮膚・粘膜症状，または両方の症状が急に出現し，少なくとも下記の1つ以上の症状が続く 　a. 呼吸障害（呼吸困難，喘息，ピークフロー低下，低酸素） 　b. 血圧低下または虚脱，失神，失禁を伴う
2. アレルゲンと思われる物質に曝露後，急激に以下の2つ以上の症状を伴う 　a. 皮膚・粘膜症状 　b. 呼吸障害 　c. 血圧低下または虚脱，失神，失禁など 　d. 持続する消化器症状（腹痛，嘔吐）
3. 確定しているアレルゲン物質に曝露後，数分から2 ～ 3時間後に血圧低下 　a. 乳児および小児：収縮期血圧の低値または30%以上の低下 　b. 成人：収縮期血圧の90mmHg以下または日常値の30%以上の低下

表5-2 アナフィラキシーの主な徴候と症状出現頻度 [2]

皮膚症状	90%
蕁麻疹，血管運動性浮腫	85 ～ 90%
顔面紅潮	45 ～ 55%
発疹のない痒み	2 ～ 5%
呼吸器症状	40 ～ 60%
呼吸困難，喘鳴	45 ～ 50%
喉頭浮腫	50 ～ 60%
鼻炎	12 ～ 20%
めまい，失神，血圧低下	30 ～ 50%
腹部症状（嘔気，下痢，腹痛）	25 ～ 30%
その他	
頭痛	5 ～ 8%
胸痛	4 ～ 6%
てんかん	1 ～ 2%

❺ アナフィラキシーかな？と思ったら

断することは難しいものです.「唾が飲み込みづらくないですか？」,「喉に違和感がありませんか？」など，具体的な問診を行い確認することが必要です.

▶アナフィラキシーを見逃さないための point

- 皮膚症状を認めたら，呼吸障害，血圧低下の有無に加えて消化器症状も確認すること.
- 嘔気，腹痛，下痢などの消化器症状を訴える患者では，鑑別の1つにアナフィラキシーを挙げること（皮膚症状を認めない場合がある）.

アナフィラキシーの ABCD：緊急性を瞬時に判断！

- アナフィラキシーかな？と思ったら，続いて判断することは重症度です.アナフィラキシーの難しいところは，接触時の vital signs が問題ないようにみえても，その後一気に悪化することがあることです.明らかな血圧低下があればアナフィラキシーショックと判断できますが，血圧が低下していなくても緊急性が高いことはいくらでもあります.緊急性が高い場合に唯一有効な薬剤はアドレナリンですから，アドレナリンを打つべき症例か否かを瞬時に判断する必要があります.もちろん気道狭窄や低酸素血症があれば酸素投与に加えて気管挿管や外科的気道確保が必要になりますが，根本的な治療介入にはなりません.まず行うべきはアドレナリンの投与です.
- 日本小児アレルギー学会では 表5-3 のような臨床所見による重症度分類を提示しています.この分類ではグレード3（重症）の症状を含む複数臓器の症状,グレード2（中等症）以上の症状が複数ある場合にはアナフィラキシーと判断し,最も高い器官症状によって重症度と推奨治療が決まります.そしてその重症度をもとに治療を行うことを推奨しています.しかし，救急外来では瞬時に重症度を判断することが必要です.そのためここでは「Dr. 林のアナフィラキシーの ABCD」を理解しましょう[3].これは皮膚症状や抗原曝露に加えて ABCD に異常を認めた場合にはアドレナリンの適応を判断するものです 表5-4 .A は喉頭浮腫（airway），B は喘鳴（breathing），C はショック（circulation），D は嘔気,下痢,腹痛などの消化器症状（diarrhea）を指します.特に消化器症状は忘れがちなので注意しましょう.

表5-3 アナフィラキシーの重症度評価[4]

		グレード1 （軽症）	グレード2 （中等症）	グレード3 （重症）
皮膚・粘膜症状	紅斑・蕁麻疹・膨疹	部分的	全身性	全身性
	瘙痒	軽い瘙痒（自制内）	強い瘙痒（自制外）	強い瘙痒（自制外）
	口唇，眼瞼腫脹	部分的	顔全体の腫れ	顔全体の腫れ
消化器症状	口腔内，咽頭違和感	口，喉の痒み，違和感	咽頭痛	咽頭痛
	腹痛	弱い腹痛	強い腹痛（自制内）	持続する腹痛（自制外）
	嘔吐・下痢	嘔気，単回の嘔吐・下痢	複数回の嘔吐・下痢	繰り返す嘔吐・便失禁
呼吸器症状	咳嗽，鼻汁，鼻閉，くしゃみ	間欠的な咳嗽，鼻汁，鼻閉，くしゃみ	断続的な咳嗽	持続する強い咳き込み犬吠様咳嗽
	喘鳴，呼吸困難		聴診状の喘鳴軽い息苦しさ	明らかな喘鳴，呼吸困難チアノーゼ，呼吸停止$SpO_2 \leqq 92\%$，締め付けられる感覚，嗄声，嚥下困難
循環器症状	脈拍，血圧		頻脈（＋15回/分）血圧軽度低下，蒼白	不整脈，血圧低下重度徐脈，心停止
神経症状	意識状態	元気がない	眠気，軽度頭痛，恐怖感	ぐったり，不穏，失禁意識消失

※血圧低下：1歳未満<70mmHg，1〜10歳<{70mmHg＋（2×年齢）}，11歳〜成人<90mmHg
※血圧軽度低下：1歳未満<80mmHg，1〜10歳<{80mmHg＋（2×年齢）}，11歳〜成人<100mmHg

表5-4 Dr. 林のアナフィラキシーの ABCD

全身性蕁麻疹or抗原曝露＋ABCDいずれかの所見を認めたらアドレナリンの投与！		
A	Airway	喉頭浮腫
B	Breathing	喘鳴
C	Circulation	ショック
D	Diarrhea	嘔気，下痢，腹痛などの消化器症状

▶アナフィラキシーの重症度の判断における point

- アナフィラキシーを疑ったら消化器症状の有無を確認すること！（皮膚症状以外に呼吸困難や血圧低下が認められない場合でも，消化器症状を認めればアドレナリン投与の適応です.）

アドレナリン

BRUSH UP YOUR ER SKILL!

- アナフィラキシーの診療で最も重要な薬剤がアドレナリンです. **アドレナリンを正しく使用できるか否かが治療の最大の point** となります. また適切に使用してもなかなか反応しない場合もあります. その場合に何を考え，どう対応するかも

知っておかなければなりません.

 ①アドレナリンの適正使用：正しく使わなければ意味がない！

- アドレナリンを使用することは知っていても，いつ使うべきかを正しく理解している人は少ない印象があります．血圧が低下し，明らかにアナフィラキシーショックに陥っている場合にはもちろん使用しますが，それだけではありません．皮膚症状や抗原曝露があり，それに加えて ABCD の異常があった場合にはアドレナリンを使用すると覚えておきましょう．そしてアドレナリンは正しく使用しなければなりません．重要なのは，①投与のタイミング，②投与量，③投与部位，④投与経路の4点です．

①投与のタイミング
- **全身性蕁麻疹＋ABCD のいずれかの症状**を認めた場合に即刻使用．
  例：皮膚症状＋喘鳴 ➡ アドレナリン
  　　皮膚症状＋腹痛 ➡ アドレナリン　etc.

②投与量
- 成人：0.3〜0.5mg
- 小児：0.01mg/kg

③投与部位
- **大腿外側広筋**もしくは臀部（肩ではない）

④投与経路
- **筋注**（皮下注ではない）
- 皮下注ではアドレナリンが最高血中濃度に達するのに 34±14 分かかるといわれており，筋注の 8±2 分の約4倍もの時間を要してしまいます．通常アドレナリンを投与する際には 1mL ツベルクリンシリンジを使用することが多いと思いますが，皮下脂肪が厚いと筋肉内に針先が到達せず，筋注のつもりが皮下注になってしまう場合もあります．患者の皮下脂肪の厚さを考慮して，必要と判断したら長い針を使用するようにしましょう．
- アドレナリンを使用することに抵抗がある人もいるかもしれません．「そこまでやる必要があるのか？」，「アドレナリンって心肺停止の時ぐらいしか使ったことがない…」など，頭ではアドレナリンを使う状況を理解していても実際に使うことができない人もいるかもしれません．しかし，アナフィラキシーショックの状態を根本から治療できるのはアドレナリンしかないのです．また適切な量を適切な投与経路で投与すれば，投与したことで事態がマイナスとなることはまずありま

せん．

 ②アドレナリンが効かない時：何を考えるか？

①アドレナリンの使用方法が間違っている場合
- 投与のタイミングが遅かった
- 投与量が間違っている
- 投与部位が間違っている
- 投与経路が間違っている

②アナフィラキシーの急激な進行がある場合
- 速やかに対応しても症状の進行が早く食い止められない場合もあります．当院でも抗癌剤の前投薬を使用し目の前であっという間にショックに陥り，即座にアドレナリンを筋注しても心肺停止に陥ってしまった症例を経験しています．このような重症例では筋注だけでなく静注も行い対応します．この患者はアドレナリンの持続静注を行い，集中治療管理を要しましたが元気に回復しました．アナフィラキシーショックの恐ろしさを目の当たりにした一例であり，もしアドレナリン投与のタイミングが遅れたら命を落としていたかもしれません．

③アドレナリンの作用を阻害する薬剤を内服している場合
- β-blocker，α-blocker，ACE阻害薬などを内服している場合には作用を拮抗しアドレナリンの効果が減弱してしまいます．アドレナリンはβ受容体に働きかけ作用するため，β-blockerなどを内服していると効果が十分発現しない場合があるのです．内服内容は常に確認することを忘れないようにしましょう．そのような場合にどう対応するかは後述します．

④体位が適切でない場合
- アドレナリンを使用する状態，すなわちショック状態では適切な体位は当然臥位です．しかし，AやBの異常で呼吸困難を認める場合，患者は臥位ではなく座位を好む場合もあります．座位や立位の状態では大静脈や心室が空っぽになりアドレナリンが体内を循環しづらくなります（empty ventricle syndrome）．アナフィラキシーを疑ったら臥位にして対応しましょう．

 ③アドレナリンが効かない時：何をするか？ 次の一手は？

- アドレナリンを適切なタイミングで適切な量，適切な投与経路で投与したにもかかわらず，症状が改善しないことがあります．その場合に何かできることがある

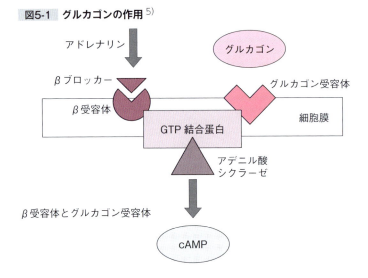

図5-1 グルカゴンの作用 [5)]

- でしょうか？「アドレナリンが効かない時：何を考えるか？」でも述べましたが，病状の急激な進行がある場合や，アドレナリンに拮抗する薬剤を内服している場合が代表的です．
- アドレナリンの効果が乏しい場合に使用する薬剤がグルカゴンです．グルカゴンはアドレナリンとは異なった経路でcAMPを上昇させ働きかけます 図5-1 ．アドレナリンを使用してもなかなか血圧の上昇が認められない症例ではグルカゴンを使用しましょう．
- グルカゴンの投与方法も適切に行わなければなりません．アドレナリンと同様に①投与のタイミング，②投与量，③投与部位，④投与経路の4点に注目して理解しましょう．

グルカゴン

①投与のタイミング

- アドレナリンを使用しても効果が乏しい場合です．注意点は1つだけ，必ずアドレナリンを使用してからグルカゴンを使用するということです．内服歴がはじめから判明していてβ-blockerなどアドレナリンの効果を減弱してしまう可能性がある薬剤を内服していても，まずはアドレナリン0.3mg筋注です．なぜなら，グルカゴンには末梢血管を開く作用があり，アドレナリンの前投与がないと血圧

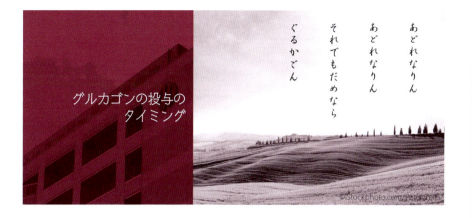
グルカゴンの投与のタイミング
あどれなりん
あどれなりん
それでもだめなら
ぐるかごん

がさらに低下してしまうのです．具体的にはアドレナリンを2回使用しても効果が乏しい場合にグルカゴンを投与すると理解しておくとよいでしょう．合い言葉は「アドレナリン，アドレナリン，それでもダメならグルカゴン」です．ちなみに，アナフィラキシーショック症例の20%程度は2回目以上のアドレナリン投与が必要とされています．

②投与量
- 成人：1〜2mg
- 小児：0.02〜0.03mg/kg

③投与部位，④投与経路
- 静注で使用します．

原因

- 主な原因として 表5-5 に示すものが挙げられます．救急外来では原因の同定よりも治療が優先されますが，今後の再発予防のために原因を同定することはきわめて重要です．病歴聴取を怠ってはいけません．

表5-5 主な原因物質

食物	卵，乳製品，穀類，甲殻類，etc.
薬物	造影剤，抗菌薬，etc.（本文参照）
虫毒	蜂刺症（ミツバチetc.）
ワクチン	卵などの交差反応
運動誘発性	特定の食物摂取後の運動負荷（本文参照）
特発性	原因不明（20%）

▶ 薬剤：くすりもりすく

- 全ての薬剤にアレルギー反応が出現する可能性はあります．アナフィラキシーの治療で用いる抗ヒスタミン薬によるアナフィラキシーショックも経験したことがあります．薬剤を使用する時には常にアレルギー反応を意識することが重要です．実際にアナフィラキシーの頻度が高い薬剤として，院内では造影剤が多いのに対して，救急外来受診患者では 表5-6 に示す薬剤を内服後の患者が挙げられます．抗菌薬や NSAIDs など，使用頻度が高い薬剤に報告が多いので当たり前の結果といえますが，頻繁に処方している薬剤に常にアナフィラキシーのリスクがあることを忘れてはいけません．

表5-6 アナフィラキシーの頻度が高い薬剤 [6]
βラクタム系抗菌薬
ST合剤
非ステロイド系消炎鎮痛薬
アセチルサリチル酸
バンコマイシン
局所麻酔薬

▶ 造影剤

- 造影剤や抗菌薬，輸血は研修医が院内で投与時に立ち会うことが多いでしょう．CT 室で院内の緊急コールが鳴った場合には，十中八九その原因は造影剤によるアナフィラキシーショックです．造影剤投与後にアナフィラキシーを疑わせる所見を認めたら速やかに対応しなければなりません．

- 頻度は造影剤の種類や患者背景によって異なりますが，約3％といわれ，重篤なものは 0.04 ~ 0.004％といわれています．しかし実際に診療をしているともう少し頻度は高い印象があります．現在本邦では CT や MRI は非常に普及しており，また消化器内科の領域では腹部エコー時に造影剤を使用する場合もあり，以前と比較すると造影剤の使用は増えていると考えられます．大学病院などでは1日に何十人と造影 CT や MRI が行われ，アナフィラキシー，アナフィラキシーショックに出会うことも決して少なくありません．起こるかもしれないと思いながら対応することが重要です．

- 実際に多く認める造影剤のアナフィキシーの初期症状は皮疹以外に嘔気・嘔吐です．また咳嗽を認める場合もあります．投与後に患者から「気持ち悪い」という訴えがあった場合や咳込む仕草が認められた場合には vital signs をまず確認し聴診することが必要です．アナフィラキシーを疑った際は常に皮膚症状＋ABCD を確認しましょう．

- 最も重要なのは患者を危険な状態へ陥れないことです．造影剤に限らず，患者に薬剤を投与する時には，本当にその薬剤が必要なのかをその都度きちんと吟味し

ましょう．腹痛患者にエコーも行わずに造影 CT のオーダーを出すなど言語道断です．

▶原因不明

- 残念ながら原因がわからないことも少なくありません．全体の 20％，すなわち 5人に 1 人は原因が同定できないといわれています．十分な病歴聴取，既往歴，家族歴を聴取してもわからないこともあるのですが，注意しなければならないことがあります．研修医のプレゼンテーションで「前に食べた時は問題なかったようなので○○という食べ物は原因ではないと思います．」というのをよく耳にします．確かにその可能性もあるかもしれませんが，ここで忘れてはいけないのが，ヒスタミン中毒と食物依存性運動誘発アナフィラキシー（FDEIA）です．「前に食べた時は問題なかった」という患者の訴えには注意が必要です．

ヒスタミン中毒：アレルギー反応と簡単にいってはいけない！

- アレルギー反応とよく似た症状を呈するものにヒスタミン中毒があります．これは，サバやマグロなどの魚介類を摂取した後に蕁麻疹が出現し，アナフィラキシー様の症状が出現するというものです　表5-7．原因は魚などに含まれているヒスタミンです．もともと旨味成分として含まれるヒスチジンが，鮮度が低くなるとヒスタミンに変化することがわかっています．症状出現時の対応はアナフィラキシーに準じて行いますが，アレルギー反応ではないため，摂取した魚介類を禁止する必要はありません．患者の好物を減らさないためにも，アナフィラキシーとヒスタミン中毒は明確に区別するべきです．
- 治療はアナフィラキシーに準じますが，アレルギーによる反応ではないためステロイドは効果がありません．しかし救急外来での初期対応では区別困難なため投与することが多いでしょう．救急外来ではアナフィラキシーに準じて治療を行い，その後原因が判明した段階でヒスタミン中毒の可能性も忘れずに考えるというスタンスがよいでしょう．

表5-7　ヒスタミン様症候群を起こす可能性がある食品

サバ科	サバ，マグロ，サンマ，カツオ，etc.
サバ以外	シイラ，イワシ，ニシン，カタクチイワシ，マカジキ，アミキリ，サーモン，ブリ，オキスズキ，ハマチ，etc.
魚類以外	鶏肉，ハム，チェダーチーズ，ドライミルク，etc.

食物依存性運動誘発アナフィラキシー（food-dependent exercise-induced anaphylaxis: FDEIA）

- 特定の食物摂取後の運動負荷などにより，全身の蕁麻疹，呼吸困難，血圧低下などのアナフィラキシー症状が誘発される疾患のことをいいます．食後2時間以内，運動負荷後1時間程度で発症することが多いといわれています．10代から30代に多いとされていますが，高齢者の報告も少なくありません．原因食物は小麦，甲殻類で80%を占めます．ここでは紙面の都合により詳細は割愛しますが，これだけはおさえてください．"食事を食べた直後でなくてもアナフィラキシーは起こりうる"のです．「食事をとってから数時間経過しているから食べたものとは関係ない」と考えてはいけません．

治療：使用薬剤は限られている！

- アナフィラキシーショックは distributive shock です．ショックに陥っている場合には当然細胞外液も大量に必要になります．確実にルートを（できれば2ルート）確保し細胞外液を十分投与しましょう．アドレナリンと同様に細胞外液を適切な量，すなわち十分投与しなければ救えません．

①アドレナリン

- アナフィラキシーに対する根本的な治療薬はアドレナリンしかありません．とにかく使用するタイミング・投与量・投与方法・投与部位を正しく理解し，必要と判断したら即刻使用しましょう！

②抗ヒスタミン薬

- H_1 blocker, H_2 blocker をあわせて利用します．一般的に即効性がないとはいわれていますが，治療の手応えとしては，比較的速やかに症状の改善が認められます．H_1 blocker, H_2 blocker それぞれ単独よりも併用することで効果が増強するため，使用する場合には共に使用しましょう．
    - （例）H_1 blocker：クロルフェニラミンマレイン酸塩（クロールトリメトロン® 10mg）静注
    - （例）H_2 blocker：ファモチジン（ガスター® 20mg）静注

③グルカゴン

- グルカゴンを使用するのは前述の通り，アドレナリンの効果が不十分な時です．アドレナリンよりも先に投与してはいけません．合い言葉は「アドレナリン，アドレナリン，それでもダメならグルカゴン」です．

④ステロイド

- ①～③は初期対応で必要な薬剤です．それに対してステロイドは目の前の病態を改善するものではないことを知っておかなければなりません．ステロイドはあくまでこれから起こりうる二峰性反応を予防するために使用するのです．また予防できるという強いエビデンスもありません．時々救急外来でステロイドのみ投与している場面をみかけますが，そのような対応は不適切で，アドレナリンの必要性を判断しつつ，必要ないと判断したら抗ヒスタミン薬を使用すべきです．例えば，来院時には既に症状が軽快していて皮疹も消失しているような状態で，かつ二峰性反応が起こりうる時間内であった場合にはステロイドのみの投与でもよいかもしれませんが，このような症例はごく稀でしょう．目の前のアナフィラキシー症状を改善するものではないことを理解しておきましょう．

- アスピリンアレルギーがある場合には，コハク酸エステル型ステロイドではなく，リン酸エステル型ステロイドを使用しましょう 表5-8．気管支喘息患者のうち10％程度はアスピリン喘息といわれています．既往に気管支喘息がある患者ではリン酸エステル型ステロイドを用いた方がよいでしょう．

  ―ヒドロコルチゾン（ハイドロコートン®）200～500mg（小児：5mg/kg）
  ―メチルプレドニゾロン 125～250mg（小児：1mg/kg）
  を6～8時間毎に投与

表5-8 静注用ステロイド製剤 [7]

ステロイド製剤	コハク酸エステル型ステロイド	リン酸エステル型ステロイド
ヒドロコルチゾン	サクシゾン® ソル・コーテフ®，etc.	水溶性ハイドロコートン®，etc.
プレドニゾロン	水溶性プレドニン®，etc.	コーデルゾール®，etc.
メチルプレドニゾロン	ソル・メドロール® メドロール®，etc.	―
デキサメタゾン	―	デカドロン®，etc.
ベタメタゾン	―	リンデロン®，etc.

二峰性反応（遅延性反応）（二相性反応）

- 初期治療でアナフィラキシー症状が改善した後に，時間をあけて再度アナフィラキシー症状が出現することをいいます．

- 二峰性反応の頻度は約20％，発症までの時間は1～8時間と報告されています

が，最大 72 時間という報告もあります．これらを踏まえ，適切な経過観察時間は 6 ～ 8 時間，重症例では 24 時間です[8]．

- 二峰性反応は誰にでも起こりえますが，起こりやすい人がいます 表5-9 ．重症例，繰り返している例では起こりやすいと考えてよいでしょう．

表5-9 二峰性反応の危険因子[9]

| ①アナフィラキシーショック症例 |
| ②抗原曝露から症状発現までが短時間 |
| ③血圧低下あり |
| ④喉頭浮腫あり |
| ⑤二峰性反応の既往あり |
| ⑥アドレナリンの不適切使用 |

アレルゲンの交差反応

BRUSH UP YOUR ER SKILL!

- 原因の食べ物や薬物などが同定，推測できたらそれのみを控えればよいわけではありません．異なる抗原もアレルゲンとなり得るため，再発を防ぐためにも代表的な交差反応はおさえておきましょう 表5-10 ．

表5-10 アレルゲンの交差反応[10]

既知のアレルギー	その他のアレルゲン	危険度
ピーナッツまたは大豆	他の豆類	5%
ピーナッツ	ナッツ	59%
メロン	バナナ・アボカド・スイカ	92%
小麦	ライ麦・大麦	20%
ラテックス	キウイ・バナナ・アボカド	35%
キウイ・バナナ・アボカド	ラテックス	11%
シラカバ・ブタクサ	リンゴ・モモ・メロン	55%
甲殻類のうち1つ（エビ，カニ，ロブスター，etc.）	その他の甲殻類	75%
モモ	その他のバラ科の果物（リンゴ，プラム，サクランボ，ナシ）	55%
卵	鶏肉	5%
牛乳	牛肉	10%

帰宅 or 入院

BRUSH UP YOUR ER SKILL!

- アナフィラキシーの入院判断には 表5-11 の項目を評価するとよいでしょう．症状や vital signs が安定していなければ当然入院が必要となります．注意すべきは

「症状の消失＝帰宅可能」ではないということです．症状が改善し再燃しなければよいのですが，アナフィラキシーでは二峰性反応が起こり得ることを忘れてはいけません．救急外来で経験するアナフィラキシー症例の多く

表5-11　帰宅 or 入院の評価項目：帰宅可能条件

①二峰性反応が起こる可能性が低い
②症状，vital signsが改善している
③原因が判明している
④経過を観察できる人が存在する
⑤医師，患者・家族が帰宅に対して不安がない

は，初療によって症状は消失し，vital signs も安定します．そのため入院の判断は「二峰性反応が起こり得るかどうか」の判断によるところが大きくなります．

- 二峰性反応の多くは8時間以内に起こり，重症例では起こりやすいのでした．そのためアナフィラキシーでは8時間程度，アナフィラキシーショックでは24時間程度の経過観察が必要であり，多くの症例が発症後すぐに来院することを考えると1泊の経過観察入院となることがほとんどです．なかには症状が改善すると帰宅を強く希望する患者もいるでしょう．その場合には重症度を判断し，重症例では二峰性反応が起こりやすい旨を説明し理解してもらうことが必要です．本邦のように医療機関へのアクセスがよい場合には，軽症の場合には帰宅し自宅で様子をみてもらうことも少なくありません．

SAFE approach

BRUSH UP YOUR ER SKILL!

- アナフィラキシーは再度繰り返す可能性がある疾患です．患者には再発の予防に努めてもらわなければなりません．そのために行うべき項目をまとめた SAFE approach というものがあります 表5-12 ．これらは「帰宅可能と判断したアナフィラキシー患者」に忘れずに指導するべきです．
- 救急外来や緊急入院期間中に原因が同定できないことは少なくありません．原因が不明な場合はもちろんのこと，推定される場合であっても待機的に IgE-RAST

表5-12　SAFE approach[11]

Seek support	患者と付き添う家族，友人がいる
Allergen identification and avoidance	できる限り原因を同定し回避する
Follow-up for specialty care	かかりつけ医やアレルギー専門の医師にfollowしてもらう
Epinephrine for emergencies	エピペン®を処方し指導する

などの検査で詳細なアレルギー検査を行うように指示しましょう.

エピペン®：早期発見,早期治療！　患者教育を忘れずに！

- アナフィラキシーに対するアドレナリンの投与が重要であることはわかっていただけたと思います．医療機関を受診した患者では前述の通り対応すればよいわけですが，アナフィラキシーは病状の進行が早く，速やかに対応しても救えない命もなかにはあるのが現実です．そこで開発されたのがエピペン® です．エピペン® はアドレナリンの薬効量を速やかに注射できるように設計された医薬品注入器との組み合わせ製剤です．本邦では 2003 年に蜂毒に起因するアナフィラキシーショックの補助治療剤としての輸入承認を取得し，その後 2005 年には蜂毒に限らず食物および薬物などに起因するアナフィラキシーへの使用が承認されています．エピペンを正しく使用できれば，医療機関受診前にアドレナリンを投与できるため早期治療介入が可能となります．再発のリスクが高い症例では，処方するべきでしょう [12]．

- 再発のリスクが高い症例とは，原因を自身で回避できない可能性がある人と考えておけばよいでしょう．例えば造影剤のアナフィラキシーショックを起こした患者にエピペン® は必要ありません．なぜなら造影剤を使用しなければ起こらないからです．それに対して，仕事の関係で再度蜂に刺される可能性がある方や，原因が不明な場合には処方するべきです．また原因がある程度判明していても，食物アレルギーの場合には，避けているつもりでも食事に入っている場合も少なくありません．そのため食物アレルギーの場合にも原因を自身で回避できない可能性ありと判断しエピペン® を処方する必要があります.

- エピペン® は誰もが投与してよいわけではありません．患者本人や，その家族などの関係者が代表的です．その他学校教職員や救急救命士も投与することが可能です（2015 年現在,救命士は救急指導医の助言要請を行い許可が得られれば，現場でエピペン® を使用してよいことになっています）．投与実施者の優先順位は 表5-13 の通りです．本人だけでなく，家族，学校教職員にもアナフィラキシーを正しく理解してもらうことが重要です.

表5-13 エピペン® 投与実施者の優先順位
①傷病者本人
②家族など関係者
③学校教職員
④救急救命士

- エピペン® を処方するには，事前に所定の講習を受けなければなりません．誰も

が処方する可能性がある薬剤であるため，時間をみつけて講習を受けましょう．詳細はファイザー社のホームページ（http://pfizerpro.jp/cs/sv/epipen/howto/index.html）を参照してください．

予防に勝る治療なし！

- アナフィラキシーは起こさないことが最も重要です．そのためには原因を同定すること，原因が判明したらその食物や薬剤などを回避することが重要です．治療だけではなく，患者，家族の教育も必ず行いましょう．SAFE approach を今一度確認しましょう．

症例①
53歳の女性．ファミリーレストランで友人と食事を摂取した．帰宅途中に体幹部の瘙痒感が出現し，自身でアレルギー反応だと思い救急要請．救急隊到着時，四肢・体幹部を中心に膨疹がみられるものの，呼吸苦症状認めず，聴診上 wheeze は認めなかった．Vital signs は，意識清明，血圧 100/60mmHg，脈拍 90 回/分，呼吸 15 回/分，SpO$_2$ 98%（RA），瞳孔 4/4，対光反射正常であった．

これもよくある病歴だね．どのようにアプローチするかな？

これ，知ってます．アナフィラキシーですよね．Vital signs は問題なさそうですし，抗アレルギー薬を処方して帰宅でいいのではないでしょうか？

病歴からはアナフィラキシーを疑うよね．アナフィラキシーの患者さんの治療で重要なことは何だったかな？

原因の食物や薬剤を同定することです．

もちろん原因の同定は再発の防止のためにも重要だが，原因が何であれ急性期の治療は決まっている．最も重要な薬剤は何だろう？

アドレナリンですね．

その通り！ アドレナリンを使用するか否かの判断がきわめて重要だ．この患者さんには必要かな？

皮膚所見以外は問題ないので必要ないと思います．

問題ないというのは具体的にどこに注目しているの？

喉頭浮腫や喘鳴の有無，あとは血圧です．

アナフィラキシーの ABCD を覚えているかな？ 何か忘れてない？

D を忘れていました．消化器症状の有無を確認します．

そうだね．この患者さんは嘔気を訴えていた．あと血圧は正常値ではあるけれど，数値で判断していいのかな？

普段と比較することが重要でした．普段の血圧はいくつですか？

血圧手帳をみると 150/80mmHg 程度だね．

そうすると皮膚所見に加えて血圧低下（C の異常），嘔気（D の異常）を認めるのでアドレナリンの適応です．

そうだね．どのように投与するかな？

大腿外側広筋に 0.3mg，筋注です．ただアドレナリンを使用するのは緊張しますね．

救急外来でアドレナリンを使用する機会は限られるからね．しかし静注ではなく筋注だから，そこは間違えてはいけないよ．静注する機会は限られる．心肺停止の患者さんが代表的だね．それ以外では心原性ショックの場合，敗血症性ショックでノルアドレナリンの効果が乏しい場合くらいだ．筋注はアナフィラキシー以外に喘息の重症発作でも使用するね．投与方法を間違えなければアドレナリンは恐い薬ではない．

そうですね．当然のことですが，自分で使う薬は正しい使用方法を常に意識することを心がけたいと思います．

この患者さんはアドレナリン，抗ヒスタミン薬投与後に血圧も普段通り改善し，膨疹も消失した．この後はどのように対応するかな？ 症状が改善し

ているから帰宅で大丈夫かな？

アナフィラキシーショックにまで至っているので入院とし経過観察した方がよいと思います．

それはなぜ？ 重症だったから？

二峰性反応の可能性があるからです．

そうだね．二峰性反応の可能性はアナフィラキシー患者さんでは常に考えておかなければならない．全員に起こるわけではないが，ショック症例では可能性が高いといわれている．発症から24時間は経過をみた方がよいね．あとははじめにいってくれたように原因を同定することが重要となる．状態が落ち着いた段階で再度病歴を詳しく聴取し，原因の可能性のある食物や薬を検索しよう．

原因がわからないことも多い印象があります．患者さんや家族の方も不安な状態のままでは退院は受け入れていただけないこともあると思うのですが……どうしたらいいでしょうか？

原因を同定する努力を怠ってはいけないが，確定できるまで入院して調べることは現実的ではない．皮膚所見を含め全身状態が安定したら退院は可能と判断する．十分な病歴聴取でも原因が同定できないこともたしかにあるが，多くの場合はある程度絞ることが可能だ．可能性のある原因を説明すること，そして万が一再度症状が出現した場合の適切な対処法を丁寧に説明すれば，安心して退院できる．退院後にかかりつけ医や近隣の内科や皮膚科でアレルゲンの検索を行ってもらうように指示するのも効果的だね（当院では入院中の経過や検査結果を紹介状として作成し渡している）．また，原因を自身で回避できない場合には，再度起こった時のためにエピペン®の処方も忘れてはいけない．

診断 ▶ アナフィラキシーショック

【参考文献】
1) Sampson HA, Muñoz-Furlong A, Campbell RL, et al. Second symposium on the definition and management of anaphylaxis: summary report--Second National Institute of Allergy and Infectious Disease/Food Allergy and Anaphylaxis

Network symposium. J Allergy Clin Immunol. 2006; 117: 391-7.

2) Joint Task Force on Practice Parameters; American Academy of Allergy, Asthma and Immunology; American College of Allergy, Asthma and Immunology; Joint Council of Allergy, Asthma and Immunology. The diagnosis and management of anaphylaxis: an updated practice parameter. J Allergy Clin Immunol. 2005; 115 (3 Suppl 2): S483-523.

3) 林　寛之. ステップビヨンドレジデント 3 外傷・外科診療のツボ編. 東京: 羊土社; 2006.

4) 柳田紀之. 食物アレルギーとアナフィラキシー―アナフィラキシーの重症度評価と重症度に応じた治療. 日本小児アレルギー学会雑誌. 2014; 28: 201-10.

5) 境野高資. アナフィラキシーのグルカゴン使用. 徹底ガイドアナフィラキシー Q & A. 救急・集中治療. 2010; 22: 909.

6) Tintinalli J, Kelen G, Stapczynski J, et al. Emergency Medicine: A Comprehensive Study Guide. 6th ed. New York; McGraw-Hill Professional; 2003.

7) 野村智久. アナフィラキシー. 救急医学. 2014; 38: 1545-8.

8) Sampson HA, Muñoz-Furlong A, Campbell RL, et al. Second symposium on the definition and management of anaphylaxis: summary report--second National Institute of Allergy and Infectious Disease/Food Allergy and Anaphylaxis Network symposium. Ann Emerg Med. 2006; 47: 373-80.

9) Tole JW, Lieberman P. Biphasic anaphylaxis: review of incidence, clinical predictors, and observation recommendations. Immunol Allergy Clin North Am. 2007; 27: 309-26.

10) Sicherer SH. Clinical implications of cross-reactive food allergens. J Allergy Clin Immunol. 2001; 108: 881-90.

11) Lieberman P, Decker W, Camargo CA Jr, et al. SAFE: a multidisciplinary approach to anaphylaxis education in the emergency department. Ann Allergy Asthma Immunol. 2007; 98: 519-23.

12) エピペン注射液インタビューフォーム.

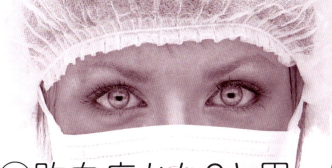

⑥敗血症かな？と思ったら
—Sepsis—
早期発見・早期治療を心掛けよ！

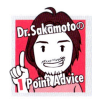

敗血症を早期認識するために vital signs, 特に呼吸数に注目しましょう．

- ▶ 早期発見，早期治療を心掛けよ！
- ▶ 敗血症の定義を正確に理解しよう！
  敗血症と菌血症は似て非なるもの！
- ▶ Fever work up とは?!
  血液培養の正しい知識を身につけよう！
- ▶ Focus 検索を怠るな！
- ▶ EGDT（early goal-directed therapy）を遂行せよ！

はじめに

- 感染症を疑うのはどういう時でしょうか？ 発熱を認める時？ X 線で肺炎像を認める時？ どちらも必要条件ではありません．また，感染症に限りませんが，早期に異変に気づき，治療介入（早期発見・早期治療）することが重要です．そのために必要なものは何でしょうか？ この章では，敗血症の定義を知るとともに，

早期発見・早期治療するための point，救急外来での初療について学んでいきましょう．

- 敗血症の定義は，2016 年 2 月に変更されましたが，今までの定義を理解しておくと，修正の point，診るべき点が理解しやすいことから，あえてこの章の内容は変更していません．最後に，「敗血症の新定義」という項で変更点は確認してください．

感染症の vital signs：呼吸数を軽視するな！

- 感染症に特異的な vital signs はあるでしょうか．例えば脳卒中であれば血圧高値，瞳孔不同など頭蓋内病変を示唆する所見を認めることが多いでしょう．感染症においては極端な場合を考えてみると理解しやすいでしょう．ショックの 4 分類のうち，感染症が原因となりショックに陥る場合には distributive shock（血液分布異常性ショック）となります．病態は末梢血管抵抗が低下し，相対的な hypovolemia となります．この場合，末梢循環不全に伴い乳酸値が上昇し代謝性アシドーシスを認め，頻脈や呼吸性代償のため呼吸回数が上昇します．発熱は認めることが多いですが，早期である場合や重症の場合には，正常ないし低い場合もあります．すなわち，典型的な感染症の vital signs は，発熱，頻脈，頻呼吸であり，これらを認める場合には感染症が考えやすいでしょう．しかし vital signs の解釈にはいくつか pitfall があります．1 つ目は薬剤の影響です．β-blocker やジギタリスなど，脈拍を抑える薬を内服している場合には，頻脈を認めない場合もあります．また来院前に解熱薬や抗菌薬を内服し熱が低下傾向にある場合もあります．2 つ目は高齢者です．高齢者は成人と比較し，脈拍や体温が上昇しづらい場合があります．そして最後に発熱の解釈も重要です．正常体温や体温が低めであると重症感がないように感じるかもしれませんが，感染症においては来院時に発熱を認めない場合の方が重症であり，体温の上昇を認めないからといって感染症を否定してはいけません．これらの pitfall に陥らないためには，vital signs を総合的に評価すること，薬剤や年齢などの vital signs の修飾因子を常に意識することが重要です．また vital sings の中では特に呼吸数に着目するとよいでしょう．呼吸数は薬剤の影響を受けづらく，感染症における呼吸数の増加は循環不全に伴う代謝性アシドーシスの呼吸性代償であることがほとんどです．
- 敗血症で頻呼吸が生じるメカニズムは大きく分けて 3 つあります 表6-1 ．前述した通り，代謝性アシドーシスに対する代償性呼吸性アルカローシスが最も重要

表6-1	敗血症で頻呼吸が生じるメカニズム

代謝性アシドーシス（乳酸アシドーシス）により代償性呼吸性アルカローシスを惹起：最重要！ Henderson-Hasselbalchの式： $pH=6.1+log[HCO_3^-]/0.03×PaCO_2$
血中エンドトキシンやサイトカインが呼吸中枢を刺激
重症肺炎や急性呼吸窮迫症候群（acute respiratory distress syndrome: ARDS）を合併し，呼吸不全をきたす

です．頻呼吸をみたら"代謝性アシドーシスが存在するかも"と常に考えて鑑別を進めるようにしましょう．呼吸数が早いかどうか迷ったら，患者の呼吸に合わせて自分も真似て呼吸をしてみてください．早いと感じたら早いでしょう．

敗血症の定義：敗血症と菌血症は似て非なるもの！

- 敗血症の定義は時代とともに変わりつつあります．Surviving Sepsis Campaign Guidelines（SSCG）2012では，敗血症とは"全身症状を伴う感染症あるいはその疑い"とし，補助診断のための指標を明記しています 表6-2 ．Pointは，以前は敗血症は全身性炎症反応症候群（systematic inflammatory response syndrome: SIRS）の原因が感染症であるもの 図6-1 と定義されていたものが，SIRSという言葉自体なくなったことです．この背景にはSIRSを満たす病態は感染にかかわらず多岐に渡ることが挙げられます．しかし 表6-2 をみればわかるように，全身所見は精神状態の変容，すなわち意識障害が含まれている以外SIRSに含まれるvital signsの3項目と同様です．それ以外は検査結果や多臓器障害を示唆する所見が含まれています．安易にSIRSだから敗血症と診断するのではなく， 表6-2 の項目を評価することが重要なのですが，救急外来では早期に敗血症患者を拾い上げ治療介入することが重要です．今後さらに敗血症の定義は変わる可能性はありますが，私は救急外来で対応する場合にはvital signsではSIRS項目の3項目に注目し対応しています．また，重症度評価の1つである急性期DIC scoreの項目にもSIRSは含まれています．本章では上記のような理由から，SIRSの概念は重要なものと考え，敗血症の定義は以前と同様の「SIRS＋感染症」としておきます．

- それに対して菌血症は血液の中に菌が存在するものと定義されます．すなわち，血液培養陽性が菌血症です．敗血症は菌血症を合併する場合もありますが，必須ではないことに注意が必要です．ここは研修医のpresentationでよく間違われ

表6-2 敗血症の診断基準 [1]

感染症の存在が証明もしくは疑われ,かつ以下の項目のうちのいくつかを満たす.

全身所見	発熱(>38.3℃)
	低体温(深部体温<36℃)
	心拍数>90/minもしくは>年齢平均+2SD
	頻呼吸
	精神状態の変容
	著明な浮腫または24時間以内で20mL/kg以上の体液バランス過剰
	糖尿病の既往がない患者における高血糖(血糖値>140mg/dL)
炎症所見	白血球増加(>12,000/μL),白血球減少(<4,000/μL)
	白血球数正常で幼弱白血球>10%
	血清CRP値>正常値+2SD
	血清プロカルシトニン値>正常値+2SD
循環所見	血圧低下(収縮期圧<90mmHg,平均動脈圧<70mmHg,収縮期圧の低下>40mmHgのいずれか)
臓器障害所見	低酸素血症(PaO_2/FiO_2比<300)
	急性の乏尿(適切な輸液蘇生にもかかわらず尿量<0.5mL/kg/hrが少なくとも2時間持続)
	血清クレアチニン値の増加>0.5mg/dL
	凝固異常(PT-INR>1.5またはAPTT>60秒)
	イレウス(腸管蠕動音消失)
	血小板減少(血小板数<10万/μL)
	高ビリルビン血症(>4mg/dL)
組織灌流所見	高乳酸血症(血清乳酸値>1mmol/L)
	毛細血管再灌流低下または斑状の皮膚

図6-1 以前の敗血症 Sepsis の定義 [2]

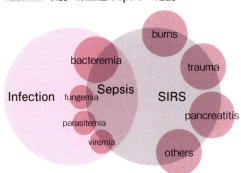

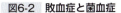

表6-3 全身性炎症反応症候群（SIRS）

体温	<36.0℃ or >38.0℃
脈拍	>90回/分
呼吸数	>20回/分 or $PaCO_2$<32mmHg
白血球	>12,000/μL, <4,000/μL or >10%桿状核球
上記項目の2項目以上満たせばSIRSと診断		

※ 4項目中3項目がvital signsであることが特徴です．
※体温は＜36℃，白血球＜4,000/μLと低値でも満たすことを忘れてはいけません．

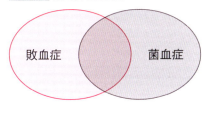

図6-2 敗血症と菌血症

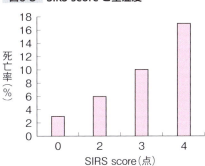

図6-3 SIRS scoreと重症度[3]

ているところです．言葉の定義は正確に理解しましょう．図6-2．

- SIRSの定義 表6-3 も正確に理解しておくことが重要です．SIRS項目は4項目中3項目がvital signsであり，重症度と相関していることが特徴的で 図6-3 ，救急外来で瞬時に確認できるため非常に有用です．SIRS criteriaを満たす疾患は感染症以外に，膵炎や熱傷なども挙げられますが，それらは身体所見上明らかであることが多いものです．救急外来ではSIRS criteriaを満たす患者をみたら「敗血症かも？!」と考え，focus検索を行う癖をつけましょう．

敗血症の重症度分類：定義は正確に！

- 敗血症（sepsis），重症敗血症（severe sepsis），敗血症性ショック（septic shock）のそれぞれの定義を理解しましょう 表6-4 表6-5 ．敗血症は前述の通り感染症によってSIRSを満たすものとします．重症敗血症と敗血症性ショックの区別がよく間違われるpointになります．重症敗血症は敗血症の状態に臓器障害を合

表6-4　敗血症・重症敗血症・敗血症性ショックの定義 [2]

sepsis	SIRS＋infection
severe sepsis	sepsisを呈し，かつ臓器への低灌流や臓器障害※を認めるもの ※Lactate上昇（乳酸アシドーシス），意識障害，腎機能障害，ARDS， 　斑状皮膚（mottled skin），播種性血管内凝固（DIC），etc.
septic shock	十分な細胞外液投与後も低血圧（収縮期血圧＜90mmHgまたは通常 よりも＞40mmHgの低下）が持続し，カテコラミンが必要な状態

表6-5　重症敗血症の定義 [1]

①敗血症に起因する低血圧
②乳酸値＞正常上限値
③適切な輸液蘇生にもかかわらず尿量＜0.5mL/kg/hrが2時間以上持続
④肺炎が感染源でない場合の急性肺障害（PaO_2/FiO_2比＜250）
⑤肺炎が感染源である場合の急性肺障害（PaO_2/FiO_2比＜200）
⑥血清クレアチニン値＞2.0mg/dL
⑦ビリルビン値＞2mg/dL
⑧血小板数＜10万/μL
⑨凝固異常（PT-INR＞1.5）

併しているもの，敗血症性ショックは十分な細胞外液投与後も低血圧が持続しカテコラミンが必要な状態と定義されています．血圧が低下しているから敗血症性ショックというわけではないことに注意が必要です．救急外来の段階では，敗血症を疑わせる患者が意識障害を認める場合や，来院時の血液ガスで血清乳酸値（lactate）が上昇（4mmol/L以上）している場合，尿の流出が乏しく急性腎障害が示唆される場合には重症敗血症以上の状態であると考えられます．細胞外液を投与し，平均血圧が65mmHg以上，尿量が0.5mL/kg/hr以上など，目標値を維持できている状態であれば，来院時血圧低下があったとしても敗血症性ショックではなく重症敗血症です．

- 敗血症➡重症敗血症➡敗血症性ショックと重症度が増す毎に **図6-4** の通り死亡率は上昇し，敗血症性ショックに陥ると生存率は1時間毎に7.6％ずつ低下します．より早期に治療介入することがいかに重要かがわかるでしょう．

- 血清乳酸値（lactate）は，敗血症の重症度と予後を示す優れた指標です．血清乳酸値の高値が持続しているということは，臓器虚血が進行していると考えましょう．乳酸値が上昇していれば，重症敗血症ないし敗血症性ショックの状態であり，治療介入後，乳酸値が低下すれば治療は奏効していると考えられます．血液ガス測定器で簡便かつ速やかに結果が得られるため，敗血症診療において乳酸値の測

図6-4 敗血症の重症度分類 [3, 4]

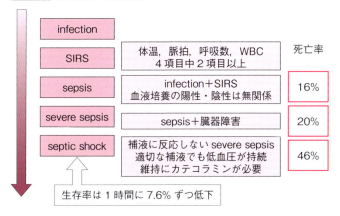

表6-6 急性期 DIC score

点数	SIRS	血小板（mm）	PT比	FDP（μg/mL）
0	0〜2	≧12万	<1.2	<10
1	≧3	≧8万，<12万 あるいは24時間以内に 30%以上の減少	≧1.2	≧10，<25
2				
3		<8万 あるいは24時間以内に 50%以上の減少		≧25

※ 4点以上で DIC と診断

定はきわめて重要です．

- Vital signs が最も重要ですが，敗血症においては採血結果も重要です．特に臓器障害や播種性血管内凝固症候群（disseminated intravascular coagulation: DIC）の程度は重症度を判断するうえで1つの指標となり，急性腎障害や SOFA score，急性期 DIC score 表6-6 は頭に入れ，経時的な変化を確認することが必要です．

いつ疑うか？

- 敗血症は SIRS criteria を感染症によって満たすものであり，vital signs の中で，発熱以外に脈拍と呼吸数が項目に入っています．発熱を認めなくても脈拍や呼吸

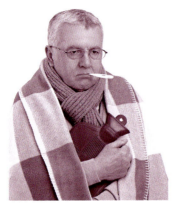
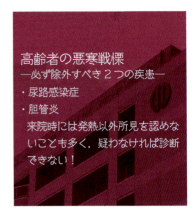

高齢者の悪寒戦慄
―必ず除外すべき2つの疾患―
・尿路感染症
・胆管炎
来院時には発熱以外所見を認めないことも多く,疑わなければ診断できない!

©iStockphoto.com/Ljupco

数に着目し「敗血症かも?!」と疑わなければなりません.注意しなければならないのは,内服薬(解熱薬やβ-blocker,ベラパミルやジギタリスなどのrate control薬,etc.)のために発熱や頻脈を認めない場合があるということです.その場合には呼吸数のみが手がかりとなることが多く,繰り返しになりますが呼吸数を軽視してはいけません.

- それに対して菌血症を疑う身体所見は悪寒戦慄(shaking chills)です.病歴上,自宅で寒気を自覚し,布団をかぶってもぶるぶる震えてしまう場合には菌血症が考えられ要注意です 表6-7 .救急外来でよく経験するのは,来院時には発熱を認めなかったものが,精査中に「寒い」という訴えの後38〜39℃まで一気に上

表6-7 悪寒の程度と菌血症のリスク [5]

悪寒の程度	菌血症の相対リスク※
1. 軽度悪寒 mild chills (重ね着でブルブルなし)	2倍
2. 中等度悪寒 moderate chills (重ね着でもブルブル+)	4倍
3. 悪寒戦慄 shaking chills (布団の中でもブルブル+:歯がガチガチ)	12倍

※相対リスクは,悪寒なし患者と比較した場合のデータ

表6-8 高齢者の悪寒戦慄―必ず除外すべき2つの疾患

尿路感染症
胆管炎

昇を認めることです．掛け物をしてもこの寒さは収まらず，この時まさに菌血症を起こしている状態であり，血液培養の取り時です．

- 悪寒戦慄は時に focus を教えてくれる場合もあります．**敗血症，菌血症を疑いながらも身体所見上明らかな focus がわからない場合，悪寒戦慄を伴っている場合には focus として尿路感染症，胆管炎は必ず鑑別に挙げなければなりません** 表6-8 ．これらの感染症は菌血症の合併率が高く，培養結果から focus が判明することがしばしばあります．また高齢者では通常認められるとされる，叩打痛や Murphy' signs は認めないことも少なくありません．それらを逆手に取って，悪寒戦慄を伴う敗血症患者では，臓器特異的所見を認めなかったとしても尿路感染症，胆管炎を鑑別に挙げ，精査をするべきなのです．

表6-9 Top to bottom approach （文献6より改変）

①中枢神経 （髄膜炎，脳炎，脳膿瘍）	頭痛，項部硬直，意識障害，光過敏，痙攣，神経学的所見，筋力低下，知覚低下
②副鼻腔炎	7日間以上持続する感冒，5日目以降に増悪する感冒（いったん軽快した後に再増悪する感冒），感冒としては普段よりも症状が重篤，下を向くと増悪する頭痛，副鼻腔上の顔面圧痛，上顎洞の圧痛，上顎歯痛
③中耳炎，外耳炎	耳痛，聴力低下，鼓膜の発赤・腫脹，鼓膜内滲出液（外耳の発赤・耳瘻では外耳炎）
④咽頭炎	咽頭痛，嚥下痛，滲出液扁桃炎，頸部リンパ節腫脹
⑤気管支炎，肺炎	咳，呼吸困難，痰，吸気時の胸痛増悪，聴診でラ音
⑥心内膜炎	胸痛，動悸，呼吸困難，浮腫，心雑音，皮疹（爪下線状出血斑，結膜出血斑など）
⑦腸管内感染症	嘔気・嘔吐，腹部圧痛，水溶性下痢・粘血便
⑧腹腔内感染症	腹部圧痛，便秘・下痢，嘔気・嘔吐，腹膜刺激症状（筋性防御，反跳痛）（胆道系感染症では黄疸，右季肋部痛など）
⑨尿路感染症，腎盂腎炎	尿意切迫，頻尿，排尿時痛，恥骨上部圧痛，CVA叩打痛
⑩骨盤内炎症性疾患（PID）	異常・悪性帯下，排尿障害（頻尿，排尿時痛，尿意切迫），子宮頸部圧痛
⑪前立腺炎	下腹部痛，直腸診にて前立腺圧痛
⑫肛門周囲膿瘍	排尿時疼痛，圧痛，腫脹
⑬皮膚感染症（四肢・背部も含めた体幹・頭部も必ず検索）	発赤，疼痛，腫脹
⑭関節炎	疼痛，熱感，腫脹，関節可動域制限
⑮末梢・中心ライン感染	刺入部分の発赤，腫脹，熱感，疼痛．ラインが入っている患者の発熱で，他に原因がみつからない場合には常にライン感染の可能性を考える．

敗血症の身体所見

- 臓器特異的所見が重要です．しかし現実はあまくなく，特に高齢者では典型的な臓器特異的所見が認められないこともしばしばあります．その際はとにかくとれる身体所見を根こそぎとることが重要です．頭から足先までです．これを top to bottom approach といいます 表6-9 ．
- 重症敗血症や敗血症性ショックであれば，末梢循環不全を示唆する網状皮斑（livedo, 図4-1 参照）や四肢の冷感を認めます．発症間もない時には warm shock といって shock vital にもかかわらず四肢が温かい場合もあります．全身くまなく診察しましょう．

Fever work up: 急がば回れ！

- 敗血症において最も重要なことは focus 検索です．根拠なく広域の抗菌薬を使用すると，治療が奏効しないばかりでなく，治療が不十分となり得ます．血液培養に加え，痰培養や尿培養，髄液などを提出することを怠ってはいけません．培養をとらずして抗菌薬を投与すると後々苦労するのは自分です．No culture, no therapy！と常に自分に言い聞かせておきましょう．

敗血症の focus

▶疫学が重要だ！： Common is common！

- 疫学的に多い focus は肺，尿路です 表6-10 ．Common な focus から鑑別を進めることが診断の近道となります．詳しくは後述[☞ p.284 ⑭肺炎かな？と思ったら，p.308 ⑮尿路感染症かな？と思ったら]しますが，肺炎，尿路感染症は除外診断であることを忘れてはいけません．意識障害や項部硬直など，髄膜炎を示唆する所見を認めた場合には，腰椎穿刺を躊躇してはいけません．細菌性髄膜炎やヘルペ

表6-10 救急外来における敗血症の focus[7]

感染症	割合（%）
肺炎	41
尿路感染症	39
皮膚軟部組織感染症	10
その他	10

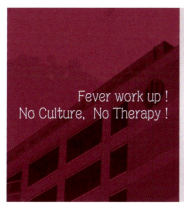
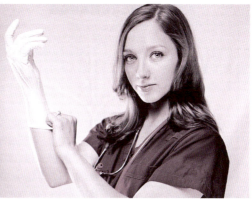

©iStockphoto.com/tripelem

ス脳炎は治療の遅れが命取りとなり，初期治療がきわめて重要です［☞ p.335 ⑯髄膜炎かな？と思ったら］．

- 基礎疾患も重要です．例えば肝硬変患者であれば，感染の focus として特発性細菌性腹膜炎（spontaneous bacterial peritonitis: SBP），尿路感染症，肺炎の頻度が高くなります．糖尿病患者であれば，尿路感染症でも嫌気性菌が関与する気腫性腎盂腎炎を考慮する必要もあります．基礎疾患は重症度にも関わり，聴取を怠ってはいけません．

- 既往も重要です．頻度が高い肺炎や尿路感染症は繰り返して起こす場合もあります．罹ったことがある病気は，再度罹患した場合，患者自身が気づくことも多いものです．同様の症状であるかどうか聴取するとよいでしょう．また，以前罹患した際の培養結果を必ず確認しましょう．例えば尿路感染症では起因菌は大腸菌（*Escherichia coli*）が多いですが，以前に尿路感染症に罹った既往があり，その際に緑膿菌（*Pseudomonas aeruginosa*）が検出されていれば，初期治療から緑膿菌を cover するべきです．

▶Focus 不明?!：Fever work up を忘れずに！

- 時々，focus がわからない場合があります．その場合には，①focus 検索をおろそかにしている，②症状が現れにくい，という 2 つの原因が考えられます．①の例として，褥瘡などの皮膚軟部組織感染症や胆管炎，前立腺炎などが挙げられ，必ず top to bottom approach で focus 検索をしなければなりません．②の例としては，必ずしも叩打痛などの臓器特異的所見が出現しない急性腎盂腎炎や，胆管炎，感染性心内膜炎，カテーテル関連血流感染症（後述），膿瘍などが挙げられま

表6-11 Focus が不明となり得る感染症

感染症	見落としてしまう理由
髄膜炎，脳炎	意識障害の鑑別を怠り，腰椎穿刺を施行しない
感染性心内膜炎	発熱のみで，末梢の塞栓症状を認めないことが多い
腎盂腎炎	頻尿，CVA叩打痛を必ずしも認めない
前立腺炎	直腸診を行わないと診断できない
カテーテル関連血流感染症	カテーテル刺入部の炎症所見を認めないことが多い
胆管炎	腹痛，黄疸，肝胆道系酵素の上昇を必ずしも認めない
皮膚軟部組織感染症	背部，陰部，下肢は見落としがちである
膿瘍（肝，脾，腎，etc.）	発熱以外の典型的症状を認めないことが多い
副鼻腔炎	頬部痛の左右差など，診察を怠ってしまう

す 表6-11 ．後者は fever work up，特に血液培養を採取していれば拾い上げられることが多く，やはり no culture，no therapy！の原則を忘れてはいけません．

- 最終的に focus 不明であった場合，やみくもに抗菌薬を投与することは避けたいものです．しかし，目の前の患者の重症度が高く，早期に抗菌薬を開始しなければならない場合には，原因臓器や菌を同定する努力をしながらも，培養採取後に速やかに抗菌薬を開始しなければなりません．この際，どのような菌を cover するかは悩ましいですが，やはり重要なのは疫学です．頻度が高い感染症に加え，原因菌となる頻度が高い菌を cover するしかありません．その際，この感染が市中感染 表6-12 なのか医療関連感染なのかの区別は重要です． 表6-13 のように医

表6-12 市中感染の敗血症の主な起因菌[8]

起因菌	頻度（%）
Escherichia coli	25
Streptococcus pneumoniae	16
Staphylococcus aureus	14
嫌気性菌	4

表6-13 医療関連感染（施設入居者）の敗血症の主な起因菌[10]

起因菌	頻度（%）
Escherichia coli	27
Staphylococcus aureus	18（29%はMRSA）
Proteus mirabilis	13
Pseudomonas aeruginosa	3

療関連感染では MRSA や緑膿菌もしばしば検出されます．抗菌薬を投与する場合には常に根拠を持って選択するようにしましょう．

- カテーテル血流感染症（catheter related blood stream infection: CRBSI）：よく「カテ感染」と略されますが，この略し方はよくありません．あくまで血流感染であることが重要です．よくある間違いが，「カテの刺入部に問題がないから CRBSI は否定的?! 」と勘違いしてしまうことです．繰り返しになりますが，あくまでカテーテル血流感染なので，刺入部の異常所見は認めなくても関係ないのです．実際 90% は異常が認められません．血流感染であるため，当然その証明のためには血液培養が必要です．カテーテル抜去とともに血液培養を 2 セット採取しましょう．

敗血症でなぜ血液培養 ?!

BRUSH UP YOUR ER SKILL!

- 敗血症は前述の通り，SIRS の原因が感染症であるものをいいます．菌血症は敗血症に必須ではありません．それではなぜ敗血症を疑った場合に血液培養をとらなければならないのでしょうか？　答えは以下の 2 つに集約されます．

▶ ① Focus 検索

- 例えば，肺炎であれば喀痰，尿路感染症であれば尿の検鏡や培養をすることで起因菌をある程度同定することができます．しかし感染性心内膜炎や胆管炎，椎体炎など直接培養を採取することが困難な場合には血液培養が唯一，原因菌や focus となる臓器を同定できる術となります（各疾患における血液培養陽性率は 表6-14 に示す）．

表6-14 **各疾患における血液培養陽性率** [10, 11]

診断	陽性率
化膿性脊椎炎	30 ～ 78%
髄膜炎	51 ～ 66%
壊死性筋膜炎	20 ～ 57%
腎盂腎炎	21 ～ 42%
人工呼吸器関連肺炎	24%
市中肺炎	7 ～ 16%
蜂窩織炎	<5%

- 敗血症の重症度が増すと菌血症の合併率が高くなります 表6-15 ．すなわち恐い敗血症の手がかりは血液培養にあることも多く，採取することで適切な抗菌薬治療が行

表6-15 **Sepsis と血液培養** [12]

	陽性率
sepsis	17%
severe sepsis	25%
septic shock	69%

えることになります．採っても陽性率が低いからと採らずにいると，いつまでたっても広域な抗菌薬を投与し続けることになりかねません．肺炎患者で喀痰が取れない場合などがいい例です．

▶②治療期間

- 肺炎や尿路感染症など，細菌感染症はそれぞれ臓器や原因菌によって治療期間が決まっています．そこに菌血症を伴うか否かで治療期間が変わることに注意が必要です．例えば肺炎であれば最低5日間，解熱後48～72時間ですが，菌血症を合併した場合には治療期間が2週間へと延長します．血液培養を採取せず，菌血症の事実を確認しなかった場合には治療が不十分となり，一見全身状態が改善したようにみえても再燃，または重症化してしまいます．入院管理が必要な敗血症患者は，原則血液培養採取が必須と心得ておきましょう．近年，菌血症だからといって最低2週間の治療期間が必要とは限らないという報告も尿路感染症などを中心に出ていますが，現段階では確固たるものではありません．

検査

BRUSH UP YOUR ER SKILL!

▶血液培養：no culture，no therapy！

①いつ採るか？

- 菌血症・敗血症を疑った時．

②どこから採るか？

- 決まりはありませんが，鼠径部は汚染率が高いのでできるだけ避けましょう．
- 動脈血と静脈血では検出率に違いはありません．患者の負担を考えれば，なるべく静脈血から採取するのがよいでしょう．採りやすいからという理由で安易に鼠径部の動脈血を first choice としてはいけません．

③何セット採るか？

- 必ず2セット（好気用ボトルと嫌気用ボトルの計2本で1セット）以上採取しましょう．1セットのみの採取では，①検出率が低い 図6-5 ，②コンタミネーションか否かの判断が困難となるなどの問題が生じます．

④血液培養陽性が全て真の菌血症か？ 表6-16

- コンタミネーション（汚染菌）か否かの判断は非常に重要です．その際に point となるのは，①検出された菌，②陽性となった本数，③陽性となるまでの時間，④

図6-5 血液培養採取セット数と検出率（A[13]，B[14]，C[15]）

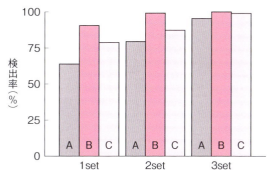

表6-16 血液から分離された菌における汚染菌の頻度

菌名	汚染菌の頻度
Propionibacterium spp.	99.0〜100.0%
Bacillus spp.	91.7〜94.7%
Corynebacterium spp.	79.0〜96.2%
Coagulase-negative *Staphylococci*	58.0〜94.0%
Clostridium perfringens	50.0〜76.9%
Viridans streptococci	23.8〜49.3%
Clostridium spp.	20.0〜33.0%
Enterococcus spp.	1.8〜16.1%
Staphylococcus aureus	1.7〜25.0%
Group B *Streptococci*	0〜20.0%
Lactobacillus spp.	0〜18.2%
Enterobacter spp.	0〜15.0%
Candida spp.	0〜11.8%
Haemophilus influenzae	0〜7.1%
Serratia marcescens	0〜7.0%
Acinetobacter spp.	0〜6.7%
Group A *Streptococci*	0〜5.0%
Escherichia coli	0〜2.0%
Pseudomonas aeruginosa	0〜1.8%
Bacteroides spp.	0%
Stenotrophomonas maltophilia	0%
Proteus spp.	0%
Klebsiella spp.	0%
Listeria monocytogenes	0%
Streptococcus pneumoniae	0%

表6-17	コンタミネーションを疑う場合
表皮常在菌や環境菌が分離された場合	
1本のみの検出	
複数の菌が分離された場合	
検出に長時間を要した場合	
考えられ得るfocusからは想定されない菌が検出された場合	

想定されうる菌か否かです.

- ①検出された菌: 最も重要なのは検出された菌が臨床症状と合うかが最も重要です. 手技の問題でどうしても皮膚の常在菌などが混入してしまう場合があります. そのためバシラス属 (*Bacillus* spp.), コリネバクテリウム属 (*Corynebacterium* spp.), などが1セット (もしくは1本) のみ検出された場合にはそのほとんどがコンタミネーションです. それに対してクレブシエラ属 (*Klebsiella* spp.), プロテウス属 (*Proteus* spp.), 大腸菌などは1セット (もしくは1本) のみの陽性であっても真の菌血症と判断するべきです 表6-17 . また複数の菌が分離された場合にもコンタミネーションの可能性が高いでしょう.

- ②陽性となった本数: 例えば, コアグラーゼ陰性ブドウ球菌 (coagulase-negative *Staphylococci*: CNS) が血液培養で陽性となった場合, 1セットのみの陽性であればコンタミネーションの可能性が高いと判断しますが, 2セット陽性となれば真の菌血症と判断するべきでしょう. CNS はカテーテル関連感染の原因菌として頻度が高い菌であり, 臨床ではしばしば問題となり結果の解釈が重要となります.

- ③陽性となるまでの時間: 培養が陽性になるまでに必要な時間は, 菌種や菌量, 血液培養採取量などの影響を受けます. 一概にはいえませんが, コンタミネーションは菌の量が少ないため, 検出までに時間を要した場合はコンタミネーションの可能性が高いといわれています. ただし HACEK Group (*H.influenzae* 以外の *Haemophilus* spp., *Actinobacillus actinomycetemocomitans*, *Cardiobacterium* spp., *Eikenella corrodens*, *Kingella* spp.) は通常の菌と比較し培養が陽性となるまでの時間が長く, 検出された場合には心内膜炎が強く疑われるなど例外はあります.

- ④想定され得る菌か否か: 判断が難しい場合も多いですが, 考えられ得る focus からは想定されない菌が検出された場合 (focus は尿路であるが, 検出された菌はコリネバクテリウム属など) にはコンタミネーションの可能性が高いと判断します.

治療: 正しく治療, 正しく効果判定!

▶5D: 正しく選択

- 敗血症の治療で重要なことは focus を同定し, 適切な処置を施すことです. 適切な処置は常に 5D (Drug, Drainage, Debridement, Device removal, Definitive control) を意識しなければなりません 表6-18. 例えば尿管結石や胆石によって閉塞機転がある急性腎盂腎炎や胆管炎の場合は, 抗菌薬を投与するのみでは救命できません. 閉塞機転を解除することが必要であり, ステント留置や内視鏡的逆行性胆道膵管造影 (endoscopic retrograde cholangiopancreatography: ERCP) などの外科的処置を速やかに施行することが重要です.

表6-18 5D

Drug	抗菌薬
Drainage	ドレナージ
Debridement	デブリードマン
Device removal	血管内カテーテル, 尿路カテーテル, ペースメーカー, シャント, etc.
Definitive control	外科的な根本的処置: 壊疽性胆嚢炎の胆摘, etc.

▶抗菌薬の選択: 感染症診療のペンタゴンを意識せよ! 図6-6

- 抗菌薬の選択も非常に重要であることはいうまでもありません. いくら治療介入が早期であっても, 適切な抗菌薬が選択されなければ治療を開始しているとは言えません. 感染初期の抗菌薬が原因菌に効果がない "不的確な治療" であった場

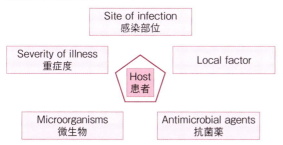

図6-6 感染症診療のペンタゴン

合には，死亡率が 2 倍に上昇するとも報告されており，救急外来における初回の抗菌薬の選択はきわめて重要です [17]．

- 抗菌薬を選択する際に，どこの臓器の感染で，どのような菌をターゲットにするかは当然重要で，みなさん常に考えているでしょう．肺炎など各感染症毎に疫学的に多い菌を知る必要があります．また患者背景によっても考慮する菌は異なります．例えば糖尿病患者，特にコントロールが不良の患者は要注意です．さらに意識しなければならないのは，患者の重症度と local factor です．重症だから広域な抗菌薬という安易な考えでは困りますが，重症度が高い場合には考慮しなければならない菌は増えるでしょう．また救急外来では限られた時間のなかで診断し，治療しなければなりません．グラム染色を行いたくてもできない場合もあるでしょう．そのような場合には fever work up を行い，想定しうる菌に対して抗菌薬を選択しなければなりません．以下の 2 つの急性腎盂腎炎症例を例に考えてみましょう．

- ＜症例 1 ＞ 42 歳女性．既往歴特記事項なし．Vital signs は意識清明, 血圧 120/78mmHg, 脈拍 90 回 / 分，呼吸 12 回 / 分，SpO$_2$ 99%（RA），体温 38.6℃．発熱，頻尿を主訴に独歩で救急外来受診．飲水可能．

- ＜症例 2 ＞ 78 歳女性．施設入所中．高血圧，2 型糖尿病の治療中．Vital signs は，10/JCS, 血圧 98/56mmHg, 脈拍 100 回 / 分，呼吸 20 回 / 分，SpO$_2$ 95%（RA），体温 38.2℃．食事がとれなくなり心配した家族が救急要請し当院へ救急搬送．

- ＜症例 1 ＞と＜症例 2 ＞，どちらも診断は急性腎盂腎炎としましょう．どちらが重症かは一目瞭然ですね．年齢や vital signs，食事摂取の有無，既往歴などから明らかに＜症例 2 ＞の方が重篤です．2 症例とも検鏡したところグラム陰性桿菌がみえたとしましょう．急性腎盂腎炎の原因菌，かつグラム陰性桿菌の代表格は大腸菌です．＜症例 1 ＞に関しては，全身状態も悪くなく，基礎疾患もないことから大腸菌をターゲットに抗菌薬を選択すればよいかもしれませんが，＜症例 2 ＞でも同様でよいでしょうか？　意識状態も悪く，vital signs から重症敗血症が考えられ，かつ糖尿病の治療中です．そして何より施設入所中の高齢者です．こうなってくると大腸菌以外にも緑膿菌も考えなければならず，抗菌薬の選択は大きく異なります．検査技師であれば，見た目から大腸菌と緑膿菌の区別はつくかもしれません．私も多くの検体を覗き，だいたい判断できるようにはなりましたが，それでも菌まで同定することは難しいものです．休日や夜間など，自身で判断が難しい場合には患者背景も十分考慮し抗菌薬を選択しましょう．今回の場合，研修医の段階でも少なくともグラム陰性桿菌か陽性球菌かの区別は比較的すぐに

判断できます．急性腎盂腎炎の場合，腸球菌（*Enterococcus*）なども原因となりますが，検鏡上みえた菌が陰性桿菌であれば陽性球菌の cover は必要ないと判断できます．やはり real time で評価できるグラム染色を行わない手はありません．
- 以前の培養結果を確認することも重要です．過去に緑膿菌や ESBL 産生の大腸菌による急性腎盂腎炎を起こしたことがある場合には，初回の抗菌薬はそれらを含めてカバーしておくべできしょう．その後培養結果を踏まえ de-escalation すればよいのです．
- Local factor も重要です．施設毎に菌に対する抗菌薬の感受性は異なります．自分が働いている病院ではどのような状態なのかを一度確認しておくことをお勧めします．表6-19 は当院の大腸菌の感受性結果です．これを受けて当院では大腸菌を想定して抗菌薬を使用する場合には ABPC ではなく CEZ を first choice として使用しています．

表6-19 Local factor: *E.coli* susceptible（%）
（2010/01/01 ～ 2013/12/31，順天堂大学医学部附属練馬病院細菌検査室）

ABx	ABPC	PIPC	CEZ	CTM	CAZ	CMZ	IPM/CS	LVFX	ST
2010 587株	68	72	85	91	92	99	100	83	84
2011 633株	63	68	83	88	88	99	100	76	81
2012 644株	57	61	80	84	85	99	100	72	81
2013 458株	65	68	81	85	86	99	100	77	83

▶治療効果判定: Real time で評価せよ！

- 診断と同様，治療効果判定も臓器特異的所見で行わなければなりません．特に熱が下がらないから抗菌薬が効いていないと判断されている場面をよくみかけますが，繰り返しますが発熱は臓器特異的所見ではありません．評価すべきは，肺炎であれば酸素化や呼吸回数，尿路感染症であれば叩打痛や排尿時痛，排尿回数，髄膜炎であれば意識状態となります．また患者の全身状態，例えば食事摂取量やADL が改善していれば，まず抗菌薬は効果があるでしょう．そしてそれを裏付けるために抗菌薬の効果を real time で判定可能であるグラム染色を行えばよいのです．初診時にみた検鏡所見とは明らかな変化が認められるはずです．菌が消失ないし減少していれば効果ありと判断できます．くれぐれも熱があるから，炎症

反応が下がらないからといって広域な抗菌薬へ変更してはいけません．正しく評価しましょう！

▶救急外来での初療の実際

- 救急外来では前述の通り敗血症であることを早期に察知し，早期治療介入に努めます．重症敗血症や敗血症性ショックが疑われた患者では，疑った段階でルートを確保し，細胞外液の投与を開始します．輸液に反応しなければノルアドレナリンの持続投与を開始します．同時に救急外来における検査の3種の神器である血液ガス，エコー，心電図を施行し，乳酸値（lactate）の測定，ショックの鑑別を併せて行います．救急外来での目標は，focus検索を行い，適切な5Dを選択するとともに，ABCを安定（必要があれば気管挿管）させることです．重症敗血症／敗血症性ショックの場合はEGDT（early goal-directed therapy）に則るとよいでしょう 図6-7 ．早期にEGDTを達成することがpointとなります．

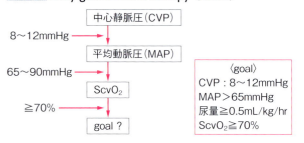

図6-7 Early goal-directed therapy（EGDT）[18]

- EGDTのうち，CVPやScvO₂の測定を救急外来で施行することは困難です．また，最近はこれらは有用性が乏しく，乳酸値を利用した方がよいともいわれています．そのため救急外来では，平均血圧＞65mmHg，尿量を確保（0.5mL/kg/hr）することを目標とし，乳酸値の上昇を認める場合には，治療効果判定目的に乳酸値を測定しましょう．平均血圧，尿量が確保され，乳酸値が低下傾向であればひとまず安心できます 表6-20 ．
- 目標の血圧は平均血圧＞65mmHgといいましたが，全例そうとは限りません．慢

表6-20 救急外来での目標──達成したらひとまず安心

ABCの安定（EGDTのうち，MAPと尿量を確保）
適切な5Dの選択，抗菌薬投与
乳酸値の低下傾向を確認

性高血圧患者では高めの血圧が必要です. 当たり前といえば当たり前ですよね. 普段から血圧が高めの人と正常の人では目標とする血圧が異なるわけです. 最低でも平均血圧 > 65mmHg が必要であり, 高血圧患者では平均血圧 > 80 ～ 85 mmHg 程度を目指しましょう.

▶ 敗血症性ショックにおけるカテコラミンの選択

- 敗血症性ショックの初療において使用するカテコラミンはノルアドレナリンです. 一昔前までは腎保護を目的とした低用量ドパミン（イノバン®）の使用も行われていましたが, ANZICS trial によって, 急性腎機能障害の危険性のある重症患者における低用量ドパミンの持続投与は臨床的に優位な腎保護作用を有しないことが報告され, 現在では腎保護目的でのドパミンの使用は推奨されていません[19]. 敗血症性ショックで重要なのは末梢血管抵抗の低下を抑えることであり, 理にかなっているカテコラミンは強力な α1 作用を有するノルアドレナリンです. 昇圧が不十分であればバソプレシンの併用や, アドレナリンへ変更します. 心収縮力が低下している症例ではノルアドレナリンにドブタミンを併用すればよいのです.

敗血症の新定義 BRUSH UP YOUR ER SKILL!

- 2016 年 2 月に敗血症の定義が変更になりました[20]. 現段階で理解しておくべき変更点は以下の 3 点です.

---

1. 敗血症は, 感染による制御不能な宿主反応によって引き起こされる生命を脅かす臓器障害である
2. 敗血症は, the quick Sequential [Sepsis-related] Organ Failure Assessment（qSOFA）score（以下 qSOFA）で初期評価を行い, SOFA score を用いて判断する
3. 敗血症性ショックは, 十分な輸液を行ったにもかかわらず, ①平均血圧 ≧65mmHg を維持するのに昇圧薬を要する, ②血清乳酸値 > 2mmol/L を共に満たすものと定義する

敗血症かな？と思ったら

▶①敗血症の定義

- 新たな定義では，敗血症とは「**感染による制御不能な宿主反応によって引き起こされる生命を脅かす臓器障害**」とされました．以前の定義では重症敗血症とされていたものに加えて，SIRS を満たしていなくても感染によって引き起こされた臓器障害は敗血症と定義されます（SIRS は満たさなくても qSOFA, SOFA を満たすものなど）． 図6-8 をみていただくと理解しやすいと思います．
- 新定義に伴い**重症敗血症という言葉はなくなりました**．今後プレゼンテーションでは気をつけなければなりません．

図6-8 旧敗血症と新敗血症

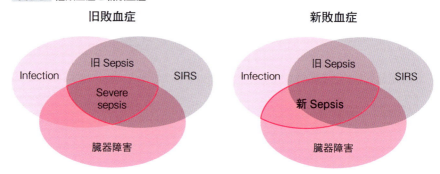

▶②敗血症の判断

- 救急外来で「この患者は敗血症かも？」と疑うためにはどこに注目するべきなのでしょうか？　この章では，定義は変わったけれども SIRS の vital signs, 特に呼吸数に注目することが重要であると述べました．新しい定義では，救急外来やベッドサイドの初期評価において SIRS の代わりに qSOFA を利用し判断するアルゴリズムとなっています．qSOFA とは，①呼吸数≧ 22 回 / 分，②意識障害（意識変容），③収縮期血圧≦ 100mmHg の 3 項目からなるもので，2 項目以上満たせば敗血症の可能性が高く，臓器障害の指標である SOFA score を評価する流れとなっています． 図6-9 表6-21 表6-22 ．
- qSOFA のよいところは，何といっても全て vital signs であることでしょう．特に発熱にとらわれることなく，呼吸数と意識という軽視しがちな vital signs が含まれていることが point です．
- 定義が変わり，救急外来での振る舞いは変わるでしょうか．敗血症かな？と思っ

図6-9 敗血症の新定義[20]

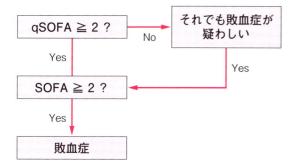

表6-21 qSOFA Criteria

呼吸数 ≧22回/分
意識障害
収縮期血圧 ≦100mmHg

表6-22 SOFA score[20]

	0	1	2	3	4
呼吸機能					
PaO₂/FiO₂ (mmHg)	≧400	<400	<300	<200 呼吸補助下	<100 呼吸補助下
凝固機能					
血小板数 (×10³/μL)	≧150	<150	<100	<50	<20
肝機能					
ビリルビン値 (mg/dL)	<1.2	1.2〜1.9	2.0〜5.9	6.0〜11.9	>12.0
循環機能　血圧					
	MAP ≧70mmHg	MAP <70mmHg	ドパミン<5γ or ドブタミン(投与量を問わない)	ドパミン5.1〜15γ or アドレナリン≦0.1γ or ノルアドレナリン≦0.1γ	ドパミン>15γ or アドレナリン>0.1γ or ノルアドレナリン>0.1γ
中枢神経機能					
Glasgow Coma Scale score	15	13〜14	10〜12	6〜9	<6
腎機能					
クレアチニン (mg/dL)	<1.2	1.2〜1.9	2.0〜3.4	3.5〜4.9	>5.0
尿量 (mL/日)				<500	<200

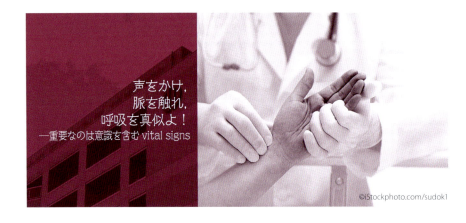

たら，SIRS criteria に含まれる vital signs を意識し，意識障害を認める場合には重症敗血症と判断し対応すること，と前述しました．つまり，重要なのは意識を含む vital signs であったわけです．これが基準に組み込まれたのが qSOFA です．SIRS と qSOFA，どちらがいいかは大した問題ではありません．どちらかを選ぶ必要もありません．Vital signs を軽視することなく初療を行えばよいのです．救急外来で患者を診る際には，「声をかけ，脈を触れ，呼吸を真似よ」と研修医にしつこく言っています．声をかけることで意識障害の有無の判断を，脈を触れることで脈拍，体温を，呼吸様式を真似することで異常な呼吸を瞬時に判断するわけです．繰り返しますが，軽度の意識障害も見逃さないこと，呼吸数を軽視しないことが重要です．

▶③敗血症性ショックの定義

- 今までと異なることは，収縮期血圧ではなく**平均血圧**で評価すること，そして**乳酸値**の上昇が定義に含まれた点です 表6-23．EGDT でも血圧の目安は平均血圧でしたね．また，乳酸値は重要な検査項目でした．
- 最後に SOFA score について簡単に述べておきます．これは，多臓器不全の評価を呼吸，凝固，肝，循環，中枢神経，腎機能の6項目で評価します．2点以上で

表6-23 **敗血症性ショックの定義** [20]

敗血症患者で以下の①，②を共に満たすもの
十分な輸液を行ったにもかかわらず ①MAP≧65mmHg を維持するのに昇圧薬を要する ②血清乳酸値＞2mmol/L

敗血症と診断するわけですが，早期に判断するために以下の3点をおさえておきましょう．①酸素を要する状態であれば1点以上，②平均血圧70mmHg以下で1点以上，③軽度の意識障害（GCS 13〜14点）で1点です．

- このように，敗血症/敗血症性ショックの定義は変わり，重症敗血症という言葉はなくなりました．SIRSではなくqSOFA/SOFA scoreを用いるアルゴリズムとなったわけです．定義が変わったため理解しておく必要はありますが，診るべきpointが変わったわけではありません．
- 他章も以前の定義に基づいて記載しています．各自で新定義を意識しながら読み進めてみてください．

症例①
78歳の女性．来院前日の起床後から体調が悪く市販の感冒薬を内服し様子をみていた．その後悪寒戦慄を自覚し，歩行困難となり心配した家族が救急要請．Vital signs は，意識2/JCS，血圧100/60mmHg，脈拍70回/分，呼吸24回/分，SpO₂ 98%（RA），体温38.6℃，瞳孔4/4，対光反射正常であった．来院時本人の訴えは全身倦怠感のみで，疼痛や呼吸困難の訴えは認めなかった．

これもよくある病歴だね．どのようにアプローチするかな？

発熱を認めているので何らかの感染症が考えられますね．

もちろん発熱も重要だけど，発熱は必ずしも感染症に特異的なものではないよね．また発熱だけでは重症度は判断できないよ．診るべきpointはどこかな？

SIRS criteriaをcheckします．Vital signsで発熱と呼吸数の2項目満たしているのでSIRSの状態です．

そのような状態を何というのかな？

"敗血症"ですね．

そうだね．感染症が原因でSIRSの状態だから敗血症だ．この患者さんに対してどのようにアプローチするかな？

敗血症が考えられるため fever work up を施行します．

 そうだね．たしかにそれも重要だ．ただしそれと同時に ABC を安定させなければならないよ．その点はどうかな？

 血圧も保たれていますし大丈夫じゃないでしょうか．

 血圧で判断してはいけないよ．ショックの項でも話したけど，血圧が低下してしまうということは代償すら破綻してしまった状態だ．

 そうでした．薬の影響も考えなければならないですよね？ 何か内服している薬はありますか？

 心房細動に対して β-blocker とジゴキシンを内服しているよ．脈拍は当てにならないかもしれないね．そうすると診るべき vital signs や検査所見は何かな？

 呼吸数ですね．検査所見では血液ガスで代謝性アシドーシスの有無や乳酸値を確認します．

 いいね．呼吸数は薬の影響を受けづらい．さらに乳酸値の上昇を認めれば，末梢循環不全が示唆され，重症敗血症ないし敗血症性ショックの状態が示唆されるね．細胞外液を投与し vital signs を安定させることとして，focus 検索はどうするかな？

 Top to bottom approach で focus 検索をします．

 この患者さんの場合，特にどこの感染症が考えやすいかな？

 来院時に症状がなくて，認めるのは発熱と頻呼吸のみですよね．高齢者なので身体所見に現れないこともあると思いますが，頻度から考えると尿路感染症や肺炎でしょうか？

 救急外来で遭遇する敗血症患者で多いのは確かに肺炎，尿路感染症が多いね．あと忘れてはならない focus，特に悪寒戦慄を伴っている高齢者で考えなければならないのはどこだろう？

 胆管炎ですか？

 そう！ 救急外来で悪寒戦慄を自覚するものの，叩打痛などの臓器特異的所見が認められない場合には，尿路感染症と胆管炎は必ず除外しなければならない．これらは進行がきわめて早く，来院時に状態が安定していても数時

間後には敗血症性ショックに陥ってしまうことをしばしば経験する．特にこれらは尿管結石や胆石が原因で起こる場合もあり，その場合には閉塞機転を解除しない限り重症化は免れない．そういったことを頭に入れて初療にあたらなければならないよ．

わかりました．尿は検鏡上菌は認めなかったのですが，腹部エコー上胆石を認め，採血結果で肝胆道系酵素が上昇しています．疼痛はないのですが…

高齢者の胆囊炎・胆管炎や尿路感染症は発熱のみで身体所見が乏しい場合がよくある．高齢者の感染症は"疑わなければ診断できない"ことが多々あるので注意が必要だ．この患者さんは悪寒戦慄を認め，検査結果所見からも胆石に伴う胆囊炎・胆管炎が考えられる．どうする？

抗菌薬ですね．選択は任せてください．胆道系の感染ですから，横隔膜下の嫌気性菌を含めた腸内細菌をカバーするためにセフメタゾールを選択します．重篤感はなく，既往も心房細動以外認めないため緑膿菌はカバーする必要はないと思いますので！

……抗菌薬の選択はいいけど，それだけで大丈夫？ 治療は常に"5D"を考えなければならないよ．胆石があるのにそれはそのままでいいのかな？

そうでした．総胆管結石を認め排石が必要であればERCPなどの外科的処置が必要ですね．画像検索を引き続き行い，必要があれば消化器内科にコンサルトします．

そうだね．精査の結果，総胆管結石を認め，これに対してERCPを施行してもらった．状態は速やかに改善したよ．来院翌日には血液培養が2セット共に陽性となり大腸菌が検出された．

診断 ▶ 総胆管結石，急性胆管炎に伴う重症敗血症，菌血症

【参考文献】

1) Dellinger RP, Levy MM, Rhodes A, et al; Surviving Sepsis Campaign Guidelines Committee including the Pediatric Subgroup. Surviving sepsis campaign: international guidelines for management of severe sepsis and septic shock: 2012. Crit Care Med. 2013; 41: 580-637.

2) American College of Chest Physicians/Society of Critical Care Medicine Consensus Conference: definitions for sepsis and organ failure and guidelines for the use of innovative therapies in sepsis. Crit Care Med. 1992; 20: 864-74.

3) Rangel-Frausto MS1, Pittet D, Costigan M, et al. The natural history of the

systemic inflammatory response syndrome (SIRS). A prospective study. JAMA. 1995; 273: 117-23.

4) Kumar A, Roberts D, Wood KE, et al. Duration of hypotension before initiation of effective antimicrobial therapy is the critical determinant of survival in human septic shock. Crit Care Med. 2006; 34: 1589-96.

5) Tokuda Y, Miyasato H, Stein GH, et al. The degree of chills for risk of bacteremia in acute febrile illness. Am J Med. 2005; 118: 1417.

6) 大野博司. ER での発熱へのアプローチ. レジデントのための日々の疑問に答える感染症入門セミナー. 第1回. 週刊医学界新聞. 2008; 2776 号.

7) Strehlow MC, Emond SD, Shapiro NI, et al. National study of emergency department visits for sepsis, 1992 to 2001. Ann Emerg Med. 2006; 48: 326-31.

8) Vallés J, Rello J, Ochagavía A, et al. Community-acquired bloodstream infection in critically ill adult patients: impact of shock and inappropriate antibiotic therapy on survival. Chest. 2003; 123: 1615-24.

9) Mylotte JM, Tayara A, Goodnough S. Epidemiology of bloodstream infection in nursing home residents: evaluation in a large cohort from multiple homes. Clin Infect Dis. 2002; 35: 1484-90.

10) Mylona E, Samarkos M, Kakalou E, et al. Pyogenic vertebral osteomyelitis: a systematic review of clinical characteristics. Semin Arthritis Rheum. 2009; 39: 10-7.

11) 細川直登, 編. 感染症診療の Decision Making. 東京: 文光堂; 2012. p.110-6.

12) Rangel-Frausto MS, Pittet D, Costigan M, et al. The natural history of the systemic inflammatory response syndrome (SIRS). A prospective study. JAMA. 1995; 273: 117-23.

13) Cockerill FR 3rd, Wilson JW, Vetter EA, et al. Optimal testing parameters for blood cultures. Clin Infect Dis. 2004; 38: 1724-30.

14) Weinstein MP, Reller LB, Murphy JR, et al. The clinical significance of positive blood cultures: a comprehensive analysis of 500 episodes of bacteremia and fungemia in adults. I. Laboratory and epidemiologic observations. Rev Infect Dis. 1983; 5: 35-53.

15) Washington JA 2nd. Blood cultures: principles and techniques. Mayo Clin Proc. 1975; 50: 91-8.

16) 血液から分離された菌における汚染菌の頻度 (database on the Internet). 国立感染症研究所; 2001.

17) Ibrahim EH, Sherman G, Ward S, et al. The influence of inadequate antimicrobial treatment of bloodstream infections on patient outcomes in the ICU setting. Chest. 2000; 118: 146-55.

18) Rivers E, Nguyen B, Havstad S, et al; Early Goal-Directed Therapy Collaborative Group. Early goal-directed therapy in the treatment of severe sepsis and septic shock. N Engl J Med. 2001; 345: 1368-77.

19) Bellomo R, Chapman M, Finfer S, et al. Low-dose dopamine in patients with early renal dysfunction: a placebo-controlled randomised trial. Australian and

New Zealand Intensive Care Society (ANZICS) Clinical Trials Group. Lancet. 2000; 356: 2139-43.

20) Singer M, Deutschman CS, Seymour CW, et al. The Third International Consensus Definitions for Sepsis and Septic Shock (Sepsis-3). JAMA. 2016; 315: 801-10.

コラム 勉強会のススメ

　私は月に 2 回程度当院の研修医と一緒に勉強会を行っています．勉強会をはじめたのは救急・集中治療科に入局した 3 年目のときでした．現在まで継続しているのには理由があります．それは勉強会を行うことで自分自身が一番得をしているからです．医学は日進月歩で勉強しなければならないことはたくさんありますよね．知識を定着させるためには人に教えるのが一番です（Teaching is learning twice）．さらに，偉そうに教えるからには自身で実践する必要があります．これを繰り返すことで，本や文献，勉強会から学んだことを自分自身のものにできるわけです．

　自分自身のためになるわけですから，自身で開いた勉強会に人が集まらなくても怒ったり嘆いたりしてはいけません．「教えてあげている」のではなく，「共に学んでいる」のです．その気持ちを持ちながら継続していると，だんだんと仲間は増えていきます．勉強会を開始した当初は 5 人程度で行っていましたが，今では毎回 30 人程度集まって行っています．また，当院以外の病院にも呼んでいただきその輪は広がっています．「継続は力なり」です．ぜひみなさんも勉強会に参加することはもちろん，自身で始めてみましょう．まずはこの本から学んだことで行ってみてはいかがでしょうか（笑）．

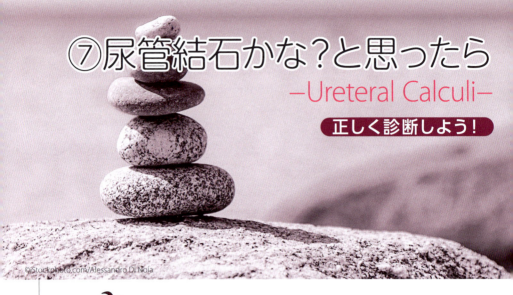

⑦尿管結石かな？と思ったら
—Ureteral Calculi—
正しく診断しよう！

「尿管結石かな？」と思ったらエコーを行う癖をつけましょう．

▶正しく診断しよう！
　—本当に尿管結石か？　除外すべき疾患は？—
▶腹部エコーを用いずに"尿管結石"と診断してはいけない！
▶各検査の限界を知ろう！
▶重症なサインを見逃さないこと！
　—帰宅？　入院？　泌尿器科へのコンサルトのタイミングは？—
▶痛みをしっかり取り除こう！—除痛のタイミングは？—

はじめに

- 尿管結石は救急外来でよく出会う疾患です．診断は決して難しくはありませんが，恐い疾患が隠れていることを忘れてはいけません．典型的な尿管結石患者の痛がり方は，大の大人が 図7-1 のように腰に手を親指を前にしてあて，苦悶様の表情を示し，身の置き所がないようにのたうち回ります．私は経験したことがない

のでどの程度の痛みなのかはわかりませんが、経験したことのある友人に聞くと、とにかく痛く、なんとかして一番楽な姿勢をとろうとするけれどもできない、といった感じのようです．実際の患者を診ても非常に辛そうです．たかが尿管結石といわず、正しく診断し早期に除痛をしてあげましょう．

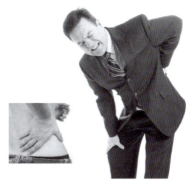

図7-1 尿管結石患者の典型的な痛がり方

©iStockphoto.com/lisafx

疫学：尿管結石は common disease だ！

- 好発年齢は男性が30〜60歳，女性は50〜60歳代であり，男女比は2.5：1と男性に多い．男性の11人に1人，女性の26人に1人が一生の間に一度は尿管結石に罹患するといわれており，決して珍しい病気ではありません．

- 初発が50歳以上ということは稀ですが，年齢とともに再発率は増加し，最初の結石発作後4年以内が再発の危険性が高く，50%は一生涯に1回の再発のみですが，20%以上に3回以上の再発がみられます[1]．必ず既往歴を確認し，尿管結石を経験していないかを確認しましょう．

- また遺伝的素因（家族歴）も認められます．2親等以内に結石患者がいる（いた）患者は14.8%存在します．また初発年齢も家族歴のある患者はない患者に比べて20歳若く（30〜39歳），再発率も高いことが報告されています．特に女性では家族歴の頻度が高いといわれています[2]．

- 尿路結石，尿管結石は 表7-1 のような関係です[3]．言葉の使い方には注意しましょう．救急外来で問題となるのは尿管結石です．頻度も95%以上が上部尿路結石であり，この章では尿管結石について学びましょう．

- 下部尿路結石は稀ですが，繰り返す膀胱炎症状を診た際には膀胱結石も鑑別に入れましょう．膀胱結石は短期間に大きくなり，数カ月で8mmから50mmへ増大した症例を私も経験し驚き

表7-1 尿路結石と尿管結石[3]

結石存在部位	名称	頻度
上部尿路結石	腎結石	95％以上
	尿管結石	
下部尿路結石	膀胱結石	―
	尿道結石	

ました．病歴から疑い精査するようにしましょう．

- 尿管結石による疼痛は腎被膜が拡張・伸展され，腎周囲が腹膜を刺激することで生じます．そのため閉塞が緩徐に生じた際にはそれほど症状は強くありませんが，急に生じた際には強い疼痛が生じ，大の大人がのたうち回るほどの痛みを訴えます．
- 結石性腎盂腎炎に関連した死亡率は 2.3％と報告されており，敗血症を合併している場合には注意が必要です [4]．

診断：除外診断と心得よ！

BRUSH UP YOUR ER SKILL!

- 尿管結石を疑うことはそれほど難しくはありません．腹痛でかつそれが側腹部痛であれば疑い，発症様式が急性発症であればより疑います．そこに年齢や性別などの疫学的要素，身体所見を加え検査前確率を高めていきます．身体所見では，腎叩打痛や腰背部痛，尿路症状があればさらに確率は高まります　表7-2　．しかし，病歴や身体所見のみで尿管結石の診断をつけることは困難かつ危険です．後述する検査を適切に用いて確定診断することになります．重要なことは尿管結石は除外診断であって，「○○だから尿管結石っぽい」と診断するのではなく，「○○だから尿管結石っぽく，かつ否定すべき疾患を除外したから尿管結石だ．」と正しく診断することです．

表7-2　尿管結石：診断に有用な所見 [5, 6]

診るべきpoint		感度（%）	特異度（%）
尿管結石の既往		59	66
疼痛	片側の腰痛で発症	34	99
	持続時間≦12時間	66	67
	耐えられない痛み	46	85
随伴症状	尿路症状	3	99
	嘔吐	51	58
身体所見	腎叩打痛	86	76
	腰部圧痛	15	99

- 「尿管結石かな？」と思ったら，必ず除外しなければならない疾患があります．その代表格は腹部大動脈瘤です．特に高血圧がある高齢男性では要注意です．喫煙者ではさらにリスクが上昇します．痛みの訴えが尿管結石と似ていること，見た

目の重症感は必ずしも重篤ではないこと，腹部大動脈瘤破裂でも尿潜血が陽性となることなどから，尿管結石と誤診されることがあります．必ず適切な方法で腹部大動脈瘤破裂の除外を行うことが必要です．尿管結石単独で命を落とすことはありませんが，腹部大動脈瘤破裂は死に直結する重篤な疾患です．腹部大動脈瘤をいかに除外するかを修得しましょう．その他，尿管結石と鑑別を要する疾患は 表7-3 の通りです．

表7-3 尿管結石との鑑別を要する主な重篤疾患

腹部大動脈瘤破裂
腎梗塞
異所性妊娠
卵巣茎捻転
精巣捻転
総胆管結石/胆石
消化管穿孔
虫垂炎

▶腹部大動脈瘤：破裂する前に発見せよ！

- 動脈瘤の中で最も頻度の高い疾患であり，動脈瘤全体の 80% を占めます．正常径の 1.5 倍以上を動脈瘤と定義（3.0cm 以上）し，60 歳以上の人に多く，主な原因として動脈硬化などの生活習慣病との関連が発症に関連しているといわれています．

- 腹部大動脈拡張は死亡・入院リスクの上昇に関連し，正常（2.4cm 以下）に対して，大動脈瘤（3.0cm 以上）を認める場合，死亡率は 2 倍以上と報告されています 表7-4 ．

- 破裂する危険性が高いのは，①径の大きい瘤（5.0 ～ 6.0cm 以上），②急速に径が増大する瘤（1.0cm/ 年以上）です．6cm 以上となると，年間破裂率は 10% 以上，8cm 以上になると 50% 程度です 表7-5 ．また危険因子も併せておさえておきましょう 表7-6 ．

- 腹部大動脈瘤は触診で拍動性腫瘤を触れ判断できると思われがちですが，触診の感度は 45 ～ 97% で，5.0cm 以上でも感度 76% といわれています[9]．触れなかったからといって否定はできないのです．そこで腹部大動脈瘤を除外するために必要なものが腹部エコーで，感度 100% という報告があるぐらいです[10]．しかし破裂してしまうと，感度は 4% にまで減少してしまうといわれています．重要なことはエコーを施行し，腹部大動脈瘤（破裂）を否定する努力を惜しまないことです．

表7-4 腹部大動脈径と死亡率[7]

腹部大動脈径	正常 2.4cm以下	大動脈拡張 2.5～2.9cm	大動脈瘤 3cm以上
割合 (8,146人)	86.7% (7,063人)	8.2% (669人)	5.1% (414人)
死亡率	7.2%	10.3%	17.6%

表7-5 腹部大動脈瘤推定破裂率[8)]

腹部大動脈瘤径（cm）	破裂率（％/年）
<4	0
4～5	0.5～5
5～6	3～15
6～7	10～20
7～8	20～40
>8	30～50

表7-6 腹部大動脈瘤の危険因子

男性
喫煙歴　タバコが最悪！
家族歴
脂質異常症
高血圧

各種検査の感度・特異度

BRUSH UP YOUR ER SKILL!

- 尿管結石を診断する際に必要な検査は何でしょうか．救急外来では限られた時間の中で，重篤な疾患を除外しながら，迅速に尿管結石を診断しなければなりません．そして緊急性の判断も必要になります．各検査の感度・特異度　**表7-7** を意識しながら，施行する順番も意識して行いましょう．

表7-7 尿管結石に対する各種検査の感度・特異度

検査	感度	特異度
腹部エコー	85～98%	94～97%
KUB	45～59%	71～77%
IVP	64～87%	92～94%
CT	95～100%	94～96%

・KUB（kidney ureter bladder）　：腹骨盤部単純 X 線撮影
・IVP（intravenous pyelography）：静脈性腎盂造影

▶尿潜血検査：確定診断・除外診断には使用できない！

- 尿管結石における尿潜血の感度は 69 ～ 84%，特異度は 27 ～ 48% です[11)]．すなわち，尿潜血が陽性だからといって，尿管結石とは診断できず，陰性であっても除外できません．腹部大動脈瘤など，尿潜血が陽性となり得る他疾患がないことが確認できている場合（外来通院中で腹部エコーが施行されているなど）には，尿潜血陽性はそれなりの意味があるかもしれませんが，救急外来では初診の患者が多く，尿管結石で繰り返し救急外来を受診する方は決して多くはありません．あくまで尿管結石は除外診断というスタンスで臨むべき救急外来では，尿潜血検

査は優先される検査ではありません．

▶腹部 X 線／腎尿管膀胱単純 X 線（kidney ureter bladder: KUB）

- 尿酸結石やシスチン尿管結石は X 線透過性であり，単純 X 線検査ではわかりません 表7-8 ．
- 腸管ガスと重なると診断が困難となること，静脈石や腹部大動脈瘤の石灰化，造影剤の残存などの尿管結石と鑑別を要する必要があり，感度・特異度は決して高くありません．

表7-8 結石成分と X 線透過度

結石成分	結石密度
リン酸カルシウム	22.0
シュウ酸カルシウム	10.8
リン酸マグネシウムアンモニウム	4.1
シスチン	3.7
尿酸	1.4

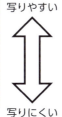

※水を 1 とした結石密度

- 救急外来では重篤な疾患を中心として他疾患との鑑別を要すること，限られた時間の中で迅速に診断をつけなければならないこと，痛みが強く撮影が困難なことなどから，KUB は救急外来では推奨される検査ではないと考えます．尿管結石の経過観察には有用であるため，救急外来ではなく外来通院中の方や，入院後の結石の排石の評価のためには適した検査であると思います．

▶腹部エコー：非侵襲的検査でかつ得られる情報が多い！

- 尿管結石が疑われる患者でまず行うべき検査が腹部エコーです．救急外来で重要なことは，尿管結石を検査でみつけること以上に，緊急の対応が必要な尿管結石患者を早期に拾い上げることです．全部位の尿管結石をエコーで拾い上げることは困難（感度 78％，特異度 31％）ですが，上部尿路の閉塞による水腎症の有無は判別可能であり，閉塞性急性腎盂腎炎の早期発見にはきわめて有用です．5mm 以上の腎・上部尿管・膀胱近傍の結石のエコーの感度・特異度は 95％以上と高率です．「尿管結石を疑ったら，まず水腎症の有無をエコーで確認する」と頭に叩き込みましょう．
- エコーで明らかな腎盂の拡張がある場合や，左右差を認めている場合には「水腎症あり」と判断しましょう 図7-2 ．尿管結石らしい痛みがあり，かつエコーで

図7-2 水腎症の腹部エコー所見: 左右差を check

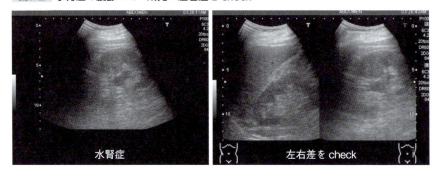

- 水腎症があれば特異度 95％ と尿管結石の診断にあたり，水腎症の有無の確認は重要です[12]．
- また，前述の通り，尿管結石を疑った場合には腹部大動脈瘤など除外しなければならない疾患があります．腹部エコーを施行すれば，腹部大動脈瘤はほぼ除外できること，その他総胆管結石や虫垂炎，異所性妊娠や卵巣茎捻転，腹腔内出血も確定診断はできなくても疑わせる所見がエコーで得られるため，尿管結石を疑った際には必須の検査といえるでしょう．
- 救急外来では，尿管結石に限らず，腹痛患者ではまずエコーを行うことが重要です．腹部エコーを行わずに CT を撮影してはいけません．救急外来の"検査の 3 種の神器（血液ガス，エコー，心電図）"を常に意識しましょう．
- エコーは非常に有用ですが，著明な脱水がある場合には水腎症がはっきりしないこともあります．この場合には CT に頼らざるを得ないことを知っておきましょう．

▶CT

- 感度 95 ～ 100％，特異度 94 ～ 96％ と非常に診断に有効です[13]．また他疾患の鑑別，診断にもきわめて有用です．画像診断ガイドライン 2013 では「腹部単純 CT は，結石の診断のみならず結石以外の腹痛の診断にも有用であるという根拠があり，強く推奨する．」と記載されています．極論をいえば，CT 施行可能であれば撮影しさえすればあまり困ることはないかもしれません．問題は撮影可能かどうかです．最も重要なことは ABC の安定であり，vital signs が不安定であれば CT は撮影できません．また，被曝の影響も考えなければなりません．単純 CT は KUB の約 5 倍の被曝量です 表7-9 ．施行すべき症例を適切に判断し，撮影するメリットがデメリットを上回る場合に限り撮影するようにしましょう．具体

的には以下の場合と考えます.

①エコーで水腎症がはっきりしない場合

②エコーで尿管結石以外の疾患(腹部大動脈瘤や卵巣茎捻転など)が疑われる場合

③敗血症を合併している場合など,結石の正確な位置や大きさを把握する必要がある場合

④初発の尿管結石

表7-9 **画像検査における放射線被曝の比較**[3)]

方法	放射線被曝（mSV）
KUB	0.5～1.0
IVU	1.3～3.5
単純CT	4.5～5.0

※ KUB; kidney ureter bladder 腎尿管膀胱単純撮影
※ IVU; intravenous urography 経静脈性尿路造影

※①,②は尿管結石の診断がつかない以上,その先の検索として腹部 CT の必要があることは理解しやすいでしょう.③に関しては,自然排石が望めるか否かの判断のために必要と考えます.敗血症を合併,すなわち閉塞性急性腎盂腎炎の場合には,排石されない限り状態は改善せず,一気に状態が悪化する可能性があります.この結石は内科的処置で排石が期待できるのかどうかの判断を行うため CT は必須と考えます.④は③と同様に位置や大きさを正確に把握することで再発の可能性をある程度把握できることが挙げられます.また CT を撮影すると 15％程度に重篤な他疾患が発見され,帰宅・入院の転帰が変更となった患者が数％みられたという報告もあります.救急外来で出会う尿管結石患者の多くは初発の患者であり,腹部エコーで尿管結石を示唆する所見が乏しい場合には,本邦は諸外国と比較し CT が普及している 表7-10 ことを考えても,CTを撮影することが可能な施設では撮影するというのが現実的でしょう.

表7-10 **CT scan の設置数（人口100 万対，2005 年）**[14)]

日本	米国	英国	平均
92.6	32.2	7.5	22.6

・水腎症以外に尿瘤（urinoma）を認める場合もあります.これは腎盂内圧が上昇し,尿管の一部から尿が後腹膜内に漏れるもので,強い疼痛の原因となります.尿瘤を認める場合には水腎症を認めない場合もありますが,経尿道的ドレナージの適応であり,診断には CT が優れています.

結石が嵌頓しやすい場所

- 生理的狭窄部位が3カ所あることは知っておきましょう 図7-3 ．画像を確認する際には，嵌頓しやすい部位から探すと見落としが減るでしょう．あるものと思って疑って探しましょう．
- 嵌頓している部位によって訴える痛みが異なることがあります．尿管結石の典型的な痛みは激しい背部痛や側腹部痛ですが，より下部であると虫垂炎のような下腹部痛を訴えることをよく経験します．また頻尿や残尿感などの膀胱刺激症状は，尿管結石が膀胱尿管移行部付近まで下降すると生じるといわれています．この位置の結石では睾丸が痛いと訴える場合もあり，睾丸痛を主訴に来院した患者でも尿管結石を鑑別に挙げましょう．

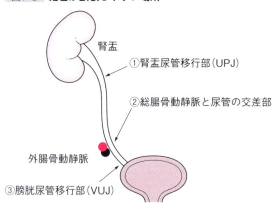

図7-3 結石が嵌頓しやすい場所

結石の大きさ vs 排出率

- 尿管結石の患者から受ける一番多い質問は「また痛くなりますか？」ではないでしょうか．再発率は前述の通り高く，それを規定しているのが位置と大きさです．4mm以下の結石は1～2週のうちに80%が自然排石され，5～8mm以下の結石でも自然排石が期待できます．しかし，10mm以上の場合には自然排石が期待できず，体外衝撃波結石破砕術（extracorporeal shock wave lithotripsy：ESWL）などの専門的処置が必要になることが多くなります．一般的な尿管結石の自然排石率は 表7-11 のように長径と逆相関するわけです．また大きさが自然

排石が期待できる大きさであっても，位置が下部尿管ではなく上部・中部尿管であった場合には自然排石率が低下します．そのため，尿管結石がどこに，どれくらいの大きさの石があるのかを確認することは非常に重要です．自然排石が期待できないと判断した場合には，救急外来の初療によって症状が改善した場合でも，今後の再発防止のために早期の泌尿器科などの専門医の受診を勧めることが必要です．

表7-11 尿管結石と自然排石率 [15)]

大きさ	自然排石率
1mm	87%
2～4mm	76%
5～7mm	60%
8mm≦	39%

表7-12 尿管結石自然排石平均日数 [16)]

大きさ	自然排石平均日数
≦2mm	8.2日
2～4mm	12.2日
4mm≦	22.1日

- 尿管結石の自然排石日数は **表7-12** の通りです．大まかな目安を把握し，1カ月以上自然排石されない場合には積極的な結石除去を考慮しましょう．

治療：使用する薬剤とタイミングを check！

- 尿管結石らしい痛みがあり，エコーで水腎症を認め，腹部大動脈瘤の除外ができた段階で痛み止めを使用してよいでしょう．使用する薬剤は非ステロイド性消炎鎮痛薬（NSAIDs）坐剤が first choice で奏効することがほとんどです．『尿路結石症診療ガイドライン』には，NSAIDs 坐剤の効果が弱い時には，非麻薬性鎮痛薬であるペンタゾシンの筋注が選択肢として挙げられています．しばしば使用されている抗コリン薬であるブチルスコポラミン臭化物（ブスコパン®）は，鎮痛効果は乏しく，上記薬剤が使用できない場合（アスピリン喘息やアレルギーなど）に止むを得ず使用する補助的治療と考えた方がよいでしょう．

- ただし，下記に該当する場合には安易に鎮痛薬を使用してはいけません．
  ①高齢者
  ②敗血症を合併している場合：SIRS（全身性炎症反応症候群）項目を 2 項目以上満たす場合［☞ p.113 **表6-3**］
  ③腎機能障害を指摘されている場合
  ④脱水所見を認める場合［☞ p.74 **表4-4**］
  ⑤繰り返し鎮痛薬を使用している場合

　　　高齢者や腎機能障害を指摘されている方，繰り返し鎮痛薬を使用している場

合には，腎機能を評価するために採血を考慮するべきです（痛みが強く痛み止めを繰り返し内服した結果，腎機能障害を認め，痛みのため飲水量が減少し，腎前性腎障害を合併している場合，さらには尿路感染症を合併している場合など，注意する場合が存在する）．

- 尿管結石に伴う急性腎盂腎炎は閉塞機転を解除しないと重症敗血症・敗血症性ショックに陥ってしまいます．特に高齢者では進行のスピードが早く，受診のタイミングが遅れると致死的疾患となり得ます．自然排石が望めない位置に結石を認め，敗血症の合併を認める場合には要注意であり，カテーテル留置あるいは経皮的腎瘻造設を考慮して，泌尿器科医に対して強く働きかけなければなりません．その際発熱や炎症反応が重要なのではなく，重要なのは本人の症状，vital signs（発熱だけでなく脈拍や呼吸数），乳酸値です ［☞ p.109 ⑥敗血症かな？と思ったら］．

泌尿器科コンサルトのタイミング

- 救急外来で尿管結石症疑いの患者を全て泌尿器科が対応している病院は稀でしょう．多くの病院で，救急や内科の医師が対応していると思います．ほとんどの場合内科的治療で対応可能ですが，中には外科的処置が必要な症例が含まれています．一般的には，①敗血症の合併，②疼痛コントロールが困難な場合，③結石のサイズが 5mm 以上，4 週間経過しても排石されないなど，自然排石が望めない場合などがあげられます．このうち救急外来の段階で，すなわち“今”泌尿器科へのコンサルトが必要となるのは，早期に尿管ステントや腎瘻造設を行うべき患者です．それが①敗血症の合併している患者です．もちろん敗血症を合併している患者全例に外科的処置を緊急で行うわけではありませんが，救急外来受診時に既に敗血症を合併している場合には，この後重篤化する可能性が十分にあることを意識しておくことが必要です．その場合には，石をなんとかしない限りいくら抗菌薬を投与しても改善は見込まれません．敗血症診療の原則は，source control です．救急外来に「敗血症を合併している尿管結石患者」がいることを泌尿器科へ一報しておくことは，その後の対応の迅速性に関わる重要事項です．抗菌薬，外液投与などの治療が奏効し，病状が改善傾向に向かえばよいかもしれませんが，救急外来での限られた時間の中では評価が困難な場合も多く，その後の経過次第で外科的処置が必要と判断される症例も少なくありません．救急外来で重要なことは，敗血症の合併を見逃さず，培養を提出し起因菌に対する抗菌薬を投与するこ

と，source control の必要性を考え泌尿器科へコンサルトすることです．

帰宅 or 入院

- NSAIDs 単発の使用でコントロールがついた場合には，再度痛みが出現した際には泌尿器科を受診するように指示し帰宅可能です．CT を施行した場合には，位置や大きさを説明し，再発の可能性について具体的に説明しましょう．泌尿器科宛の紹介状や，撮影した画像，採血結果がある場合には持たせるとよりよいでしょう．救急外来は患者教育の場でもあります．適切に今後のとるべき行動を指示しましょう．食生活で気をつけることなど，再発予防はガイドラインに細かく記載されています．インターネットで公開（Minds ガイドラインセンター）されているため一度目を通しておきましょう．
- 疼痛コントロールがつかない場合は原則入院とし，疼痛管理が必要です．その場合，もう一度本当に尿管結石でよいのか自問自答することを忘れてはいけません．
- 敗血症の合併を認める場合（SIRS criteria を満たす vital signs，腎機能障害の合併，無尿）は，fever work up を施行し抗菌薬投与，外科的処置を含め入院加療が必要です ［☞ p.109 ⑥敗血症かな？と思ったら］．

まとめ

- 尿管結石症は除外診断と心得よ．腹部大動脈瘤は必ず除外し，その旨をカルテに記載．
- 尿管結石症の診断に腹部エコーは必須の検査である．エコーを施行せずに CT は施行してはいけない．尿潜血や KUB は救急外来では必須の検査ではない．
- 敗血症を合併している尿管結石症患者には要注意．外科的処置を視野に入れ，泌尿器科の協力が必要である．敗血症であることを早期に察知するとともに，培養採取後抗菌薬投与，エコーを用いて外科的介入の判断を．

> **症例①** 45歳の男性．就寝中の午前3時頃，突然の左側腹部痛を自覚し起床，その後症状軽快せず，息子さんに連れられ救急外来受診となった．Vital signs は，意識清明，血圧 100/60mmHg，脈拍 90 回/分，呼吸 15 回/分，SpO$_2$ 98%（RA），体温 36.4℃，瞳孔 4/4，対光反射正常であった．既往に尿管結石，高血圧がある．診察室に入ってくるなり，ベッドに横になり左脇腹をおさえている．

🧑‍⚕️ これもよくある病歴だね．どのようにアプローチするかな？

🧑 尿管結石の既往がある人が，左側腹部痛で来院ですから尿管結石ではないですかね？ 尿定性を提出して尿潜血陽性であれば坐薬でも使って，痛みをとってあげましょう．

🧑‍⚕️ そこにはいくつもの間違いがあるね．たしかにこの時間帯には尿管結石が多くて，ある報告では4時32分に尿管結石が最も多いといわれているよ．尿潜血は尿管結石に特異的な検査だったかな？

🧑 いいえ，違いましたね．尿管結石における尿潜血検査は感度も特異度もいまいちでした．

🧑‍⚕️ 尿潜血は少なくとも救急外来における尿管結石の診断には必要ないよ．尿管結石で外来受診中の方など，他の鑑別疾患が除外されている人では有用かもしれないけどね．尿潜血ではなく検査は何を行うかな？

🧑 腹部エコーですね．腹部大動脈瘤を鑑別しなければならないですから．

🧑‍⚕️ そうだね．水腎症の有無や腹部大動脈の拡張，腹腔内出血，その他腹痛をきたす疾患の除外に腹部エコーはきわめて有用だ．

🧑 エコーではっきりとした水腎症や腹部大動脈瘤は認められませんでした．尿管結石ではないのかもしれません．

🧑‍⚕️ 水腎症がはっきりしないからといって尿管結石ではないとはいえないよ．もちろん今回のように突然発症の疼痛だから，①詰まった，②破れた，③捻れた，を中心に鑑別しなければならないね．腹痛の鑑別はあとで述べるとして，エコーではっきりしなかった場合，次に行う検査は何かな？

🧑 X 線や KUB ですか？ CT はやりすぎな気もしますし…

尿管結石が同定できないような検査を施行しても無駄になってしまうよ．X線やKUBの尿管結石の感度・特異度は腹部エコーよりも低く，エコーではっきりしない場合に撮影して得られる情報は少ない．CTを撮影しよう．尿管結石であった場合には，存在の有無以外に場所と大きさがわかり，今後の対応が変わってくるからね．また尿管結石以外の鑑別も可能だ．

なるほど．

CTの結果，左膀胱尿管移行部に3mm大の結石がみつかったよ．その他腹腔内に特記所見は認めなかった．この位置と大きさであれば自然排石が望めるね．

尿管結石の診断を受けた方は，また痛くならないか心配ですもんね．自然排石が見込めるかどうかがわかるのは大きいですね．

そうだね．その場を凌ぐだけでなく，今後予想される経過や指示を明確に出すことが重要だ．具体的には敗血症の合併が示唆される発熱を認めた場合，再度痛みが出現した場合には，痛み止めを使うだけでなく必ず再受診するように指示することが必要．尿管結石に伴う急性腎盂腎炎は重篤化しやすく，進行も比較的早い印象がある．また，抗菌薬や鎮痛薬のみの治療では根本的な解決にはならず，ステントや腎瘻といった外科的介入が必要になるんだ．入院の必要性があるかないかを判断し，帰宅させる場合には上記のような話を，患者さんだけでなく家族にも説明し理解してもらうように常に心掛けよう．

診断 ▶ 尿管結石

【参考文献】

1) Strohmaier WL. Course of calcium stone disease without treatment. What can we expect? Eur Urol. 2000; 37: 339-44.
2) 井口正典，安井孝周，郡健二郎．尿路結石の病態から見た再発予防法：疫学から再発予防を考える．泌尿器外科．2008; 21: 655-61.
3) 日本泌尿器科学会，日本泌尿器内視鏡学会，日本尿路結石症学会，編．尿路結石症診療ガイドライン．2版．東京：金原出版；2013.
4) 濱砂良一．第7章 尿路性器感染症，重症尿路感染症．II．尿路結石による閉塞性腎盂腎炎．In: 日本泌尿器科学会 2012年卒後教育テキスト．東京：日本泌尿器科学会；2012. p.140-4.
5) Kartal M, Eray O, Erdogru T, et al. Prospective validation of a current algorithm

including bedside US performed by emergency physicians for patients with acute flank pain suspected for renal colic. Emerg Med J. 2006; 23: 341-4.

6) Eskelinen M, Ikonen J, Lipponen P. Usefulness of history-taking, physical examination and diagnostic scoring in acute renal colic. Eur Urol. 1998; 34: 467-73.

7) Duncan JL, Harrild KA, Iversen L, et al. Long term outcomes in men screened for abdominal aortic aneurysm: prospective cohort study. BMJ. 2012; 344: e2958.

8) Brewster DC, Cronenwett JL, Hallett JW Jr, et al; Joint Council of the American Association for Vascular Surgery and Society for Vascular Surgery. Guidelines for the treatment of abdominal aortic aneurysms. Report of a subcommittee of the Joint Council of the American Association for Vascular Surgery and Society for Vascular Surgery. J Vasc Surg. 2003; 37: 1106-17.

9) Carpenter CR. Evidence-based emergency medicine/rational clinical examination abstract. Abdominal palpation for the diagnosis of abdominal aortic aneurysm. Ann Emerg Med. 2005; 45: 556-8.

10) Kuhn M, Bonnin RL, Davey MJ, et al. Emergency department ultrasound scanning for abdominal aortic aneurysm: accessible, accurate, and advantageous. Ann Emerg Med. 2000; 36: 219-23.

11) Stern SDC, et al. Symptom to Diagnosis. 2nd ed. New York: McGraw-Hill; 2010. p.46.

12) Ripollés T, Agramunt M, Errando J, et al. Suspected ureteral colic: plain film and sonography vs unenhanced helical CT. A prospective study in 66 patients. Eur Radiol. 2004; 14: 129-36.

13) Ha M, MacDonald RD. Impact of CT scan in patients with first episode of suspected nephrolithiasis. J Emerg Med. 2004; 27: 225-31.

14) OECD Health Date 2005.

15) Coll DM, Varanelli MJ, Smith RC. Relationship of spontaneous passage of ureteral calculi to stone size and location as revealed by unenhanced helical CT. AJR Am J Roentgenol. 2002; 178: 101-3.

16) Miller OF, Kane CJ. Time to stone passage for observed ureteral calculi: a guide for patient education. J Urol. 1999; 162: 688-90.

⑧ 疼痛患者に出会ったら
—Pain—

痛みの問診を習得せよ！

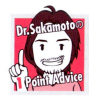

緊急性の高い疼痛患者を見逃さないために，「痛みの問診OPQRSTA」を隈なく聴取し，特に突然発症の病歴に注意しましょう．

- ▶「痛みの問診OPQRSTA」を隈なく聴取しよう！
- ▶ "検査の3種の神器"を活用しよう！
- ▶ 重症度評価を正しく行おう！
- ▶ Common is common！ 救急外来で出会う頻度の高い疾患の一般的経過，pitfallを理解しよう！

痛みの問診OPQRSTA　表8-1

- 疼痛患者に出会ったら「痛みの問診OPQRSTA」をもれなく聴取することが必要です．特に発症様式（onset）は重要であり，突然発症の疼痛は緊急性が高いと判断し対応しなければなりません．救急外来でよく経験する突然発症の病歴は，「痛みで目が覚めた」というものです．起床時から痛みを認める場合には，それが起きた後に痛みを感じたのか，それとも痛みのせいで目が覚めたのかは必ず確認しましょう．突然発症で考えなければならない代表的な疾患は以下の通りです．

- 突然発症の頭痛：クモ膜下出血，動脈解離
- 突然発症の胸痛：急性心筋梗塞，大動脈解離，肺血栓塞栓症，気胸
- 突然発症の腹痛：腹部大動脈瘤破裂，胆石，尿管結石，卵巣茎捻転，etc.

表8-1 痛みの問診 OPQRSTA

O	Onset	発症様式
P	Position	部位
Q	Quality	疼痛の性質
R	Radiation	放散痛
S	Severity	強さ
T	Time	疼痛時間
A	3A Aggravation factor Alleviating factor Associated symptoms	増悪因子 寛解因子 関連症状

検査の3種の神器：①血液ガス ②エコー ③心電図

- 疼痛患者においてもこの3つの検査は非常に有用です．確定診断するためにはCTや採血が必要になりますが，「今何をするべきか」を判断するためにはこれら3つの検査で十分です．

▶血液ガス

- 血液ガスは多くの項目を確認することができますが，最も注目しなければならない所見は乳酸値の上昇を伴う代謝性アシドーシスの有無です．例えば，腹痛患者が代謝性アシドーシスを認める場合には絞扼性イレウス（正しくは絞扼性腸閉塞〔strangulation obstruction〕）などの腸管虚血の可能性を考えなければなりません．

▶エコー

- エコーは疼痛患者ではきわめて重要です．胸痛では心筋梗塞，大動脈解離，肺血栓塞栓症の鑑別は必須ですが，これらはエコーである程度判断可能です．気胸もエコーで判断可能といわれています．また腹痛では echo free space，胆石，水腎症の有無などをみるべきです．また意外に多いのが尿閉です．高齢者が臍下部に痛みを訴えている場合に疑われますが，エコーを行えば一発で診断できます．

▶心電図

- 胸痛患者に心電図を行うことに疑問を持つ人はいません．それでは腹痛を主訴に

来院した場合はどうでしょうか？　答えは簡単です．腹痛を説明しうる疾患が同定できなければ心電図を行うべきです．いいかえれば，腹部エコーで同定できない腹痛患者では心電図を行いましょう！

重症度評価

Vital signs

- Vital signs が重要なことは当たり前ですが，目の前の疼痛患者が重症か否かを判断する際に特に重要な vital signs は意識状態と呼吸数です．血圧や脈拍はモニター表示など客観視できることもあり，血圧低下や頻脈を見逃すことはないでしょう（薬剤の影響は考えなければなりませんが）．それに対して軽度の意識障害や呼吸数の上昇は見逃しがちです．必ず vital signs は普段と比較し，少しでも変化があるものは拾い上げるようにしましょう．呼吸数の上昇の裏には代謝性アシドーシスが隠れているかもしれません．これは敗血症でも同様でしたね［☞ p.110 感染症の vital signs］．

突然，最悪，増悪，初発の疼痛に要注意！

- **＜突然＞**　突然発症の痛みは前述の通り最も重要な sign です．急性発症の痛みにも注意が必要ですが，特に突発した痛みはさらに重篤な疾患が隠れていることを改めて意識しておきましょう．突然発症の病歴を聴取する聞き方は，わかりますか？　後述しますので考えておいてください．
- **＜最悪＞**　今までに経験したことのないほど強い痛みであった場合にも要注意です．同じ部位の痛みを経験したことがあっても，以前と比較し強い場合には一段ギアを入れ対応しましょう．
- **＜増悪＞**　痛みが軽快傾向にある場合には時間的余裕がいくらか生まれますが，増悪している場合には一般的には病状が進行していると判断し対応を急がなければいけません．時間経過とともに増悪するような体性痛は外科的介入が必要な腹痛であることが多いため注意が必要です．痛みの推移を必ず確認しましょう．
- **＜初発＞**　痛みの程度がそれほど強くなくても，初発の疼痛の場合には注意しなければいけません．何が隠れているかわかりません．逆に，以前から同様の痛み

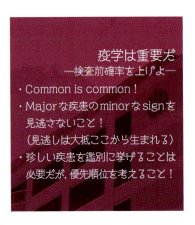
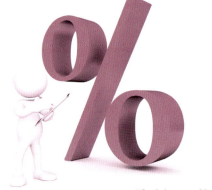

疫学は重要だ
—検査前確率を上げよ—
- Common is common !
- Majorな疾患のminorなsignを見逃さないこと！
（見逃しは大抵ここから生まれる）
- 珍しい疾患を鑑別に挙げることは必要だが，優先順位を考えること！

©iStockphoto.com/VicZA

を認める場合には重篤な疾患である可能性はぐっと下がります．"急性か慢性か，それが問題だ"でしたね［☞ p.4 はじめに ⑥急性か慢性か，それが問題だ！］．

患者背景に要注意

- 痛いはずなのにあまり痛がらない患者に時々遭遇します．その代表が，①高齢者，②糖尿病罹患患者，③精神疾患（統合失調症など）罹患患者，④ステロイド内服中の患者です　表8-2 ．心筋梗塞，消化管穿孔など，通常は激烈な痛みで発症することがほとんどですが，上記に該当する患者の中には歩いて来院する方もいるぐらいです．痛みの程度が強くなくても，OPQRSTA，vital signs を総合的に評価し，「あまり痛がっていないから」と安易に重篤な疾患を否定してはいけません．

表8-2　患者背景に要注意：痛みが軽度でも安心してはいけない！

①高齢者	③精神疾患
②糖尿病	④ステロイド内服

Common is common！：Majorな疾患のminorなsignを見逃すな！

- 救急外来で出会う疾患は多数ありますが，まずおさえるべき疾患はよく出会う疾患，そしてよく見逃される疾患でしょう．しかし，実はこの両者は共通していることがほとんどです．つまり，見逃される疾患の多くは出会う頻度が高い疾患なのです．見逃してしまう理由は大きく2つに分かれます．①そもそも鑑別に挙がっていない，②鑑別には挙がっているけれども症状や検査結果から否定してし

まう，です．これら 2 つを防ぐためには，心筋梗塞のように救急外来でよく出会う疾患を pitfall も含めしっかりと学び，それらと鑑別すべき疾患を合わせて理解しておくのが近道です ［☞ p.1 はじめに ② Common is common！］.

- 本書では上記の理由から，頭痛ではクモ膜下出血・髄膜炎，胸痛では急性心筋梗塞・大動脈解離・肺血栓塞栓症，腹痛では虫垂炎・異所性妊娠・尿管結石を中心に解説します．

最後に

BRUSH UP YOUR ER SKILL！

- 救急外来で当直をしていて疼痛患者に出会わない日はありません．確定診断は必ずしも必要なく，「いま何をするべきか」を判断することが重要です．そのためには重篤な疾患，急を要する疾患か否かを鑑別しなければなりません．その入り口が「痛みの問診 OPQRSTA」です．隈なくもらさず聴取することを常に心がけましょう．次章以降で「頭痛」，「胸痛」，「腹痛」に関して学びましょう．

コラム 既往歴の正しい聞き方

患者に既往歴を聞く際に，「今までに大きなご病気をされたことはありませんか？」，「何か今までに病気に罹ったことはありませんか？」などと聞いていませんか．これではいけません．私も研修医時代にこのように聞いていた時期がありましたが，何度も患者に騙されました．患者の中で病気というのは個人差があるのです．よく経験するものとして，虫垂炎や胆石で手術をしたことなどは忘れ去られています．何十年も前のことで記憶として忘れているだけでなく，大した病気ではないから言う必要もないだろうという印象を受けます．また，「胃をとりました．」と答える患者では，原因が胃潰瘍なのか胃癌なのかを必ず確認しましょう．胃癌であった場合には脾臓も摘出している可能性があり明確に区別する必要があります．既往歴は漠然と聞くのではなく，「今までに虫垂炎などの手術を受けたり，入院を要するような病気の経験はありませんか？」と具体的に聞きましょう．また，詳細がわからない場合には本人だけでなく家族からの聴取も併せて行うとよいでしょう．

⑨ 頭痛患者に出会ったら
—Headache—

クモ膜下出血を見逃すな！

頭痛に限らず，疼痛を訴える患者では，どのような痛みであるかを詳細かつ迅速に把握することが必要です．特に救急外来では"恐い疼痛"を見逃してはいけません．合言葉は「突然，最悪，増悪，初発の疼痛に要注意！」です．

- ▶ 頭痛の red flag signs を理解しよう！
- ▶ クモ膜下出血，髄膜炎を見逃すな！
- ▶ 片頭痛と緊張型頭痛をしっかり鑑別しよう！

頭痛の分類：一次性頭痛か二次性頭痛か

- 頭痛は一次性頭痛，二次性頭痛に大きく分類されます 表9-1 ．一次性頭痛は，患者は苦痛を伴うものの，緊急性は高くありません．救急外来において問題となるのはクモ膜下出血や髄膜炎などをはじめとする二次性頭痛です．二次性頭痛を疑う症状・所見として SSNOOP 表9-2 を check するとよいでしょう．
- 一次性頭痛の診断は，①二次性頭痛を除外すること，②１回の診断で確定診断しないことが重要です．すなわち，救急外来で一次性頭痛と診断するためには，必ず二次性頭痛の除外が必要というわけです．また初診の頭痛患者を片頭痛や緊張

型頭痛と確定診断するのは危険です．あくまで疑いとし，確定診断は避けるべきです．なぜなら，安易に片頭痛という診断を救急外来の1回の診療でしてしまうと，その後その患者の頭痛は片頭痛と常に片付けられてしまう危険があるからです．あくまで救急外来では「疑い」にとどめ，必ず確定診断のために改めて外来を受診するように指示しましょう．逆に，「片頭痛といわれている」と患者が訴えても，「本当に片頭痛か」再度自身で診察し，評価することが必要です．

表9-1 **国際頭痛分類**（文献1より改変）

一次性頭痛
①片頭痛
②緊張型頭痛
③群発頭痛およびその他の三叉神経・自律神経性頭痛
④その他の一次性頭痛
二次性頭痛
⑤頭頸部外傷による頭痛
⑥頭頸部血管障害による頭痛
⑦非血管性頭蓋内疾患による頭痛
⑧物質またはその離脱による頭痛
⑨感染症による頭痛
⑩ホメオスターシスの障害による頭痛
⑪頭蓋骨，頸，眼，耳，鼻，副鼻腔，歯，口あるいはその他の顔面・頭蓋の構成組織の障害に起因する頭痛あるいは顔面痛
⑫精神疾患による頭痛
頭部神経痛，中枢性・一次性顔面痛およびその他の頭痛
⑬頭部神経痛および中枢性顔面痛
⑭その他の頭痛，頭部神経痛，中枢性あるいは原発性顔面痛

表9-2 **SSNOOP：二次性頭痛を見逃すな！**

Systemic symptoms/signs	発熱，るいそう，筋肉痛，etc.
Systemic disease	悪性腫瘍，AIDS，etc.
Neurologic symptoms of signs	神経局在所見
Onset sudden	雷鳴頭痛
Onset after 40 years	40歳以降初発の頭痛
Pattern change	増悪する頭痛，いつもと違う頭痛

頭痛の red flag signs：危険なサインを見逃すな！

- 救急外来において恐い頭痛を見逃さないようにするためには，具体的に頭痛をきたす重篤な疾患を想定するとともに，危険なサインをキャッチすることが重要です．確定／除外診断のために頭部 CT など検査も必要となりますが，最も重要なのは，病歴・身体所見，意識を含む vital signs です．病歴では特に，①最悪，②増悪，③突発の 3 つに注目しましょう．人生最悪の頭痛ではなく，増悪傾向にはなく，突然発症でなければ恐い頭痛は否定的といわれています 表9-3 ．Vital signs において頭蓋内疾患を積極的に考えるのは，意識障害患者，特に血圧高値・瞳孔不同を認める患者です ［☞ p.10 Vital signs，病歴，身体所見が超重要！］．瞳孔所見も必ず確認しましょう．

- 二次性頭痛を見逃さないためには前述の SSNOOP も有用ですが，救急外来では具体的に 表9-4 のような「頭痛の red flag signs」をあわせて check しましょう．これらを頭に入れ，問診の段階で危険な頭痛を拾い上げることが重要です．

表9-3 危険な頭痛のスクリーニング[3]

最悪	人生最悪の頭痛
増悪	だんだん増悪
突発	突然発症
※この3つがなければ危険な頭痛は否定的	

表9-4 頭痛の red flag signs

突然発症の頭痛（痛みで起床etc.）
痛みの程度が強い頭痛（痛みで起床etc.）
初発の頭痛
今までの頭痛と異なる頭痛
徐々に増強する頭痛
5歳未満，50歳以上の頭痛
神経学的異常所見を伴う頭痛
発熱や痙攣など全身症状を伴う頭痛
意識障害，意識消失を伴う頭痛
頸部痛・項部硬直を伴う頭痛
最近の頭部外傷歴がある頭痛
担癌患者，免疫不全患者，妊婦の初めての頭痛

救急外来で絶対に見逃してはいけない 2 大疾患

- 緊急性が高い疾患は 表9-5 のように多数あるものの，その中でも特に緊急性が

高く，救急外来で遭遇する頻度や誤診率が高いことを考慮すると①クモ膜下出血，②髄膜炎（特に細菌性髄膜炎）が重要です．髄膜炎に関しては後述［☞ p.335 ⑯髄膜炎かな？と思ったら］することとして，ここではクモ膜下出血に関して学びましょう．

表9-5 頭痛をきたす重篤な疾患：救急外来では常に鑑別を！

クモ膜下出血	一酸化炭素中毒
髄膜炎	巨細胞性血管炎（側頭動脈炎）
脳出血/脳梗塞	脳腫瘍，脳膿瘍
外傷	子癇発作
頸動脈・椎骨動脈解離	副鼻腔炎
静脈洞血栓症	急性緑内障発作
下垂体卒中	帯状疱疹 etc.

クモ膜下出血：早期に疑い愛護的に！

- クモ膜下出血は頭痛をきたす代表的な疾患であり，ひとたび発症すれば40%が致命的となり，30%が機能障害を残す非常に恐い疾患です．一般の外来を受診する場合もありますが，多くは痛みの程度が強いこと，意識障害を伴うことが多いことから救急搬送など，救急外来を受診し診断されることがほとんどです．診断がつけば脳神経外科医にコンサルテーションということになりますが，初療に携わるのは研修医を含む救急外来担当の医師となります．誰もが正しく対応しなければなりません．クモ膜下出血の患者の対応で最も重要なのは再破裂を防止することです．意識清明で来院した患者が診察途中に意識状態が悪化することも時にあります．再破裂を防止するために，早期に疑い，疑った段階で愛護的に患者と接しなければなりません．ここでは，クモ膜下出血をどのように疑い，どのように診断するかを中心に学びましょう．

①いつ疑うか？：発症様式と痛みの程度を check！

- クモ膜下出血には大きく分けて2つの来院パターンがあります．1つ目は激しい頭痛や後頸部痛を訴えて来院するパターンです．この場合は意識状態はある程度保たれており，患者自身から痛みの程度や発症様式を聴取できるため，クモ膜下

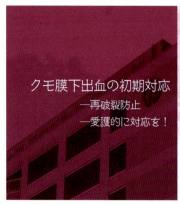
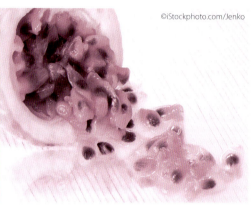

クモ膜下出血の初期対応
—再破裂防止
—愛護的に対応を！

出血を疑うことに苦労しません．2つ目のパターンが意識障害です．意識障害の程度にはばらつきがありますが，JCS 3桁の状態で搬送される症例や心肺停止状態で運ばれてくる症例も珍しくありません．その際にpointとなるのがやはり病歴であり，突然発症の病歴を聴取することが特に重要です．また意識障害を伴う前の患者の訴えも重要であり，頭痛や後頸部痛の訴えの後，意識障害に陥った場合にはクモ膜下出血の可能性は高くなります．

▶来院パターン①：激しい頭痛・後頸部痛—突然発症の病歴に要注意！

- 危険な頭痛のスクリーニングの3項目，①最悪，②増悪，③突発のうち，どれか1つでも満たす場合には，積極的にクモ膜下出血の可能性を考えましょう．特に突然発症の頭痛，人生最悪の頭痛の場合にはクモ膜下出血を強く疑うべきです．
- 「すごく突然，痛みだしたのですか？ 痛みを感じた瞬間に何をしていましたか？（Very sudden onset？）」
  - クモ膜下出血の患者は痛みの始まりを正確に口にすることができることが多いです．「突然痛くなりましたか？」と患者に問うと，たいていは「突然です．」と訴えますが，これがsuddenなのかacuteなのかを判断することがpointとなります．そのため，**痛みが出現した際に何をしていたか**を合わせて問診すると，発症様式がより明確になり，突然発症の病歴を拾い上げることができます．当院に救急搬送された症例でも，「テレビを観ていてCMになった瞬間に頭痛が始まった．」，「台所で野菜を冷蔵庫から取り出した時に頭痛が始まった．」など，suddenな病歴が聴取されることを経験しています．また，「⑧疼痛患者に出会ったら」でも述べましたが，「痛みで目が覚めた」場合もsudden onsetと考えましょう．

・クモ膜下出血では上記のように突然発症の頭痛が典型的ですが,「重篤で瞬間~1分以内にピークに達する爆発的な頭痛」を特に雷鳴頭痛 (thunderclap headache) と呼び,クモ膜下出血の約75%に認めます 表9-6 . しかし,雷鳴頭痛を主訴に来院した患者のうち,クモ膜下出血が原因であったのは11.3%であったという報告[4] もあり,他の疾患が原因の場合もあることも覚えておきましょう.救急外来では,雷鳴頭痛の場合には積極的にクモ膜下出血を疑い,雷鳴頭痛でなくても安易にクモ膜下出血を否定せず,痛みの程度や意識状態など,総合的に評価することが重要です.

表9-6 頭痛の起こり方[5]

発症までの時間	割合
瞬間的	50%
2~60秒	24%
1~5分	19%
徐々に	8%

▪「こんなにひどい頭痛は初めてですか？（Worst headache in your life？）」
・緊張型頭痛や片頭痛など,普段から頭痛持ちの患者は意外と多いものです.「いつもの頭痛が今回はちょっと強く出たのでしょう」などと安易に一次性頭痛と診断せず,普段の頭痛と異なる頭痛で程度が強い場合には,常に他疾患,特にクモ膜下出血を鑑別に挙げるようにしましょう.
・初発の頭痛も red flag signs の1つでした.痛みの程度がそこまで激しくなくても初発の痛みであれば慎重に対応するべきです.

▶来院パターン②：意識障害─左右差のない意識障害に要注意！

▪クモ膜下出血患者は意識清明で来院する場合もありますが,多くはなんらかの意識障害を認めます.痛みの程度が強く開眼や返答ができない場合や不穏状態で来院することもよくあります.私も痛みが強く閉眼したまま言葉をあまり発することができない患者,来院後突然ストレッチャーの上で側臥位で寝そべりテレビを観る時のような姿勢をとり尿失禁を認めた患者,300/JCS や心肺停止で搬送された患者など,様々な意識状態で来院したクモ膜下出血の患者を経験しています.ここで point となるのがいかなる意識状態においても「左右差がない意識障害患者は要注意」ということです.なぜ注意が必要かというと,一般的に脳梗塞や脳出血患者では左上下肢麻痺などの左右差を認める場合が多いため,「左右差がないから原因が頭蓋内にはなさそうだ」と判断されがちだからです.脳卒中の中でクモ膜下出血だけは,左右差を認めないことの方が多いと心得ておくとよいでしょう.当院で2011年4月から2014年3月に当院でクモ膜下出血の診断に至った71症例のうち,何らかの意識障害を認めた症例は50症例と全体の70%でした.そのうち86%は身体所見において左右差を認めていません.意識障害を認める患

者が身体所見上左右差を認めない場合には,「クモ膜下出血かもしれない」とその段階で疑い,不用意に痛み刺激を繰り返し与えるのではなく,再破裂を防ぐように愛護的に患者を診察し精査することが重要です.

②疫学: クモ膜下出血は救急外来では common な疾患だ!

- 頭痛を主訴に来院する患者のうち,クモ膜下出血の頻度は一般外来では0.8％なのに対して,救急外来では8％と10倍にも上ります 表9-7 [6]. 救急外来で仕事をしていると意外と出会う疾患なのです. しかし,初診の段階では5〜15％は見逃されているという現実があり,注意が必要です. なぜ見逃されるのかを理解し拾い上げるようにしましょう.
- クモ膜下出血の原因は,脳動脈瘤の破裂が80％,動静脈奇形からの出血が10％といわれています. 未破裂脳動脈瘤は成人の4.9〜12.9％で保有し,年齢とともに保有率は上昇します. またクモ膜下出血の家族歴があると12.1％にまで上昇します. 頭痛を訴える患者に対しては,脳動脈瘤の指摘の有無やクモ膜下出血の家族歴は必ず聴取するようにしましょう.

表9-7 クモ膜下出血の頻度[6]

受診場所	頻度
一般外来	0.8％
救急外来	8％

③ Vital signs と身体所見

- クモ膜下出血は脳梗塞や脳出血と同様に,一般的には血圧が高い状態で来院します.「①意識障害に出会ったら」でも述べた通り,血圧高値,瞳孔の左右差を認める場合に頭蓋内の疾患を積極的に考えます. そのため,頭痛に加え血圧が高い症例ではクモ膜下出血の可能性は高まります. しかし脳梗塞や脳出血と比較すると必ずしも血圧は高くない印象があるため注意が必要です. 当院の症例（79症例）では,収縮期血圧160mmHg以上の症例は全体の60％程度でした. "血圧が高ければ可能性は上がりますが,高くなくてもクモ膜下出血を安易に否定してはいけない"と心得ておきましょう.
- クモ膜下出血の身体所見でなかなか有意なものはありません 表9-8 . 頭痛や後頸部痛以外には項部硬直が挙げられますが,特異度は比較的高いものの感度は高くなく,除外診断には使用できません. 一般的に髄膜刺激症状は発症数時間以内では認めないことが多いといわれています. "身体診察のみでクモ膜下出血を否定することは困難である"と心得ておくべきでしょう.

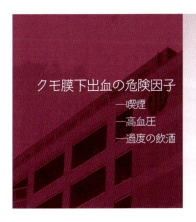
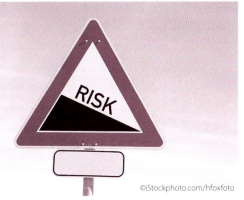

クモ膜下出血の危険因子
　―喫煙
　―高血圧
　―過度の飲酒

©iStockphoto.com/hfoxfoto

- クモ膜下出血を問診・身体所見のみで除外することはできないと述べましたが，何とか除外したいものですよね．以下のような報告があります．神経学的な異常が認められず，かつ1時間以内に痛みがピークに達した非外傷性頭痛患者を対象としたもので，①収縮期血圧＞160mmHg，②救急車による搬送，③年齢45〜55歳，④項部の痛みもしくは硬直の訴え，これら4点をどれも満たさなかった場合，クモ膜下出血は否定できるというものです（感度100％，特異度38.8％）[7]．救急外来へ独歩で来院した頭痛患者に対しては利用できるかもしれません．本邦では頭部CTの普及率が高いため，救急外来では閾値を下げて画像検索を行うことがほとんどだとは思いますが，緊急性の判断には有効でしょう．

表9-8　クモ膜下出血の所見[8]

所見	頻度（%）
項部硬直	21〜86
痙攣	32
精神状態の変容	29
局在を示す神経徴候	13〜36
発熱	8
眼底（網膜前）出血	2

④危険因子

- クモ膜下出血の危険因子は，①喫煙，②高血圧，③過度の飲酒（エタノール換算で150g以上／週）です．脳梗塞では糖尿病が危険因子の1つですが，クモ膜下出血においては合併率は高くなく，当院のデータでも10％程度です．

⑤検査：各種検査の pitfalls を理解しよう！

- クモ膜下出血の診断に必要な検査には，頭部CT以外にも頭部MRI & MRA，腰

椎穿刺が挙げられます. また, 心電図や採血に変化が生じることもあります. クモ膜下出血を見逃すことなく正しく診断するための point を整理しておきましょう.

▶頭部 CT:「CT 陰性＝クモ膜下出血否定」ではない！

- 救急外来におけるクモ膜下出血の誤診率は 5 〜 12％程度と報告されていますが[9], 誤診の原因の多くは単純 CT を撮影しなかったことにあります. すわなち, クモ膜下出血を疑い, 頭部 CT を撮影しさえすれば見逃しの多くは防げるわけです. 疑う point は前述の通り, 恐い頭痛（①最悪, ②増悪, ③突発）を見逃さないこと, 意識障害患者では常に鑑別に挙げることです.

- 発症 6 時間以内のクモ膜下出血は第 3 世代 CT であれば 100％診断できると報告されています[10]. しかし, この報告で読影しているのは放射線科医です. 実際にクモ膜下出血の初診時に対応する当直医や救急医が 100％拾い上げることは困難な場合もあります. 画像上クモ膜下出血がはっきりしない場合はどのような場合か, 受診時の状況や基礎疾患による影響, CT の読影上の注意点を理解しておくことが重要です. もっとも, クモ膜下出血を疑って画像を読影することが重要であることはいうまでもありません（疑わなければ診断できない！）.

- 頭部 CT で偽陰性と判断されやすい場合を理解しておきましょう. 代表的なものとして 表9-9 に挙げた 5 つがあります. 病歴聴取の段階で発症からの経過時間を確認すること 表9-10 , 既往歴, 眼瞼結膜の所見から貧血を想起することが重要です.

- CT 読影上の注意点は出血しやすい部位を注意深く読影することです. ペンタゴンをくまなく check しましょう. 前交通動脈（A-com）の出血をよく反映する半球間膜は要注意です. また側方角や Sylvius 裂, 橋前槽は通常髄液で低濃度となっているため, 脳実質と等濃度であれば異常と考えるべきです. 側脳室下角の拡大が顕著に認められる場合も, クモ膜下出血らしい所見です. 左右差を意識して読影することも忘れてはいけません 図9-1 .

表9-9 **頭部 CT で偽陰性と判断されやすい場合**[11]

①発症から時間が経っている場合
②貧血を認める場合（Hb 10g/dL以下, Hct 30%以下）
③頭蓋底の出血
④CTのスライス/アーチファクトの問題
⑤読影力（非専門医の読影）

表9-10 発症時間と単純CTの感度 [12]

時間経過	単純CTの感度
6時間	100%
24時間	95%
48時間	76%
3日	74%
1週間	50%

図9-1 クモ膜下出血の典型的頭部CT画像

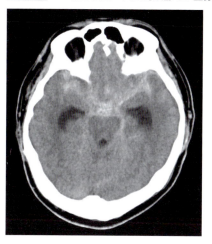

● Peudo-subarachnoid hemorrhage：知らなきゃ鑑別できない！[13, 14]

- 画像上クモ膜下出血が疑われるが，実は他の疾患ということがあります．特に有名なものが肺炎球菌性髄膜炎であり，中にはクモ膜下出血と肺炎球菌性髄膜炎を合併した症例もあり，臨床の難しさを物語っています 表9-11．重要なのはやはり検査結果ではなく，患者の訴えや所見ということです．

表9-11 クモ膜下出血様の画像所見を示す代表的疾患 [15]

細菌性髄膜炎
造影剤をクモ膜下腔に髄注した
高用量の静脈造影剤がクモ膜下腔に漏出した
びまん性脳浮腫（ex. 低酸素脳症）

▶腰椎穿刺

- 発症様式や頭痛の程度からクモ膜下出血を強く疑っているものの，頭部CT陰性の場合に考慮されます．しかしながら腰椎穿刺には 表9-12 のような問題点があります．さらに，腰椎穿刺は側臥位となり背中に針を刺すわけですから痛みを伴

表9-12 腰椎穿刺の問題点 [16]

発症から12時間〜2週間は感度100%といわれているが，肉眼だと50%が見逃される
25%はtraumatic tapとなってしまう
初圧の上昇は全体の2/3にしかみられない

います．そして時間がかかる場合もあります．激しい頭痛で苦しんでいる患者に施行するのは苦労することが多いものです．そのため最近では，MRI & MRA が普及していることもあり，検査が可能な施設では腰椎穿刺に先行して MRI & MRA を施行することも多いのが現状でしょう．しかし，MRI & MRA が問題ないからといってクモ膜下出血が否定できるわけではないため，CT が陰性の場合には腰椎穿刺を行うよう心がけておくことが重要です．

▶心電図

- クモ膜下出血の 90％に何らかの心電図異常が認められます．ST 変化がみられることもあり，心筋梗塞と誤診されることもあるぐらいです．心筋梗塞と異なる点としては，心電図の正常化が早いことが知られています．重要なのは検査結果のみで判断するのではなく，発症様式や病歴などを総合して患者を診ることです．

▶採血（CK etc.）

- クモ膜下出血の診断に有用な採血項目はありません．注意しなければならないのは，クモ膜下出血の 28％に CK 上昇がみられることを知っておくことです．心電図変化と合わせ，クモ膜下出血を心筋梗塞と誤診してはいけません．CK の上昇は認められても，CK-MB の上昇は通常認められないといわれています．心電図，心筋逸脱酵素の上昇，さらにはカテコラミン心筋症をクモ膜下出血は合併することもあり，検査結果のみでは心筋梗塞と誤診してしまう可能性があるのです．心筋梗塞で重度の意識障害や頭痛を認めることは通常ありません．重要なのは患者の症状であり，症状と解離している検査結果の解釈には注意が必要です[17]．

▶MRI & MRA

- 頭部 MRI & MRA は微小出血の検索も可能であり，動脈瘤の有無が判断できる場合も多く，得られる情報はきわめて多い検査です．腰椎穿刺と異なり痛みを伴いません．大学病院など，夜間などの緊急でも撮影可能な施設であれば，頭部 CT 陰性のクモ膜下出血疑いの患者に対して施行してもよいかもしれません．しかし，頭部 CT に比べて検査時間がかかるため，患者の vital signs は撮影中も注意深く診なければいけません．

- MRI は T1，T2，FLAIR，T2 star などのたくさんの撮影方法があります．クモ膜下出血では T1 や T2 は感度が低く，頭部 CT 以上の検出率は望めません．それに対して FLAIR や T2 star では 図9-2 の通り，発症してから時間が経つにつれて検出感度が高くなり有用です．何となくオーダーするのではなく，検出感

度を意識して検査を行いましょう．
- 頭部CT陰性のクモ膜下出血疑いの患者に対して，腰椎穿刺とMRI & MRAのどちらを優先するかに明確な決まりはありません（MRIが緊急で撮影できなければ迷うことはありません）．事前に施設毎に決めておくのがよいでしょう．

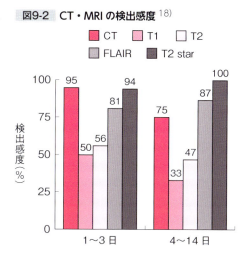

図9-2 CT・MRIの検出感度 [18)]

⑥診断のアルゴリズム

①頭痛，意識障害を主訴に来院した患者では，全ての患者においてクモ膜下出血の可能性を考慮し愛護的に対応する．
② Red flag signs に1つでも当てはまる場合には頭部CTを撮影する．
③頭部CTで診断がつかなかった場合には，偽陰性の可能性を考慮し腰椎穿刺，もしくは頭部MRI & MRAを施行する（各施設による）．

一次性頭痛：緊張型頭痛と片頭痛の違いを明確に！ 薬物乱用頭痛の鑑別を忘れずに！

- 一次性頭痛は緊急性はありませんが患者の訴えは強く，救急外来で出会う頻度は高いものです．患者が納得して帰宅するためにも，正しい知識を身につけることが必要です．
- 一次性頭痛の有病率は 表9-13 の通りで，片頭痛が有名で罹患率も高い印象があるかもしれませんが，実際は緊張型頭痛の方が高いのです．しかし，救急外来や頭痛専門外来に限定すると圧倒的に片頭痛の方が高くなります 図9-3 ．理由として痛みの程度が片頭痛の方が強く，日常生活に支障をきたしていることが考えられます．
- 薬物乱用頭痛を見逃さないことも重要です．特に若い女性の片頭痛患者には注意

表9-13 一次性頭痛の有病率

緊張型頭痛	22.4%
片頭痛	8.4%
群発頭痛	0.1%以下

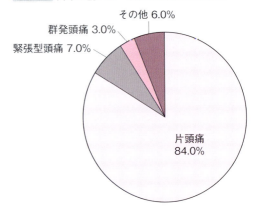

図9-3 外来を訪れる一次性頭痛患者の診断名 [19]

表9-14 薬物乱用頭痛の診断基準 [20, 21]

頭痛は1カ月に15日以上存在する
1種類以上の急性期・対症的治療薬を3カ月を超えて定期的に乱用している
頭痛は薬物乱用により発現したか，著明に悪化している

表9-15 薬物乱用頭痛の原因薬剤 [22]

薬剤	用量
アスピリン/アセトアミノフェン	1,000mg/日以上
カフェイン・バルビツール酸含有の鎮痛薬	3錠/日以上
オピオイド	1錠/日以上
経口エルゴタミン	1mg/日以上
コーヒー	5杯/日以上

が必要です．内服歴の詳細を必ず聴取し，何をどのぐらい内服しているかを確認しましょう．薬物乱用頭痛であった場合の治療は，当然鎮痛薬の内服を中止することです．治療が180°異なるため必ず確認しましょう．診断基準は 表9-14 ，疑う目安は 表9-15 の通りです．

一次性頭痛の特徴：出会う頻度の高い緊張型頭痛と片頭痛の特徴

①緊張型頭痛

- 頭痛の原因の 70 〜 80％を占める最も common な頭痛で，日本に約 2,200 万人いるといわれています．
- 発症年齢は 10 歳代後半から 60 歳代まで幅広く，男女共にみられます．
- 発作の頻度や発症様式も定まっていません．
- 後頭部から頸部にかけて，張るような疼痛を訴えることが多いです．
- 1/3 が片側性であり，これが片頭痛と誤診される最も大きな原因です．
- 緊張型頭痛の検査前確率を上げる情報として 表9-16 のようなものが挙げられ，これらを問診で聴取することが重要です．

表9-16　緊張型頭痛の検査前確率を上げる情報[23]

慢性的	持続が30 〜 7日
圧迫感や締めつけ感	日常生活を妨げない
前兆がない	嘔吐を伴わない（悪心はありうる）
光過敏・音過敏が目立たない	性状をうまく表現できない
うつむき姿勢をとっている	入浴で軽快する
肩凝りがひどい	抑うつ気分がある
首が細い	低血圧・貧血（阻血性筋収縮）

②片頭痛

- 罹患率は約 8％と比較的高く，女性は男性の約 4 倍頻度が高いです．
- 思春期頃から多くなり，60 歳頃にはほとんどなくなります．最盛期は 30 歳代です．これらからわかるように，60 歳代の初発の頭痛で片頭痛と診断することは非常に稀です．
- 片頭痛の診断には POUND を check するとよいです 表9-17．5 項目のうち 4 つ以上満たせば，陽性尤度比 24 と診断に非常に有用です．
- 片頭痛の症状の特徴は 表9-18 の通りです．これらの項目を聴取し検査前確率を高めることが重要です．

- 片頭痛の診断に有用なものに前兆の存在が挙げられます．前兆には 表9-19 のようなものが挙げられ，報告によりばらつきはあるものの片頭痛の 20 〜 75％に認めるとされます．前兆は 5 〜 20 分にわたって徐々に進展し，持続時間は 60 分以内です．前兆中，前兆後に頭痛が現れます．高齢になると頭痛の頻度は減少するのに対して，視覚性前兆は減らないといわれています [20, 26]．
- 拍動性頭痛は診断に非常に重要ですが，正確にとらえるのは難しいです．患者は「ズキズキする頭痛」と訴えることが多いですが，この訴えが拍動性かどうかは不明です．問診する際には脈をとり，拍動と一致するかどうかや，「ズキズキ」では

表9-17 片頭痛の診断：POUND[24]

①拍動性	Pulsating
②持続時間	hOur duration 4 〜 72時間
③片側性	Unilateral
④嘔気・嘔吐	Nausea and vomiting
⑤日常的な生活の障害	Disabling

表9-18 片頭痛の症状の特徴 [25]

基準	感度	特異度	LR＋	LR－
吐気	82%	96%	23.2	0.19
光過敏	79%	87%	6.0	0.24
音過敏	67%	87%	5.2	0.38
身体活動による増悪	81%	78%	3.7	0.24
片側性	66%	78%	3.1	0.43
拍動性	76%	77%	3.3	0.32
チョコレートにより誘発	22%	95%	4.6	0.82
チーズにより誘発	38%	92%	4.9	0.68

表9-19 片頭痛の前兆の性質 [25]

前兆のタイプ	頻度
ジグザグ	56%
星または瞬き	83%
暗点	40%
半盲	7%
感覚性前兆	20%
失語	11%
運動性前兆	4%

表9-20 片頭痛の関わる因子

月経
ストレス
ストレスからの解放
寝過ぎ
空腹時
気圧の変動
家族歴
年齢（10 〜 20歳代で発症）など

表9-21 月経と片頭痛 [27)]

妊娠時期	初期	中期	後期
減少率	57.4%	83.0%	87.2%

出産後	48時間以内	1週間以内	1カ月以内
再発率	4.3%	34.0%	55.3%

なく「ズキン・ズキン」するか聴取するとよいでしょう.

- 片頭痛の発症に関わる因子には **表9-20** のようなものが挙げられます. 引き起こされた原因を突き止めることは再発を防ぐために必要です.

- 女性に片頭痛が多い理由として月経, 妊娠, 出産, 授乳, 更年期, 閉経といった女性ホルモンの変化が大きく関わっています. エストロゲンが急降下するときに起こるとされ, 月経時や排卵時には誘発されやすいです. また, 妊娠中は血中エストロゲンの高値が持続するため, 頭痛は現れにくくなります. しかし, 出産後には再燃することが知られています **表9-21** .

- 高齢者は前述の通り片頭痛は稀ですが, 時に遭遇するため特徴は理解しておく必要があります. 若年者と比較して, 両側性で, 拍動性がなく, 悪心や光過敏・音過敏などがみられないなど, 典型的な特徴が不明瞭になることが挙げられ注意が必要です. 高齢者の場合は, 初発の頭痛であった場合にはまず強く二次性の頭痛を疑い, 危険な頭痛を除外することが重要なのはいうまでもありません.

- 上記から片頭痛を疑ったら以下の3つの問診をするとよいでしょう.

---

①頭痛がひどくなると気持ち悪くなりますか?
②蛍光灯など眩しい状況は辛いですか?
③家事や仕事が辛くはないですか? 休みたくはないですか?

その他の疾患

▶高血圧性頭痛

- 救急外来で仕事をしていると,「血圧が高くて頭が痛い」と訴える患者によく出会います. このような場合に安易に高血圧→頭痛と判断してはいけません. まずは頭痛のために二次的に血圧が上昇していると考えるべきです. 一般的に拡張期血

圧が 120mmHg 以上でないかぎりは高血圧性の頭痛とは考えない方がよいでしょう．安易に降圧薬の処方をするなどは言語道断です．

▶大後頭神経痛（greater occipital neuralgia）： 意外に多い，知っていると得する疾患

- まずは典型的な症例を紹介しましょう．60 歳の女性，来院数時間前から急性の頭痛が始まり救急搬送されてきました．後頭部から頭頂部にかけて比較的強い痛みがあり，患者は「痛い，痛い」と繰り返しています．大抵こんな感じで救急外来へやってきます．頭部 CT では特記所見なく，緊張型頭痛にしては痛みの程度が強く，片頭痛にしては年齢が典型的ではありません．そんな時，後頭部から頸部への移行部で正中より 1 横指外側部（trigger point）を押すと，飛び跳ねるように患者が「痛い」と訴えます．これが大後頭神経痛です．

- 左右の大後頭神経は主に C2，3 神経根からなり，それぞれの左右の頭頸移行部から耳介後部側頭・頭頂部にかけて皮膚を支配しています．これが何らかの理由により刺激されると痛みが生じます．典型的には片側性で後頭部から頭頂部にかけての表在性の痛みを認めます．間欠的で持続時間の短い，電気の走るような痛みであることが特徴的です．Trigger point を指で強く圧迫すると主に頭頂部にかけての疼痛が誘発されます．ピンで両側の後頭部の痛覚を検査すると疼痛のある側で痛覚低下がみられることが多いです．救急外来で，実際にこの疾患を疑った場合には，片側性であることを確認し，trigger point を圧迫してみるとよいでしょう．患者には嫌な顔をされると思いますが，診断のためには必要と考えます．くれぐれも何回もやらないように．

- 原因は不明なことも多いですが，上部頸椎に対する軽度の外傷が誘因となることがあるため，転倒や事故などの病歴聴取が重要です．また，大後頭神経の帯状疱疹ウイルス感染が原因のこともあるため，髪をかきわけ奥の水疱や発疹を見逃さないようにしなければなりません．

- 治療は鎮痛薬から神経ブロックまでいくつかの選択肢がありますが，救急外来では NSAIDs が望ましいでしょう．テグレトールの投与も選択肢に挙がりますが即効性がないため，救急外来で処方する必要はないと考えます．重要なことは恐い頭痛を否定し，患者を安心させることです[28]．

▶帯状疱疹： 疑わなければ診断できない

- 帯状疱疹は身体のどこにでも起こりえます．若年者でも起こりますが，50 歳を過ぎると発症率は上昇し，高齢者の頭痛では特に要注意です．痛みの問診

OPQRSTA［☞ p.154 表8-1 ］ではP（position）とQ（quality）が特徴的です．痛みの部位は正中を超えず，痛みの性質は，異常知覚，異痛性（疼痛刺激がなくても痛みを感じる），知覚過敏（疼痛刺激に対し痛みが誇張，持続する），痒みを伴うことが特徴的です．

- 発症当初は皮膚所見を認めず，その後数日して皮疹が明らかとなるのが一般的です．疼痛のみで発疹が起こらない無発疹性帯状疱疹（zoster sine herpete）ということもあります．初診時に皮膚所見がはっきりせず確定診断できないことも少なくありませんが，鑑別の1つに入れ，髪をかき分け皮膚所見は必ず確認しましょう．

症例 ①

42歳の女性．来院前日，昼食の支度をしている最中に頭痛を自覚した．その後気分が悪くソファーで横になっていた．いくらか症状は改善したものの，頭痛症状は残存し，数回の嘔吐も認めたために，朝方ご主人と共に独歩で救急外来を受診した．Vital signsは意識清明，血圧146/78 mmHg，脈拍90回/分，SpO₂ 98%（RA），体温36.4℃，瞳孔3/3対光反射正常であった．

これもよくある病歴だね．どのようにアプローチするかな？

頭痛の患者さんですね．独歩で来院していますし，恐い頭痛らしくはないですね．

恐い頭痛とは何かな？

クモ膜下出血，細菌性髄膜炎です．

そうだね．この2つの疾患を除外するためにどのようにアプローチする？

クモ膜下出血は頭部CTですね．髄膜炎は腰椎穿刺を施行して否定します．

検査としてはそれでいいだろうね．でも検査の前に病歴や身体所見が重要だよ．

そうでした．病歴では特に sudden onset かどうかを確認します．「昼食の支度をしている最中に」と明確に覚えているため sudden onset と考えられます．

そうだね．頭痛に限らないけど，疼痛が sudden onset で発症している場合には重篤な疾患の可能性があり注意が必要だ．痛みが突然なのか否かを見分ける問診は覚えているかな？

「痛みが出た時に何をしていましたか？」ですね．

素晴らしい！「いつから痛くなったのですか？」などと聞くと，患者さんの多くは「急に痛くなりました．」と答えるが，よくよく聞いてみると「朝起きた時からなんとなく痛かった」などと発症時間が不明確なことも多いからね．疼痛患者では突然発症という発症様式の場合には恐い病気が隠れていることが多いので，正確に聴取しよう．この患者さんは昼食の支度中だけれど，問診をしてみると，料理をし始める時は何ともなかった痛みが，突然出現したことがわかった．これは危険なサインだね．その他の危険なサインにはどんなものがあったかな？

①突然発症の頭痛以外に，②最悪の頭痛，③増悪傾向にある頭痛 表9-3 ですね．

そうだね．これら全てを満たさない場合には恐い疾患は否定的だ．例え恐い疾患であったとしても，①～③のどれか1つでも満たす場合に比べれば時間的猶予はあるといえるだろう．それ以外には頭痛の red flag signs 表9-4 を確認するとよい．初発の頭痛にも要注意だ．

発症様式からはクモ膜下出血を疑いますが，この患者さん，歩行可能ですよね．クモ膜出血を起こしたら歩けないのではないでしょうか？

そんなことはないんだよ．クモ膜下出血の患者さんの救急外来来院パターンには大きく2つあって，①激しい頭痛や後頸部痛を主訴に来院する場合，②意識障害を認め来院する場合が代表的だ．②の場合は救急搬送されてくることが多いが，①の場合には歩いて来院する場合も少なくない．歩けるから軽症で，クモ膜下出血は否定的と考えてはいけないんだ．その頭痛や後頸部痛が突然発症であった場合には常にクモ膜下出血を考慮しなければならない．

そうなのですね．クモ膜下出血の患者さんはみんな救急車で来院すると思っていました．

救急外来では，クモ膜下出血以外に歩いてくる心筋梗塞，歩いてくる大動脈解離，歩いてくる消化管穿孔など，様々な重篤かつ緊急で対応しなければ

ならない疾患が walk-in でやってくる．疼痛を訴える患者さんでは来院方法よりも vital signs や病歴が重要なんだ．そのために疼痛患者では必ず痛みの問診 OPQRSTA を取りこぼしなく聴取しなくてはいけない．特に発症様式 (onset) はきわめて重要だ．しっかりと聴取できれば多くの恐い疾患は問診の段階で拾い上げることができる．

この患者さんは発症様式からクモ膜下出血を疑うので頭部 CT を撮ってきてもらうように指示したのですが，それでいいですよね？

クモ膜下出血を疑った時に大事なことは何かな？

……

愛護的に患者さんと接することだね．クモ膜下出血の患者さんで起こしたくないことは再破裂だ．比較的元気そうにみえる患者さんでも，再破裂してしまうと予後はきわめて不良になる．疑った段階で患者さんになるべく負荷をかけないようにしなければならない．今回のような場合には，歩いて検査に行くのではなく，ストレッチャーに寝てもらい，頭部 CT を行いクモ膜下出血が否定されるまでは慎重に対応するべきだ．またクモ膜下出血であった場合には血圧のコントロールが重要となる［☞ p.438 脳卒中の治療］．

そこまでしなければいけないのですね．歩いて来院した患者さんにそこまでできるか不安です．

忙しい救急外来では，いかにして重症患者を見抜くかが 1 つの point となる．"痛み"を訴えている患者さんでは，繰り返すけど，①突然発症，②最悪の痛み，③増悪する痛み，④初発の痛みには慎重に対応しなければならず，特に突然発症の強い痛みの場合には注意が必要だ．

わかりました．肝に銘じておきます．

頭痛の診断は red flag signs に注意しながら痛みの問診 OPQRSTA を根こそぎ聴取し対応すればそれほど難しくはない．「頭痛だから頭部 CT」ではなく，病歴，vital signs，身体所見から具体的疾患を想定し検査を行うようにしよう．クモ膜下出血を疑いながらも頭部 CT 陰性であれば，腰椎穿刺や頭部 MRI & MRA を躊躇してはいけない．同様に髄膜炎を疑った場合には禁忌事項がない限り腰椎穿刺を行わない理由がない．

診断 ▶ クモ膜下出血

【参考文献】

1) 国際頭痛学会新国際頭痛分類普及委員会，編. 国際頭痛分類第2版ポケット版. 日本頭痛学会誌. 2005; 31 Suppl: index.

2) Dodick DW. Clinical clues (primary/secondary). The 14th Migraine Trust International Symposium. 2002.

3) Ayako Basugi A, Ikusaka M, Mikasa G, et al. Usefulness of three simple questions to detect red flag headaches in outpatient settings. 日本頭痛学会雑誌. 2006; 33: 30-3.

4) Landtblom AM, Fridriksson S, Boivie J, et al. Sudden onset headache: a prospective study of features, incidence and causes. Cephalalgia. 2002; 22: 354-60.

5) Weir B. Headaches from aneurysms. Cephalalgia. 1994; 14: 79-87.

6) 横山雅子，堀　進悟，青木克憲，他. 救急搬送患者における頭痛. 日本頭痛学会誌. 2001; 28: 4-5.

7) Perry JJ, Stiell IG, Sivilotti ML, et al. High risk clinical characteristics for subarachnoid haemorrhage in patients with acute headache: prospective cohort study. BMJ. 2010; 341: c5204.

8) 柴田寿彦，長田芳幸，翻訳. マクギーの身体診断学. 改訂第2版/原著第3版. 東京: 診断と治療社; 2014. p.168-71.

9) Morgenstern LB, Luna-Gonzales H, Huber JC Jr, et al. Worst headache and subarachnoid hemorrhage: prospective, modern computed tomography and spinal fluid analysis. Ann Emerg Med. 1998; 32 (3 Pt 1) : 297-304.

10) Perry JJ, Stiell IG, Sivilotti ML, et al. Sensitivity of computed tomography performed within six hours of onset of headache for diagnosis of subarachnoid haemorrhage: prospective cohort study. BMJ. 2011; 343: d4277.

11) Savitz SI, Caplan LR. Vertebrobasilar disease. N Engl J Med. 2005; 352: 2618-26.

12) Dupont SA, Wijdicks EF, Manno EM, et al. Thunderclap headache and normal computed tomographic results: value of cerebrospinal fluid analysis. Mayo Clin Proc. 2008; 83: 1326-31.

13) Chatterjee T, Gowardman JR, Goh TD. Pneumococcal meningitis masquerading as subarachnoid haemorrhage. Med J Aust. 2003; 178: 505-7.

14) Kastenbauer S, Pfister HW. Pneumococcal meningitis in adults: spectrum of complications and prognostic factors in a series of 87 cases. Brain. 2003; 126 (Pt 5): 1015-25.

15) Given CA 2nd, Burdette JH, Elster AD, et al. Pseudo-subarachnoid hemorrhage: a potential imaging pitfall associated with diffuse cerebral edema. AJNR Am J Neuroradiol. 2003; 24: 254-6.

16) Edlow JA, Caplan LR. Avoiding pitfalls in the diagnosis of subarachnoid hemorrhage. N Engl J Med. 2000; 342: 29-36.

17) Adams HP Jr, Jergenson DD, Kassell NF, et al. Pitfalls in the recognition of subarachnoid hemorrhage. JAMA. 1980; 244: 794-6.

18) Mitchell P, Wilkinson ID, Hoggard N, et al. Detection of subarachnoid haemorrhage with magnetic resonance imaging. J Neurol Neurosurg Psychiatry. 2001; 70: 205-11.

19) Tatsuoka Y. Headache in a Japanese secondary caresetting: Comparison with diagnosis prior to attendance and analysis of referral pathway. Headache Care. 2005; 2: 145-9.

20) 国際頭痛学会新国際頭痛分類普及委員会, 編. 国際頭痛分類第2版ポケット版. 日本頭痛学会誌. 2005; 31 Suppl: 1-63.

21) 日本頭痛学会企画・広報委員会, 編. 国際頭痛分類第2版ポケット版. 増補版. 日本頭痛学会誌. 2007; 33 Suppl: 1-12.

22) Silberstein SD, Olesen J, Bousser MG, et al; International Headache Society. The International Classification of Headache Disorders, 2nd Edition (ICHD-II) --revision of criteria for 8.2 Medication-overuse headache. Cephalalgia. 2005; 25: 460-5.

23) 山中克郎. 外来を愉しむ攻める問診. 東京: 文光堂; 2012. p.46-59.

24) Detsky ME, McDonald DR, Baerlocher MO, et al. Does this patient with headache have a migraine or need neuroimaging? JAMA. 2006; 296: 1274-83.

25) Smetana GW. The diagnostic value of historical features in primary headache syndromes: a comprehensive review. Arch Intern Med. 2000; 160: 2729-37.

26) 間中信也. 頭痛の KLEIDOSCOPE: 片頭痛の前兆. 日本頭痛学会誌. 2003; 30: 1-8.

27) Sances G, Granella F, Nappi RE, et al. Course of migraine during pregnancy and postpartum: a prospective study. Cephalalgia. 2003; 23: 197-205.

28) 北野邦孝. 神経内科の外来診療—医師と患者のクロストーク. 3版. 東京: 医学書院; 2013. p.26-8.

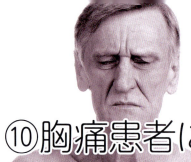

⑩ 胸痛患者に出会ったら
−Chest Pain−
Pitfalls を知ろう！

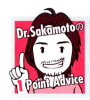

Dr.Sakamotoの 1 Point Advice

急性冠症候群，急性大動脈解離，肺血栓塞栓症を見逃さないよう，典型的な症状以外に非典型的な症状も理解しましょう！

- 胸痛を主訴に救急外来を受診する患者は非常に多く，研修医にとって最も恐い主訴ではないでしょうか．胸痛をきたす疾患の代表としては急性冠症候群，急性大動脈解離，肺血栓塞栓症，緊張性気胸，食道破裂が特に有名であり，5 killers と呼ばれます 表10-1 ．どれも見逃すと死に直結する重篤な疾患ばかりであり気をつけなければなりません．5 killers に心タンポナーデを合併している場合もあります．救急外来ではとにかく重篤な疾患を見逃してはいけません．そのため「5 killers を見逃さない」ためにどのようにアプローチすればよいかを修得しましょう．特に急性冠症候群，急性大動脈解離，肺血栓塞栓症は，救急外来で出会う頻度が比較的高く，疑わなければ診断できない場合も多いことから必ずおさえておかなければなりません．ここでは 5 killers，特に見逃されやすく診断が簡単なようで難しい 3 大疾患，①急性冠症候群，②急性大動脈解離，③肺血栓塞栓症に関して学びましょう．

表10-1 5 killers：決して見逃してはいけない 5 つの疾患

①急性冠症候群
②急性大動脈解離
③肺血栓塞栓症
④緊張性気胸
⑤食道破裂

急性冠症候群（acute coronary syndrome: ACS）

Point
- どのような時に ACS を疑うべきかを知ろう！
- 胸痛患者では速やかに心電図を施行しよう！
- 心電図は必ず以前のものと比較し，経時的変化を確認しよう！
- リスク評価を適切に行おう！

はじめに

- 胸痛を主訴に来院した患者に対して ACS を疑わない人はいないでしょう．しかしその胸痛が ACS によるものか否かを診断することは意外と難しいものです．図10-1 のような苦悶様の表情で胸痛を訴えて来院すれば一目瞭然ですが，典型的な胸痛に加え，冷や汗，心電図変化を認める心筋梗塞は 25％ といわれており，診断の難しさを物語っています．それでは ACS を見逃さず正しく診断するためにはどうすればよいでしょうか？ そのためには ACS を見逃してしまう理由を知っておくことが重要です．見逃しパターンを通じて学んでいきましょう．

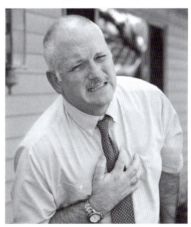

図10-1　ACS の典型的症状：こんな感じで来院したら一目瞭然！

©iStockphoto.com/lisafx

定義

- 急性冠症候群は，冠動脈プラークの破綻とそれに伴う血栓形成により冠動脈内腔が急速に狭窄，閉塞し，心筋が虚血，壊死に陥る病態を示す症候群です．急性冠

症候群は①ST上昇型急性心筋梗塞(ST-elevation acute myocardial infarction: STEMI)，②非ST上昇型急性冠症候群（non-ST elevation acute coronary syndrome: NSTE-ACS），③心臓突然死の3つの病態が含まれます．

疫学

- 各施設で差はあるものの，救急外来で仕事をしているとACSにはしばしば出会います．特に冬の時期は1日に何人ものACS患者が救急外来を訪れることも珍しくありません．我が国では急性心筋梗塞は過去30年間で増加傾向にあり，男性が女性の約3倍の発症率です．平均発症年齢は男性65歳，女性75歳と女性が男性より10歳高齢で，女性は80歳以上が約40％を占めています[1]．
- 急性心筋梗塞の見逃し率は2～5％といわれています．見逃して帰宅させた場合，その死亡率は25～40％と約2倍になるとされ，訴訟率も高い疾患です．救急外来では常に見逃さない意識を持つことが重要です[2]．

診断：確認すべき3つの事項

- ACSは，①症状，②心電図変化，③血中トロポニン値上昇の3項目のうち，2項目を満たせば診断できます 表10-2 ．なんだ，それだけでよいのかと思うかもしれませんが，これが意外と難しく，注意しなければならない点がいくつかあるのです．ここでは，ACSの診断にはこの3項目が重要なのだということをまず理解してください．

表10-2 ACSの診断：SET[3, 4]

S	Symptoms suggesting angina	症状
E	ECG change	心電図変化
T	Troponin elevation	血中トロポニン値上昇

・2項目以上満たせばACS

胸痛患者の問診：OPQRSTAをcheck！

- 胸痛を認めた場合，ACSは誰もが鑑別に挙げるわけですが，その痛みがACSらしいのか否かの判断が重要です．痛がり方のみでACSと診断，否定することは

困難ですが,「ACS らしい胸痛」,「ACS らしくない胸痛」はある程度鑑別がつきます. その際診るべき point は「痛みの問診 OPQRSTA」です. OPQRSTA に準じて ACS らしい痛みを整理しておきましょう.

▶痛みの発症様式（Onset）

- ACS の発症は基本的には突然発症です. 突然胸痛が出現した場合には要注意で, クモ膜下出血同様, sudden なのか acute なのかは詳しく聴取しましょう.「痛みが出た時に何をしていましたか？」と問診するのでしたね."突然発症の疼痛は要注意"であることを改めて理解しておきましょう.
- 発症時間は労作時が多いですが, 睡眠中も多く, いつでも起こると考えておいてよいでしょう 表10-3 .

表10-3 いつでも起こる心筋梗塞[5]

労作時	35%
睡眠中	20%
食事中	8.2%
精神興奮時	6.8%

▶痛みの部位（Position）

- ACS の典型例は 図10-2 のように胸をグーやパーで押さえて「この辺が痛い」と訴えます. １本の指で胸痛の範囲を示すことができる場合は ACS の可能性は低いといわれ, 特異度 98％と報告されています[6]. ただし 100％ではありません. どんな身体所見, 検査所見にも例外はつきもので, 救急外来で心得ておくことは胸部周囲の何らかの痛みを認めた場合には「ACS かも?!」と思うことです. 実際, 指１本で指し示す痛みでも ACS であった例は私も経験しています.
- ACS らしい痛がり方は 図10-2 のように, 手をグーやパーにして, この辺が痛い, 重苦しいと訴えます. チョキの患者は診たことがありません. チョキ（ピースサイン）ではなく, グーやパーなら要注意と覚えておきましょう.

図10-2 ACS 患者の典型的な痛がり方

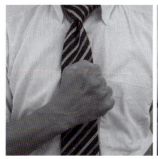
The Levine sign

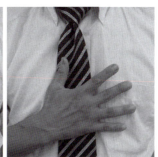
The palm sign

▶痛みの性質（Quality）/ 痛みの放散（Radiation）

- ACS らしい痛みか否かを判断する際に有用なリスク分類があります．表10-4 のように「圧迫感」，「以前の心筋梗塞に類似」，「肩や腕への放散痛」，「労作性」などが ACS らしい痛みです．しかし ACS を確定できるものではなく，あくまで可能性を高めるものとして利用しましょう．

表10-4 胸痛のリスク分類[7]

no risk	なし
low risk	・胸膜性 ・体位性 ・触診にて再現 ・刺すような痛み
probable low risk	・労作性でない ・胸部の小さな領域のみ
probable high risk	・圧迫感 ・以前の心筋梗塞に類似 ・増悪した狭心痛 ・嘔気・嘔吐・発汗を伴う
high risk	・片側または両側の肩・腕に放散 ・労作性

▶痛みの強さ（Severity）

- 痛みの程度にかかわらず胸痛では ACS を疑うわけですが，やはり痛みの強さが強い方がより ACS を疑います．ただし痛みを感じづらい人がいることを知っておかなければなりません．どのような人が痛みを感じづらいかを知っておきましょう（後述）．

▶痛みの時間（Time）

- 胸痛が持続している場合は ACS を強く疑います．難しいのは来院時には痛みが減弱ないし消失している場合です．心電図や心エコーから ACS を強く疑うことができればいいのですが，現実はそう甘くはありません．検査結果の解釈は後述することとし，ここでは痛みが持続している場合には ACS の可能性が高く，そうでない場合にも注意を要すると理解しておきましょう．

▶痛みの増悪 / 緩解（Aggravation factor/Alleviating factor）

- 痛みが呼吸によって変動する場合には ACS っぽくはありません．特に吸気に増悪する胸痛（胸膜性胸痛〔pleuritic chest pain〕）は 表10-5 のような鑑別が考えられます．しかし ACS を否定できるわけではなく，心電図やバイオマーカーなどを併せて評価し 表10-5 の疾患を探します．

表10-5 胸膜性胸痛

①肺炎・胸膜炎
②肺血栓塞栓症
③気胸
④心外膜炎
⑤外傷（肋骨骨折etc.）
⑥膠原病（SLE etc.）

救急外来でのアプローチ

- ACSの診断に必要な3項目を今一度確認しましょう．救急外来でこれら3項目の中でどこを入り口にACSを疑いますか？ 心電図変化ですか？ トロポニン陽性ですか？ 違いますよね．これら検査はそもそもACSを疑う何かがあるからこそオーダーするわけです．すなわちACSの入り口は"症状"ということになります．症状に注目するとACSの来院パターンは大きく2つに分かれます．「①胸痛を主訴に来院」,「②それ以外を主訴に来院」です．当たり前のように思えるかもしれませんが，入り口が2つあることを意識しておくことは重要なことであると思います．①と②，それぞれにACSを見逃してしまうpointがあります．①の場合にはSTEMIであれば見逃すことは通常ありませんが，心電図の変化がはっきりしない場合，すなわちACSの中でもNSTE-ACSであった場合に正しく診断できるかがpointとなります．②ではそもそもACSを疑えるかがpointとなります．疑うことができさえすれば，その後のアプローチは①に準じればよいわけです 表10-6 ．

- 以上から私は救急外来でのACS患者のアプローチはSTEP 1～4に分けて考えています 表10-7 ．まずは疑い，そして検査結果の正しい解釈，同時にリスク評価を行い，適切な経過観察を設けるという流れです．当然，vital signsが安定していない患者では原因検索よりも救命が重要であるため，輸液やカテコラミン，場合によっては気管挿管も行いますが，ここでの患者モデルは，最も頻度が高いvital signsは概ね安定しているACS患者とします．

表10-6 ACSを見逃してしまう2つの理由

- ACSを疑ってはいるが検査結果（心電図，バイオマーカー，etc.）がはっきりしない場合
  →「胸痛」を主訴に来院することが多い
- そもそもACSを疑えない場合
  →「胸痛以外」を主訴に来院

表10-7 ACS疑い患者のアプローチ

STEP 1：	ACSを疑う
STEP 2：	心電図を評価する
STEP 3：	リスク評価をする
STEP 4：	経時的変化を診る

 胸痛を主訴に来院した患者のアプローチ

▶ ＜STEP 1＞ ACSを疑う

- 胸痛患者が来院したらACSを疑って速やかに心電図を施行します．これはACSが比較的多い疾患であり，かつ重篤な疾患であることから理解できるでしょう．

ガイドラインにも患者が来院してから 10 分以内に心電図を施行することを推奨しています．すなわち STEP 1 は自ずとクリアされるわけです．

- ここで見逃す可能性としては年齢や性別の要素があるかもしれません．「40 歳代と若いから ACS はないだろう」，「50 歳だけど女性だからまずないだろう」などです．高齢者に多い ACS ですが，当院でも最近では 40 歳代前半の ACS も珍しくなく，年齢で安易に否定してはいけません．胸痛という主訴に重きをおき速やかに心電図を施行しましょう．

▶＜ STEP 2 ＞心電図を評価する

- 心電図の結果，明らかな ST の上昇を認めれば，90％に冠動脈の完全閉塞を認めるといわれ，その段階で STEMI と診断できるため話は簡単です（もちろん大動脈解離との鑑別は行います）．患者の重症度はもちろん高いですが，やるべきことが決まってくるので悩むことはありません．循環器医と協力し再灌流治療を急ぎます．問題となるのは心電図の変化がはっきりしない場合です．すなわち STEMI ではなく NSTE-ACS の可能性が否定できない場合にいかに対応するかです．これが実際の救急外来では多くを占め，私たち救急外来で仕事をしているものを悩ませます．これが STEP 2 なわけです．症状があるわけですから，その症状の詳細を確認することは当然重要です．しかし，前述の通り，こういう痛みだから ACS を否定できる，という痛みははっきりいってありません．あるとすればその胸痛を説明できる他疾患の確定診断ができた場合ぐらいでしょう．以上から NSTE-ACS の疑い患者の point は診断基準の残りの 2 つ，心電図変化と血中トロポニンの上昇を正しく判断するということになります．

①心電図

- ACS で最も重要な検査は何といっても心電図でしょう．心電図で明らかな ST 上昇があれば診断は容易です．しかし心電図変化が明らかな症例は限られています．6％は来院時に心電図は正常です．また ST 上昇がごくごくわずかではっきりしない場合もよくあります．この場合にはどうするべきでしょうか．私は以下の 3 つを行っています．（1）以前の心電図と比較する，（2）心エコーを利用する，（3）経時的変化を追う，です．

（1）以前の心電図と比較する：急性か慢性か，それが問題だ！

- 心電図に限らず，何か検査の異常が発覚した際に，その異常がいつからのものなのかが非常に大切です．ST 変化がわずかにあるようにみえても，それが以前のものと比較して同等であれば，それは有意な上昇とはとりません．一見正常にみえても，以前陰転化していた T 波が陽転化していれば，それは異常所見です．ま

たわずかな上昇であっても明らかに以前と異なればそれは上昇の程度によらず，「ST上昇」と判断し緊急の対応が必要となります．受診歴のある患者では以前の心電図と見比べること，初診の場合は前医や健康診断の結果を確認する努力を惜しまないようにしましょう．

(2) 心エコーを利用する

- 心電図に全く異常が認められなければ94％の確率で心エコーにも異常はないといわれます[8]．そもそもACSを疑っていない状態で正常の心電図であった場合には，ACSの診断のために心エコーを行わなくてもいいかもしれません．しかしACSを疑っている場合にはそうはいきません．心電図は前述の通りACSであっても正常の場合もあること，わずかな心電図変化が有意か否かの判断が困難なことも少なくありません．その際に，ベッドサイドで施行可能で非侵襲的な心エコーが威力を発揮します．

- 心電図の変化と一致する部位の心収縮力の動きの低下があれば，その心電図変化は有意ととるべきでしょう．心エコーは難しい，見てもよくわからない…確かにそうかもしれませんが，あてないことには上達しません．また正常を数多くみて初めて異常に気づきます．救急外来でエコーを行える環境にある場合には積極的に行いましょう．

- 大雑把で構わないので，心収縮力を確認しておくことも重要です．心エコーを行って，明らかに心収縮力が低下していれば心不全を合併しやすいでしょう．その後の輸液管理にも関わるため，大まかな動きは確認するべきです．

- ACSの鑑別診断の主なものに大動脈解離と肺血栓塞栓症が挙げられます．それぞれエコーのみで診断することは困難ですが，疑いの目でエコーを確認することが重要です．フラップがないか，D-shapeなど右心系の拡大がないかなどを併せて確認しましょう．

(3) 経時的変化を追う

- ACSの心電図は時間とともに変化します．初診時の心電図の感度は13～69％といわれています．心筋細胞は脳細胞と異なり，血流途絶からの生存時間が6～12時間と比較的時間の幅があります．つまり症状が出現してからしばらくして検査結果の異常をきたすわけです．疑わしき症例では経時的に心電図を行い変化を確認しなければなりません．

②心筋バイオマーカー

- ACSの診断基準の1つであるトロポニンを含め，CKやCK-MB，心臓型脂肪酸結合蛋白（heart-type fatty-acid-binding protein: H-FABP）は，救急外来でよく利用されます．しかしこれらバイオマーカーも結果の解釈を正しく行わなけ

表10-8 発症からの経過時間別にみた各心筋バイオマーカーの診断精度（循環器病の診断と治療に関するガイドライン〔2012年度合同研究班報告〕．ST上昇型急性心筋梗塞の診療に関するガイドライン〔2013年改訂版〕．http://www.j-circ.or.jp/guideline/pdf/JCS2013_kimura_h.pdf〔2015年7月閲覧〕）

	<2時間	2〜4時間	4〜6時間	6〜12時間	12〜24時間	24〜72時間	>72時間
ミオグロビン*	○	○	○	○	○	△	×
心臓型脂肪酸結合蛋白 (H-FABP) *	○	○	○	○	○	△	×
心筋トロポニンI，T*	×	△	◎	◎	◎	◎	◎
高感度心筋トロポニン I，T	◎	◎	◎	◎	◎	◎	◎
CK-MB	×	△	◎	◎	○	△	×
CK	×	△	○	○	○	△	×

◎：感度，特異度ともに高く診断に有用である． ○：感度は高いが，特異度に限界がある．
△：感度，特異度ともに限界がある． ×：診断に有用でない．
*：全血迅速診断が可能である．

ればなりません．特に発症からの経過時間が重要です．多くの施設の救急外来で使用しているのが全血迅速診断が可能な心筋トロポニンTとH-FABPでしょう． **表10-8** の通りの診断精度であり，救急外来で実際使用する時には胸痛発症からの時間を考慮しながら，トロポニンT，H-FABPを一般採血と併せて提出し評価します．

- 注意点は，トロポニン濃度の上昇は心筋障害を示すのであって，ACSとは限らないことです．心筋炎や心不全でも当然上昇しますし，敗血症でも上昇します．そのためトロポニンTの使い方が問題です．感度が高く，またACS以外の心筋障害で上昇するわけですから，陰性であった場合にはACSが否定できると解釈できるでしょう．実際には「低リスク症例においては，発症から6〜12時間経過した段階でトロポニンTが陰性であればACSは否定的」と考えてよいと思います．

▶＜STEP 3＞リスク評価をする

- ACSを起こしやすい人はどのような人でしょうか？　当然ACSのリスクをたくさん持っている人の方がACSになりやすく，注意が必要です．例えば，目の前の胸痛を訴える患者が心電図変化がはっきりしなかったとしましょう．その患者が45歳女性，毎年健康診断を受けていて全く何も異常のない方である場合と，75歳男性，高血圧，2型糖尿病で毎日50本喫煙をしている方では，明らかに後者の方の方がリスクは高いことは一目瞭然です．「目の前の患者はACSの危険因子をどれだけ持っているのか」を意識しながら，その可能性を高める因子を根こそ

ぎ拾い上げる努力が必要です.

- 危険因子は, coronary risk factor 表10-9 , TIMI risk score 表10-10 は有名です. TIMI risk score を満たす数が多いほどイベント発生率が高いことがわかっています 表10-11 . これら以外に Grace score, ACC/AHA リスク分類も有用であり, 一度確認しておくとよいでしょう. これらリスク分類の中から, 救急外来でも評価可能なものを中心にまとめたものが 表10-12 です. これらの項目を最低限評価しリスクを正しく評価しましょう.

- リスクの中で特に年齢は重要です. Coronary risk factor がない症例でも年齢が65 歳以上となると一定の割合で ACS を発症することがわかっています. 複数の coronary risk factor を持ち合わせていると年齢が若くても ACS を発症することは想像できると思いますが, どれも認めなくても年齢が 65 歳以上となると, それだけで ACS のリスクは高まるのです. 高齢者はそれだけで ACS のリスクであることを改めて理解しておきましょう. 逆に若年者では, 川崎病の既往がある場合や, 本邦では稀ですがコカインなどの薬物もリスクを高めます.

表10-9 Coronary risk factor

冠動脈疾患の家族歴
高血圧
糖尿病
脂質異常症
喫煙者
慢性腎臓病

表10-10 TIMI risk score[10]

①65歳以上
②50%以上の冠動脈狭窄の既往
③3つ以上のcoronary risk factor
④7日以内のアスピリンの使用歴
⑤24時間以内に2回以上の胸痛発作
⑥0.5mm以上のST変化
⑦心筋バイオマーカーの上昇

表10-11 TIMI risk score と 30 日間イベント発生率[11]

TIMI risk score	イベント発生率
0	2.1%
1	5%
2	10.1%
3	19.5%
4	22.1%
5	39.2%
6	45%
7	100%

⓾ 胸痛患者に出会ったら

表10-12 リスク：救急外来で診るべき point

患者背景	年齢（65歳以上）
	coronary risk factor （冠動脈疾患の家族歴，高血圧，糖尿病，脂質異常症，喫煙者，慢性腎臓病）
	心筋梗塞，狭心症，心不全の既往
Vital signs	徐脈，頻脈
	血圧低下
症状	持続する/短時間に繰り返す胸痛
合併症	致死性不整脈（極度の徐脈，心室頻拍，心室細動） 急性心不全
検査所見	心電図変化（ST変化または新規の左脚ブロック）
	血中トロポニン値上昇
	心筋逸脱酵素上昇
	血中クレアチニン値上昇
	左室駆出率＜40％

▶＜ STEP 4 ＞経時的変化を診る

- ACS の診断に関わる 3 つの因子，SET（①症状，②心電図変化，③血中トロポニン）はどれもある 1 点で評価してはいけません．STEP 2 でも述べたように，検査所見は鋭敏ではありません．胸痛発症からの時間経過とともに評価しなければなりません．そのため，正しく診断するためにはある程度の時間の幅が必要ということになるわけです．

- 症状の経時的変化も重要です．胸痛が持続している場合にはそれ単独でリスクが高いと考えた方がよいでしょう．時間経過とともに軽快や消失する場合と比較し緊急性が高いと判断するべきです．

- 上記理由から，救急外来では胸痛を主訴に来院した ACS 疑いの患者に対して，心電図の変化が明らかでない場合には，リスク評価を行い経時的変化を確認するために入院を考慮，もしくは救急外来で数時間の経過を診て心電図やトロポニンを含めたバイオマーカーの再評価を行うべきです．具体的にどれくらいの経過をみればよいのかは明確には示されていません．海外では chest pain observation unit というものがあり，胸痛発症後 12 時間経過を観察し，その間症状が出現すればその段階で評価，認めなかった場合にはトロポニンの陰性を確認し，さらに心臓負荷試験を行い正常であれば帰宅させるという手順を踏んでいます．本邦ではこのようなシステムは構築されていないため，リスクが高い症例は入院し経過をみるというのが現実的でしょう．またリスクが低い場合には救急外来で 3 時間

程度の経過をみて再評価をするのがよいでしょう．3〜4時間の経過観察で96％，12時間の経過観察で98％のACSを拾い上げられるといわれています．また，帰宅可能と判断した場合には，過度に心配させる必要はありませんが100％否定できたわけではないことを伝え，再度症状が出現した場合にはすぐに受診してもらうように話しましょう．

胸痛以外を主訴に来院した患者のアプローチ

▶＜STEP 1＞ACSを疑う

- これが最も重要なpointとなります．患者の訴えから，いかにしてACSを疑うかが問題です．そのためには，どのような人が胸痛を認めないのか，そしてそのような人はどのような主訴で来院するのかを知る必要があります．

①どのような人が胸痛を認めないのか

- 胸痛を訴えない急性心筋梗塞（無痛性急性心筋梗塞）患者の危険因子として 表10-13 のようなものがあげられます．特に**①高齢者，②女性，③糖尿病**には**要注意**と覚えましょう 表10-14 ．本邦のACS患者は前述の通り，平均発症年齢は男性が65歳，女性が75歳であり，女性の多くは高齢者です．高齢になると様々な理由で痛みを訴えづらくなります．例えば糖尿病のために痛みが感じづらくなっている場合もあれば，すでに狭心症の疑いでニトロを内服している，腰痛や膝痛のために痛み止めを内服している場合もあります．また脳卒中や認知症で痛みを訴えられない患者もいるでしょう．実際に年齢の上昇とともに胸痛の出現

表10-13 無痛性急性心筋梗塞の危険因子 [12]

危険因子	胸痛がなかった患者の割合
心不全の既往	51％
脳卒中の既往	47％
75歳以上	45％
糖尿病	38％
非白人	34％
女性	39％

表10-14 特に注意すべき3つの因子 [12]

高齢
女性
糖尿病

表10-15 年齢による胸痛の出現頻度 [14]

年齢	70歳	80歳	85歳以上
胸痛を認める割合	75％	50％	38％

頻度は下がり，85歳以上では3人に1人しか痛みを訴えません 表10-15 ．糖尿病罹患中の患者には特に注意が必要です．糖尿病は年々増加しており，救急外来で出会う患者の多くは糖尿病や高血圧を持っています．初診時から糖尿病の有無を意識しながら診察し，あることがわかれば，痛みの程度が軽い場合や認めない場合においても，安易にACSを否定してはいけません．

②どのような主訴で来院するのか

- 胸痛を認めない人はどのような症状からACSを疑うべきなのでしょうか．主訴は多岐にわたりますが，①呼吸困難，②頻回の嘔気・嘔吐，③失神・亜失神，④脱力・疲労感，⑤冷や汗，⑥めまい，などが代表的です 表10-16 ．高齢者，女性，糖尿病罹患患者がこのような主訴で来院した場合にはACSの可能性を考慮し，心電図を受診後早期に行うべきでしょう．

表10-16 無痛性心筋梗塞患者が呈する症状

呼吸困難
頻回の嘔気・嘔吐
失神・亜失神
脱力・疲労感
冷や汗
めまい

►＜ STEP 2 ＞〜＜ STEP 4 ＞

- ACSを疑うことができれば，あとは「胸痛を主訴に来院した患者のアプローチ」に則って行いましょう．

Vital signsと身体所見： 急性心不全,致死性不整脈を見逃すな！

- ACSの vital signs というとみなさんどのような印象があるでしょうか？ これといったものがなく比較的 vital signs は落ち着いている印象があるのではないでしょうか．実際，急性心筋梗塞による心原性ショック患者のうち，来院時の段階でショックであったのは全体の10％程度といわれています．つまり90％は来院後に vital signs が変化するわけです．この変化に関わるものの代表が急性心不全と致死性不整脈です．これらを認める場合には，その段階で目の前のACS患者はリスクが高くなり緊急性が高まります．速やかに判断しなければなりません．

- 心不全の診断は決して簡単ではありません．特異度の高いものに発作性夜間呼吸困難，起坐呼吸，頸静脈の怒張などがあります．頸静脈怒張は右心不全がある場合に観察される重要な所見です．右側の頸静脈をまっすぐ下に降りていくと右房という解剖学的理由から右側の頸静脈を確認します．また呼吸数増加，酸素化低下，聴診上 wheeze を聴取したら合併の可能性は高くなります．

- 致死性不整脈の代表は心室細動（ventricular fibrillation: VF），無脈性心室頻拍（pulseless ventricular tachycardia: pulseless VT）です．モニター上これらの波形が認められたらまずは意識を含めた vital signs の確認です．意識がなく，脈も触れなければ心肺停止と判断し速やかに CPR を開始しなければなりません［☞ p.468 迅速な除細動］．また，心肺停止状態でなくても，意識障害や血行動態が安定しない場合にはショックの適応です．

- ACS との鑑別に常に考えなければならない疾患は，何といっても急性大動脈解離，肺血栓塞栓症です．そのため，ACS かなと思っても，急性大動脈解離を考慮し，痛みの移動や背部痛の有無，血圧の左右差，四肢を触診し左右差がないかどうかは必ず確認しましょう．肺血栓塞栓症では頻脈，頻呼吸，酸素化の低下が典型的です．ACS 疑いの患者では，常に鑑別疾患の可能性を意識しながら vital signs を解釈し，身体所見を根こそぎとりましょう（後述）．

検査

BRUSH UP YOUR ER SKILL!

- ACS の診断に有用なものは「救急外来でのアプローチ」で既に述べましたが，ここで今一度整理しておきましょう．

①心電図

- ACS の診断に最も有用な検査ですが，その解釈には注意が必要です．まず注目すべきは ST 上昇と新規左脚ブロックです．胸痛や胸痛以外の ACS を疑わせる所見に加え，これらの心電図変化を認めた場合には，強く ACS を疑います．

- ST 上昇の有無を判断するのは意外に難しいものです．前胸部の ST 上昇は軽度でも異常である可能性が高いこと，高齢者においては前胸部誘導の ST 上昇は異常である可能性がより高くなることを覚えておきましょう．

- 右冠動脈領域の ACS を疑っている場合には右胸部誘導も確認しましょう．また後壁梗塞の診断に背側部誘導（V7-9）が有用といわれています．

②採血

- トロポニンなどの心筋バイオマーカーの提出が必要です．時間経過とともに変化することを改めて確認しておきましょう．

- ACS と常に鑑別しなければならない急性大動脈解離や肺血栓塞栓症では D-dimer の測定も重要です．それぞれの疾患の検査前確率が低い時に D-dimer は威力を発揮します．「D-dimer が陽性だから急性大動脈解離」というわけではなく，症状や vital signs から積極的には大動脈解離や肺血栓塞栓症を疑わない時に

「D-dimer が陰性だから急性大動脈解離は否定的」と除外診断として使用します.

③胸部 X 線

- ACS の診断に胸部 X 線は必須ではありませんが, ACS と常に鑑別を要する大動脈解離や心不全の合併の評価には有用です. そのため胸部 X 線では縦隔の拡大やうっ血像を意識して読影しましょう. 気胸も見逃してはいけません.

④心エコー

- ダメージを受けている心臓を直接観察可能なエコーはきわめて有用です. ACS における心エコーの感度は 93%, 特異度は 66% といわれています. 心電図で ST 上昇がはっきりしない場合やわずかな上昇の場合, 同部位の心収縮力が低下していれば心電図変化は有意と考えるべきでしょう.

治療

BRUSH UP YOUR ER SKILL!

- 急性心筋梗塞の治療は, ①標準的治療, ②再灌流療法に大別されます. 標準的治療を迅速かつ適格に行い, 再灌流療法を循環器科医にお願いしましょう.
- 治療の選択が大きく変わるのが急性心筋梗塞の中では右室梗塞の場合, そして常に鑑別しなければならない大動脈解離の場合です. この 2 つの治療は通常の急性心筋梗塞とはそれぞれ真逆です. 常に意識しましょう.

①標準的治療

- 『ST 上昇型急性心筋梗塞の診療に関するガイドライン (2013 年改訂版)』におけるクラス I (手技, 治療が有効, 有用であるというエビデンスがあるか, あるいは見解が広く一致している) の項目に関しては必ず把握しておきましょう.
- 酸素:「肺うっ血や動脈血酸素飽和度低下 (94% 未満) を認める患者に対する投与」. 酸素を投与すればよいというものではなく, 100% が目標ではありません.
- 硝酸薬:「心筋虚血による胸部症状のある場合に, 舌下またはスプレーの口腔内噴霧で, 痛みが消失するか血圧低下のため使用できなくなるまで 3 ～ 5 分ごとの計 3 回までの投与.」
- 鎮痛薬:「硝酸薬使用後にも胸部症状が持続する場合の塩酸モルヒネ投与」. 具体的には塩酸モルヒネ 2 ～ 4mg を静脈内投与し, 効果が不十分であれば 5 ～ 15 分ごとに 2 ～ 8mg ずつ追加投与していく. 呼吸状態や血圧変動, 嘔吐などの副作用には注意が必要です.
- アスピリン:「アスピリン 162 ～ 325mg (バファリン® 81mg 2 ～ 4 錠またはバイアスピリン 100mg 2 ～ 3 錠)の咀嚼服用」. アスピリンは早期に投与するほど

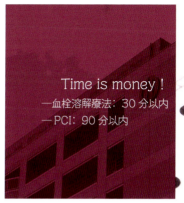
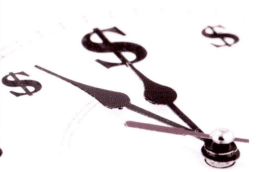

Time is money!
—血栓溶解療法:30分以内
—PCI:90分以内

死亡率が低下することが示されており,アスピリンアレルギーのある患者以外は可能な限り早期に咀嚼服用させましょう.

- チエノピリジン系薬剤:「PCIを予定している患者ですでに服用しているチエノピリジン系薬剤の継続投与.」,「PCIを予定している患者でチエノピリジン系薬剤が投与されていない症例のできるだけ早い段階でクロピドグレル loading dose (300mg) 投与.」,「アスピリンの使用が困難な患者でのチエノピリジン系薬剤の投与.」PCIを予定している患者では,冠動脈ステント留置を行うことが予想されるため,ステント血栓症の予防目的でアスピリンとチエノピリジン系抗血小板薬の2剤併用療法が推奨されています.
- 未分画ヘパリン:「PCI施行時のACT(活性化全血凝固時間)モニタリング下での使用.」PCIが施行される場合にはヘパリンの単回静注療法が推奨されています.
- β遮断薬:「STEMI発症後早期でβ遮断薬に対する禁忌がなく,かつ,高血圧,頻脈,重篤な心室性不整脈のいずれかを認める患者への投与.」

②再灌流療法

- STEMIであれば速やかに再灌流療法を行うことが重要です.再灌流療法として血栓溶解療法とPCIが挙げられますが,いずれの治療法においてもできるだけ早期に再灌流を得ることが予後を改善します.治療目標は,血栓溶解療法においては first medical contact(あるいは door)-to-needle time を30分以内,PCIでは first medical contact(あるいは door)-to-device time を90分以内が目標です.STEMI患者の対応アルゴリズムは 図10-3 図10-4 の通りです.ガイドラインは必ず一読し,適応,禁忌を正確に理解しておきましょう.
- VT/VFなどの心室性不整脈を認める場合には非同期下電気ショックを行います.

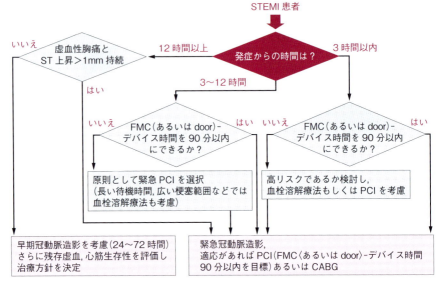

図10-3 緊急PCIが施行可能な施設におけるSTEMIへの対応アルゴリズム（循環器病の診断と治療に関するガイドライン〔2012年度合同研究班報告〕．ST上昇型急性心筋梗塞の診療に関するガイドライン〔2013年改訂版〕．http://www.j-circ.or.jp/guideline/pdf/JCS2013_kimura_h.pdf〔2015年7月閲覧〕）

心原性ショック（または進行した左心不全）の場合，発症36時間以内かつショック発現18時間以内はPCI，外科手術を検討する．
FMC: first medical contact.

　　初回のエネルギー量は，二相性なら除細動器メーカーの推奨エネルギー（120～200J）です．ICLSに則って行いましょう［☞ p.469　表22-4 ］．

図10-4 緊急 PCI が施行できない施設における STEMI への対応アルゴリズム（循環器病の診断と治療に関するガイドライン〔2012 年度合同研究班報告〕．ST 上昇型急性心筋梗塞の診療に関するガイドライン〔2013 年改訂版〕．http://www.j-circ.or.jp/guideline/pdf/JCS2013_kimura_h.pdf〔2015 年 7 月閲覧〕）

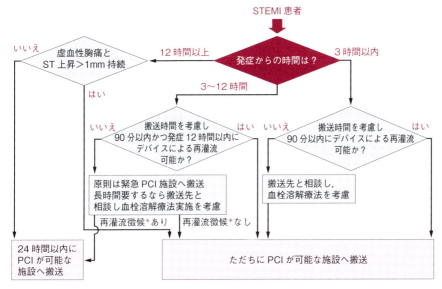

心原性ショック（または進行した左心不全）の場合，発症 36 時間以内かつショック発現 18 時間以内は PCI，外科手術施行可能施設へ搬送する．
＊：胸痛の消失，ST 上昇の軽減，T 波の陰転化など．

症例①

68 歳の男性．高血圧，2 型糖尿病で当院通院中．会社からの帰宅途中に突然胸痛が出現し救急要請．Vital signs は，意識清明，血圧 130/76mmHg, 脈拍 90 回/分，呼吸 15 回/分，SpO₂ 96%（RA），体温 36.6℃，瞳孔 4/4, 対光反射正常であった．表情は苦悶様で冷や汗を認めている．

 胸痛の患者さんだね．どうやってアプローチするかな？

 まずは ACS の可能性を考えて，どのような胸痛かを詳しく聞きます．

 問診をすることは非常に重要だが，ACS は 1 分 1 秒を争う．ACS の中でも即治療が必要な STEMI を拾い上げなければならない．そのためにはどうするかな？

心電図ですね！

　そうだ．STEMIというぐらいだからね．STEMIであれば基本的には緊急でPCIを行うわけだから，より早期に判断するためには，いかに早く心電図を施行するかということになるわけだ．心電図変化はST上昇があるようにもみえるけれどもはっきりしなかった．この場合どういうふうに対応するかな？

　よくありますよね．そのわずかなST上昇が有意かどうかの判断が難しいので循環器の先生に相談します．

　…それができれば一番いいけど．胸痛を主訴に来た患者さんを全て相談していたら循環器の先生もたまったもんじゃないよね．一人で対応しなければならないことも少なくないから，できることは自分自身でやってみよう．

　心電図がはっきりしないので，トロポニンTや心筋逸脱酵素を提出して評価します．

　そうだね．ただし，検査結果はすぐには出ないよ．その間にやるべきことは何かないかな？　心電図の変化がはっきりしない場合にとるべき行動は何だったかな？

　以前の心電図と比べるのですね？

　そう．この患者さんは以前に当院に入院歴があって，その際に心電図がとられていた．比較すると変化はほとんどないことがわかった．

　ってことはACSではないってことですね．安心です．

　いやいや．少なくとも現段階ではSTEMIではないという判断はできるが，NSTE-ACSである可能性や，発症早期でST上昇がはっきりしていない可能性は否定できない．明らかにSTEMIであれば循環器医を呼んで問題ないが，このような場合には非常に困る．ここで，この患者さんがACSか否かを判断するためには何がpointとなるだろう？

　リスク評価ですね．

　そうだ．これが非常に重要．胸痛を訴えている患者さんでは他疾患の確定診断がつくまでは安易にACSを否定してはいけない．リスク項目を評価し，項目が多いほどACSの可能性は高まるわけだ．表10-12に示したような項目を評価する癖をつけよう．

リスクを評価して，高いと判断した場合にはどうすればよいですか？

各施設によるとは思うけど，狭心症や心筋梗塞の既往がある場合，痛みが持続している場合など，心電図所見ははっきりしなくてもリスクが高いと判断した場合には循環器医に相談してもよいだろう．細かい心電図所見を指摘される場合もあるし，わずかな心電図変化が心エコーで裏付けられればそれは有意所見として評価されるからね．

リスクが低い場合には帰宅させていいですかね？

ACSが否定的ならば構わない．しかし現実には否定することは非常に困難で，少なくとも1回の心電図や心筋バイオマーカーの評価で否定することは危険だ．リスクの高い/低いは，経過観察時間に反映させればよいだろう．一般的に救急外来の1回の検査（心電図/採血）で明らかな異常がなくても，ACSを否定できない場合には3時間後に再度follow，そこで症状が消失，検査結果が問題なければリスクが低い症例では帰宅可能でよい．症状が残存する場合や，心電図に変化がある場合，心筋バイオマーカーの上昇を認める場合には循環器医コンサルト，入院を考慮する必要がある．

胸痛を訴える患者さんの診療は時間がかかりますね．早く診断するコツはありますか？

胸痛をきたす疾患は重症化しやすい恐い病気が多く含まれているため，慎重に診断することが必要だ．早く診断できればベストだけれど，ACSに関しては時間経過に伴う症状や検査結果の変化が非常に重要だ．ただただ経過をみるのではなく，その間に詳細な病歴聴取や身体所見をとる，以前の心電図と比較する，リスクを評価する，可能であれば心エコーを行うなど，「ACSらしい」，「ACSらしくない」所見を集めることができれば，確定診断はできなくても数時間後には患者さんを帰宅させてよいのか，入院の必要があるのかの判断は可能となるだろう．この患者さんはその後のfollowで症状が再燃，心電図でST上昇を認め，急性心筋梗塞の診断に至った．

帰宅させていたらと思うと非常に恐いですね…

診断 ▶ 急性心筋梗塞

【参考文献】

1) Takii T, Yasuda S, Takahashi J, et al; MIYAGI-AMI Study Investigators. Trends in acute myocardial infarction incidence and mortality over 30 years in Japan: report from the MIYAGI-AMI Registry Study. Circ J. 2010; 74: 93-100.

2) Lee TH, Rouan GW, Weisberg MC, et al. Clinical characteristics and natural history of patients with acute myocardial infarction sent home from the emergency room. Am J Cardiol. 1987; 60: 219-24.

3) Alpert JS, Thygesen K, Antman E, et al. Myocardial infarction redefined--a consensus document of The Joint European Society of Cardiology/American College of Cardiology Committee for the redefinition of myocardial infarction. J Am Coll Cardiol. 2000; 36: 959-69.

4) Thygesen K, Alpert JS, White HD, et al; Joint ESC/ACCF/AHA/WHF Task Force for the Redefinition of Myocardial Infarction. Universal definition of myocardial infarction. Circulation. 2007; 116: 2634-53.

5) Culić V. Acute risk factors for myocardial infarction. Int J Cardiol. 2007; 117: 260-9.

6) Marcus GM, Cohen J, Varosy PD, et al. The utility of gestures in patients with chest discomfort. Am J Med. 2007; 120: 83-9.

7) Swap CJ, Nagurney JT. Value and limitations of chest pain history in the evaluation of patients with suspected acute coronary syndromes. JAMA. 2005; 294: 2623-9.

8) Davie AP, Francis CM, Love MP, et al. Value of the electrocardiogram in identifying heart failure due to left ventricular systolic dysfunction. BMJ. 1996; 312: 222.

9) 循環器病の診断と治療に関するガイドライン（2012 年度合同研究班報告）．ST 上昇型急性心筋梗塞の診療に関するガイドライン（2013 年改訂版）．

10) Antman EM, Cohen M, Bernink PJ, et al. The TIMI risk score for unstable angina/non-ST elevation MI: A method for prognostication and therapeutic decision making. JAMA. 2000; 284: 835-42.

11) Pollack CV Jr, Sites FD, Shofer FS, et al. Application of the TIMI risk score for unstable angina and non-ST elevation acute coronary syndrome to an unselected emergency department chest pain population. Acad Emerg Med. 2006; 13: 13-8.

12) Canto JG, Shlipak MG, Rogers WJ, et al. Prevalence, clinical characteristics, and mortality among patients with myocardial infarction presenting without chest pain. JAMA. 2000; 283: 3223-9.

13) Bayer AJ, Chadha JS, Farag RR, et al. Changing presentation of myocardial infarction with increasing old age. J Am Geriatr Soc. 1986; 34: 263-6.

急性大動脈解離（aortic dissection）

- ▶ 突然発症の痛みでは鑑別を！― 胸痛だけでなく腹痛や背部痛のみであっても鑑別に入れること！
- ▶ 症状が一元的に説明できなければ必ず鑑別すること！― 失神，脳梗塞，心不全かなと思ったら，大動脈解離の可能性も考慮！
- ▶ リスク因子を把握し，リスクが高い場合には閾値を下げて検索を！

はじめに

- 大動脈解離は急性心筋梗塞と比較すると罹患率は低く，救急外来で出会う頻度は高くありません．しかし重篤かつ急を要する疾患であるため，救急外来では常に意識しておかなければなりません．二次救急では「忘れた頃にやってくる」，そんな感じでしょう．ACS を疑ったら常に鑑別が必要になります．また，脳梗塞に対する血栓溶解療法を施行する場合にも必ず否定しなければなりません．

疫学

- 本邦において大動脈疾患は①高齢化，②高血圧患者が多い，③ CT が普及していることなどから，世界的にも頻度が高いといわれています．報告が少なく不詳ではありますが，10 万人あたりの年間発症人数はおよそ 3 人前後です．急性心筋梗塞と比較すると数は圧倒的に少ないですが，予後不良な重篤な疾患であるため，常に鑑別に挙げなければならない疾患であることはいうまでもありません[1]．
- 初診時に診断できたのは 15 ～ 43％と非常に低く，診断の難しさを物語っています．見逃された多くの症例は，そもそも鑑別に大動脈解離が挙がっていないことによるもので，大動脈解離もまた"疑わなければ診断できない"疾患です．

大動脈解離は否定できるか？　BRUSH UP YOUR ER SKILL!

- 結論からいいましょう．目の前の患者が大動脈解離ではないと自信を持っていうことは非常に難しいです．特に救急外来という時間や設備が限られた環境ではなおさらです．もちろん造影CTを撮影し大動脈を評価すれば否定はできますが，問題は造影CTを撮影する必要があるかということです．突然ですが，みなさんはADD risk score を知っていますか？　これは米国で2011年に発表された大動脈解離に関する診療指針です．Step 1 は「大動脈解離を疑う」ための症状，Step 2 が ADD risk score の主たるところであり，病歴や痛みの性状，身体所見からリスク評価を行います．そして Step 3 では，ADD risk score の点数によって，画像評価を行うか否かを判断するといった流れになっています．**表10-17** のうちどれも満たさない場合には大動脈解離はほぼ否定的であり，どれかを満たす場合には大動脈の画像検査が推奨されています．しかしどれも満たさなかった症例の中にも大動脈解離は存在しています．大動脈解離の否定は甘くないことがわかると思います．大動脈解離を「いつ疑い」，「どのようにアプローチするか」を中心に学んでいきましょう．

表10-17 ADD risk score[2]

基礎疾患	Marfan症候群
	大動脈疾患家族歴
	大動脈弁疾患既往歴
	最近の大動脈弁手術
	胸部大動脈瘤の既往
痛みの性状	突然発症の痛み
	強い痛み
	裂けるような痛み
身体所見	血流障害 ・血圧の左右差 ・脈の左右差 ・神経局在所見＋痛み
	新規大動脈弁雑音
	ショック or 低血圧

いつ疑うか　BRUSH UP YOUR ER SKILL!

- 「痛みの問診: OPQRSTA」を意識しながら考えていきましょう．

▶発症様式から疑う: "突然発症（sudden onset）"に要注意（Onset）

- "突然発症"の痛みは重篤な疾患が数多く存在します．大動脈解離も例外ではなく，85%は突然発症です．痛みの程度が強くなくても突然発症の痛みであれば要注意です．突然発症の痛みは，①詰まった，②

表10-18 突然発症の痛み

詰まった
破れた
捻れた

破れた，③捻れた，です 表10-18．発症様式を必ず聴取しましょう．突然発症か急性発症かの問診は「痛みを感じた瞬間に何をしていましたか？」でしたね．明確に答えられる時は突然発症と考えましょう．また痛みで目が覚めた場合にも突然発症と考えるべきです．

▶疼痛部位・性状から疑う："強い痛み"は要注意（Position & Severity）

- 最も多い疼痛部位は胸痛に加え背部痛，特に肩甲骨の内側の痛みです．注意点は痛みが常にあるとは限らないことです．血管が裂けている時に痛みを認めるため，裂けていない時には少なくとも強い痛みは認めません．"今"痛みがなくても突然痛みが始まった場合にはその痛みは本物と考えましょう．

- 典型的な痛みの性状は"今までに経験したことのない痛み"ですが，何らかの比較的強い痛みととらえておくとよいでしょう．放散する痛み，背部痛，移動する痛みは典型例では認めますが，感度は決して高くはありません．そして最も厄介なことは大動脈解離の10％は無痛性ということです．無痛性の場合は，意識障害や失神，脳卒中様症状，心不全などの症状で受診する場合が多いといわれています．痛みの入り口以外にこれらの症状がある場合にも大動脈解離を疑うことを忘れないようにしましょう．

▶Vital signsから疑う：高血圧は50％に認めるのみ！

- 一般的には高血圧が認められますが，50％は正常ないしは低値であることを知っておきましょう．臨床的におさえておくべきことは，脳卒中様の症状を認めるのに血圧が低値である場合，安易に頭蓋内疾患と決めつけずに低血糖とともに大動脈解離を鑑別に挙げることです．また血圧が変動する場合も大動脈解離を疑わせる1つのサインです．これは解離腔の内膜のフラップの影響で，血流が変化することに起因すると考えられます．

- 最も有名なvital signsは血圧の左右差でしょう．古典的なstudyでは両上肢の血圧差20〜30mmHgを有意としています．しかし，健常人であっても10〜20mmHgの差は認めることがあります．20mmHg以上の明らかな差があればそれを理由に疑いましょう．

▶失神から疑う：心血管性失神を否定せよ！

- 大動脈解離の10％は失神を主訴に来院します．失神では心血管性失神を必ず除外する必要がありました．失神患者を診たら大動脈解離の可能性を考え，橈骨動脈や大腿動脈を触れ左右差を確認すること，エコーでflapや心タンポナーデを確認

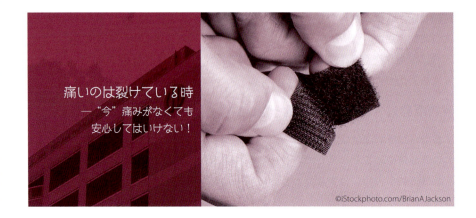

痛いのは裂けている時
— "今"痛みがなくても安心してはいけない！

することを忘れてはいけません．大動脈解離で失神する機序としては，血管迷走神経反射，頸動脈の閉塞や解離の進展，心嚢内・胸腔内への破裂に伴う急激な血圧低下が考えられます．

▶心タンポナーデから疑う：急性か慢性か，それが問題だ！

- 急性の心タンポナーデをみたら，まず大動脈解離を考えるようにしましょう．心筋梗塞や心筋炎でも心タンポナーデをきたしますが，発症とともに併発することは少なく，数日のタイムラグがあることが一般的です．発症と同時に心タンポナーデを併発していた場合には，大動脈解離の可能性が高いでしょう．

- 心タンポナーデの症状の発現は 表10-19 の通りです．有名な Beck の 3 徴（低血圧，頸静脈怒張，心音低下）は 20％程度にしか認めません．重要な点は，症状は心嚢液貯留の量と速度に依存することです．例え量が溜まっていたとしても，慢性の経過で溜まってきているような場合には，症状が乏しいものです．担癌患者がこれにあたり，徐々に心嚢液が溜まり，心不全症状を示すようになります．以前の画像がある場合には必ず比較し，急性か慢性かを意識するようにしましょう．

表10-19 心タンポナーデの身体所見と感度[3]

身体所見	感度（％）
奇脈	82
頻呼吸	80
頸静脈怒張	78
頻脈	77
心音低下	28
低血圧	26

▶外傷から疑う：高齢者の外傷では要注意！

- 救急外来で外傷患者を診る際に忘れてはならないことは原因検索です．滑って転

んだなど，明らかな受傷機転が判明している場合にはよいですが，原因が同定できない場合，受傷前に何らかの症状（嘔吐，気分不快，etc.）を伴っている場合には，失神や痙攣，器質的疾患が受傷に関与していないかを確認するべきです．特に高齢者では注意が必要であり，受傷原因がはっきりしない場合には"検査の3種の神器（血液ガス，エコー，心電図）"を行い，異常所見がないかを確認しましょう．特に，血液ガスでlactateの上昇を認める場合，エコーで心嚢液，腹腔内出血を疑わせる所見を認める場合，心電図で虚血性変化を疑わせる所見を認める場合には大動脈解離も鑑別に挙げ，精査を進めることが必要です．

症状

BRUSH UP YOUR ER SKILL!

- まずは典型的な症状を知ることが重要です．特に発症様式は重要です．①突然発症（85％），②胸痛や背部痛などのなんらかの痛み（96％），③これまでに経験したことのない激痛（91％）を訴える患者は要注意です 表10-20 ．「⑨頭痛患者に出会ったら」でも述べましたが，来院時に痛みがそれほど強くなくても，突然発症（acute onset ではなく sudden onset）の場合には重篤な疾患のサインと考えましょう．

- 胸痛や背部痛以外に，腹痛や頸部痛を主訴に来院する患者も存在します．何らかの痛みを主訴に来院された患者に対して，他に説明がつく疾患が同定できない場合には，大動脈解離を鑑別に挙げるようにしましょう．

表10-20 **発症時の症状**[4]

症状	総数（%）	Stanford A型（%）	Stanford B型（%）
何らかの痛み	95.5	93.8	98.3
突然発症	84.8	85.4	83.8
胸痛	72.7	78.9	62.9
背部痛	53.2	46.6	63.8
腹痛	29.6	21.6	42.7
これまで経験したことのない激痛	90.6	90.1	90
刺されるような痛み	64.4	62	68.3
引き裂かれるような痛み	50.6	49.4	52.3
放散痛	28.3	27.2	30.1
移動する痛み	16.6	14.9	19.3
失神	9.4	12.7	4.1

- 失神もまた救急外来でよく遭遇する症候です．大動脈解離や肺血栓塞栓症の10％程度は失神を主訴に来院することを覚えておきましょう．「②失神に出会ったら」でも述べましたが，失神の診療においては心血管性失神の否定が最も重要かつ必須です．失神は瞬間的な意識消失発作，すなわち突然発症ですよね．私も失神を主訴に来院した70歳男性のStanford Aの大動脈解離を経験しましたが，来院時，胸痛や背部痛なく，痛みの移動なし，血圧も正常範囲内，心電図正常，D-dimer正常という状態でした．この症例では普段と比較すると血圧が低めであり，心エコー上心嚢液貯留を認めたこと，体位変換で血圧の変動が認められることから大動脈解離を疑い診断に至りました．非典型的な主訴や症状で来院した場合でも，必ずどこかにヒントが隠れているものです．病歴，身体所見を根こそぎとることを常に意識しましょう．

- 失神以外にも，意識障害，心不全，脳梗塞（脳梗塞様症状）を認める場合にも大動脈解離を鑑別に入れておく必要があります 表10-21 ．疑って身体所見をとるようにしましょう．

表10-21 無痛性大動脈解離：これがあったら鑑別を

意識障害
失神
心不全
脳梗塞（脳梗塞様症状）

救急外来でのアプローチ

- ACSの時と同様に救急外来での振る舞いに関して考えてみましょう．救急外来で大動脈解離を疑う時はどのような時でしょうか？　胸痛，背部痛を認める時，血圧の左右差を認める時，上縦隔の拡大がある時，D-dimerが高値の時などでしょうか．検査所見など偶発的にみつかった所見から「まさか大動脈解離？」と考えることも必要ですが，理想は大動脈解離を疑ってアプローチすることです．ACSには2つの入り口がありました．大動脈解離においても来院パターンは2つあります．「①何らかの痛みを主訴に来院」，「②疼痛以外を主訴に来院」です．この2つの入り口からそれぞれアプローチを考えていきましょう．

- 救急外来では，ACSと同じように，大動脈解離に対しては以下の4つのSTEPで考えてみましょう．まず疑い，疑ったら病歴や身体所見を詳細にとることは当たり前として，エコーや心電図，胸部ポータブルX線を行い，大動脈解離らしいか否かを判断します．そしてリスク評価を行い，最終的に可能性が高いと判断すれば胸部単純・造影CTを施行します．ここでもあくまでvital signsは概ね安定している患者とします．意識障害やショック徴候があれば，それに準じてアプロー

チすることはいうまでもありません 表10-22 .

表10-22 大動脈解離疑い患者のアプローチ

| STEP 1： 大動脈解離を疑う |
| STEP 2： エコー，心電図，胸部X線を評価する |
| STEP 3： リスク評価をする |
| STEP 4： 胸部造影CTを施行する |

何らかの痛みを主訴に来院した患者のアプローチ

▶＜STEP 1＞大動脈解離を疑う

- 胸痛や背部痛を主訴に来院した場合には大動脈解離を鑑別に挙げますよね．ここでpointとなるのは何らかの痛みというところです．胸痛・背部痛だけでなく頸部痛や腹痛であっても鑑別に大動脈解離を挙げておかなければなりません．血管は全身にあるわけですからどこに痛みが出てもよいわけです．他に症状を説明しうる疾患がない場合には安易に大動脈解離を除外してはいけません．しかし何でもかんでも痛みがあるから鑑別に入れるかというとそうではありません．前述した通り，発症様式がきわめて重要です．血管が裂けるわけですから痛みは突然激しく出るのが通常です．すなわち，何らかの突発する激しい痛みが発症時にあった場合には必ず大動脈解離を疑いましょう．

▶＜STEP 2＞エコー，心電図，胸部ポータブルX線を評価する

- 胸痛であればACSのアプローチ通り心電図は必須です．大動脈解離は心筋梗塞と異なり心電図のみでは確定診断には至りません．しかし常にACSとの鑑別は必要であるため心電図は施行することになります．エコーでみるべき所見はフラップや心囊液の貯留，大動脈弁逆流などです．大動脈解離が疑わしい状況では常にACSも疑わしいため，心機能の大まかな評価も併せて行います．この中で誰でも評価できるのは心囊液の貯留の有無です．大動脈解離が疑われる患者で，心囊液の貯留を認める場合には心タンポナーデが考えられ，急を要します．
- 胸部ポータブルX線も重要です．縦隔拡大の有無を疑って読影することが重要です．

▶＜STEP 3＞リスク評価をする

- 大動脈解離を起こしやすい人はどのような人でしょうか？ 一般的に 表10-23 が挙げられます．高血圧持ちの高齢男性であればリスクが高いと覚えておきま

しょう．そこに喫煙歴があればなおさらです．その他既往も非常に重要で当然大動脈瘤を指摘されている場合にはリスクが高まります．また40歳以下では半数がMarfan症候群といわれており長身，痩身の若年男性では積極的に鑑別に挙げましょう．

表10-23 大動脈解離のリスク因子
（文献5より改変）

| ①男性 |
| ②高齢者 |
| ③高血圧 |
| ④喫煙 |
| ⑤大動脈瘤の指摘 |
| ⑥結合組織疾患（Marfan症候群etc.） |
| ⑦染色体異常 |
| ⑧大動脈炎 |
| ⑨大動脈二尖弁 |
| ⑩大動脈への人工装具装着（弁置換，血管グラフト，etc.） |
| ⑪減速外傷 |
| ⑫妊娠 |

►＜STEP 4＞胸腹部単純＆造影 CT を施行する

- STEP 3の段階で大動脈解離の可能性が高いと判断した場合には，迷わず胸腹部造影CTを施行するべきです．石灰化や高吸収血腫を正確に判断するために，造影CTだけでなく単純CTも忘れてはいけません．大動脈の画像評価として経食道エコーやMRIも挙げられますが，本邦のCTの普及率を考えると確定診断における検査のfirst choiceはCTでよいでしょう．

疼痛以外を主訴に来院した患者のアプローチ

►＜STEP 1＞大動脈解離を疑う

- ACSと同様，ここが最も重要なpointとなります．痛みがない患者に対して大動脈解離を疑うことは，常に意識していないと忘れてしまいます．疑うべきは①意識障害，②失神，③心不全，④脳梗塞かな？と思った時です．重複する部分もありますが，ここは重要ですので1つ1つ考えていきましょう．

①意識障害

- 意識障害のアプローチは「10の鉄則」でしたね．意識障害単独で来院することは少なく，多くはショック徴候が認められます．しかし中には一過性の意識障害が認められることがあります．解離腔の内膜がフラップ状になり，脳への血流を閉

通・閉塞していたことが影響していると考えられます．私も救急外来で何度も意識状態が変化する症例を経験し大動脈解離の診断に至った経験があります．常に意識障害を認める患者では当然として，一過性の意識障害においても鑑別に挙げるようにしましょう．AIUEOTIPS の A でしたね［☞ p.20 表1-13 ］．

②失神

▪ 失神において最も重要なことは心血管性失神の否定でした．心血管性失神をきたしうる疾患（HEARTS）を思い出しましょう［☞ p.34 表2-6 ］．

③心不全

▪ 心タンポナーデや心筋梗塞を合併した場合には心不全徴候が認められることがあります．「心不全かな？」と思ったら必ず原因検索を行うことが重要であり，原因の１つに大動脈解離を挙げましょう．

④脳梗塞

▪ 片麻痺や構音障害など，脳卒中様症状を認めた場合にも必ず鑑別に挙げましょう．脳出血であれば頭部 CT を撮影すればほぼ診断がつきますが，急性期の脳梗塞は頭部 CT のみでは判断困難なことが少なくありません．頭部 CT 陰性の脳卒中疑い患者では必ず大動脈解離を鑑別しましょう．

▶＜ STEP 2 ＞～＜ STEP 4 ＞

▪ 大動脈解離を疑うことができれば，あとは「何らかの痛みを主訴に来院した患者のアプローチ」に準じて行います．

Vital signs と身体所見

▪ 急性大動脈解離の診断に役立つ感度，特異度が高い vital signs の項目や身体所見は，残念ながらありません 表10-24 ．
▪ 大動脈解離では高血圧を認める印象があるかもしれませんが，収縮期血圧≧150mmHg である症例は半数にすぎません 表10-24 ．ショックバイタルで来院する場合もあります．「血圧が高くないから」という理由で安易に否定してはいけません．また有名な所見として血圧の左右差がありますが，前述の通り明らかな差（20mmHg 以上）があれば積極的に疑い，なくても否定はできません．明らかな血圧の左右差がある場合には，上下肢の体温の左右差を認めることがあります．来院時に両上下肢を触診し，温度差を手で感じとりましょう．
▪ 身体所見では血圧の左右差，脈の左右差以外に大動脈弁の雑音，神経局在所見の

表10-24 大動脈解離に認められる身体所見 [4)]

症状	総数（%）	Stanford A型（%）	Stanford B型（%）
血圧高値 （収縮期血圧≧150mmHg）	49	35.7	70.1
血圧正常 （収縮期血圧：100～149mmHg）	34.6	39.7	26.4
血圧低値 （収縮期血圧＜100mmHg）	8	11.6	2.3
ショックorタンポナーデ （収縮期血圧≦80mmHg）	8.4	13.0	1.5
大動脈弁逆流性雑音	31.6	44	12
脈拍欠損	15.1	18.7	9.2
脳血管障害	4.7	6.1	2.3
うっ血性心不全	6.6	8.8	3.0

有無を確認します．救急外来ではなかなか雑音が新規のものか否かの判断は難しいですが，認めれば大動脈解離を疑うきっかけとなります．また，痛みに加えて神経局在所見を認める場合には大動脈解離の可能性が高くなるため，「なんらかの痛み」を訴え来院した患者に対して神経局在所見の有無を確認することは非常に重要です．

検査

BRUSH UP YOUR ER SKILL!

▶胸部X線写真

- 有名な所見は縦隔陰影の拡大や，カルシウムサイン（大動脈の石灰化が大動脈血管壁から離れて見える所見）ですが，実際の頻度は **表10-25** の通り高くありま

表10-25 大動脈解離に認められる胸部X線所見 [4)]

症状	総数（%）	Stanford A型（%）	Stanford B型（%）
異常所見なし	12.4	11.3	15.8
縦隔拡大	61.6	62.6	56
大動脈辺縁陰影の異常	49.6	46.6	53
カルシウムサイン	14.1	11.3	18.1
胸水貯留	19.2	17.3	21.8

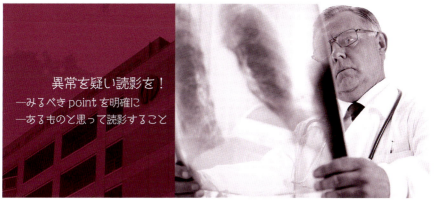

せん．約 90％の症例で何らかの胸部異常陰影を認めるものの決め手にはならず，12％では異常所見を認めないと報告されています．重要なのは，大動脈解離を疑って胸部 X 線を撮影し読影することです．異常所見があっても，疑っていなければ見落としてしまいます．胸部 X 線のみるべき point は 表10-25 の通りです．これらを総合的に評価しましょう．

▶胸腹部 CT（単純＆造影）

- 大動脈解離の診断において最も有用な検査でしょう．クモ膜下出血の際の頭部 CT のように，大動脈解離も CT を撮ることができるかが大きな point となります．得られた画像の多くは，解離の存在が明らかなものですが，中には見落としてしまう画像もあります．見落とさない point はずばり"大動脈解離があるはず"と思って読影することです．時に問題となるのは，患者の腎機能が悪い時，造影 CT を撮影するべきか否かで迷うことがあるかもしれません．答えは簡単です．大動脈解離を疑っているのであれば造影 CT を撮影するべきです．腎機能が悪化することを懸念するのであれば，造影剤投与前に外液投与を行い，予防に努めればよいのです．腎機能の悪化を恐れて命を落としてしまっては元も子もありません．

▶採血

- 大動脈解離に特記した採血項目はありませんが，有用な項目として D-dimer が挙げられます．カットオフ値を 0.5 ～ 1.0 μg/mL とすると，大動脈解離に対する感度は報告に多少のばらつきはあるものの 95 ～ 97％程度と高く，除外診断に有用です．しかし，100％ではないことに注意が必要であり，あくまで検査前確率の低い患者に対して使用するべきです[6]．

▶心電図

- 大動脈解離に特異的な心電図変化はありません．臨床上重要なことは，急性冠症候群が疑われた患者の心電図がⅡ・Ⅲ・aVFでST上昇を認めるなどの右心系の虚血を疑わせる所見を認めた場合には，大動脈解離の可能性を否定することを忘れないことです．大動脈解離で冠動脈へ解離が進行すると，右冠動脈を巻き込み，右室梗塞や下壁梗塞の症状が出るのです．右室梗塞が疑われたらV3R，V4R誘導を確認しましょう．

▶心エコー

- Flapや心囊液貯留を探しにいきます．Flapはみたことがないと難しいかもしれませんが，心囊液の貯留の有無はエコーを行えば一目でわかります．新規発症の心囊液貯留をみたら，大動脈解離を鑑別の上位に挙げなければなりません．

治療

BRUSH UP YOUR ER SKILL!

- 超急性期の治療においても最も重要なことは血圧の管理です．β-blockerを中心とした降圧薬を用いて収縮期血圧を100～120mmHg程度にコントロールしましょう．上行大動脈に解離が存在するStanford A型急性大動脈解離は基本的に緊急手術の適応です．速やかに心臓血管外科に連絡しなければなりません．上行大動脈に解離が及ばないStanford B型急性大動脈解離は鎮痛・降圧療法が治療の中心となりますが，緊急手術の適応症例も存在します．救急外来ではA型，B型にかかわらず降圧，鎮痛を行い，速やかに心臓血管外科に連絡することが重要です．

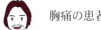

症例①

72歳の男性．高血圧で近医通院中．来院当日の就寝中に胸痛が出現し目が覚めた．その後自宅で様子をみていたところ症状が和らいだが継続するため，自身で車を運転し休日診療所を受診した．Vital signs は，意識清明，血圧 130/76mmHg，脈拍 80 回/分，呼吸 12 回/分，SpO₂ 96%（RA），体温 36.6℃，瞳孔 4/4，対光反射正常であった．歩行可能で，笑顔で病状を説明可能であり重症感はない．胸痛の症状もさらに軽快している状態であった．

胸痛の患者さんだね．どうやってアプローチするかな？

胸痛を主訴に来院しているので，やはり ACS は考えなければならないですよね．心電図をとります．

そうだね．何でもかんでも ACS を考えるわけではないけれど，今回のように高齢男性の場合には必ず否定しなければならない．心電図は明らかな変化はなかった．

心電図に変化がなくても，その時点で否定してはいけないのでしたね．時間をおいて再度検査します．

たしかに心電図やバイオマーカーは測定する時間によるので注意が必要だ．この患者さんも就寝中に出現していて，来院したのが日中の外来だから，少なくとも 6 時間程度は経過していたよ．

そうすると，この段階で心電図や採血結果で異常がなければ否定的ですね．

検査だけみたらそうだ．ただし，この患者さんは軽くなったとはいえ胸痛が持続しているでしょ．痛みが持続している場合には要注意だったね．ACS を考えるのはよいとして，他に考えておくべき疾患はないかい？

大動脈解離，肺血栓塞栓症などの 5 killers でしょうか．

ACS を疑ったら，これらは考えておかないといけないね．特に大動脈解離は常に鑑別が必要だ．治療が真逆だからね．

歩行可能で，笑顔で話すことが可能な大動脈解離の患者さんっていますか？ 大動脈解離は激烈な裂ける痛みというイメージがあるのですが．

それがいるんだよ．救急外来では歩いてくる大動脈解離以外に，クモ膜下出血，心筋梗塞，脳梗塞…と重篤な疾患であっても救急車ではなく walk-in

で来院する症例は決して少なくない．この患者さんの病歴で注意すべき point はどこだろう？

痛みが持続しているところ，それ以外には…

痛みの問診 OPQRSTA で特に重要な項目は？

Onset，発症様式ですね．痛みで目が覚めたという発症様式なので突然発症ですね．

その通り．何となく起きた時に痛みがあったのではなく，痛みそのもので起きていることを考えると，今回の発症様式は突然発症と考えるべきだね．恐い胸痛はどれも突然発症だが，大動脈解離は特に 0 であった痛みが突然 10 に変化する代表的な疾患なんだ．急性心筋梗塞も突然痛くなるが，イメージとしては何となく痛いから始まり徐々に強くなるのに対して，大動脈解離は初めから痛い！といった感じだろうか．そしてまさに裂けている時は痛くても，裂けるのが止まると痛みも止まるんだ．発症時の痛みが重要ということだ．

そうするとこの患者さんは，時間をおいて再度検査をするのではなく，造影 CT を撮影するべきでしょうか？

もちろん，確定診断するためには行うことになる．しかしその前に大動脈解離らしい所見を集めるべきだろう．現在裂けるような移動する痛みを認めているのであれば，すぐに造影 CT を施行するが，発症してから数時間経過していて vital signs も症状も安定している状態だから，痛みの OPQRSTA において大動脈解離らしい所見，例えば突然発症の病歴，痛みの移動の有無を確認し，血圧の左右差も確認する．また検査が可能であれば，まずはエコーや胸部 X 線で大動脈解離らしい所見がないかを確認する．

「疑わなければ診断できない」ですね．

その通り！　この患者さんは重症感もなく vital signs も安定，心電図変化も認めなかったが，痛みが持続していたことや，肩甲骨内側にも軽度だが痛みを認めたために，大動脈解離や ACS が否定できないと判断し，近隣の対応可能な総合病院へ転院し精査してもらうことにした．結果，Stanford B 型の大動脈解離だった．やはり病歴，身体所見は重要だなと思った症例だ．

診断 ▶ 急性大動脈解離 Stanford B

【参考文献】

1) 循環器病の診断と治療に関するガイドライン（2010 年度合同研究班報告）．大動脈瘤・大動脈解離診療ガイドライン（2011 年改訂版）．

2) Rogers AM, Hermann LK, Booher AM, et al; IRAD Investigators. Sensitivity of the aortic dissection detection risk score, a novel guideline-based tool for identification of acute aortic dissection at initial presentation: results from the international registry of acute aortic dissection. Circulation. 2011; 123: 2213-8.

3) Roy CL, Minor MA, Brookhart MA, et al. Does this patient with a pericardial effusion have cardiac tamponade? JAMA. 2007; 297: 1810-8.

4) Hagan PG, Nienaber CA, Isselbacher EM, et al. The International Registry of Acute Aortic Dissection (IRAD): new insights into an old disease. JAMA. 2000; 283: 897-903.

5) Khan IA, Nair CK. Clinical, diagnostic, and management perspectives of aortic dissection. Chest. 2002; 122: 311-28.

6) Sodeck G, Domanovits H, Schillinger M, et al. D-dimer in ruling out acute aortic dissection: a systematic review and prospective cohort study. Eur Heart J. 2007; 28: 3067-75.

肺血栓塞栓症（pulmonary thromboembolism: PTE）

▶ 他に説明のつかない頻呼吸，低酸素，頻脈の患者では肺血栓塞栓症を鑑別に入れよう！

はじめに

- 肺血栓塞栓症（PTE）はACSと鑑別を要すること，確定診断のために造影CTが必要なこと，見逃されやすいなど，大動脈解離と似たところがあります．鑑別に挙がっても，造影CTまでは必要ないかなどと判断され，後に診断に至ることが多いのではないでしょうか．PTEもまた除外するのは非常に難しい疾患です．ここでもまた，いつ疑うかを中心に学びましょう．

疫学

- PTEの正確な発生率や死亡率はわかっていません．理解しておかなければならないのは，PTEは意外と頻度が高いということです．剖検で初めて診断がつく場合もあり，PTEの診断の難しさを物語っています．
- 死亡率は，報告によって様々ですが，ショックに至った例では20％程度，心肺蘇生を要した症例では50％以上と非常に高い疾患です[1]．
- PTEの約半数は病院内あるいは医療関連施設内で発症するという特異な背景を有します．当院でも，整形外科手術の術後の患者が離床時やリハビリ時に突然呼吸困難を訴え，緊急callとなることを時々経験します．病院で働く誰もが対応できなければなりません．

肺血栓塞栓症は否定できるか？

- PTE を否定するのもまた非常に難しいものです．Simplified Wells criteria Christpher's approach というものがあり，PTE の疑いが低い患者に対して D-dimer が陰性であった場合には否定的というものです．しかし，そもそも PTE を疑わなければ D-dimer を測定しようとも思いません．そして疑った症例ではたいてい PTE は安易に除外できず低リスクとはならないため，結局のところ画像が必要になるというのが現実でしょう．あくまで可能性が低い症例で，その低い可能性をより低くすることはできても，疑わしい症例においては D-dimer のみでは否定できないのです．つまり，PTE は疑わしい症例においては他の確定診断ができなければ常に鑑別を要し，あまり疑わしくはないけれども可能性は捨てきれない，否定すべき症例においては D-dimer を用いて否定していくという方針になるわけです．

いつ疑うか：疑わなければ診断できない！

▶発症様式から疑う

- 典型的な発症様式は突然発症です．PTE の多くは下肢にできた血栓が突然詰まるわけですから想像しやすいと思います．整形外科術後の患者がリハビリを始めた瞬間に呼吸が苦しくなった，失神したなどの病歴であれば疑いやすいですよね．しかしそう甘くないのが臨床です．なんとなく苦しい，徐々に苦しくなってきたという場合もあります．症状が持続する場合にも要注意です．

▶Vital signs から疑う

- 注目すべきは脈拍数と呼吸数，SpO_2 です．当たり前と思うかもしれませんが，ここが PTE を見落としてしまう最大の point だと思います．何となく多い呼吸数，何となく低い SpO_2，何となく早い脈拍を軽視してはいけません．高齢者だからだろう，過換気でしょうなどと判断され，後日 PTE の診断に至るケースは少なくありません．救急外来では他に説明のつかない頻呼吸，低酸素，頻脈をみたら PTE を鑑別に入れるとよいでしょう 表10-26 ．

表10-26 PTE を見逃してしまう3 つの理由
他に説明がつかない頻呼吸
他に説明がつかない低酸素
他に説明がつかない頻脈

▶症状から疑う

- 発症時の症状は呼吸困難が最多，次いで胸痛と続きます．その他，失神，動悸，咳嗽，下肢腫脹・疼痛，発熱，血痰などが挙げられます 表10-27 ．PTE を診断するために最も大切なことは，PTE を疑うことであるため，これらの症状を訴える患者に対しては，常に PTE を頭の片隅に入れておかなければなりません．最終的に PTE と診断がついた患者のうち 34％は無症状であったいう報告もあるくらい PTE を診断することは難しいのです．

表10-27 **PTE の症状**（文献 3，4 より改変）

①呼吸困難
②胸痛
③失神
④動悸
⑤咳嗽
⑥下肢腫脹・疼痛
⑦発熱
⑧血痰
⑨その他

- しかし，発熱や咳嗽で PTE を常に疑うかといえばそうではありません．やはり頻度の高い呼吸困難や胸痛を主訴に来院した患者で積極的に疑います．胸痛は ACS や大動脈解離と同様に，痛みの程度が軽くても重要視してアプローチしていきます．問題は呼吸困難を主訴に来院した場合です．ベッド上座位の状態では呼吸困難がはっきりしなくても，体動や労作で酸素化の低下が認められる場合や，普段と比較して頻脈，頻呼吸を認める場合には注意しなければなりません．PTE を見逃してしまう 3 つの理由を意識しましょう．

▶失神から疑う

- 失神患者は救急外来でしばしば出会うため，改めて整理しておきましょう．失神の中で最も恐いのが心血管性失神でした．その中に PTE は含まれます［☞ p.34 **心血管性失神を見逃さない！**］．失神患者は来院時に症状がないことが多く，疑って探しにいかなければなりません．大動脈解離であれば発症時の疼痛でしたね．PTE でも最も重要なことは発症時の様子です．前駆症状なく突然卒倒した場合や，呼吸困難症状を一時的にでも伴った場合には要注意です．失神患者では心電図では必ず行いますが，PTE に特徴的な所見がないかも確認しましょう．

▶ショックから疑う

- ショックには 4 つの分類がありましたね．そのうち PTE は閉塞性ショックに分類されます．頻度としてはショックの中で最も低いですが，ショック患者では鑑別の 1 つに PTE を挙げておかなければなりません［☞ p.69 **④ショックに出会ったら**］．

救急外来でのアプローチ

- 救急外来でPTEを疑うのは上記の通り，呼吸困難，胸痛を認める場合が典型例です．それ以外に失神やショック症例においても鑑別の1つにPTEを考えておかなければなりません．そのためPTEにおいても来院パターンとしては2つ，「①呼吸困難，胸痛を主訴に来院」，「②呼吸困難，胸痛以外を主訴に来院」です．今回もこの2つの入り口からアプローチ方法を考えていきましょう．

 呼吸困難，胸痛を主訴に来院した患者のアプローチ

▶＜STEP 1＞ PTEを疑う

- 呼吸困難や胸痛を主訴に来院した場合にはPTEを鑑別に挙げることはできるでしょう．注意点は程度です．つまり呼吸困難や胸痛の訴えがわずかな場合です．その場合には訴えだけでなくvital signsに注目しましょう．前述した通り，見逃してしまう3つの理由は頻呼吸，低酸素，頻脈の軽視です．他に説明がつかなければ症状と併せてPTEを疑いましょう．

▶＜STEP 2＞エコー，心電図，胸部X線を評価する

- 呼吸困難や胸痛患者ではPTE以外にACSや大動脈解離，喘息や気胸も鑑別に挙がるため，これらの検査は必然的に行うことになります．Pointは，それぞれの検査でこれらの疾患を念頭に検査結果を解釈することです．エコーではPTEを疑えば右心負荷所見に注目し，心電図では洞性頻脈，S1Q3T3などに注目し，胸部X線では特に所見がないことを確認します．

▶＜STEP 3＞リスク評価をする

- PTEにおいてリスク評価はきわめて重要です．PTE発症の30%は危険因子がなくても発症しますが，PTEを起こしづらい人はD-dimerが陰性であることをもってほぼ否定されます．逆に起こしやすい人は積極的に疑い検査をしなければ見逃してしまいます．
- PTEと深部静脈血栓症（deep vein thrombosis: DVT）をあわせたものを静脈血栓塞栓症（venous thromboembolism: VTE）と呼びますが，PTEの診断を行うにあたり，患者がVTEの危険因子 表10-28 を有しているか評価することが重要です．

表10-28 静脈血栓塞栓症の危険因子 [4]

強い影響のある素因（オッズ比＞10）
骨折（股関節または下肢）
メジャー手術
脊髄損傷
股関節置換術または膝関節置換術
重症外傷
中等度の影響のある素因（オッズ比2 ～ 10）
膝関節鏡手術
化学療法
ホルモン補充療法
経口避妊薬
妊娠（分娩後）
血栓傾向
中心静脈カテーテル
慢性心不全または慢性呼吸不全
悪性疾患
麻痺性脳卒中
VTEの既往
弱い影響のある素因（オッズ比＜2）
3日より長期のベッド上安静
加齢
肥満
静脈瘤
座位による不動（長期の車または飛行機での移動など）
腹腔鏡下手術（胆嚢摘出術など）
妊娠（分娩前）

- PTEか否かを予測するためのツールとしてWells rule, Revised Geneva score（改訂ジュネーブスコア）が有名です **表10-29** **表10-30** ．Wells ruleには「PTE以外の可能性が低い」という主観的な項目があり，かつその項目の点数が高いため評価者によってスコアが異なることが報告されていました [5-7]．2011年にDoumaらにより，これらを簡略化した簡易Wells rule, 簡易Revised Geneva scoreも有用であることが報告されており [8]，点数も横並びとなり，利用しやすくなっています．救急外来では簡易型を用いるとよいでしょう．重要なことは点数をつけることよりも，これらの項目をPTEを疑った際に1つずつ評価することです．

表10-29 Wells rule: Original Version vs Simplified Version[8]

Wells rule	Point	
	Original Version	Simplified Version
PTEもしくはDVTの既往	1.5	1
心拍数＞100bpm	1.5	1
4週間以内の手術あるいは長期臥床	1.5	1
血痰	1	1
活動性の癌	1	1
DVTの臨床的徴候	3	1
PTE以外の可能性が低い	3	1
臨床的可能性（clinical probability） 　PTE unlikely 　PTE likely	≦4 ＞4	≦1 ＞1

表10-30 Revised Geneva score: Original Version vs Simplified Version

Revised Geneva score	Point	
	Original Version	Simplified Version
PTEもしくはDVTの既往	3	1
心拍数　75〜94bpm 　　　　≧95bpm	3 5	1 2
1カ月以内の手術・骨折	2	1
血痰	2	1
活動性の癌	2	1
一足の下肢痛	3	1
下肢深部静脈拍動を伴う痛みと浮腫	4	1
年齢＞65歳	1	1
臨床的可能性（clinical probability） 　PTE unlikely 　PTE likely	≦5 ＞5	≦2 ＞2

- PTE の原因は深部静脈血栓（deep vein thrombosis: DVT）が多く，DVT のリスクも把握しておくとよいでしょう．Wells criteria for DVT を利用し，これらの項目も併せて評価しましょう **表10-31** ．

▶＜ STEP 4 ＞造影 CT を施行する

- リスク評価を行い，PTE らしい（PTE likely）と判断した場合には，確定診断のために造影 CT を行います．あるかないか，白黒を付けにいくわけです．

表10-31 Wells criteria for DVT

活動性の癌（現在または6カ月以内治療中の癌，緩和療法中）	1.0点
下肢の麻痺，ギプス固定	1.0点
3日以上ベッド安静，12週以内に全身麻酔または局所麻酔での大手術	1.0点
深部静脈に沿った圧痛	1.0点
下肢全長にわたる浮腫	1.0点
ふくらはぎで健側より3cm以上太い下肢（脛骨粗面より10cm下で測定）	1.0点
患肢のみのpitting edema	1.0点
側副路となる表在静脈の発達	1.0点
DVTの既往	1.0点
少なくともDVT以外の疾患も考えうる	−2.0点

Pretest probability	点数	DVT発症率
低危険群	0点	5%
中等度危険群	1〜2点	17%
高危険群	>3点	53%

 胸痛，呼吸困難以外を主訴に来院した患者のアプローチ

▶＜STEP 1＞ PTEを疑う

- ACS，大動脈解離と同様，ここがpointです．入り口は広くもっておく必要がありますが，広すぎてもいけません．救急外来で多い主訴かつ，PTEの症状になり得る①失神，②動悸について整理しておきましょう．また心肺停止の原因がPTEであることもありますが，心拍が再開しなければ何も始まらないため，ここでは割愛します．

①**失神**
- PTEの約10％は失神を主訴に来院します．患者や家族は，何か大きな症状があった場合には，細かな症状はあまり訴えません．明らかに意識を失った場合には，軽度の呼吸困難や胸痛を訴えることが少ないということです．こちらからclosed questionで聞かなければなりません．「気を失う前後に呼吸が苦しい，胸が痛いということはありませんでしたか？」と必ず確認しましょう．

- 失神の際にまず行う検査は心電図でした．徐脈性不整脈だけでなく，PTEも疑って心電図を読まなければなりません．特徴的な心電図所見をおさえておきましょう．

②動悸

- 動悸を訴えて救急外来を受診する患者も非常に多いです．明らかに頻脈の場合には誰もがそこに注目し，心電図の確認，甲状腺機能の確認といろいろと精査をするわけですが，100〜120回/分程度の脈拍の場合は軽視されがちです．特に何らかの症状を認める場合には，症候性の頻脈として精査しなければいけません．この際に鑑別の1つにPTEを入れ，病歴・身体所見をとることが重要となります．特に重要なのが繰り返しているか否かを確認することです．心房細動や発作性上室性頻拍などの不整脈では，今までに同じような症状を経験していることが多いです．また不整脈の場合には，患者が訴える症状に特徴があり，脈がとぶような感じがすると訴えれば期外収縮，リズムが不規則であると訴えれば心房細動，突然ドキドキしたかと思ったらパッとおさまると訴えれば発作性上室性頻拍が考えやすいでしょう．必ず確認しましょう．そのどれにも該当せず，現在もおさまっていないようであれば不整脈は考えづらく，PTEも鑑別に入れ，その先のSTEPに進む必要があります．

▶ ＜ STEP 2 ＞〜＜ STEP 4 ＞

- 疑うことができれば，あとは「呼吸困難，胸痛を主訴に来院した患者のアプローチ」に準じて行います．

Vital signs と身体所見

- PTEにおけるvital signsや身体所見においても感度，特異度が高い所見はありません．注目する点としては繰り返しになりますが，呼吸数，SpO$_2$，脈拍でしょう．危険因子を多数持っている場合にはより注意しなければなりません．また安静時だけでなく可能であれば歩行時など通常の安静度で普段と変わらないかも確認するべきです．ベッド上ではSpO$_2$ 95％であっても，歩行時には92％まで落ち，かつ呼吸困難や胸部症状が出現するのは明らかに異常です．慢性閉塞性肺疾患などの基礎疾患がない限りあり得ません．高齢者だから，タバコを吸っているから，と片付けてはいけません．

検査

▶心電図

- PTE 患者の約 10 ～ 25％は心電図所見が正常であり，心電図変化が認められないからといって安易に PTE を否定してはいけません．最もよくみられる心電図異常は洞性頻脈ですが，8 ～ 69％にみられるにすぎません．また PTE の典型的心電図所見として，I 誘導の深い S 波，III 誘導の Q 波と陰性 T 波（S1Q3T3 パターン）が有名ですが，この所見も感度・特異度ともに低く，最も高い頻度でみられた報告でも 50％程度です[9]．PTE は心電図では診断できません．あくまで診断の補助的な役割，他疾患の鑑別目的で使用します．

- PTE を確定することはできませんが，**表10-32** の所見を認めた場合には右室負荷所見であり，PTE を示唆します．

表10-32 右室負荷所見 [10]

①不完全/完全右脚ブロック
②I誘導，aVL誘導の深いS波
③前胸部誘導移行帯のV5誘導への移動
④III誘導，aVF誘導のQ波
⑤右軸偏位
⑥四肢誘導での低電位
⑦下壁と前壁誘導での陰性T波

▶心エコー

- 右室負荷所見の評価のために行います．右心負荷所見は心肺疾患の既往により特異度が異なります **表10-33** ．また右心負荷所見として右室の拡大を示す D-shape が有名ですが，それ以外に McConnell 徴候（右室心尖部自由壁の正常壁運動 / 壁運動亢進と，他部位の右室自由壁の運動低下 / 消失）が特異度が高く有用といわれています．あると思って確認しましょう．エコーは技術が必要です．常日頃から練習しておきましょう．正常を知らなければ異常はみつけられません．

表10-33 心肺疾患の既往の有無による右心負荷試験の感度と特異度 [11]

	感度	特異度
心肺疾患の既往あり	80%	21%
心肺疾患の既往なし	81%	78%

▶下肢エコー

- PTE の原因の大部分を占める下肢の深部静脈血栓を検索しましょう．静脈圧排法

（圧迫による静脈の圧排をみる方法）の感度・特異度はそれぞれ 90％と 95％と高値でエコーは非常に有用です．あくまでそこに血栓があるかないかの存在診断としての感度・特異度です．PTE 患者のうち，下肢近位に対する静脈圧排法で陽性になる患者は 30 〜 50％程度であり，DVT を認めないからといって，PTE が除外できるわけではありません．血栓が飛んでしまって今はないだけかもしれません．

▶ 血液ガス

- PTE の典型例では，低酸素血症，低二酸化炭素血症，肺胞気 - 動脈血酸素分圧較差（$AaDO_2$）開大，呼吸性アルカローシスがみられますが，PTE の有無と低酸素血症，低二酸化炭素血症，$AaDO_2$ 高値の存在とに関連がなかったという報告もあり，また若年者では低酸素血症や $AaDO_2$ 開大を示さない場合もあります．広範囲の PTE の場合は，二次性に高二酸化炭素血症，呼吸性アシドーシスが出現する可能性もあります．
- 救急外来では，PTE の除外診断や確定診断に用いるのではなく，低酸素血症である事実の把握，乳酸値や代謝性アシドーシスなどを確認し，循環不全の程度や重症度を評価するために使用します．

▶ 採血：D-dimer

- PTE の診断において有用な検査項目に D-dimer があります．D-dimer は PTE に関して感度が高く，特異度が低いという特徴があり，確定診断には利用できませんが，低リスク群の除外診断には利用できると言われています．Simplified Wells criteria Christpher's approach を用いて，Wells criteria（Original）で unlikely 群，かつ D-dimer が正常であった場合には PTE はほぼ否定できます　図10-5．各検査は必ず感度・特異度を意識して使用するようにしましょう．

図10-5 Simplified Wells criteria Christpher's approach[12]

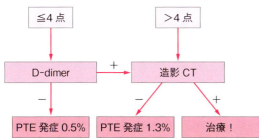

▶ 胸部 X 線

- PTE の患者の 80％以上で，胸水，無気肺，片側横隔膜の挙上，浸潤影などの異常が認められますが，非特異的で PTE の確定・除外診断には使用できません．胸部 X 線が正常にもかかわらず，呼吸困難や低酸素血症を認め，他の呼吸循環系の異常が認められない場合には，PTE を強く疑います．
- 胸部 X 線は PTE の診断目的というよりは，PTE と鑑別を要する疾患である大動脈解離，心不全，気胸などとの鑑別のために行います．

▶ 造影 CT

- 特異度が高く，臨床上最も重要な検査であり，PTE が否定できない症例において施行します．造影剤を使用するため，常にアナフィラキシー症状には注意しなければなりません [☞ p.98 造影剤].

▶ その他の検査

- 肺換気血流シンチグラフィー,肺動脈造影,磁気共鳴動脈画像などがあります．肺換気血流シンチグラフィーは,V/Q スキャンが正常であれば PTE を否定でき,アレルギー発症の頻度が低いなど有効な点もありますが，CT が普及している本邦で使用されることはまずありません．その他の検査においても，CT の診断精度の向上に伴い，積極的に選択されることはありません．

治療

BRUSH UP YOUR ER SKILL!

- 理想は PTE を疑った時点でヘパリンを投与します．しかし ACS や大動脈解離など,他疾患の除外も必要となるため,vital signs が安定している場合には造影 CT による確定診断後に抗凝固療法開始となります．ショックなど vital signs が不安定な場合にはそれに準じ，気管挿管，循環管理を行い，場合によっては経皮的心肺補助装置（percutaneous cardiopulmonary support: PCPS）を装着し管理します．また vital signs が安定していても深部静脈血栓症が確認できている場合にはフィルターの挿入も考えなければなりません．詳細はガイドラインなどを確認してください．

> **症例①** 67歳の女性．前日までは特に症状は認めなかった．起床時から胸痛，呼吸困難を自覚し，自宅で様子をみていたところ胸痛は改善したが呼吸困難は残存，心配した娘さんが救急要請．Vital signs は，意識清明，血圧 130/64mmHg，脈拍 100 回/分，呼吸 20 回/分，SpO₂ 95%（RA），体温 36.6℃，瞳孔 4/4，対光反射正常であった．

胸痛，呼吸困難の患者さんだね．どのようにアプローチするかな？

67歳女性の胸痛なので，まずは心電図を行います．

そうだね．現在症状が改善傾向にあっても胸痛はあまくみてはいけないね．心電図は洞性頻脈で明らかな ST 変化はなかったよ．本人はベッド上ではあまり苦しそうにはしていない．

SpO₂ も保たれていますし，過換気ですかね．

過換気であれば通常は SpO₂ は 100％になる．問題のない肺に通常以上に酸素を取り込んでいるわけだからね．他の vital signs は正常かな？

頻脈と頻呼吸があります．

それは何を意味しているのかな？

SIRS criteria を満たしています．敗血症ですか？

SIRS criteria を満たしているからといって敗血症とは限らないよ．もちろん感染症は熱がなくても考えるけどね．具体的にどこの感染かな？

呼吸困難ですから肺炎だと思います．

肺炎らしい所見，肺炎らしくない所見はどこかな？

呼吸数は肺炎らしいと思います．聴診所見を確認したいです．熱がない点が肺炎らしくないと思います．

聴診所見は crackle を聴取せず，左右差は認めなかった．発熱を認めない肺炎の方が発熱を認める場合に比べて重症であるため，熱がないからといっ

て安心してはいけない．肺炎らしくない所見はそれだけかな？

症状が乏しいとは思うのですが…

発症様式はどうだろう．時間経過は非常に重要だ．肺炎が突然起きるかな？

風邪の症状から始まり，徐々に悪化していく印象があります．

そうだよね．起きたらいきなり肺炎ってことは通常はない．特に細菌性肺炎では考えづらいね．もちろん肺炎の可能性も鑑別に入れておくが，それ以外も考えないといけない．他の鑑別疾患はどんなものがあるかな？

胸痛，呼吸困難なので，心筋梗塞以外に心不全や気胸も考えられると思います．あとは大動脈解離や肺血栓塞栓症も否定したいです．

そうだね．これらを鑑別するためにはどうするかな？

胸部X線を撮影します．あとは心エコーも行います．

いいね．検査はなるべく非侵襲的，かつ迅速に行う検査から行おう．胸部X線では特に異常所見はみられず，エコーも特記異常は指摘できなかった．

そうですか．そうするとやはり過換気でしょうか．

胸痛，呼吸困難を認める患者さんで，胸部X線やエコーで異常がなくても否定できない，見逃してはいけない疾患は何？

肺血栓塞栓症ですね．ただSpO₂も問題ないので…

肺血栓塞栓症は症状が軽いものから，心肺停止に陥るまで様々だ．ベッド上臥位の状態でSpO₂が問題ないからといって安易に否定してはいけない．実際に歩いてみて問題ないかは確認した方がよいだろう．この患者さんは歩行してもらいながらSpO₂を測定するとroom airで91％まで低下し，呼吸困難の症状を認めた．

なるほど．歩かせないといけないわけですね．

救急外来で帰宅可能か判断する際には，必ず「普段通りか否か」を確認しなければいけない．この患者さんは普段ADLが自立している方なので体動や歩行で症状が出現するのは異常な所見だ．

そうするとこの患者さんは肺血栓塞栓症の可能性が否定できないので造影CTを撮影する必要がありますね．

　そうだね．実際Well's ruleやRevised Geneva scoreでもPTE likelyを満たし，他に症状を説明しうる疾患が確定できなかったため造影CTを行い，肺血栓塞栓症の診断となった．何でもかんでも肺血栓塞栓症を考え造影CTというのはよろしくないが，他に説明のできない頻呼吸やSpO_2低下，頻脈を認める場合には，「肺血栓塞栓症かもしれない」と疑い精査する姿勢が重要なんだ．疑わなければ診断できない．

診断 ▶ 肺血栓塞栓症

【参考文献】

1) Goldhaber SZ, Visani L, De Rosa M. Acute pulmonary embolism: clinical outcomes in the International Cooperative Pulmonary Embolism Registry (ICOPER). Lancet. 1999; 353: 1386-9.
2) Stein PD, Terrin ML, Hales CA, et al. Clinical, laboratory, roentgenographic, and electrocardiographic findings in patients with acute pulmonary embolism and no pre-existing cardiac or pulmonary disease. Chest. 1991; 100: 598-603.
3) Torbicki A, Perrier A, Konstantinides S, et al; ESC Committee for Practice Guidelines (CPG). Guidelines on the diagnosis and management of acute pulmonary embolism: the Task Force for the Diagnosis and Management of Acute Pulmonary Embolism of the European Society of Cardiology (ESC). Eur Heart J. 2008; 29: 2276-315.
4) Anderson FA Jr, Spencer FA. Risk factors for venous thromboembolism. Circulation. 2003; 107: I9-16.
5) Runyon MS, Webb WB, Jones AE, et al. Comparison of the unstructured clinician estimate of pretest probability for pulmonary embolism to the Canadian score and the Charlotte rule: a prospective observational study. Acad Emerg Med. 2005; 12: 587-93.
6) Wolf SJ, McCubbin TR, Feldhaus KM, et al. Prospective validation of Wells Criteria in the evaluation of patients with suspected pulmonary embolism. Ann Emerg Med. 2004; 44: 503-10.
7) Rodger MA, Maser E, Stiell I, et al. The interobserver reliability of pretest probability assessment in patients with suspected pulmonary embolism. Thromb Res. 2005; 116: 101-7.
8) Douma RA, Mos IC, Erkens PM, et al; Prometheus Study Group. Performance of 4 clinical decision rules in the diagnostic management of acute pulmonary embolism: a prospective cohort study. Ann Intern Med. 2011; 154: 709-18.

9) Ullman E, Brady WJ, Perron AD, et al. Electrocardiographic manifestations of pulmonary embolism. Am J Emerg Med. 2001; 19: 514-9.

10) Sreeram N, Cheriex EC, Smeets JL, et al. Value of the 12-lead electrocardiogram at hospital admission in the diagnosis of pulmonary embolism. Am J Cardiol. 1994; 73: 298-303.

11) Kurzyna M, Torbicki A, Pruszczyk P, et al. Disturbed right ventricular ejection pattern as a new Doppler echocardiographic sign of acute pulmonary embolism. Am J Cardiol. 2002; 90: 507-11.

12) van Belle A1, Büller HR, Huisman MV, et al; Christopher Study Investigators. Effectiveness of managing suspected pulmonary embolism using an algorithm combining clinical probability, D-dimer testing, and computed tomography. JAMA. 2006; 295: 172-9.

コラム 家族歴の正しい聞き方

　既往歴と同様に家族歴を患者に聞く際にも注意が必要です.「ご家族の中で心筋梗塞や脳卒中に罹った方はいますか？」などと聞いてはいないでしょうか. これでは不十分です. 必ず「若くして罹ったことがないか」を確認しましょう. 男性であれば 55 歳未満, 女性であれば 65 歳未満で不整脈や虚血性疾患に罹った場合には遺伝的素因など, 家族歴に重きをおく必要がありますが,「祖父が 80 歳で脳梗塞になりました.」という情報は正直何の役にも立ちません. 必ず発症年齢も確認しましょう.

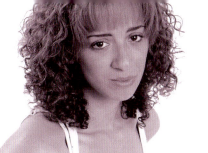

⑪ 腹痛患者に出会ったら
–Abdominal Pain–

恐い腹痛を除外せよ！

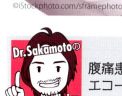

腹痛患者における検査の First choice は腹部エコーです．エコーを行うことなく X 線や CT へ行ってはいけません．

- ▶ 急性腹症を見逃すな！
  救急外来で除外すべき腹痛疾患を知ろう！
- ▶ 検査の 3 種の神器を利用し，危険な疾患を除外しよう！
- ▶ 虫垂炎は常に鑑別する意識を持とう！
- ▶ 女性を診たら妊娠と思え！　異所性妊娠を見逃すな！
- ▶ ヘルニアを見逃すな！　ズボンを下ろして診察しよう！
- ▶ 急性胃腸炎は除外診断と心得よ！

はじめに

BRUSH UP YOUR ER SKILL!

- 腹痛を主訴に救急外来を受診する患者は非常に多く（救急外来を受診する患者の 5 ～ 10％程度），一晩当直をしていれば必ず出会うといってもいいでしょう．腹痛診療が難しいのは，急を要する疾患が頭痛や胸痛とは違い多数存在するところにあります．虫垂炎や消化管穿孔など，緊急手術が必要な場合も少なくありませ

ん．また急性虫垂炎，異所性妊娠や卵巣茎捻転など，若年者であっても罹る疾患も多く含まれているため，若いからといって重篤な疾患ではないと安心はできません．腹痛をきたす病気は 表11-1 のように多数存在し，救急外来という限られた時間の中で確定診断を行うことは困難を強いられます．救急外来では腹痛のなかでも緊急手術を含む迅速な対応を要する急性腹症を的確に診断することが重要となります．ここでは急性腹症を見逃さないアプローチを学びましょう（急性腹症：急激に発症した腹痛のなかで緊急手術を含む迅速な対応を要する腹部疾患群）．

表11-1 腹痛の鑑別疾患 [1]

心筋梗塞	心外膜炎	腹部大動脈瘤	肺炎	胸膜炎
食道破裂	胃炎	胃潰瘍	十二指腸潰瘍	小腸閉塞
急性虫垂炎	急性腸炎	炎症性腸疾患	便秘	憩室炎
腸閉塞	肝炎	門脈血栓	胆石	急性膵炎
脾膿瘍	腎梗塞	尿管結石	精巣捻転	精巣上体炎
腹膜炎	鼠径ヘルニア	後腹膜血腫	帯状疱疹	DKA
AKA	急性副腎不全	高Ca血症	急性白血病	尿毒症
家族性地中海熱	膀胱炎	腹腔内膿瘍	伝染性単核球症	鉛中毒
卵巣捻転	卵巣嚢胞出血	PID	子宮内膜症	月経困難症
急性虫垂炎	絞扼性イレウス（絞扼性腸閉塞）	消化管穿孔	異所性妊娠	etc.

急性腹症

BRUSH UP YOUR ER SKILL!

 疫学：Common is common！よく出会う疾患を的確に診断しよう！

- 救急外来で出会う頻度が高い疾患は 表11-2 の通りです．これらの疾患は常に頭に入れて対応しなければいけません．"疑わなければ診断できない"でしたね．また，頻度が高くなくても見逃してはいけない疾患も頭に入れておかなければなりません．「⑩胸痛患者に出会ったら」で述べた 5 killers や，尿管結石の鑑別として重要な腹部大動脈瘤や腎梗塞が代表的です．よく出会う疾患は鑑別疾患まで頭に入れておくことが重要です．
- 胃腸炎は救急外来でもしばしば出会いますが，除外診断と心得ておくべきです．胃腸炎と診断し，実は虫垂炎，異所性妊娠，尿管結石，腸閉塞という症例は少な

くありません．よく出会う疾患だからこそ，正しく診断することを心がけましょう．

表11-2 救急外来で出会う頻度が高い疾患[2]

腸管感染症
急性虫垂炎
腸閉塞
腹膜炎
憩室炎
尿管結石
胆石症
消化性潰瘍
子宮・卵巣腫瘍
子宮・卵巣の炎症/非炎症性疾患
妊娠関連疾患

腹痛の red flag signs: 危険なサインを見逃すな！

- 救急外来において恐い腹痛を見逃さないようにするためには，具体的に腹痛をきたす重篤な疾患を想定するとともに，危険なサインをキャッチすることが重要です．腹痛患者における red flag signs として 表11-3 は必ず確認しましょう．病歴や身体所見からどれか1つでも満たす場合には緊急性が高いと判断し対応しなければなりません．

表11-3 腹痛の red flag signs

突然発症の腹痛（痛みで起床 etc.）
痛みの程度が強い腹痛（痛みで起床 etc.）
初発の腹痛
今までの腹痛と異なる腹痛
徐々に増強する腹痛
右下腹部へ移動する腹痛
神経学的異常所見を伴う腹痛
SIRS criteriaを満たす腹痛
意識障害，意識消失を伴う腹痛
最近の腹部外傷歴がある腹痛
担癌患者，免疫不全患者，妊婦の初めての腹痛

診るべき point

- 腹痛の診断は疼痛患者の中でも特に難しく，頭痛や胸痛のように特定の疾患を除外して安心できるというものではありません．いかにして恐い腹痛を拾い上げるかが重要です．救急外来で診るべき point は 表11-4 の4つです．これらを正しく評価できれば恐い疾患は拾い上げられます．

表11-4 診るべき4つの point

病歴（OPQRSTA）
Vital signs
腹部所見
検査の3種の神器

▶病歴: 痛みの問診 OPQRSTA を check！

- 疼痛患者では OPQRSTA を check することを怠ってはいけません．問診の段階で原因を想定していなければ迅速な対応はできません．ここでは代表的なものを挙げておきます．臨床経験を積み，ここにさらに追記してください．

①痛みの発症様式（Onset）

- 今まで繰り返し述べていますが，発症様式は疼痛患者においてきわめて重要です．腹痛も例外ではなく，突然発症の腹痛患者を診たら要注意です．突然発症の腹痛をみたら考えることは，①詰まった，②破れた，③捻れた，の３つです 表11-5 ．①の代表は心

表11-5 Sudden Onset
・詰まった
・破れた
・捻れた

筋梗塞，腸間膜動脈閉塞，尿管結石，胆石，②の代表は腹部大動脈瘤破裂，大動脈解離，消化管穿孔，③の代表は S 状結腸茎捻転，卵巣茎捻転，精巣茎捻転などです．

②痛みの部位（Position）

- 代表的な腹痛の一般的な疼痛部位を把握しておくことは重要です．例外はいくらでもありますが，まずは典型例をおさえておきましょう 図11-1 ．
- 痛みが移動する場合には，①急性大動脈解離，②虫垂炎を考えなければなりません．①急性大動脈解離では何でもあり，②虫垂炎では心窩部から右下腹部へ移動します．痛みが直線的に移動する場合には要注意と覚えておきましょう．尿管結石も痛みが下へ移動することを経験します．最も多い急性腸炎などの蠕動痛は，お腹のあちらこちらに痛みが移動して圧痛部位が局在せず，再現性が乏しいことが特徴的です．

③痛みの性質（Quality）

- 裂けるような痛みは大動脈解離を考えましょう．腹痛を含めどこかの突然発症の痛みでは大動脈解離を常に鑑別に入れ，それが裂けるような痛みであれば要注意です．

④痛みの放散（Radiation）

- 肩への放散痛は第一に ACS を考えましょう．肩甲骨の内側が痛む場合には大動脈解離も忘れてはいけません．また，左肩から肩甲骨にかけての痛みは，脾破裂や脾膿瘍など脾臓の関連痛（Kehr's sign）も考えましょう．

⑤痛みの強さ（Severity）

- 痛みの程度が強い腹痛，増強する腹痛は危険なサインでしたね．穿孔による腹膜炎は発症時から痛みが強く，膵炎では徐々に増強するのが特徴的です．注意点と

図11-1 痛みの部位と考えられる疾患 (文献3より改変)

心窩部

消化器系疾患：胃潰瘍，十二指腸潰瘍，腸閉塞，大腸炎，憩室炎，虫垂炎，胆嚢炎，胆石症，胆管炎，肝膿瘍，肝炎，肝腫瘤，膵炎
血管系疾患：急性冠症候群，心筋炎，心内膜炎，心外膜炎，大動脈解離，上腸間膜動脈解離，上腸間膜動脈閉塞
尿路系疾患：腎結石症，腎盂腎炎，尿管結石，腎梗塞，副腎梗塞
その他：呼吸器疾患(肺炎，肺血栓塞栓症，膿胸)

右上腹部

消化器系疾患：胆嚢炎，胆石症，胆管炎，大腸炎，憩室炎，虫垂炎，肝膿瘍，肝炎，肝腫瘤，胃潰瘍，十二指腸潰瘍，膵炎
血管系疾患：急性冠症候群，心筋炎，心内膜炎，心外膜炎，大動脈解離，上腸間膜動脈解離
尿路系疾患：腎結石症，腎盂腎炎，尿管結石，腎梗塞
その他：呼吸器疾患(肺炎，肺血栓塞栓症，膿胸)，Fitz-Hugh-Curtis 症候群

左上腹部

消化器系疾患：食道破裂，食道炎，食道痙攣，胃潰瘍，胃炎，脾梗塞，脾腫，脾破裂，脾膿瘍，脾捻転，脾動脈瘤，憩室炎，虚血性腸炎，腸閉塞，左側虫垂炎，膵炎，膵腫瘍
血管系疾患：急性冠症候群，心筋炎，心内膜炎，心外膜炎，大動脈解離，上腸間膜動脈解離，上腸間膜動脈閉塞
左腎・副腎疾患：腎梗塞，副腎梗塞，腎盂腎炎，腎結石症，尿管結石
その他：左胸郭内疾患（左下肺肺炎，左気胸，左膿胸）

臍周囲

消化器系疾患：急性虫垂炎（初期症状），小腸の急性閉塞，単純な腸の疝痛，膵炎
血管系疾患：腸間膜動脈閉塞症，急性冠症候群，腹部大動脈瘤
その他：脊髄癆，急性緑内障，尿膜管遺残症

右下腹部

消化器系疾患：虫垂炎，大腸炎，大腸憩室炎，炎症性腸疾患，過敏性腸症候群，胆嚢炎，膵炎，鼠径ヘルニア
尿路系疾患：前立腺炎，精巣上体炎，尿管結石症，尿路感染症
産婦人科疾患：異所性妊娠，子宮内膜症，卵巣出血，卵巣嚢胞破裂，卵巣茎捻転，子宮筋腫，骨盤腹膜炎
血管系疾患：動脈解離，動脈瘤破裂
その他：腸腰筋膿瘍，後腹膜出血

恥骨上部

消化器系疾患：虫垂炎，大腸炎，大腸憩室炎，炎症性腸疾患，過敏性腸症候群
尿路系疾患：膀胱炎，尿管結石症，腎盂腎炎，尿閉
産婦人科疾患：異所性妊娠，子宮筋腫，卵巣腫瘍，卵巣茎捻転，骨盤腹膜炎

左下腹部

消化器系疾患：便秘，ヘルニア嵌頓，大腸悪性腫瘍，大腸炎(感染性，虚血性)，炎症性腸疾患，大網感染，大腸憩室炎
泌尿器科疾患：前立腺炎，精巣上体炎，尿管結石症，尿路感染症
産婦人科疾患：異所性妊娠，子宮内膜症，卵巣出血，卵巣嚢胞破裂，卵巣茎捻転，子宮筋腫，骨盤腹膜炎
血管系疾患：動脈解離，動脈瘤破裂
その他：腸腰筋膿瘍，後腹膜出血

腹部全体

消化器系疾患：消化管穿孔，消化管閉塞(絞扼性)，急性胃炎
血管系疾患：腹部大動脈瘤破裂，腹部大動脈解離，腸間膜動脈閉塞症
内分泌代謝系疾患：糖尿病性ケトアシドーシス，アルコール性ケトアシドーシス，急性ポルフィリン症

しては現在痛みが軽快していたとしても，発症時に痛みが強かった場合にも軽視してはいけません．大動脈解離は裂けている時が痛いのでしたね．

- 妊娠を経験した女性が強い痛みを訴えている場合には特に注意が必要です．私は当然経験がないのでわかりませんが，経膣分娩（自然分娩）の痛みは「鼻からスイカが出てくるようなもの」といわれるぐらい，とにかく痛いようです．「男の人には耐えられない」とよくいわれますよね．そんな女性が激しく痛がっていたら注意が必要です．

⑥痛みの時間（Time）

- 痛みの程度と時間の周期には密接な関係があります **図11-2** ．腸閉塞など，腸管

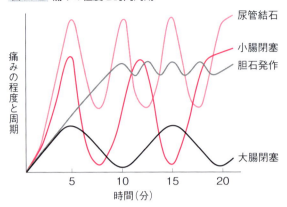

図11-2 痛みの程度と時間周期 [4]

の痛みの場合には，間欠的な痛みでも痛みがほぼゼロになる時間帯があるのに対して，尿管結石や胆石の場合にはゼロには通常なりません．「よくなったけどなんとなく張っているような感じがする．違和感が残っている．」などとよく訴えます．周期は小腸の閉塞では数分〜10分未満ですが，大腸閉塞では10分以上が典型的です．

⑦痛みの増悪 / 寛解（Aggravation factor/Alleviating factor）

- 緊急を要する疾患の多くは安静時にも疼痛を認めますが，いくらか和らぐ体位があります．急性膵炎における蹲踞位は有名ですね．逆に尿管結石の場合は楽になる姿勢がなく，ストレッチャーの上で体位をコロコロと変えることが多い印象です．
- 食事やアルコールが増悪因子となることが多く，その場合には消化管病変が考えられます．消化性潰瘍では胃潰瘍は食後，十二指腸潰瘍では食前に痛みを認めるのが一般的です．また胆石発作や膵炎も食事やアルコールが引き金となります．食事によって痛みが増強し，嘔吐により痛みが軽減すれば，それは腸閉塞らしい病歴です．

⑧関連症状（Associated symptoms）

- 嘔気・嘔吐，下痢：腹痛以外に嘔気・嘔吐や下痢を認める場合胃腸炎の可能性が高くなりますが，注意点があります．それはこれら症状の順番です．通常急性胃腸炎は上から順，すなわち嘔気・嘔吐→腹痛→下痢の順番です．腹痛を認め，その後嘔吐を繰り返している場合には，まずは胃腸炎以外を考えるべきです．代表的な疾患としては虫垂炎，腸閉塞，胆石・胆嚢炎，尿管結石が挙げられます．
- 麻痺などの神経学的異常所見：腹痛以外に説明のつかない神経学的異常所見を認

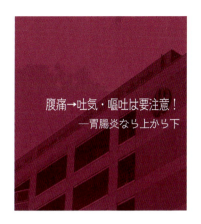
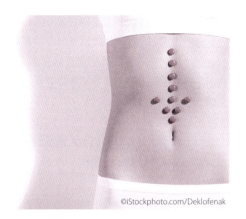

©iStockphoto.com/Deklofenak

める場合には大動脈解離を考えましょう［☞ p.201 急性大動脈解離］．

- **発熱**：発熱の有無で緊急性の判断はできませんが，その発熱が敗血症を示唆しているか否かが問題です．絞扼性イレウス（絞扼性腸閉塞）や消化管穿孔，急性胆管炎，急性閉塞性腎盂腎炎などは重症敗血症，敗血症性ショックへ移行しやすい疾患であり，注意が必要です．

- **インスリン欠乏症状**：頻度としては低く，年に1例程度ですが，腹痛の原因として糖尿病ケトアシドーシス（diabetic ketoacidosis: DKA）があります．腹痛に加えインスリン欠乏症状（口渇，多飲，多尿，体重減少）の有無を確認しましょう．この疾患は疑って血糖値（血液ガス）を測らなければ診断はつきません．

- **月経歴**：無月経や性器出血のエピソードは重要です．また月経を認めている場合でも普段と比較して量や期間に変化がある場合には異所性妊娠は否定できません．

▶Vital signs

①意識障害

- 意識障害を認める場合には考えるべき状態は2つです．ショックもしくは重症敗血症です．もちろんこれらが重複した敗血症性ショックの場合もあります．これらは腹痛診療における超緊急事態です．わずかな意識障害（E4V4M6/GCS，3/

表11-6 腹痛診療の超緊急：意識障害を軽視するな！

- 腹腔内出血
  —大動脈瘤破裂，大動脈解離，etc.
- 重症敗血症，敗血症性ショック合併
  —腸管壊死（絞扼性イレウス〔絞扼性腸閉塞〕etc.），消化管穿孔，腹膜炎
  —急性胆管炎，急性閉塞性腎盂腎炎，etc.

JCS など）も軽視してはいけません 表11-6 .

- 意識障害に加え，血圧の低下（普段と比較），脈拍の上昇（shock index で評価）を認めている場合には出血性病変を，SIRS criteria を満たす場合には重症敗血症，敗血症性ショックをまずは考えましょう．

② 呼吸数

- 呼吸数は vital signs の中で特に重要であることは何度も述べてきましたね．呼吸数の上昇をみたら，痛いから過換気になっているわけではなく，まずは代謝性アシドーシスの代償の可能性を考えましょう．

③ ショック

- 血圧の絶対値で評価してはいけません．普段と比較すること，脈拍／収縮期血圧（= shock index）で評価することが重要でした．ショックを伴っている場合は当然緊急性があり，考えられ得る疾患としては血管病変，消化管穿孔，絞扼性イレウス（絞扼性腸閉塞），急性閉塞性腎盂腎炎などによる出血性ショックや敗血症性ショックが考えられます ［☞ p.73 疼痛］.

▶腹部所見：危険なサインを瞬時にキャッチ！

① 板状硬

- 上部消化管穿孔における典型的な所見です．カチカチといった感じ，あえて腹筋に力を入れているかのような所見です．それに対して下部消化管穿孔の場合には押すと痛みを訴えることが多いです．

② 反跳痛

- 反跳痛は腹膜炎の有無を考える時にしばしば議論されますが，腹膜炎に対する感度・特異度は決して高くなく，判断には注意が必要です．また，反跳痛は壁側腹膜の刺激症状を示唆するため，憩室炎や胆嚢炎でも認めることがあります．腹膜炎か否かは反跳痛を認める範囲も含め判断しましょう．限局せず腹部全体に認める場合には汎発性腹膜炎が考えられます．
- お腹が硬く，かつ反跳痛がある場合には消化管穿孔が考えられるのに対して，お腹は硬くない（むしろ柔らかい）のに反跳痛を認める場合には婦人科疾患や腹部大動脈瘤破裂などの血管系を考えましょう．腹部にばらかまれるものが血液や体液なのか消化液を含むものなのかによって症状が大きく異なります．消化管穿孔によって消化液がばらまかれる場合には，刺激が強く腹部が硬くなるわけです．

▶検査の 3 種の神器

- 救急外来における検査の 3 種の神器（血液ガス，エコー，心電図）はここでも威

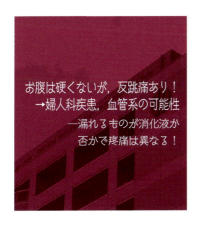
お腹は硬くないが，反跳痛あり！
→婦人科疾患，血管系の可能性
—漏れるモのが消化液か
否かで疼痛は異なる！

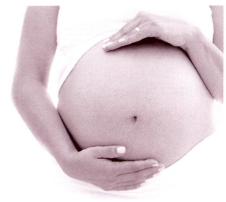
©iStockphoto.com/andresrimaging

力を発揮します．お腹を激しく痛がっている患者のCTを撮影するのは時に難しいこともあり，またvital signsが安定していなければCTへの移動もできません．その場でできるこの3つの検査は，急性腹症の確定診断はできなくても，恐い疾患を気づかせてくれます．

① 血液ガス

(1) 代謝性アシドーシス

- 全身状態が悪くなれば当然循環不全をきたし，乳酸アシドーシスを認めます．乳酸値が高いからといって危険とは限りませんが，高い場合には大動脈瘤破裂に代表される腹腔内出血，絞扼性腸閉塞や腹膜炎，急性閉塞性腎盂腎炎に代表される重症敗血症・敗血症性ショックの合併による循環不全を考えましょう．
- アルコール性ケトアシドーシス（AKA）や糖尿病ケトアシドーシス（DKA）も血液ガスでわかります．

(2) 血糖値

- 「腹痛で血糖測定？」と思うかもしれませんが，前述したDKAや重症敗血症は血糖値で気づく場合も少なくありません．異常に高い場合にはDKAを，血糖が低めで腹痛を伴っている場合には重症敗血症を鑑別に入れることが重要です．

(3) 電解質異常

- 高K血症の症状は多彩です．腎機能障害患者では積極的に疑いましょう．心電図と併せて評価しましょう．

② エコー

- 腹痛診療において最も重要な検査です．得られる情報がきわめて多く，確定診断はできなくとも緊急性の判断は可能です．Vital signsが安定していない場合や，痛みのために安静を保てない場合には移動を必要とするCTの撮影は困難であ

り，ベッドサイドで迅速に行うことが可能なエコーをぜひ習得しましょう．腹部エコーでみるべき所見は **表11-7** の通りです．重要なことはこれらを意識してエコーを行うことです．あるものと思って，これらの所見を探しにいきましょう．

③心電図

- 明らかな下腹部痛では不要かもしれませんが，心窩部痛など心臓周囲の疼痛ではやはり ACS は鑑別に入れておかなければな

表11-7 腹部エコーでみるべき point

みるべき所見	疑うべき病態・疾患
腹腔内液体貯留	腹腔内出血，異所性妊娠
肝内占拠性病変	肝細胞癌破裂
胆嚢腫大，胆石	胆嚢炎，胆管炎
総胆管拡張	総胆管結石，閉塞
水腎症	尿管結石，閉塞性腎盂腎炎
膵腫大，膵管拡張	急性膵炎
腸管拡張	腸閉塞
虫垂腫大，糞石	急性虫垂炎
卵巣嚢腫	卵巣嚢腫茎捻転
下大静脈径	血管内脱水の有無
腹部大動脈の拡大	腹部大動脈瘤

りません．また透析患者など腎機能障害を指摘されている患者では高 K 血症の症状として心窩部痛や腹痛を訴える場合もあり，この場合も疑うきっかけや緊急性の判断に心電図は有用です．

救急外来でのアプローチ

- 急性腹症を見逃さないことが重要です．まずは vital signs を安定させること，それと同時に具体的な疾患を想定しながら，危険なサインがないかどうかを確認します．痛みの問診を含む病歴，身体所見を隈なくとり，場所を移動することなく行うことが可能な"検査の3種の神器"を使用し，危険なサインを拾い上げましょう．それが終わって初めて CT など詳しい検査へ進むことが可能となります．

▶＜ STEP 1 ＞ Vital signs の安定

- 原因が何であれ ABC の安定が一番大切です．ショック徴候があればショックに準じて細胞外液の投与が必要になります．感染徴候があれば，輸液以外に感染のコントロール（抗菌薬，外科的介入など）が必要です．また意識障害やショック徴候が認められる場合には気管挿管も考えなければなりません [☞ p.84 気管挿管の判断を適切に！，p.128 救急外来での初療の実際]．

▶ ＜STEP 2＞痛みの問診を含む病歴，身体所見，検査の
　　　　　　3種の神器を駆使して急性腹症のスクリーニング

- 疼痛患者では痛みの問診OPQRSTAが重要でした．その中から突然発症など，危険なサインを見逃さないようにしなければなりません．また反跳痛などの身体所見，検査では特にエコーを利用して危険なサインを早期にキャッチしましょう．血液ガスでは循環不全を示唆する代謝性アシドーシス，乳酸値が高い症例に要注意です．

▶ ＜STEP 3＞具体的な疾患を想定し確定診断へ

- Vital signsが安定し，具体的な疾患が絞れたらCTなどで精査を行いましょう．何となくわからないからCT，エコーも行わずにCT，vital signsが安定していない状態でCT，は止めましょう．診るべきpointが絞れていない状態で画像を撮っても見逃します．前述の通り，緊急性の判断は病歴，vital signs，身体所見，検査の3種の神器でつけることが可能です．

救急外来で特に問題となる2つの疾患＋α

- 救急外来で出会う腹痛疾患は上記の通り多数ありますが，その中でも頻度も高く，見逃しやすい疾患の代表が急性虫垂炎です．また，意外と忘れがちで軽視されやすい疾患として異所性妊娠が挙げられます．ここではこの2つの疾患，そして意外と誤診されやすい腸閉塞，胃腸炎について理解しておきましょう．

急性虫垂炎：腹痛患者では必ず鑑別を！

- 急性虫垂炎は頻度から考えても**腹痛患者では常に鑑別**に挙げておかなければなりません．来院パターンは様々で，痛みが出始めて歩いて救急外来を受診する場合もあれば，数日前に発症し近医で痛み止めや整腸剤の処方をもらうも改善せず，痛みが強くなって救急搬送されてくる場合もあります．成人も高齢者も，誰もが罹りうる疾患です．初診時に急性虫垂炎を見逃して，後で冷や汗をかいた経験がある人も少なくないでしょう．急性虫垂炎をいつ疑うか，疑った場合には検査前確率を高める病歴や身体所見をどう評価するかが重要です．何でもかんでも造影CTをオーダーしてはいけません．

▶いつ疑うか: 腹痛患者では常に鑑別の上位に！

- 急性虫垂炎の典型例は心窩部痛を認め，それが徐々に右下腹部へ移動するというものです．そのため心窩部痛から右下腹部の範囲に痛みがある場合には，痛みの程度によらず常に疑うべきです．とにかく頻度が高く，救急外来で働いているとしょっちゅうみかけます．

▶一般的経過: 腹痛→嘔吐の経過には要注意！

- 急性虫垂炎の症状の出現順序はある程度決まっています 表11-8 ．まず心窩部や臍周囲の痛みが出現します．その後嘔気・嘔吐を認め，食欲が低下します．そして右下腹部へ痛みが移動するのです．発熱や検査で炎症反応が高くなるのはその後です．見逃さないためには心窩部痛や臍周囲の痛みであっても虫垂炎の可能性は十分あること，嘔吐・腹痛を認める場合にも安易に胃腸炎と判断するのではなく，腹痛→嘔吐の経過では常に虫垂炎を鑑別に入れることが重要です．

表11-8 虫垂炎の症状の出現順

一部認められないものはあっても，順番が逆になることは通常ない！

| ①心窩部・臍周囲痛 |
| ②嘔気・嘔吐・食欲低下 |
| ③右下腹部痛 |
| ④発熱 |
| ⑤白血球増加 |

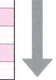

▶MANTRELS Alvarado score: 虫垂炎らしい所見を集めよう！

- 「虫垂炎かな？」と思ったら 表11-9 の項目を評価しましょう．7点以上で虫垂炎の可能性が高いとされています．逆に4点以下では可能性が低いとされています．他に説明がつかない腹痛患者では常に虫垂炎を疑い，Alvarado score を利用し，

表11-9 MANTRELS Alvarado score[5]

	症状	点数
M	Migration of pain（右下腹部への痛みの移動）	1
A	Anorexia（食欲不振）	1
N	Nausea（嘔気）	1
T	Tenderness in RLQ（右下腹部痛）	2
R	Rebound（反跳痛）	1
E	Elevated BT（体温上昇）	1
L	Leukocytosis（白血球上昇＞10,000）	2
S	Shift（左方移動）	1

虫垂炎らしいからしくないかを評価しましょう.

異所性妊娠

- 異所性妊娠は全妊娠の 1.5 ～ 2％に認められ, 決して珍しいものではありません. 異所性妊娠の 3 徴は①腹痛, ②無月経, ③不正器出血ですが, 3 つ揃うのは 50％以下です. また痛みのない症例も 4％程度存在し, 失神を主訴に来院する場合もあります. 無月経や不正性器出血を認めないからといって異所性妊娠は否定できないことを覚えておきましょう.

▶いつ疑うか

- 医師として誰もが知っている言葉がありますね. 「女性を診たら妊娠と思え！」です. 学生の頃からよく聞く言葉ですが, 臨床では本当にその通りだなと思い知らされます. 特に救急外来では初診の患者が多く, なかなかうまく聞き出せないこともあるでしょう. 常に妊娠の可能性を念頭に, 異常な妊娠を除外するためであることを伝えて正確な情報を得ることを心掛けましょう.

▶検査: 妊娠反応, hCG, 腹部エコー

①妊娠反応

- 妊娠検査の特性を知っておかなければなりません. 通常の妊娠反応は尿中 hCG が 25mIU/L 前後で陽性となるよう調整されており, 妊娠 4 週早期に陽性となります.
- 救急外来で時々問題となるのが, 妊娠反応検査は原則自費扱いということです. 「正常妊娠」は病気ではないためです. 異所性妊娠検索目的の検査の場合には保険適応内で可能な場合もありますが, 施設によって異なるのが現状だと思います. 各施設で確認しておきましょう. 自費になる可能性がある場合には, 予め説明しておくことがトラブル回避のために必要です.

② hCG

- 妊娠反応検査で陽性であれば, 基本的には妊娠を考えます. しかし, それが正常妊娠なのか否かはわかりません. 血清 hCG が 1,500 ～ 3,000mIU/L 以上であれば, 経腟エコーで 100％子宮内胎児を確認できるといわれています. 確認できなければ異所性妊娠を強く疑わなければなりません.

③腹部エコー

- 妊娠初期に腹部エコーで胎囊を確認することは困難であるため, 異所性妊娠を

疑ったら，診断のために行うのは経腟エコーです．しかし，緊急性の判断，すなわち緊急手術を行う必要があるか否かの判断は腹部エコーで可能です．注目すべきは腹腔内の出血の有無であり，FASTを行い判断します．特にMorrison窩に液体貯留が認められる場合には緊急手術の可能性が高くなります．緊急性の判断を行った上で産婦人科の先生にコンサルトするべきでしょう．

▶Pitfall：見逃されるには訳がある

- 異所性妊娠は意外と見逃されており，誤診率が高い疾患です．その理由としては，①そもそも疑っていない，②疑ったが患者の「妊娠の可能性はない」で否定してしまう，③疑い検査もしたが見逃してしまう，④他疾患と誤診してしまう，が挙げられます．

①そもそも疑っていない

- 最後の月経は40 〜 58歳といわれています（閉経は無月経が12カ月続いた時と定義される）．最近は50歳以上の出産も珍しくない時代であり，見た目で妊娠の可能性があるかないかを判断してはいけません．必ず問診しましょう．
- 症状が軽くても否定してはいけません．異所性妊娠症例の多くはvital signsが安定しています．また，性器出血は軽く正常月経量以下のことも多いのです．妊娠を否定できない女性の腹痛ということだけで十分精査の対象です．

②疑ったが患者の「妊娠の可能性はない」で否定してしまう

- 患者本人が可能性がないと訴えても確固たる根拠が必要です．性交渉自体がないのであればもちろん可能性は0ですが，性交渉はあるものの，月経を認めるからという理由で妊娠の可能性はないとは判断してはいけません．その際の出血量や期間を正確に確認し，普段と変化がないかも必ず確認しましょう．妊娠の可能性が否定できない場合には安易に除外しないことが重要です．ちなみに，米国の救急医療では，妊娠の否定できない腹痛患者に対し，妊娠反応をルーチンに実施することが推奨されています．

③疑い検査もしたが見逃してしまう

- これは正直いってほぼありません．なぜならば，妊娠反応の感度はきわめて高いからです．正常妊娠では排卵後12日目頃にはhCGが25mIU/L，14日目頃には50mIU/L以上に達するといわれており，尿中hCGが25mIU/L前後で陽性となる妊娠反応検査で通常ひっかかります．もし妊娠反応が陰性でも妊娠であったとすると，受精していても11日以内ということになります．このような時期に腹痛を主訴に来院することはきわめて稀であり，性器出血を認めても，正常妊娠か異所性妊娠か流産かはその後の経過をみなければ判断できません．

④他疾患と誤診してしまう

- 異所性妊娠は胃腸炎と誤診されることがしばしばあります．これは腹腔内出血によって腹膜が刺激され，腸蠕動音が亢進し，あたかも胃腸炎のようにみえることや，腹痛に加え下痢を認める場合もあるためです．また多くの異所性妊娠は vital signs が安定しており重篤感がないことも胃腸炎と診断される理由でしょう．胃腸炎に関しては後述しますが，嘔吐→腹痛→下痢の順番です．腹痛始まりの場合には安易に胃腸炎と診断しないことが大きな point です．
- 正常妊娠と異所性妊娠が同時に起こることがあることも知っておきましょう．これを子宮内外同時妊娠といって，自然妊娠では 15,000 ～ 30,000 妊娠に 1 回の頻度と考えられています．特に生殖補助医療（体外受精など）による妊娠の 0.15 ～ 1%前後が子宮内外同時妊娠となると報告されており，生殖補助医療を行っている場合には注意しましょう[6]．

▶Risk factor

- 異所性妊娠は妊娠が否定できない女性では常に疑うわけですが，より疑いやすい患者群を知るためには risk factor を把握しておく必要があります．骨盤内炎症性疾患（pelvic inflammatory disease: PID），異所性妊娠の既往，体外受精の 3 つを覚えておきましょう．

 絞扼性腸閉塞を見逃すな！　閉塞機転を探せ！

- 腸閉塞は救急外来ではよく出会います．腹部手術の既往のある患者が腹痛，嘔吐とくれば第一に考えます．病歴・身体所見では嘔吐の有無，腹部手術の既往が重要です．必ず聴取し，腹部は必ず服の上からではなく直接目で確認しましょう．手術痕だけでどのような手術かを想起できることもあります．逆に手術痕がないにもかかわらず腸閉塞を認める場合には，考えなければならない疾患が限られます．
- "イレウス"と"腸閉塞"は似て非なるものです．本邦ではしばしばイレウスという言葉が，麻痺性（機能性）の腸閉塞と，機械的（絞扼性）の腸閉塞の両者に対して使われます．本来イレウス（ileus）とは麻痺性・機能性のものを指し，機械的な腸閉塞（bowel obstruction）と厳密に区別すべきです．詳しくは窪田忠夫先生の本のコラム「イレウス撲滅運動」（窪田忠夫，著．ブラッシュアップ急性腹症．東京: 中外医学社; 2014. p.187-9）を参照してください．私も撲滅運動に参加したいと思います．

▶絞扼性か否か

- 実際臨床で困るのが，目の前の腸閉塞が絞扼性か否かということです．麻痺性イレウスは保存的加療が中心となりますが，絞扼性の場合には緊急手術が必要です．腸閉塞を疑い，

表11-10 絞扼性腸閉塞か否か―画像よりもベッドサイド診断が重要―

| ・Vital signs |
| ・腹部所見（疼痛，腹水，etc.） |
| ・乳酸値（lactate） |

画像を撮ったものの，絞扼性なのか否かを判断するのは意外と難しいのです．その際，診るべき最重要pointはやはりvital signsです．腸閉塞に対して細胞外液を投与してもvital signsが安定しない場合は絞扼性腸閉塞を考えるようにしましょう．また腹水の有無や腹膜刺激症状にも要注意です．つまり，CTを撮影して最終的には裏付けをとりますが，初療の段階で腸閉塞を疑い，輸液の反応で判断するべきということです．細胞外液を1,500mL投与しているのに頻脈が継続している，呼吸が速い，また循環不全の進行を示唆する乳酸値が上昇しているなどの所見が認められたら，絞扼性を積極的に考え，外科にコンサルトするべきです．画像とにらめっこしているよりは，症状やvital signsの方がよっぽど重要です．ただし，痛みによってもvital signsは影響するため，血液ガスを経時的に確認して代謝性アシドーシス，乳酸値の推移を確認し，循環不全が進行している所見があれば自信をもって絞扼性といえるでしょう **表11-10**．

▶手術歴がない場合には要注意

- 手術歴のない患者の場合には，安易に麻痺性イレウスと考えてはいけません．必ず鼠径部を確認し，閉鎖孔ヘルニア・大腿ヘルニアの有無を確認しましょう．ズボンを下ろし，鼠径部を触診し，圧痛の有無を確認しましょう．エコーを行えばわかります．

 急性胃腸炎は除外診断と心得よ！

- 腹痛患者が胃腸炎と診断され帰宅としたものの，実は虫垂炎だった，異所性妊娠だった，腸閉塞だった，尿管結石だった，心筋梗塞だったという経験はみなさんあるのではないでしょうか．「急性胃腸炎は上から下」，これが合い言葉です．この合い言葉を無視し，腹痛→嘔吐の順なのにもかかわらず胃腸炎と診断してはいけません．そこには恐い疾患が隠れている可能性が大です．

要注意！　強い痛みを訴えない場合あり！

- 疼痛患者では痛みが強いと重篤感がありますよね．もちろん強い痛みを訴えている場合には恐い疾患が隠れていると考え慎重に対応するわけですが，痛みがたいしたことがない場合や，歩行可能な場合には，患者を診る前から鑑別から重篤な疾患を除外していることはありませんか．もちろんそのような場合にはたいしたことがない場合が多いのですが，気をつけなければならない患者群がいましたよね．覚えていますか？　「⑧疼痛患者に出会ったら」でも取り上げましたが，ここは重要ですので再度思い出してください．①高齢者，②糖尿病，③精神疾患，④ステロイド内服中，これら4つに該当する場合には痛みの程度だけでなく総合的な判断を常に意識しなければ，重篤かつ緊急性の高い疾患を見逃してしまいます表11-11．私も歩行可能な消化管穿孔症例や大動脈解離を経験しています．臨床では「え？本当に？」ということが時にあるのです．なめてかかってはいけません．

表11-11　患者背景に要注意
―強い痛みを訴えない場合あり―

①高齢者	③精神疾患
②糖尿病	④ステロイド内服

鎮痛：早期に痛みを取り除こう！

- 具体的な治療は各疾患に準ずるので，ここでは割愛します．最後に痛みの対応に関して少し述べておきます．「痛み止めを使うとよくわからなくなるから，痛み止めは外科医に触ってもらってから使うべき」と聞いたことがある人がいるのではないでしょうか．しかし，痛みは患者にとって苦痛であり，痛みによって仰向けにもなれず，検査を行うことができない場合も少なくありません．現在では，腹痛の原因にかかわらず，診断前の早期の鎮痛剤使用が推奨されています．早期に使用することにより診断，治療も行いやすくなります．急性腹症診療ガイドライン[3]では痛みの強さによらず第一選択薬としてアセトアミノフェン1,000mg静脈投与が推奨されています．

> **症例①**
> 42歳の女性．特記既往なし．4歳，2歳の子供がいる．仕事中に左側腹部痛が出現した．休憩し様子をみていたが症状改善せず痛みが強くなってきたため，独歩で当院救急外来を受診した．Vital signs は意識清明，血圧 132/68mmHg，脈拍 90 回/分，SpO₂ 98%（RA），体温 36.4℃，瞳孔 3/3 対光反射正常であった．救急外来のソファーで横になり苦しそうにしている．

腹痛の患者さんだね．どのようにアプローチするかな？

独歩で来院していますし，vital signs も安定しているため詳しく問診します．

問診は重要だね．ただし，この患者さんかなり辛そうだけど大丈夫かな？

痛みに弱いだけではないですか？

もちろんその可能性もある．しかし痛みで辛そうにしている患者さんからなかなか詳細な病歴聴取をとることができないことも経験する．この患者さんで考えなければならない急性腹症は何だろう？

異所性妊娠や子宮・卵巣の病変ですね．

そうだね．42歳の女性だからそれは必ず考えなければならない．逆にこの年齢で重篤な疾患は限られるよね．通常この年齢の女性が心血管系の疾患をきたすことはないし，左だから虫垂炎は考えづらいしね．あとはどんな疾患が考えられるかな？

左側腹部痛だから尿管結石や腎梗塞，それから…

気づいたと思うけど，それほど鑑別疾患は多くない．これが心窩部痛や右下腹部痛であればそうはいかないけどね．腹痛という主訴だけでは考えなければならない疾患はたくさんあるが，正確な部位や年齢，性別からかなり絞られるんだ．

腹痛って難しいですよね．

頭痛や胸痛と比べると考えなければならない疾患が多数あるので確かに難しいが，救急外来で重篤な疾患を見逃さないという観点からすればそれほど難しくないよ．ただし，この患者さんのように妊娠を否定できない女性では異所性妊娠や子宮・卵巣の病変を見逃さないなど，初めから考え得る疾患を想定しておかなければならない．

"疑わなければ診断できない"ですね．

　その通り．色々と検査を行っても診るべきpointが絞れていないと画像に映っていても容易に見逃してしまう．腹痛診療において最も有用な検査は何かな？

　腹部エコーですね．

　その通り．腹痛をきたす疾患は多数あるが，恐い疾患はエコーを行えば大抵予想ができる．当然施行者の技術に依存するため，練習が必要だ．この患者さん，かなり痛がっているよね．痛みの強さと疾患の重篤さは必ずしも比例しないが，痛みの程度を測るために何かいい聞き方はあるかな？

　Numerical rating scale（0～10までの11段階でどの程度かを，口頭ないしは目盛りの入った線上に記入してもらう）がよいのではないでしょうか？

　それもよい方法だ．ただしかなり個人差が出るよね．この患者さんは出産経験があるでしょ．その場合には分娩の時の痛みと比較してもらうとよい．それよりも痛いとなると相当痛いと判断してよいだろう．

　なるほど．男性には耐えられないっていいますもんね．

　みているだけでもかなり痛そうだからね．この患者さんはその時と同じぐらい痛いと訴えていたよ．

　そうすると，年齢からは考えづらいですが消化管穿孔なども考えなければならないですね．

　それのみで疑うというわけではないけれど，少なくとも痛みの程度がかなり強いから緊急性は高いね．詳しく問診するのも重要だけれど，エコーを含め精査しながら問診するようにしよう．

　重篤感があるのでルート確保や採血も必要ですね．

そうだね．この患者さんは病歴を詳しく聞くと仕事中に急に左側腹部の痛みが出現して耐えられない痛みになったようだ．強い痛みとこの病歴から，異所性妊娠や卵巣茎捻転，尿管結石を考え，エコーを行ったよ．Douglas窩に少量の液体貯留は認めるも，それ以外は問題なかった．尿管結石を示唆する水腎症は認めなかったよ．

　少量の腹水であれば生理的なものかもしれませんよね．エコーで原因がわからないのであればCTですか？

　今考えているのは異所性妊娠や子宮・卵巣の病変だよね．まだ先にやるべき検査があるでしょう？．

　妊娠反応ですね．あとは経腟エコーを産婦人科の先生に依頼します．

　そうだね．この患者さんは妊娠反応は陰性．経腟エコーで卵巣茎捻転の診断に至り緊急手術となった．腹痛診療は難しいが，具体的な疾患，特に急性腹症を想起し，病歴・身体所見から危険なサインを見逃さないことが重要だ．そして特殊な採血やX線，CT検査よりも，エコーが何より有用な検査だ．

診断 ▶ 卵巣茎捻転

【参考文献】
1) 田中和豊．問題解決型救急初期診療．2版．東京：医学書院；2011. p.106-26.
2) Murata A, Okamoto K, Mayumi T, et al. Age-related differences in outcomes and etiologies of acute abdominal pain based on a national administrative database. Tohoku J Exp Med. 2014; 233: 9-15.
3) 急性腹症診療ガイドライン出版委員会，編．急性腹症診療ガイドライン2015．東京：医学書院；2015.
4) Silen W, editor. Cope's Early Diagnosis of the Acute Abdomen. 22nd ed. Oxford: Oxford University Press; 2010. p.147.
5) Alvarado A. A practical score for the early diagnosis of acute appendicitis. Ann Emerg Med. 1986; 15: 557-64.
6) 日本産科婦人科学会／日本産婦人科医会，編．産婦人科診療ガイドライン産科編2014．東京：日本産科婦人科学会；2014. p.114-8.

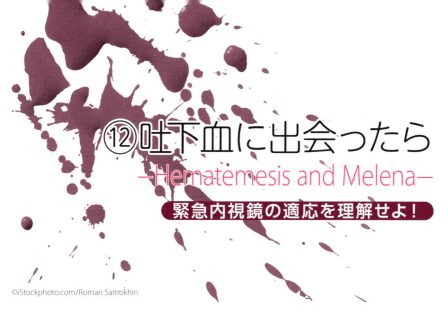

⑫吐下血に出会ったら
−Hematemesis and Melena−
緊急内視鏡の適応を理解せよ！

緊急内視鏡の適応を正しく判断し，気管挿管の必要性も合わせて判断しましょう．

- ▶感染対策を忘れずに！
- ▶緊急性の判断を適切に行おう！
  血圧，Hb 値で判断してはいけない！
- ▶緊急内視鏡の適応を正しく判断しよう！

はじめに：感染対策は基本中の基本

- 吐血・下血／血便は救急外来で多く経験し，救急外来が血の海となる場合もしばしばです．吐血を認める患者の背景にはアルコール性肝硬変をはじめとした肝疾患が潜んでいることが多く，B 型肝炎，C 型肝炎などの感染症を併せ持つことが少なくありません．救急外来では初診の患者も多く，既往症が不明なこともあります．常に感染対策が必要であり，特に吐血を主訴に来院した患者では注意しましょう．針刺しにも十分な注意が必要です．吐血の治療の中心は内視鏡ですが，吐血を主訴に来院した患者全てに緊急内視鏡を行うわけではありません．緊急内

視鏡の判断を適切に行うことが必要です．また，出血性ショックの状態で搬送されてくる症例も多く，ショックの対応，鑑別も重要です ［☞ p.69 ④ショックに出会ったら］．ここでは吐下血の原因として最も多い消化管出血を中心に学びましょう．

消化管出血の疫学

- 吐下血を主訴に来院する患者は，救急外来で仕事をしているとしばしば経験します．その中でも特に胃潰瘍に代表される上部消化管出血に伴う吐血が多く，common disease として誰もが初療を行えなければなりません．
- 上部消化管出血は 100 例 /10 万人でみられ，下部消化管出血の約 4 倍の頻度で認められます．死亡率は全体で 6 ～ 10%，60 歳以上に限定すると 12 ～ 25% となります [1]．

消化管出血のリスク：3 大リスクを check！

- 消化管出血のリスクとして一般的には，①NSAIDs，②アスピリン，ワルファリンなどの抗血栓薬，③ヘリコバクター・ピロリ（*Helicobacter pylori*）の 3 点が挙げられます 表12-1．特に日本では *H. pylori* 陽性率が高く，リスクを既に持っていると考えた方がよいでしょう．そこに NSAIDs の内服が加わるとリスクは急増します．*H. pylori* 陰性かつ NSAIDs を内服していない場合と比較し，*H. pylori* 陽性かつ NSAIDs を内服している場合では，上部消化管出血のリスクは 10 倍も高くなります 表12-2．内服薬の確認を怠ってはいけません．本人から聴取ができない場合には，薬手帳や家族から情報を得るようにしましょう．

表12-1 上部消化管出血の 3 大リスク

①NSAIDs
②抗血栓薬 （アスピリン，ワルファリン，etc.）
③*Helicobacter pylori*

表12-2 NSAIDs & *H. pylori* は危険 [2]

	NSAIDs（＋）	NSAIDs（－）
H. pylori（＋）	10.4	5.4
H. pylori（－）	4.1	1

消化管出血にまつわる pitfalls

BRUSH UP YOUR ER SKILL!

- 夜間，吐下血を主訴に来院した患者を前にして「血圧が保たれているから明日まで様子をみましょう.」，「Hb の低下がないから輸血はしなくて大丈夫でしょう.」，「吐下血，黒色便がないから上部消化管出血ではないでしょう.」という発言をよく耳にします. 本当にそれでよいのでしょうか？　答えは当然no です. 下に記す通り，vital signs の正しい解釈，各々の検査結果を総合的に評価し，緊急性を判断しなければいけません.

▶ 血圧が保たれているから大丈夫 ?!

- 血圧が低下するのは循環血漿量の 30％を失ってからです. すなわち血圧が低下してからの対応では遅いのです. 通常血圧が低下する前に脈拍が上昇します. 急性の出血を示唆する所見のうち，最も陽性尤度比が高いのは頻脈（＞ 100 回 / 分）です. Vital signs は血圧だけでなく脈拍にも注目し，shock index で評価しましょう 表12-3 [☞ p.72 Shock index].

表12-3 Shock index と出血量

shock index＝脈拍数/収縮期血圧（正常値＝0.54±0.07）

shock index	推定出血量	喪失量
1.0	約1.0L	23%～
1.5	約1.5L	33%～
2.0	約2.0L	43%～

- 脈拍の解釈にも注意が必要です. 心房細動や心不全に対して β ブロッカー，ジギタリスなどの薬剤を内服していると脈拍が上昇しない場合もあるため，vital signs の解釈には内服薬の影響も常に考えておきましょう.
- 普段の血圧を確認することも重要です. 120/70mmHg という血圧をみてどう思うでしょうか？　数値のみでは正常値のようにみえても，普段の収縮期血圧が 150mmHg の人であれば，それは血圧低下ととらえなければいけません.

▶ Hb の低下がないから大丈夫 ?!

- Hb の単位に注目しましょう. g/dL と濃度です. Hb 値が低下するのは，血管内 volume が外液投与などで補われた後であり，出血の急性期では Hb 値は当てにならないことがわかります. 逆に来院時に既に以前のデータと比較し Hb 値が低下しているようであれば，それは出血後時間が経過していることが考えられます.

⑫ 吐下血に出会ったら

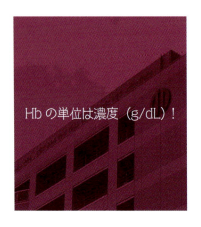
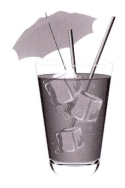
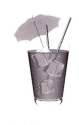

©iStockphoto.com/m_nesvit

血圧同様，数値で判断してはいけません．来院時の Hb が 10g/dL であっても出血性ショックであった症例や，vital signs は安定していたものの Hb 1.5g/dL で救急搬送された胃癌の患者，Hb 4g/dL で歩いて受診した胃潰瘍の患者を経験しています．数値を正しく解釈し対応しなければなりません．本書では繰り返し述べていますが，重要なことは「急性か慢性か」です．

▶吐血がなければ上部消化管出血ではない?!

- 上部消化管出血における吐血の頻度は50％といわれています．十二指腸潰瘍をはじめ，吐血を認めないからといって上部消化管出血が否定できないことがわかるでしょう．また，上部消化管出血で下血のみを認める頻度は 20％といわれています．下血だからといって下部消化管出血と決めつけてはいけません．下血と血便の違いはわかりますか？　これもまたよく混同されています．下血は肛門から遠い部位（上部消化管，上部小腸）からの出血，血便は肛門から近い部位からの出血をさします．上部消化管出血が上から出たら吐血，下から出たら下血です．大腸癌や憩室出血，虚血性腸炎などによって認められるのは下血ではなく血便です．細かいことですが言葉の定義は正確に理解しましょう．

- 上部消化管出血の場合，黒色便を認めることが多いですが，どの程度認めるのでしょうか．上部消化管出血における黒色便の感度・特異度はそれぞれ 70～80％，80～90％です．下血は超急性期には認められず，新鮮血の場合もあります．黒色便を認めないからといって上部消化管出血は否定できず，かつ新鮮血だからといって上部消化管出血でないとはいえないのです．①黒色便，②年齢 50 歳未満，③BUN/Cre ≧ 30 のうち 2 項目以上を認める場合は上部消化管出血の感度93％という報告もありますが，100％ではないことに注意しなければいけません[3]．

消化管出血患者の診るべき point： vital signs ＋検査の 3 種の神器＋α

- 上記の pitfalls を考慮し，診るべき point を整理しておきましょう．

▶Vital signs： 超重要！ 意識，呼吸数，shock index を check！

- 意識障害を認める吐下血患者，または意識障害患者の血圧が低い場合，脈拍が速い場合，すなわち shock index が高値の場合には，常にその意識障害の原因がショックか否か，特に消化管出血か否かを確認しなければなりません．間違っても不穏だからといって鎮静薬を用いてはいけません．また意識障害，ショックはそれぞれ気管挿管の適応です．挿管の適応を再度確認しておきましょう．意識障害を認める場合には常に「10 の鉄則」を思い出してください [☞ p.7 ①意識障害に出会ったら]．

- 呼吸数にも注意が必要です．呼吸が早い場合には，まず考えるべきは代謝性アシドーシスの代償の可能性です．頻呼吸患者を診たら，まずはまずいサインだと考えましょう．過換気と考えて軽視してはいけません．

- 最後に，通常吐下血患者は血圧が低めですが，高血圧であった場合には二次性 Mallory-Weiss 症候群の可能性を考えなければなりません．つまり，クモ膜下出血や小脳出血などの基礎疾患が隠れている可能性も考えつつ対応することが必要です．

▶血液ガス

- 出血性ショックが進行すると，①低体温，②代謝性アシドーシス，③凝固障害を認めます 表12-4 ．特に乳酸値の上昇を伴う代謝性アシドーシスは循環不全を反映しており見逃してはいけません．吐下血患者が乳酸

表12-4	見逃してはいけない 3 徴候
・低体温	
・代謝性アシドーシス	
・凝固障害	

値上昇を認めた場合には，例え血圧や脈拍に異常を認めなくても注意が必要であり，乳酸値の経時的変化を治療奏効の 1 つの目安とすることが重要です．アルコールに伴う肝機能障害が存在すると，それのみで乳酸値上昇を認めるため判断が困難な場合もありますが，とにかく乳酸値上昇の背景には末梢循環不全など，重篤な病態が隠れている可能性があるかもしれないと疑って初療にあたることが重要です．

- Hb 値もすぐに判断できます．数値のみで判断してはいけないのでしたね．適切に解釈することを忘れずに．

▶ エコー

- 危険な吐血に食道静脈瘤破裂がありました．その背景には肝硬変があるわけです．肝臓の性状や脾腫の有無を確認しましょう．また輸液や輸血を場合によっては大量に投与します．耐えうる心臓か否かを併せて評価しましょう．心機能が低下していると判断した場合には心電図と併せて評価が必要です．

▶ 心電図

- 「吐血患者に心電図？」と思うかもしれません．明らかな吐血であれば必ずしも必要ありませんが，救急外来では吐血を確認できない場合も少なくありません．施設入所中の患者で，巡回時に一部血が混じっている嘔吐痕を見つけた場合など，本当に吐血があったのか，嘔吐が先か吐血が先かわからないこともあります．そのような場合には，嘔吐や吐血のきっかけとなり得る重篤な疾患，すなわち ACS を鑑別する必要があります．病歴や vital signs から病態がはっきりしない場合には，検査の 3 種の神器に頼りましょう．

▶ 胃洗浄所見：症例を選んで施行しよう！

- 目の前で吐血していれば性状や量の把握は容易ですが，自宅などでは吐血を認めたもののその後は認めないことも少なくありません．また，今まさに出血しているのか，現在は止血されているかの判断も難しいものです．これらを確認するためには，実際に胃に管を入れ，胃内を洗浄し判断すればよいわけです．徐々に無色へ変化していくのであれば止血されていることが考えられ，色調が黒赤色～赤色から変化なければ持続出血を示唆します．

- 上部消化管出血における胃管の特異度は 95％程度と高いものの，感度は 44％と低いことも忘れてはいけません．つまり出血を認めないからといって active な出血がないとは判断できないということです．十二指腸潰瘍では当然，胃管が届いていないのだからわからないことは容易に想像できるでしょう．

- 胃管を挿入するかしないかは各施設で異なるでしょう．報告でも，胃管挿入は安全で得られる情報が多いため行ったほうがよい [4] というものから，情報量は少なく，死亡率，入院期間，外科手術，輸血に関しては影響なく患者予後に関係しないため不要 [5,6] というものまで様々です．私は，上部消化管出血が疑われた患者に対しては，リスク評価を行い，食道静脈瘤破裂の可能性が低いと考えられれば，例え吐血を認めなくても胃管を挿入しています．肝硬変が示唆されるなど，食道静脈瘤が否定できない場合には，その段階で緊急内視鏡の適応と判断し通常胃管

は挿入しません．胃管を挿入した症例に関しても胃洗浄所見のみで判断せず，vital signs や乳酸値などをあわせ緊急性の判断を行います．また，胃管を挿入しておけば，救急外来で例え active な出血を認めなくても，その後の出血の有無を確認できます．Information drain となるわけです．「吐血→胃洗浄」と考えるのではなく，症例毎に必要な処置を判断しなければなりません．

▶既往症，内服薬：AMPLE 聴取は必須

- B 型肝炎，C 型肝炎，アルコール性肝炎，肝機能異常の指摘の有無を必ず確認しましょう．内服薬の確認も忘れてはいけません．分岐鎖アミノ酸製剤，利尿薬などの内服薬から肝疾患の既往を疑うことも大切です．
- NSAIDs や抗血栓薬の内服の有無も確認することが必要です．高齢者では腰痛や膝痛に対して NSAIDs を内服している場合が非常に多いです．

消化管出血の鑑別 BRUSH UP YOUR ER SKILL!

▶二次性 Mallory-Weiss 症候群

- クモ膜下出血や髄膜炎など，嘔吐を繰り返す疾患が背景にあり，その結果吐血を認める場合があります．これを見分けるためには，初めから吐血を認めたのか，それとも嘔吐を繰り返しているうちに吐血を認めたのかを確認するとよいでしょう．ここで，高齢者が繰り返し嘔吐をしていたら鑑別しなければならない疾患をおさえておきましょう．代表的な疾患として 表12-5 が挙げられます．このような疾患が吐血を主訴に来院することは少ないですが，頭の片隅には入れておく必要があります．常に鑑別するというよりは，原因がはっきりしない場合や，病歴や vital signs に違和感を持つ場合には鑑別するといった感じでしょう．

表12-5 高齢者の頻回の嘔吐

①急性心筋梗塞
②小脳梗塞/出血
③胆嚢炎
④腸閉塞，イレウス
⑤薬剤

※（高齢者＋女性＋糖尿病）は特に注意！

▶喀血

- 吐血か喀血か悩むことも時にあります．病歴や既往歴，内服歴が重要です．今までに同様の症状があれば，今回も同じ原因である可能性が高くなります．また，

気管支拡張症や肺癌，肺結核の既往も確認しましょう．このような場合には胃洗浄を行うとよいでしょう．胃の中に active な出血を認めれば，それは喀血ではなく吐血です．

▶鼻出血

- 吐血だと思ったら，鼻血を飲み込んで吐いただけであった，ということもあります．この場合には大抵 vital signs は安定しており，緊急性はないことがほとんどです．救急外来では ABC の安定が第一であり，輸液や輸血を行い，緊急内視鏡の適応に該当する項目がある場合には内視鏡を行うため，原因が最終的に何であれアプローチは同じです．ただしこのようなこともあるということを理解しておかなければ原因が同定できなくなってしまいます．「疑わなければ診断できない．」でしたね．

リスク評価 BRUSH UP YOUR ER SKILL!

- Vital signs が不安定な場合には有無をいわず緊急内視鏡の適応ですが，細胞外液や輸血の投与で vital signs が安定した場合には，いつ内視鏡を施行するべきでしょうか．全例緊急内視鏡が行える環境であれば悩むことはありませんが，夜間などすぐに内視鏡が施行できない場合に，毎回消化器内科医を呼び出したのでは大変です．「出血が継続している症例」，「現在止血はされていても再出血する可能性が高い症例」を拾い上げることが必要となります．

- Blatchford score, Rockall score の 2 つを知っておきましょう．Blatchford score は 表12-6 のように BUN・Hb・収縮期血圧・脈拍・黒色便・失神・肝疾患・心不全の 8 項目からなり，23 点満点で評価します．感度が高く，0 点であった場合には外来フォローでよいとしています．1 点以上であれば 24 時間以内に上部内視鏡を施行し，特に 12 点以上であった場合には 12 時間以内に施行するのがよさそうです[7]．実際に救急医をやっていて判断しなければならないのは「朝まで待てるか?!」ということであるため，使い方としては，食道静脈瘤破裂のリスクが低い患者で点数をつけ，12 点未満であれば「朝まで待てるかも?!」といったところでしょうか．もちろんこれのみでの判断は困難であり，総合的な評価が必要です[☞ p.260 緊急内視鏡の適応]．Rockall score も有名です 表12-7．Blatchford score との相違点は，年齢や合併症の項目があることです．また病歴や内視鏡所見から死亡率が算出されており，把握しておくとよいでしょう．これ

表12-6 Blatchford score

BUN (mg/dL)	<18.2		0点	
	18.2 ～ 22.4		2点	
	22.4 ～ 28.0		3点	
	28.0 ～ 70.0		4点	
	>70.0		6点	
Hb (g/dL)	男性	女性	男性	女性
	>13.0		0点	
	12.0 ～ 13.0	>12.0	1点	0点
	10.0 ～ 12.0	10.0 ～ 12.0	3点	1点
	<10.0	<10.0	6点	6点
収縮期血圧 (mmHg)	>109		0点	
	100 ～ 109		1点	
	90 ～ 99		2点	
	<90		3点	
脈拍	>100		1点	

黒色便	1点
失神	2点
肝疾患	2点
心不全	2点

○/23点

0点: 外来follow

表12-7 Rockall score[8]

点数	0	1	2	3
病歴のみ				
年齢	60歳未満	60 ～ 79歳	80歳以上	
vital	「ショックなし」収縮期血圧100mmHg以上かつ脈拍数100/分未満	「頻脈」収縮期血圧100mmHg以上かつ脈拍数100/分以上	「血圧低下」収縮期血圧100mmHg以下	
合併症	重大なものなし		うっ血性心不全 虚血性心疾患	腎不全・肝不全 播種性悪性腫瘍
病歴＋内視鏡所見				
内視鏡所見	Mallory-Weiss または所見なし	その他の所見あり	上部消化管悪性腫瘍	
出血	観察時なし 黒色出血斑		出血している血管 露出血管	

＜病歴のみの点数＞

合計点数	0	1	2	3	4	5	6	7
死亡率 (%)	0.2	2.4	5.6	11	25	40	49	50

＜病歴＋内視鏡所見＞

合計点数	0	1	2	3	4	5	6	7	8 ～
再出血 (%)	4.9	3.4	5.3	11	14	24	33	44	42
死亡率 (%) 再出血なし	0	0	0.3	2.0	3.5	8.1	9.5	15	28
死亡率 (%) 再出血あり	0	0	0	10	16	23	33	43	53

らの score から失神を認める場合には緊急性が高く，心疾患や腎疾患，肝疾患があると予後不良であることがわかりますね.

治療

- ABC の安定が最も重要でした．吐血患者がショックであれば，気管挿管，ルートは 2 ルート（可能であれば 18G）確保し細胞外液，輸血を投与開始し，緊急内視鏡，場合によって SB チューブを使用となるわけです．何を考えどのように行動するかをここでは学びましょう.

▶輸液

- 細胞外液の投与で vital signs が安定し，血圧だけでなく脈拍も安定，乳酸値も減少するようであれば反応群と評価してよいでしょう.

▶輸血

- 細胞外液で反応が乏しければ，輸血の投与を躊躇してはいけません．出血性ショックの場合，失われた血を補わない限り命は救えません.

▶内視鏡

- 吐血患者では遅かれ早かれ内視鏡が必要となります．救急外来で判断すべきは「いつ内視鏡を行うか」です．これは最重要 point なので次項で詳しく説明します.
- 原因が悪性腫瘍の場合もあります．緊急内視鏡では止血を，そして second look では悪性が疑われる場合には生検を行い原因検索に努めます.

緊急内視鏡の適応：最重要 point ! 表12-8

- リスク評価の項でも述べましたが，「今まさに出血している症例」，「現在止血はされていても再出血する可能性が高い症例」が緊急内視鏡の適応です．Blatchford score や Rockall score に含まれる項目を評価することは重要ですが，点数のみでは "いつ内視鏡を行うか" という絶対的な判断は困難です．内視鏡のタイミングが遅れ，患者に悪影響が出ることだけは避けなければなりません．また判断は迅速に行う必要があります．そのため，評価項目は可能な限りシンプルに，そし

表12-8 緊急内視鏡の適応

・出血が継続している場合
・食道静脈瘤破裂の可能性がある場合 　・食道静脈瘤・肝硬変の既往 　・Riskや脾腫など食道静脈瘤を疑わせる所見がある場合
・失神など，動脈性出血のepisodeがある場合
・Vital signsの異常がある場合 　・Shock indexが細胞外液投与後も≧0.9の場合 　・頻脈が継続している場合（HR≧100bpm）

て検査値よりも病歴や vital signs に重きをおいた判断が必要であると考えます．私は緊急内視鏡の適応を表 表12-8 とし，どれか1項目でも該当したら緊急内視鏡の適応と判断しています．

- 出血が継続しているか否かの判断は，目の前で血を吐いている場合には容易ですが，十二指腸潰瘍からの出血や胃内に留まっている場合には輸液の投与による vital signs の変化や乳酸値の推移に注目します．また食道静脈瘤破裂が考えづらい症例では胃洗浄所見を確認します [☞ p.256 胃洗浄所見]．

- 肝硬変患者であれば常に食道静脈瘤破裂を考えておかなければなりません．肝硬変患者が吐血した場合，その約70％が食道静脈瘤破裂といわれています．食道静脈瘤破裂は出血性ショックに陥りやすく，早期に内視鏡による止血が必要です．SBチューブも有用ですが，一時止血率90％であるものの再出血率60％程度と，あくまで一時しのぎに過ぎません．肝硬変，食道静脈瘤の既往がある患者，アルコール多飲や脾腫など，肝硬変や食道静脈瘤破裂のリスクが高い患者では，緊急内視鏡が必要と考えておきましょう．

- 動脈性出血の episode がある場合も緊急内視鏡の適応です．よくある episode が失神です．出血に伴う起立性低血圧の場合，動脈性出血を起こし，血圧が下がったために出血が止まります．輸液や輸血投与で見た目の vital signs が安定しても，血圧上昇に伴い再出血を起こす可能性があります．失神を認める場合の吐下血患者は緊急内視鏡の適応と判断しましょう．

- 出血性潰瘍のうち内視鏡の所見において Forrest 分類で Ia/Ib/IIa の場合に内視鏡治療の適応となっています 表12-9 図12-1 ．このような所見が内視鏡でみられれば，今回の出血源として矛盾ないでしょう．

表12-9 改変 Forrest 分類[9]

I&IIaが緊急内視鏡の適応となる.

I. 活動性出血
a. 噴出性出血
b. 湧出性出血
II. 出血の痕跡を認める潰瘍
a. 非出血性露出血管
b. 血餅付着
c. 黒色潰瘍底
III. きれいな潰瘍底

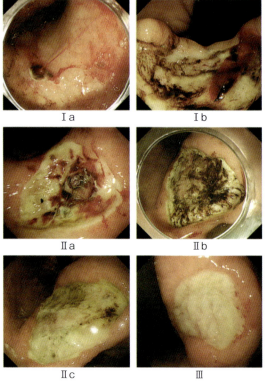

図12-1 改変 Forrest 分類（竹内利寿, 樋口和秀. In: 木下芳一, 他編. PPI（プロトンポンプ阻害薬）治療のコツがわかる本—実地医科ならこれを読め！ 東京: 南江堂; 2013. p.105 より許諾を得て転載）

Second look

- 緊急内視鏡で止血が得られても安心してはいけません. 表12-10 のように, 内視鏡による内科的治療後に再度出血を認める可能性があります. 初回内視鏡後も vital signs に気を配り, 頻脈を認める場合には要注意です. Vital signs が安定していても, 初回内視鏡で再出血率が高い所見（Forrest 分類 Ia, Ib, IIa）が認められた場合には, 初回内視鏡治療後 16～48 時間以内に second look を行い, 所見を確認します. 再出血の所見がないか直接確認するわけです. それに対して, 食道静脈瘤を認め内視鏡的結紮術を施行した症例では, 結紮リングが外れること

を懸念して，1週間程度の間隔を空けて内視鏡を行います．

- 入院後に看護師から「下血が○g認められました．」と報告を受けることがよくあります．出血していた患者がその後下血を認めるのは当たり前ですよね．問題は

表12-10 Forrest 分類と内科的治療後の再出血率 [10]

Forrest	内視鏡所見	内科的治療での再出血率（%）
Ia	噴出性出血	90
Ib	滲出性出血	10 ～ 20
IIa	露出血管	50
IIb	凝血塊付着	25 ～ 30
IIc	平坦な点	7 ～ 10
III	白色潰瘍底	3 ～ 5

それが新規に起こったか否かです．重要なのは vital signs です．もう説明は不要ですね．

再発予防

BRUSH UP YOUR ER SKILL!

▶抗血栓薬内服患者：止めるのは簡単，では再開時期は？

- バイアスピリンやワルファリンなどの抗血栓薬内服患者は，高齢化に伴い徐々に増加しています．消化管出血のリスク因子であり，吐血した患者に対して内服を中止することは簡単ですが，その後の再開の時期が問題です．いつ再開するべきでしょうか？　明確な基準はなく，止血が確認できたら，リスクに応じて内服再開を検討することになります．実際，消化管出血を認めた患者でバイアスピリン，ワルファリンを内服中止とし，その後再開した場合と再開しなかった場合では，死亡率は後者で有意に高くなります [11, 12]．患者に十分説明を行い，適切な時期に内服を再開させなければなりません．もちろん，不要と考えられる抗血栓薬は再開する必要はありません．

▶除菌

- リスク因子の1つである *H. pylori* 感染では，除菌群での再出血率が 2.9% であったのに対して，非除菌群では 20% と高率であると報告されています **表12-11** [13]．再発のリスクを減らすために *H. pylori* の感染の有無を確認し，陽性患者では待機的に除菌するべきです．具体的な除菌の方法は成書を参照してください．

表12-11 *H. pylori* 除菌の効果 [13]

H. pylori	除菌＋	除菌－
再出血率	2.9%	20%

症例 ①

46歳の男性．会社からの帰宅途中，駅のホームで意識消失し救急搬送となった．駅員が呼びかけたところ反応が乏しかったため救急要請．その後意識は速やかに改善したが歩行困難な状態であった．救急隊到着時のvital signsは，意識清明，血圧100/66mmHg，脈拍120回/分，呼吸15回/分，SpO₂ 98%（RA），瞳孔 4/4，対光反射正常であった．前額部に擦過創あり．毎年健康診断を受けているが特記異常なし．

これもよくある病歴だね．どのようにアプローチするかな？

現在意識清明であり，失神としてアプローチします．心血管性失神をまず除外します．心電図をまず行います．

この患者さんは，数分の間に意識が清明へ改善しているので，失神でよさそうだね．そうなると最も恐い失神は心血管性失神なので，それを除外することはよいね．ただし，このvital signsは気にかけなくてよいのかな？ 救急外来ではABCの安定が大切だよね．

そうでした．血圧は100/66mmHgあるものの，脈拍が上昇していてshock indexが1を超えています．ショックの可能性を考えて対応します．

そうだね．ショックをより早期に認識することがきわめて重要だ［☞ p.69 ④ショックに出会ったら］．Vital signsを立て直すために細胞外液を投与しつつ，原因検索を行わなければならないね．

ショックの4つの分類のどれに該当するかということですね．

そういうこと．この患者さんはどれだろうか？

成人男性の失神，ショックなので，消化性潰瘍が考えられるから循環血液量減少性ショックではないでしょうか．ただしクモ膜下出血や大動脈解離，肺血栓塞栓症も考えないといけないとなると…

よく勉強しているね．救急外来では，原因検索をしながらも治療を優先させなければならないことが少なくない．Vital signsの安定している失神患者であれば落ち着いて心血管性失神，出血に伴う起立性低血圧の順に鑑別していけばよいわけだが，今回のようにショック徴候のある場合にはそうはいかない．Pointは細胞外液の投与など，初療は行いながら（「サルも聴診が好き」），病歴聴取を詳細に行うことだ．失神患者だから，意識は普段と変わら

ないはず．この症例においても意識清明だから，失神に至った経過や随伴症状などを本人に確認すれば情報が得られるはずだ．クモ膜下出血や大動脈解離であれば，発症時に痛みがあるだろうし，肺血栓塞栓症ならば呼吸困難や胸痛があるだろう．

なるほど．失神では病歴聴取が重要でしたね．目撃者からも話を聞かなければいけませんね．

失神のアプローチが不安な人は「②失神に出会ったら」を復習しよう．目撃者によるとこの患者さんは車内では座っていて，降車したあとに崩れるようしてホームに倒れたらしい．呼びかけて数秒は反応がなかったけれど，その後はっきりしてきて「大丈夫です」と発語があったようだ．痙攣の目撃はない．本人に話を聞くと，倒れる前に血の気が引くような感じがして，目の前が真っ暗になって倒れたらしい．

立ち上がったあとで，前駆症状も伴っているので，心血管性失神というよりは，出血などによる起立性低血圧を考えます．

そうだね．失神の鑑別の順番としても心血管性の次に緊急性が高いのは出血による起立性低血圧だった．心電図はとったので，次に何をするかな？

出血源を探します．

そうだね．具体的にはどうする？

直腸診を行います．あとは胃管を挿入して出血の有無を確認します．

いいね．もちろん肝硬変の有無は確認するが，この患者さんは既往もなく毎年健康診断を受けているからまず問題ないね．エコーで肝臓，脾臓を確認すれば完璧だろう．ついでに腹腔内出血の有無も確認しよう．胃管を挿入すると初めは赤色のものが引けたが，色調は段々と変化し，最終的にはほぼ透明になった．Vital signs も，血圧 116/70mmHg，脈拍 96 回 / 分と安定していった．

そうすると原因は胃潰瘍で，現在出血は止まっているので待機的に内視鏡を行うという方針でいいですね．

それはどうだろう．この患者さんはそもそも失神しているよね．緊急内視鏡の適応を思い出そう．失神は動脈性出血のエピソードととらえ，血圧が下がっているから出血が止まっているだけだよ．輸液によって血圧が上昇すれば再度出血する可能性が高いよ．

そうでした．輸血はしなくてよいですか？

それは現段階ではわからない．例えば来院時のHbがすでに低い場合や，止血が得られていない場合には必要だろう．間違っても，緊急内視鏡や輸血の実施を来院時のHb値のみで判断してはいけない．例えHbが12g/dLあったとしても，胃洗浄で出血が持続している場合や，vital signsが外液の投与のみでは安定しない場合には緊急内視鏡，輸血が必要だ．

わかりました．気をつけます．

この患者さんは胃潰瘍からの出血だった．緊急内視鏡では露出血管を認め，内視鏡施行中に再出血を認めた．焼灼止血し，その後は状態安定し，入院翌日にsecond lookを行う方針となった．

診断 ▶ 出血性胃潰瘍

【参考文献】

1) 瓜田純久．吐血・下血．日内会誌．2011; 100: 208-12.
2) Sakamoto C, Sugano K, Ota S, et al. Case-control study on the association of upper gastrointestinal bleeding and nonsteroidal anti-inflammatory drugs in Japan. Eur J Clin Pharmacol. 2006; 62: 765-72.
3) Witting MD, Magder L, Heins AE, et al. ED predictors of upper gastrointestinal tract bleeding in patients without hematemesis. Am J Emerg Med. 2006; 24: 280-5.
4) Anderson RS, Witting MD. Nasogastric aspiration: a useful tool in some patients with gastrointestinal bleeding. Ann Emerg Med. 2010; 55: 364-5.
5) Pitera A, Sarko J. Just say no: gastric aspiration and lavage rarely provide benefit. Ann Emerg Med. 2010; 55: 365-6.
6) Huang ES, Karsan S, Kanwal F, et al. Impact of nasogastric lavage on outcomes in acute GI bleeding. Gastrointest Endosc. 2011; 74: 971-80.
7) Botianu AM, Matei D, Tantau M, et al. Urgent versus early endoscopy in high risk patients with acute upper gastrointestinal bleeding. Rom J Intern Med. 2013; 31: 35-40.
8) Rockall TA, Logan RF, Devlin HB, et al. Risk assessment after acute upper gastrointestinal haemorrhage. Gut. 1996; 38: 316-21.
9) Kohler B, Riemann JF. Upper GI-bleeding--value and consequences of emergency endoscopy and endoscopic treatment. Hepatogastroenterology.

1991; 38: 198-200.

10) El Ouali S, Barkun AN, Wyse J, et al. Is routine second-look endoscopy effective after endoscopic hemostasis in acute peptic ulcer bleeding? A meta-analysis. Gastrointest Endosc. 2012; 76: 283-92.

11) Sung JJ, Lau JY, Ching JY, et al. Continuation of low-dose aspirin therapy in peptic ulcer bleeding: a randomized trial. Ann Intern Med. 2010; 152: 1-9.

12) Witt DM, Delate T, Garcia DA, et al. Risk of thromboembolism, recurrent hemorrhage, and death after warfarin therapy interruption for gastrointestinal tract bleeding. Arch Intern Med. 2012; 172: 1484-91.

13) Gisbert JP, Khorrami S, Carballo F, et al. H. pylori eradication therapy vs. antisecretory non-eradication therapy (with or without long-term maintenance antisecretory therapy) for the prevention of recurrent bleeding from peptic ulcer. Cochrane Database Syst Rev. 2004; (2): CD004062.

コラム　準備ができない者に手技を行う資格はない！

　救急外来では採血や血液培養，点滴はもちろんのこと，中心静脈や動脈ライン，胸腔ドレーンなど，処置を行う機会は非常に多いものです．忙しい救急外来では研修医の協力が不可欠であり，手技に携わることも多いでしょう．誰でも「初めて」はつきものであり，手技を繰り返し行うことで上手にできるようになるのは事実です．しかし，手技を行うにあたり最低限できなければならないことがあります．それが「準備」です．必要な物品を揃え，適切な体位を患者にとってもらい，十分な説明をすることができないようであれば，手技を行う資格はありません．検査もまた同様であり，腹部エコーをただただ行ってはいけません．行う必要性を患者に説明し，理解してもらうこと，できる限り体位や呼吸の協力をもらって，よりよい画を描出することが重要です．可能であれば両手は挙上，ベッドサイド柵は下ろし，「吸って，吐いて」の声かけを行いながら施行するべきでしょう．"たかが準備，されど準備"です．

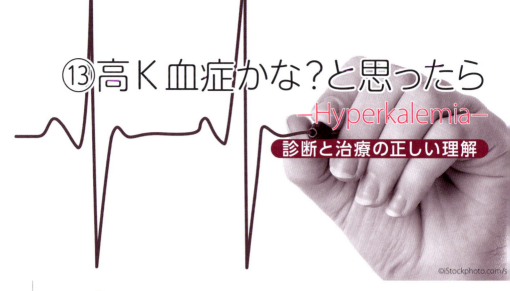

⑬ 高K血症かな？と思ったら
—Hyperkalemia—
診断と治療の正しい理解

腎機能障害を認める患者では，いかなる症状であっても鑑別の上位に高K血症を挙げましょう．疑ったら行うことは検査の3種の神器です．

- ▶ 腎機能障害患者ではいかなる時も鑑別の上位に入れること！
- ▶ 高K血症のサインを見逃さないようにしよう！
- ▶ 数値だけでなく心電図で重症度を判断しよう！
- ▶ "ショック＋徐脈"では必ず鑑別に挙げること！
- ▶ 治療を正しく選択すること！

はじめに

- 高K血症は低K血症とともに致死的不整脈を引き起こす恐い電解質異常であり，早期に診断し，治療介入しなければなりません．早期診断するためには，患者の訴えや症状から「高K血症かも?!」と疑うことができるかがpointになります．救急外来で出会う高K血症のほとんどが腎機能障害患者ですが，初診の患者も少なくなく，既往が不明な患者も少なくありません．また，救急車ではなく独歩で救急外来を受診する患者もいます．救急外来で早期に疑い，正しく重症度を判断

し，適切な治療介入ができるようになりましょう．

いつ疑うか：慢性腎臓病患者では常に疑うこと！

- 腎機能障害患者が何らかの主訴で救急外来を受診した場合には，常に考えなければなりません．呼吸困難や胸痛など，重症感がある状態で来院する場合もあれば，脱力や倦怠感など，一見すると不定愁訴ともとれるような症状で来院する場合もあります．「症状が○○だから重症」とはいかないのが高K血症です．早期に疑い，モニターを装着し血液ガスや心電図で裏付けをとらなければなりません．そのためには高K血症を起こし得る患者像を理解しておくことが重要です．その代表は何といっても慢性腎臓病（chronic kidney disease: CKD）患者です．**透析を行っている，腎機能障害を指摘されているなど，疑わしい病歴がある場合には，症状が何であろうと高K血症を疑うべきで**す．両上肢を観察し，シャントの有無は速やかに確認しましょう．私は腎機能障害以外にも，頻呼吸を認めている場合，意識障害を認める場合，ショック＋徐脈を認める場合，心電図異常を認める場合に，鑑別の上位に高K血症を挙げるようにしています 表13-1．

表13-1 高K血症をいつ疑うか

- 腎機能障害患者
- 頻呼吸を認める場合
- 意識障害を認める場合
- ショック＋徐脈を認める場合
- 心電図異常を認める場合

- ショック＋徐脈では 表13-2 を考えるのでしたね ［☞ p.82「ショック＋徐脈」を見逃すな！］．この中で特に緊急性が高いのが高K血症です．血圧が低めなのに脈が遅かった場合には，「迷走神経反射でしょ？」と思わずに，まずは「高K血症かも?!」と考える癖をつけましょう．ここで高K血症を疑い，血液ガスや心電図を行うことができれば，高K血症だけでなく下壁/右室梗塞や徐脈性不整脈

表13-2 ショック＋徐脈：高K血症をまず考えよう！

1	高K血症
2	徐脈性不整脈
3	下壁梗塞（右室梗塞）
4	神経原性ショック（脊髄損傷）
5	低体温
6	副腎不全，粘液水腫クリーゼ，etc.
7	血管迷走神経反射
8	薬剤（β-blocker etc.）

も拾い上げられます.

- 心電図がなんとなく変だなと感じたら，高 K 血症も鑑別に加えましょう．高 K 血症の心電図を VT や VF と勘違いしてリドカインやアミオダロンを使用すると，伝導障害や心静止を惹起する可能性があります．疑わなければ診断できず，疑わなければ治療のつもりが悪化を招いてしまいます．

高 K 血症の原因：原因検索を怠るな！

- 高 K 血症は原因検索よりも治療を優先させなければならない場合も少なくありませんが，原因検索はきわめて重要です．なぜなら原因によって治療方針が変わる可能性があるからです．無尿の透析患者に利尿薬を使用しても効果はないですよね．また，再発防止のためにも原因を突き止める必要があります．一般的に高 K

表13-3 高 K 血症の原因

①偽性高K血症

機械的溶血，採血時の陰圧の影響，長時間の検体放置
  ➡採血再提出
白血球増多症，白血球増加（>5万/mm^3）：凝固時に細胞内Kが放出
  ➡血清でなく血漿でK値を再検
本態性血小板血症，血小板増加（>100万/mm^3）：凝固時に細胞内Kが放出
  ➡血清でなく血漿でK値を再検

②K過剰摂取/負荷
大量の保存血輸血や大量の消化管出血がある. 慢性腎臓病（CKD）患者がK含有量の高いものを摂取 腎機能が正常でも一度に大量のK（160mEq以上）を摂取すると血清K濃度が   7.0 ～ 8.0mEq/L以上となることがある[1].
③細胞内から細胞外への移動
外傷 横紋筋融解症 大量の溶血 高浸透圧（高血糖など）
④腎臓でのK排泄障害：最も多い原因
高度腎不全（GFR<5mL/min） 皮質集合管の機能障害 鉱質コルチコイド作用低下（低アルドステロン症）
⑤薬剤
レニン-アンジオテンシン系阻害薬（ACE阻害薬，アンジオテンシン受容体拮抗薬〔ARB〕，アルドステロン拮抗薬，レニン拮抗薬） K製剤

血症の原因は，①偽性高 K 血症，② K 過剰摂取／負荷，③細胞内から細胞外への移動，④腎臓での K 排泄障害，⑤薬剤，に大別されます　表13-3．どれに該当するか，高 K 血症に出会ったら必ず鑑別しましょう．

高 K 血症のアプローチ：緊急性の判断を適切に！

- 高 K 血症を疑い，血液ガスを確認して「高 K 血症だ」と判断したら，まず行うべきは vital signs を安定させること，緊急性を判断することです．救急外来ではこれらを意識したアプローチをしていかなければなりません．多くの参考書には高 K 血症を疑った際の鑑別のはじめに偽性高 K 血症を鑑別することが挙げられていますが，何らかの症状があり，救急外来を受診している患者ではそうはいきません．当然再検は試みますが，それが真の高 K 血症か否かは，病歴や身体所見，vital signs で判断すると同時に，緊急性の判断，治療へ進まなければいけません．私は高 K 血症に出会ったら　表13-4　のようにアプローチしています．1つ1つみていきましょう．

表13-4　高 K 血症のアプローチ

①Vital signsをcheck！
②心電図をcheck！
③代謝性アシドーシスの有無をcheck！
④腎機能障害の有無をcheck！ （急性 or 慢性，腎前性 or 腎性 or 腎後性）
⑤内服薬をcheck！
⑥偽性高K血症（溶血etc.）の可能性を忘れずに！

① Vital signs を check！

- 高 K 血症によって引き起こされる vital signs の代表は徐脈です．原因に対する治療が重要なことは当然として，徐脈を呈している場合には循環不全に移行しやすく注意が必要です．ペーシングを準備し，必要があればすぐに使用できる状態にしておかなければなりません（備えあれば憂いなし）．

②心電図を check！：P 波の消失に要注意！

- K の値も重要ですが，それ以上に心電図変化が重要です．K 値と心電図変化は必ずしも一致せず，心電図変化がないからといって安心はできませんが，変化を認めた場合には即刻治療が必要です．高 K 血症の治療は K の絶対値よりも心電図変

図13-1 低K血症と高K血症の心電図変化

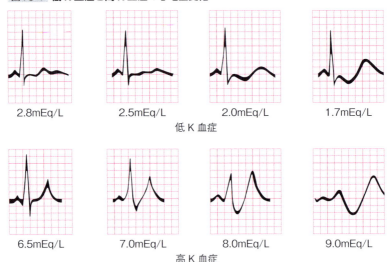

化が重要であると心得ましょう．血液ガスを確認できない状態では，【疑わしい病歴＋心電図変化】で治療を開始しなければなりません．採血結果が出るまで待っていては手遅れになってしまいます．高K血症の有名な心電図所見として，T波増高（テント上T波）やサインカーブ 図13-1 が挙げられますが，臨床的にはP波の消失が重要です．前項でも述べましたが，高K血症では徐脈となることが多く，この原因が洞調律の消失による房室接合部調律なのです．徐脈で心電図上P波が消失していた場合には，まず第一に高K血症を疑い，早期に治療介入しなければなりません．

- 以前の心電図と比較することを忘れてはいけません．例えば，Kは6点台，心電図ではテント上T波のようにみえるがはっきりしないなど，臨床では悩ましい状況にしばしば遭遇します．このような場合には以前の心電図と比較し，それが急性の変化なのか否かを判断することが重要です．比較するものがない場合や疑わしい場合には治療を先行することはいうまでもありません．

③代謝性アシドーシスの有無をcheck！

- 高K血症はCKD患者ばかりに起こるものでもありません．重症敗血症・敗血症性ショック，横紋筋融解症などによる急性腎傷害（acute kidney injury: AKI）でも認めます．そのような場合には身体は乳酸アシドーシスの状態となり，血液

ガスでは代謝性アシドーシス，乳酸値の上昇，K値高値を認めます．この場合には原疾患に対する治療が重要となります．特に腎前性腎障害に対する十分な細胞外液投与が重要であり，間違っても血管内脱水を認める患者に対して利尿薬の投与や透析を行ってはいけません．常に高K血症の原因を考えながら対応しなければなりません．代謝性アシドーシスを認めたら，上記のような循環不全をきたす原因がないかを検索しましょう．

- 高K血症の究極の治療は透析です．極論をいえば，高K血症の患者に透析を行えば数値を下げることは可能です．しかし，透析を行わなくても対応可能な場合には，当然行いません．そのためには絶対的な透析適応を理解しておく必要があります．評価する項目は主に3つ．①代謝性アシドーシス，②高K血症，③溢水です．これに④中毒，⑤尿毒症を含め，緊急透析のAIUEO 表13-5 として覚えておきましょう．つまり，高K血症に代謝性アシドーシスを合併している場合には，原疾患に対する治療介入が不可欠であること，また緊急透析の可能性が高くなるわけです．

表13-5 緊急透析の適応：AIUEO

A	Acidosis	代謝性アシドーシス
I	Intoxication	中毒
U	Uremia	尿毒症
E	Electrolyte	電解質異常，特に高K血症
O	Overload	溢水

④腎機能障害の有無をcheck！ 表13-6

- 高K血症の患者のほとんどに腎機能障害を認めます．注意点は2つ，それが腎前性・腎性・腎後性腎障害のどの病態なのか，急性の変化なのか慢性の変化なのかということです．これを正しく評価しなければ治療選択，緊急性を正しく判断することはできません．腎後性であれば尿バルーン挿入に加え原因の解除，腎前性であれば細胞外液の投与が治療の中心となります．逆にCKD患者であれば，原因の中心が腎性腎障害であり，透析を早期から考えておかなければなりません．

- 腎前性・腎性・腎後性の鑑別に威力を発揮するのがエコーです．まず鑑別すべき腎後性は，膀胱にエコーを行った瞬間にわかるかもしれません．膀胱，腎臓をエコーで確認し，尿閉や水腎

表13-6 腎機能障害の鑑別：
腎後性→腎前性→腎性の順に鑑別を！

	診るべきpoint
腎前性	脱水の評価 エコーで下大静脈（IVC）径をcheck
腎性	薬剤の確認（腎毒性薬剤，造影剤）
腎後性	エコーで膀胱，腎臓（水腎症）をcheck

症の所見が認められれば速やかに解除しましょう．腎後性腎障害の場合は，比較的速やかに腎機能は改善します．腎前性であれば血管内脱水を認めるはずです．下大静脈径や左房径をエコーで確認し，併せて心収縮力を評価できれば輸液を入れることに躊躇しなくなるでしょう．腎後性，腎前性が否定的であった場合に腎性を考えます．透析はあくまで腎性の腎障害に対する治療です．細胞外液を投与すべき腎前性腎障害に対して透析を行ってはいけません．実際に腎機能が悪化し透析が必要と判断され当院へ転院となった症例で，外液投与のみで対応可能であった症例は少なくありません．「尿が出ない→利尿薬投与，透析」ではありません．多くは血管内脱水のために，そもそも尿が生成されないのです．数値で判断するのではなく原因検索を行うことを常に意識しましょう．

- 急性腎障害なのか慢性腎臓病なのかも重要です．初診の場合には不明なことも多いですが，病歴，身体所見を評価することは当然として，ここでもエコーが威力を発揮します．エコーを施行して腎臓の萎縮を確認します．萎縮がないからといって急性とは判断できませんが，著明な萎縮が認められれば慢性の変化の可能性が高いでしょう．

※ここまでのアプローチでおわかりいただけたように，検査の3種の神器（血液ガス，エコー，心電図）を使用すれば，高K血症の診断だけでなく，緊急性の判断，原因の鑑別も行えるわけです．

⑤内服薬を check !

- 高K血症の原因に必ず薬剤の影響を考えておかなければなりません．ACEやARBなど，Kが上昇する可能性がある薬剤の内服歴は必ず確認しておきましょう．注意点としては，K値を上げる可能性のある薬剤を内服しているからといって，それのみが原因とは限らないことです．新規に導入された薬剤の場合には可能性がありますが，以前から内服薬に変更がない場合には，薬剤以外に何らかの原因があると考えて検索を行わなければなりません．

- 内服薬は治療にも影響します．高K血症の治療にグルコン酸カルシウム（カルチコール®）を使用しますが，ジギタリス（ラニラピッド®，ハーフジゴキシン®など）を内服している患者では強心配糖体の作用を増強し，徐脈，心室性期外収縮，房室ブロックなどの中毒症状を誘発するおそれがあり禁忌です．

- 腎機能障害患者では，ジギタリス以外にもβ-blocker（アーチスト®，プロプラノロール®など），ベラパミル（ワソラン®）など，vital signsに影響を及ぼす薬を内服していることが多く，処方薬の正確な把握が非常に重要です．

⑥偽性高K血症の可能性を忘れずに！

- 代謝性アシドーシスもなく，心電図変化も認められない場合に考えます．そもそも症状が何もなく，たまたま採血でK高値を認める場合には再検する余裕はありますが，高K血症の可能性のある症状やvital signsの変化を認める場合には安易に偽性高K血症と考えないことが重要です．

まとめ：緊急性の高い患者群

- 上記を踏まえて緊急性の高い患者群として 表13-7 が挙げられます．最低限これらのどれかを満たす場合には緊急性が高く，すぐに治療に移らなければなりません．高K血症＋a～dのいずれかを満たす場合には即治療と考えておきましょう．

表13-7 緊急性の高い患者群

a) Vital signs変化あり（徐脈，低血圧）
b) 心電図変化あり
c) 代謝性アシドーシスなどの緊急透析の適応あり
d) CKD患者（透析患者含む）

透析患者について

- ここで本邦における透析患者の現状を知っておきましょう．高K血症の原因として圧倒的に多いのはCKD患者であり，今後透析導入を考えなければならない患者を対応することが多いものです．実際の現状を把握しておくことは非常に重要です．ここで述べることは常識として理解しておきましょう．
- 慢性透析患者は年々増加しており，現在約30万人です 図13-2 ．
- 透析導入は75～80歳が最多であり，90歳以上で透析を導入する例も少なくありません 図13-3 ．
- 透析導入患者の死亡原因は，男性，女性で多少異なりますが，心不全，感染症，悪性腫瘍が多くを占めます 図13-4 ．救急外来では，透析患者の心不全，肺炎はしばしば経験し，両者を合併する症例も少なくありません．

図13-2 慢性透析患者数の推移 [2)]

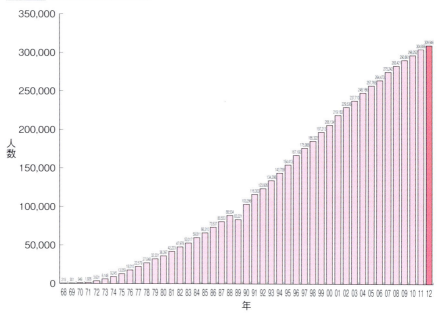

図13-3 透析導入と年齢 [2)]

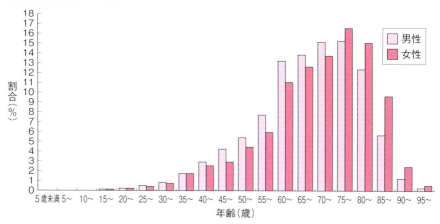

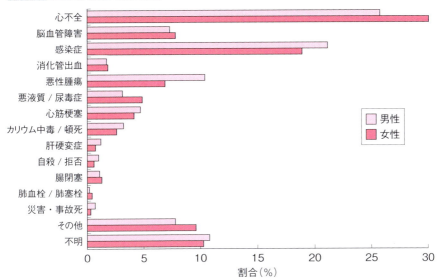

図13-4 透析導入患者の死亡原因[2)]

治療：それぞれの作用機序を理解すること

- 高K血症の治療は，①原因に対する治療，②K値を下げる治療に大別されます．原因に対する治療は意外と疎かにされがちです．原因検索を行いつつ初療を行いましょう．

▶①原因に対する治療

- 腎前性・腎性・腎後性のどれによって腎機能が悪化しK値が上昇しているのかが問題です．腎前性であれば細胞外液の投与，腎後性であれば閉塞の解除が最も重要であり，②K値を下げる治療のみを行っても血行動態は安定しません．常に鑑別するようにしましょう．実際の臨床で多いのはCKD患者が感染などによって腎前性腎障害を合併し来院するパターンではないでしょうか．透析を要することが多いですが，細胞外液の投与が不十分な場合には透析を行うことすら困難となってしまいます．持続的血液透析（continuous hemodiafiltration: CHDF）を使用する場合もありますが，あくまで十分な細胞外液を投与しても血行動態の維持が困難な場合に限られます．腎前性腎障害を疑わせる血管内脱水を認め，呼吸状態に余裕がある場合には細胞外液を十分投与することも忘れてはいけません．
- 腎前性腎障害自体の原因検索も重要です．CKD患者が急性に一段腎機能が悪化

表13-8 高 K 血症の治療 [3)]

種類	発現時間	持続時間	機序
①カルシウム製剤	1～3分	1時間	心筋の膜の安定化
②GI療法	15～30分	4～6時間	Kの細胞内へのシフト
③炭酸水素ナトリウム	15～30分	数時間	Kの細胞内へのシフト
④β_2受容体刺激薬	15～30分	2～4時間	Kの細胞内へのシフト
⑤利尿薬（フロセミド）	1～2時間	6時間	Kの尿中への排泄
⑥陽イオン交換樹脂	1～2時間	4～6時間	Kの便中への排泄
⑦血液透析	開始後すぐ	長時間持続	Kの体外への排泄

した場合には，その背景に感染症が隠れていることが少なくありません．原因がわからない場合には必ず fever work up を行いましょう．

▶② K 値を下げる治療

- 高 K 血症の治療薬は **表13-8** のように大きく 3 つに分かれます．カルシウム製剤（①）や K の細胞内へのシフトの治療（②～④）のみでは，時間経過とともに K 値の再上昇が認められるため，原疾患の治療とともに必ず K の排泄を促す治療（⑤～⑦）を行わなければなりません．高 K 血症の治療は 1 分 1 秒を争います．具体的な投与量を含め正確に理解しましょう．

- モニター装着は当たり前として，致死的不整脈へ移行する可能性もあるため除細動器はスタンバイしておくべきです．また経時的に K 値を確認する必要があり，何らかの症状を認める場合や血行動態が不安定な場合は動脈ラインを挿入し管理するべきです．

①カルシウム製剤：K 値を下げるわけではない！

- 高 K 血症の治療で第一に投与するのがカルシウム製剤です．K 値を下げる治療ではなく，心筋の興奮性を抑え，致死的不整脈を予防する（心筋保護作用）ための投与です．あくまで②～⑦以降の治療のためのつなぎであることを忘れてはいけません．

- ジギタリスを内服している患者では前述の通り禁忌です．内服薬の確認を怠ってはいけません．

- **具体的投与方法**：グルコン酸カルシウム（カルチコール注射液® 8.5%），10mL を 2 分以上かけて投与．

② GI 療法（グルコースインスリン療法）：最も有効な治療法

- K の細胞内へのシフトを狙った治療です．高 K 血症の治療として最も有効で即効

性のある治療法であり，基本的に使用してはいけない患者群はありません．実際に悩むのはブドウ糖とインスリンをどれくらいの割合で投与するかということでしょう．一般的にブドウ糖 5g の代謝に K が 1mEq 必要で，インスリンが 1U 程度必要といわれています（5：1：1 の法則）．そのため高 K 血症に対する GI 療法では，グルコース・インスリン比を 5：1 よりインスリンを多めの 2：1 や 3：1 とします．投与例として 50％グルコース 50mL ＋速効型インスリン 10U の記載をよくみかけますが，実際に救急外来に常備してある 50％ブドウ糖注射液は 20mL であることが多いため，私は下記のように使用しています．グルコース・インスリン比は 2.5：1 です．

- 注意点は血糖値です．当然血糖は時間とともに下がるので，K 値とともに血糖値もフォローが必要です．血糖値が下がってきたらグルコース・インスリン比を変更し対応します．
- **具体的投与方法**：50％ブドウ糖 40mL ＋速効型インスリン（ヒューマリン R®注）8U．

③炭酸水素ナトリウム（NaHCO$_3$）

- 高 K 血症や代謝性アシドーシスがあるとすぐに「メイロン®」と考えていないでしょうか．これは大きな間違いです．炭酸水素ナトリウムを投与すると，アルカローシスのため，H$^+$が細胞外に，K$^+$が細胞内にシフトすると考えられていましたが，この作用はそれほど大きくありません．炭酸水素ナトリウムの K 低下作用のメインは Na の負荷による尿中 K 排泄量の増加と考えた方がよさそうです．そのため腎機能が低下している患者ではさほど有用な治療とはいえません．透析患者では効果がないという報告もあり[4]，盲目的な使用は控えましょう．さらに炭酸水素ナトリウムは Na 負荷やアルカローシスによる低 Ca 血症などの副作用もあります．普段，尿量がある程度確保されている患者に使用するべきでしょう．
- **具体的投与方法**：炭酸水素ナトリウム（メイロン静注 8.4％®）40mL を 5 分以上かけて静注．

④β$_2$受容体刺激薬

- 点滴ルートをとる必要がなく簡便です．しかし冠動脈疾患の患者では禁忌です．CKD 患者では冠動脈疾患のリスクは高く，既往歴の確認を忘れてはいけません．
- **具体的投与方法**：塩酸プロカテロール（メプチン®），硫酸サルブタモール（ベネトリン®）をネブライザーを使用して気管内吸入．

⑤利尿薬（フロセミド）

- 救急外来で使用する利尿薬はフロセミド（ラシックス®）です．フロセミドも炭酸水素ナトリウム同様，盲目的な使用を控えましょう．そもそも尿が出ない患者

に投与しても意味がありません．透析患者や CKD 患者では普段の排尿の程度を確認しましょう．救急外来では膀胱にエコーを行って，尿貯留があるかを確認するとよいでしょう．また，特に注意しなければならない患者が腎前性腎障害患者です．この場合に必要な治療は，利尿薬ではなく細胞外液の投与です．

- **具体的投与方法**: フロセミド（ラシックス®）1A 40 ~ 80mg 静注．

⑥陽イオン交換樹脂

- 結論からいうと救急外来で使用することはほぼありません．使用して悪いことはありませんが，投与経路が経口ないし経直腸投与であるため使用しづらく，多くの症例では GI 療法，利尿薬を使用しながら，必要があれば透析という流れで対応可能です．

- **具体的投与方法**: ケイキサレート®/ カリメート®/ アーガメイト® 15 ~ 30g．

⑦血液透析

- 透析患者や CKD で透析間近の患者は，尿からの K 排泄が期待できず，基本的には緊急透析の適応となります．また，①~⑥の初療に反応しない患者も透析の適応です．

まとめ: 救急外来での治療の考え方

- 高 K 血症の治療として①~⑦がありますが，実際の救急外来では，私は次のような方法で薬剤投与を行っています．まず目の前の患者が CKD 患者か否かを確認します．透析患者や CKD 患者であった場合には，普段尿が出ているかどうかを確認します．普段から無尿である場合や，多量の利尿薬を内服して何とか対応している場合には，緊急透析が必要と判断し，透析の準備を進めつつ対応します．そして内服薬を確認し，ジギタリスの内服の有無を確認し，内服していなければカルシウム製剤の投与，GI 療法を行います．腎機能障害の有無が不明の場合や，尿量がある程度確保されている患者では利尿薬の静注，炭酸水素ナトリウム投与を行います．

> **症例①**
> 58歳の男性．高血圧，2型糖尿病，CKDで当院かかりつけの方．来院数日前から体調が悪く食欲が低下していた．来院当日の起床後から嘔気を認め，食事を摂ることができず，脱力症状も認めたために救急要請．Vital signsは，意識1/JCS，血圧90/38mmHg，脈拍46回/分，呼吸20回/分，SpO$_2$ 98%（RA），瞳孔4/4，対光反射正常であった．当院到着時には嘔気症状は認めないものの，四肢に力が入らない状態であった．

⓭ 高K血症かな？と思ったら

脱力の患者さんだね．どのようにアプローチするかな？

脱力ですから…頭部CTですかね．

冗談だよね？ 救急で最も重要なことは？

ABCですね．すいません．血圧が低く，脈も遅いですね．

頭蓋内疾患が原因で脱力が起こっているなら，通常血圧は上がるよね．そうなると鑑別は？

"ショック＋徐脈"ですね．徐脈性不整脈，高K血症，低体温，薬剤などですね．

そうだね．そうなるとまずやるべきことは何かな？

心電図ですね．

検査としては心電図が重要だね．ただし検査よりも前に，vital signsに異常があれば立て直さなければならない．この患者さんのvital signsはどう解釈するかな？

収縮期血圧が90mmHgですが，高血圧の既往もあるので普段は高いことが予想されます．普段の血圧を確認します．脈拍は徐脈ですね．呼吸回数も20回と多いので，代謝性アシドーシスがあるかもしれません．

いいね．Vital signsは普段と比較することが重要だ．この患者さんの普段の血圧は以前の外来のカルテによると140/90mmHg程度だね．

やはりショックですね．脈拍の上昇が認められないのはβ-blockerなどの薬剤の影響でしょうか．

その可能性はあるけど，この患者さんでまず考えなければならない鑑別は何だろう？ CKDの患者さんで，さらに血圧，脈ともに低くて…

高K血症ですね！

その通り．CKD患者さんでは常に高K血症を鑑別の上位に上げておかなければならない．今回はvital signsからも高K血症のにおいがぷんぷんしている．改めて，まず行う検査は何？

心電図ですね．あとは血液ガスもルート確保と同時に行います．

そうだね．高K血症の診断・治療には心電図と血液ガスが重要だった．この患者さんはK値が7.8mEq/Lで，心電図ではP波の消失を認めた．さあどうするかな？

Vital signsに異常があり，症状も認めているので，緊急での治療介入が必要と考えます．カルシウム製剤を投与してGI療法を行います．

そうだね．ただしこれらの治療は根本的な治療ではなく，あくまで時間稼ぎの治療だ．細胞内へ取り込んだところで時間が経てばまた元に戻ってしまうよ．

利尿薬投与ですね．ラシックス®を静注します．

投与してはいけないわけではないけれど，もっと重要な治療があるでしょ？

透析ですね．確かにこの患者さんはCKDですしね．ただし透析となるとバスキャス挿入とか大変ですよね…

必要な患者さんには多少侵襲的な処置でも行わなければ命は救えない．この方はCKDで外来では透析の話も出ていたようだ．利尿薬の効果は乏しそうだよね．透析は時間帯によるが，準備には時間がかかる．緊急性の高い患者群では常に緊急透析の適応を考えつつ，特にCKD患者ではその可能性が上がるため，場合によっては救急車を受ける段階で透析の準備を進めておくことも必要だ．

そうですね．この患者さんのようにかかりつけの方では事前にカルテなどから情報を集め，普段のvital signsや現在の病状の進行具合，内服内容を確認するべきですね．

その通り！ この患者さんは透析を準備しつつ，カルシウム製剤，GI療法を行い救命した．利尿薬や炭酸水素ナトリウムは血管内脱水を認め，膀胱内

にも尿貯留を認めなかったため初療の段階では使用しなかった．初療の注意点としてもう1点だけ．高K血症になるためには感染症などの何らかの引き金がある．原因検索を行うことを忘れてはいけないよ．また，腎機能の悪化には基礎疾患のCKDに脱水，すなわち腎前性の要素が絡んでいることがほとんどだ．GI療法などの治療と同時に細胞外液の投与を行わなければならない．血管内脱水を認める状態での透析は血圧低下を招き，透析を継続することが困難となってしまう．

そうですね．場合によってはCHDFを選択する場合もありますか？

血行動態が不安定，特に血圧が低めの場合にはCHDFを選択することもある．その多くは尿路感染症などによる重症敗血症・敗血症性ショックだ．CKD患者が敗血症に陥った場合には注意が必要なんだ．

わかりました．K値を下げるだけでなく，原因検索，全身管理が必要なのですね．

診断 ▶ 高K血症

【参考文献】

1) Illingworth RN, Proudfoot AT. Rapid poisoning with slow-release potassium. Br Med J. 1980; 281: 485-6.
2) 日本透析医学会．2012年末の慢性透析患者に関する基礎集計．
3) 門川俊明．電解質輸液塾．東京：中外医学社；2013. p.44-50.
4) Blumberg A, Weidmann P, Shaw S, et al. Effect of various therapeutic approaches on plasma potassium and major regulating factors in terminal renal failure. Am J Med. 1988; 85: 507-12.

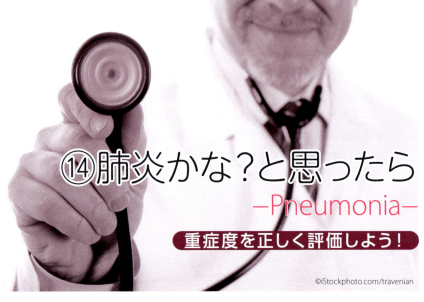

⑭ 肺炎かな？と思ったら
—Pneumonia—

重症度を正しく評価しよう！

肺炎の診断は簡単ではありません．正しく診断し重症度を適切に評価しましょう．

- ▶ 正しく診断しよう！
- ▶ 重症度を正しく評価しよう！　レジオネラ肺炎を見逃すな！
- ▶ 抗菌薬を正しく選択しよう！
- ▶ 誤嚥性肺炎を正しく診断しよう！
- ▶ 効果判定を忘れずに！

はじめに

- 救急外来で呼吸困難や発熱を主訴に来院し，肺炎の診断で入院となる患者は非常に多いものです．救急外来での感染症の原因として，肺炎は尿路感染症と並ぶ2大疾患であり，当直をしていると必ず出会う疾患といっても過言ではありません．肺炎の死亡率は年々上昇しており，2011年には脳卒中を抜き，悪性新生物，心疾患に次いで第3位となりました．本邦では高齢者が増加しており，今後も肺炎の罹患数が増えていくことが予想されます．

- 肺炎の診断は決して簡単ではありません．また重症度の評価が非常に重要です．肺炎を疑わせる所見が乏しかったのに，後に肺炎の診断となったという経験はないでしょうか？　入院時には酸素数Lで酸素化を保てていたのに，病棟に上がって数時間後に状態が悪化し慌てたことはないでしょうか？　肺炎を正しく診断し，重症度を適切に評価できるようになりましょう．

正しく診断しよう！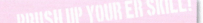

 いつ疑うか：呼吸数を軽視してはいけない！

- 感染症は発熱などの非特異的所見ではなく，臓器特異的な所見で診断しなければなりません．鼻汁・咽頭痛・咳などの上気道症状が同程度存在するのが風邪なのに対して，肺炎では上気道症状を伴わず，咳・痰・呼吸困難などの下気道症状がメインとなります．また肺炎では，呼吸数の増加や酸素化の低下が重要です．肺炎の一般的な経過は，咳や痰などの症状に加え熱を伴っていることが多いですが，意識障害や発熱のみで来院する場合もあります．特に高齢者では要注意です．また，市販の感冒薬を内服している場合や，抗菌薬を処方されている場合にはさらに診断に苦渋することがあります．その場合，やはり重要なのは vital signs であり，一見問題ないようにみえても，普段と比較すると呼吸数の上昇や酸素化の低下を認めることが多く，"普段と異なるか否か"に注目することが重要です．特に呼吸数は軽視されやすく，高齢者において呼吸回数が18回/分を超えている場合には要注意と心得ておきましょう．
- 救急外来では，具体的に以下の場合に「肺炎かも?!」と考えるとよいでしょう．
  ① 敗血症，菌血症を疑う場合
  ② 高齢者や誤嚥性肺炎を起こし得る患者では以下のうち1つでも認めた場合
    ・呼吸数増加
    ・酸素化低下
    ・発熱
    ・意識障害

肺炎の診断：X線で肺炎を診断してはいけない！

- 感染症の診断は検査結果のみで行ってはいけません．臓器特異的所見を評価し診断することを常に心掛けましょう．例えば，頻呼吸や酸素化の低下を認めないにもかかわらず，胸部 X 線を撮影し，肺炎像を認めるからといって肺炎と診断するなど言語道断です．脱水の場合，画像上肺炎像がはっきりしないことがあることや，肺炎像を疑わせる所見を認めたとしても，今回の変化ではなく以前から認める異常陰影の可能性もあるためです．
- 肺炎の初期症状は風邪症候群と同様，咳や痰，発熱が典型的です．その状態で肺炎に至っているか否かの判断をつける必要がありますが，意外に難しいものです．有用な指標としては，Heckerling score 表14-1 や Diehr rule 表14-2 があります．項目をみればわかりますが，重要なのは vital signs や聴診所見です．病歴，身体所見を十分取り，評価の上で確認のために画像検査を行うようにしましょう．疑って検査を行わないと容易に見落としてしまいます．肺炎以外にもこのような scoring system は多数存在しますが，点数をつけることよりも，含まれる項目に着目し，取りこぼしなく評価することが重要です．

表14-1 Heckerling score[1]

	合計ポイント数	肺炎の可能性（%）
体温＞37.8℃	0	＜1
心拍数＞100回/分	1	1
Crackleを聴取する	2	3
聴診で呼吸音が低下する部位が存在する	3	10
喘息がない	4	25
	5	50

表14-2 Diehr rule[2,3]

症状	ポイント
鼻汁	−2
咽頭痛	−1
筋肉痛	1
寝汗	1
一日中痰が出る	1
呼吸数＞25回/分	2
体温＞37.8℃	2

合計ポイント数	肺炎の可能性（%）
−3	0
−2	0.7
−1	1.6
0	2.2
1	8.8
2	10.3
3	25
≧4	29.4

- 病歴や vital signs，身体所見から肺炎を疑ったら，喀痰のグラム染色を施行するべきです．感染症診療においてグラム染色は最も有用な検査であり，検鏡にふさわしい痰を評価することで，ぐっと診断に近づきます．

重症度を正しく評価しよう！ BRUSH UP YOUR ER SKILL!

肺炎の重症度：Vital signs を check！

- 肺炎の診断とともに重症度を評価し，今後の見通しをつけることは非常に重要です．現在の酸素投与量や SpO_2 のみで重症度を評価してはいけません．重要なことは，現状からその後の推移を推測した上で評価することです．
- 重症度の指標として，Pneumonia Severity Index（PSI）表14-3 表14-4，CURB-65 表14-5 表14-6，A-DROP 表14-7 表14-8，SMART-COP などが有名です．救急外来では，患者背景が不明な場合もあることや，より早期に重症度を判断しなければならない点から，PSI よりも CURB-65 や A-DROP が使用しやすいでしょう．A-DROP は日本呼吸器学会から発表されたものであり，本邦の高齢化を反映し CURB-65 よりも年齢設定が高くなっているのが相違点です．IDSA/ATS Guideline でも重症の目安が挙げられていますが 表14-9，体温や白血球は低い方が重症というのは意識しておくとよいでしょう．熱がないから，炎症反応が高くないからといって軽視してはいけないことがわかります．重要なことは Heckerling score や Diehr rule と同様，点数をつけること以上に，これら重症度の判断に使用される項目を評価し，総合的に判断することです．画像や検査結果ではなく，身体所見や vital signs が重要なことを改めて理解しましょう．
- 特に重要な点は呼吸数と脱水の有無です．呼吸数は注意深く診察すれば見誤ることはありませんが軽視されがちです．SIRS criteria にも含まれており，呼吸数は vital signs の中で最も重要な項目と心得ておくべきでしょう．また脱水の評価も重要です．初診時には酸素数 L で経過していたものが，その後徐々に状態が悪化する理由の 1 つに，来院時の脱水の評価を正しく行っていないことが挙げられます．輸液を入れることで透過性が亢進している肺に水が漏れ，また痰を認めるようになり，治療経過中に呼吸状態が悪くなることはよく経験します．身体所見上脱水を認める場合，また血管内脱水を認める場合には，その後呼吸状態が悪化す

表14-3 Pneumonia Severity Index（PSI）[4]

	背景因子	点数
年齢	男性	年齢
	女性	年齢－10
Nursing home		＋10
合併症	悪性腫瘍	＋30
	肝疾患	＋20
	うっ血性心不全	＋10
	脳血管障害	＋10
	腎疾患	＋10
身体所見	意識レベルの低下	＋20
	呼吸数30回/分以上	＋20
	収縮期血圧＜90mmHg	＋20
	体温35℃未満あるいは40℃以上	＋15
	脈拍125/分以上	＋10
検査およびX線所見	動脈血pH＜7.35	＋30
	BUN 30mg/dL以上	＋20
	ナトリウム130mEq/L未満	＋20
	血糖250mg/dL以上	＋10
	ヘマトクリット30%未満	＋10
	PaO_2 60mmHg未満	＋10
	胸水	＋10

表14-4 PSI：死亡率 [4]

クラス	合計点	PORT studyでの死亡率
I		0.1%
II	70点以下	0.6%
III	71〜90	2.8%
IV	91〜130	8.2%
V	131以上	29.2%

表14-5 CURB-65 score[5]

Consciousness	意識レベル低下あり
Uremia	BUN＞20mg/dL
Respiratory rate	呼吸回数30回/分以上
low Blood pressure	収縮期血圧90mmHg以下 or 拡張期血圧60mmHg以下
65	65歳以上

表14-6 CURB-65 score：死亡率 [5]

点数	30日間死亡率
0〜1点	1.5%
2点	9.2%
3点以上	22%

表14-7 A-DROP score[6]

Age	男性70歳以上　女性75歳以上
Dehydration	BUN 21mg/dL以上あるいは脱水あり
Respiration	SpO_2 90%以下（あるいはPaO_2 60Torr以下）
disOrientation	意識障害
low blood Pressure	収縮期血圧90mmHg以下

表14-8 A-DROPの重症度分類と入院の判断[6]

重症度分類	
軽症	上記5項目のいずれも満足しないもの．
中等症	上記項目の1つまたは2つを有するもの．
重症	上記項目の3つを有するもの．
超重症	上記項目の4つまたは5つを有するもの．ただし，ショックがあれば1項目のみでも超重症とする．
重症度分類と治療の場	
0	外来治療
1 or 2	外来または入院
3	入院治療
4 or 5	ICU入院

表14-9 重症市中肺炎の診断基準

大項目
侵襲的人工呼吸
敗血症性ショック
小項目
呼吸数30回/分以上
P/F ratio≦250
複数の肺葉にわたる浸潤影
意識障害
BUN≦20mg/dL
白血球数<4,000/μL
血小板数<100,000/μL
体温<36℃
大量輸液を必要とする低血圧

る可能性を十分考慮し，気管挿管を含めた対応を初診時から考えておかなければいけません．

検査

▶血液ガス

- 肺炎をはじめとした感染症診療においても，"検査の3種の神器"である血液ガスは重要です．酸素化・換気の評価だけでなく，乳酸値（lactate）も初療の段階で確認し，重症敗血症/敗血症性ショックか否かの判断を行いましょう．救急外来において，早期に重症度の評価を行うことは非常に重要です．

▶喀痰検鏡（グラム染色）/喀痰培養：目でみて判断！　すぐ評価！

- 感染症の原則である"no culture, no therapy"を忘れてはいけません．脱水のため痰を採取することができない場合もしばしば経験しますが，可能な限り採取

しグラム染色することが必要です 図14-1 ．必要があれば高張食塩水（3～10%の滅菌食塩水）をネブライザーで吸入し誘発することで喀痰採取する場合もあります．喀痰グラム染色の特異度は高く 表14-10 ，適切な痰を採取し検鏡することで，適切な抗菌薬を選択することが可能となります．そのため，良質な痰を採取する努力は怠ってはいけません．喀痰を採取したら，肉眼的にはMiller & Jones分類 表14-11 ，顕微鏡的にはGeckler分類 表14-12 で適切な検体か否かを評価しましょう．Miller & Jones分類でP1以上，Gecklerの分類基準でIV・Vの痰の採取を心掛けましょう．唾液を覗いても仕方ありません．また，痰の色調も起因菌の判断に有効といわれています 表14-13 図14-2 ．起因菌を早期に同定する

図14-1 グラム染色所見
a：肺炎球菌（*Streptococcus pneumoniae*），b：インフルエンザ桿菌（*Haemophilus influenzae*），c：モラクセラ・カタラーリス（*Moraxella catarrhalis*），d：クレブシエラ（*Klebsiella pneumoniae*）

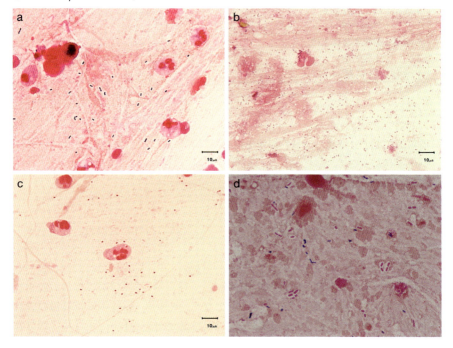

表14-10 喀痰グラム染色の感度・特異度[7]

	感度	特異度
肺炎球菌	57%	97.3%
インフルエンザ桿菌	82.3%	99.2%

表14-11 Miller & Jones 分類

M1	唾液，完全な粘性痰
M2	粘性痰の中に膿性痰が少量含まれる
P1	膿性痰で膿性部分が1/3以下
P2	膿性痰で膿性部分が1/3〜2/3
P3	膿性痰で膿性部分が2/3以上

P1以上の痰を
グラム染色

表14-12 Gecklerの分類基準[8]

Gecklerの分類基準	白血球数（好中球数）	扁平上皮細胞	評価
I	<10	>25	唾液
II	10〜25	>25	唾液
III	>25	>25	痰と唾液
IV	>25	10〜25	ほぼ良質の痰
V	>25	<10	良質の痰
VI	<25	<25	希釈

表14-13 喀痰の性状による鑑別[9]

痰の性状	起因菌
鉄錆色	肺炎球菌
イチゴゼリー状	クレブシエラ（肺炎桿菌）
オレンジ色	レジオネラ

図14-2 鉄錆色痰

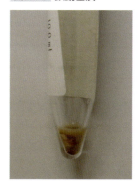

⑭ 肺炎かな？と思ったら

ために，初療の段階で痰を注意深く観察しましょう．
- 市中肺炎の原因菌のうちグラム染色でみえるものとみえないものがあります 表14-14．適切な痰を検鏡し菌が確認できれば細菌性肺炎，はっきりしなければ非定型肺炎と一般的には分けられます．病歴や患者背景から市中肺炎を疑い，グラム染色で明らかな菌が確認できなければ非定型肺炎，特に重症肺炎ではレジオネラ肺炎を考えなければなりません．ただし，肺炎球菌は一筋縄にはいかないことも知っておきましょう．市中肺炎の中で最も多い原因菌である肺炎球菌は，検鏡上みえづらく，みえても貪食像がみられないことが多いのです．良質な痰を採

表14-14 グラム染色：みえる or みえない

グラム染色でみえるもの	肺炎球菌
	インフルエンザ桿菌
	モラクセラ・カタラーリス
グラム染色でみえないもの 非定型肺炎	肺炎マイコプラズマ
	肺炎クラミドフィラ
	レジオネラ

取すること，隈なく検鏡し見逃さないようにするしかありません．みえればラッキー，みえなくても初回の抗菌薬は cover することが必要です．

- 非定型肺炎で最も重要なレジオネラ肺炎は通常の培地では発育できず，BCYE (buffered charcoal yeast extract) agar などの特殊な選択培地を使わなければなりません．レジオネラ肺炎を疑っている場合には，細菌検査室にその旨を伝えることが重要です．

▶血液培養：入院適応のある肺炎（疑い）では必ず採取！

- 肺炎は尿路感染症と異なり血液培養陽性となる率は低く，採っても意味がないと思うかもしれません．しかし，痰の採取が困難な場合があること，陽性となった場合には菌血症として最低2週間の治療が必要となることから，①原因菌の同定，②治療期間の設定の2点から血液培養の採取が必要です．米国のガイドラインでは 表14-15 に該当する場合に血液培養の適応とされています．すなわち重症である場合，重症化する可能性がある場合に血液培養を採取すべきであると考えられます．肺炎症例全例に血液培養を採ることができればよいですが，現実的には難しく，採るべき症例は適切に選択する必要があります．酸素を要さず，一般外来でフォロー可能な軽症の肺炎では，原因菌として一般的な市中肺炎が考えられ，血液培養は必須ではありませんが，重症度から入院が必要と判断した場合には，原因菌の同定，治療期間の適切な設定のために血液培養が必須であると考えておきましょう．もちろん，軽症の場合であっても，原因菌の同定が不要なのではなく，喀痰の採取・検鏡は可能であれば行うべきです．また尿中抗原も感度・特異度を考慮し利用するとよいでしょう．

表14-15 血液培養の適応：市中肺炎[10]

①ICU滞在
②空洞形成
③白血球減少
④アルコール多飲
⑤重度慢性肝疾患
⑥無脾症（解剖学的または機能的）
⑦肺炎球菌尿中抗原陽性
⑧胸水貯留

- 救急外来では常に「本当に肺炎か？」と考えることが重要であり，尿路感染症や胆管炎による急性呼吸窮迫症候群（acute respiratory distress syndrome: ARDS），誤嚥性肺炎の併発，肺炎だと思ったら心不全であったなど，肺炎の診断が後に覆ることもあります．その際に血液培養の結果が参考となります．実際によくある症例が以下のようなものです．80 歳の女性，発熱を主訴に来院し，頻呼吸，酸素化の低下を認めたことから肺炎と診断，CTRX 投与開始とし入院とした．しかし入院翌日に血液培養，尿培養から大腸菌（E. coli）が検出…肺炎だと思っていたら，実は急性腎盂腎炎，菌血症であった，というものです血液培養を採っていなければ，尿は無症候性細菌尿など，たまたま生えた菌と判断され，治療期間も不十分で終わっていたかもしれません．原因菌だけでなく場合によっては原因臓器も血液培養が教えてくれるのですから，採る価値は十分あるわけです．

▶尿中抗原

- 喀痰検鏡は非常に有効ですが，前述した通り痰が採取できない場合も少なくありません．血液培養もすぐに結果が出るわけではありません．また来院前に抗菌薬を内服している場合もあります．その際に有効となるのが尿中抗原です．重症肺炎の 2 大疾患である肺炎球菌・レジオネラ肺炎の尿中抗原が本邦では使用可能であり，感度は低いものの特異度は高く，陽性であった場合に診断の助けとなります 表14-16．当院では BinaxNOW® レジオネラを使用しています．

- 注意点は偽陽性・偽陰性です．どのような場合にそうなるのかをあらかじめ理解し，検査結果の解釈を誤ってはいけません．
  - 肺炎球菌尿中抗原は，一度陽性となると数週間から数カ月排泄される可能性があるため，常に既感染か新規感染かを見極めなければなりません．また肺炎球菌ワクチン（ニューモバックス®）接種後は約 1 週間程度陽性となることが報告されています．病歴聴取，予防接種の有無の聴取が重要です．
  - レジオネラ尿中抗原はレジオネラには血清型が複数種類存在しますが，そのうち I 型のみ検出可能です．また肺炎球菌同様，数週間排泄されるため，既感染か新規感染かは判断しなければなりません．
  - 臨床的に最も重要な点としては，レジオネラ肺炎も考えられる状況で尿中抗原が陰性の場合です．この場合の対応を誤ってはいけません．疑わしければその疑いが晴れるまではレジオネラを cover することが必要です．なぜならば，レ

表14-16 尿中抗原の感度・特異度 [11, 12)]

尿中抗原	感度	特異度
肺炎球菌	70%	80 ～ 100%
レジオネラ	74%	99.1%

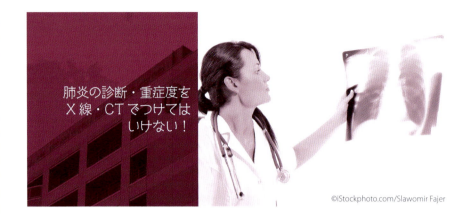

肺炎の診断・重症度を
X線・CTでつけては
いけない！

©iStockphoto.com/Slawomir Fajer

ジオネラ肺炎は重症肺炎の代表格であり，初期から適切な抗菌薬を投与しなければ重篤化してしまうからです．初回の尿中抗原が陰性であっても再検し陽性となる例も数件経験しています．必ずしも検査の裏付けをとる必要はありませんが，尿中抗原が陰性だからといって，それのみでレジオネラ肺炎を否定してはいけません．私はレジオネラ肺炎が疑わしい場合には初回の抗菌薬からcoverし，尿中抗原は間隔を空けて再検するようにしています．レジオネラ肺炎は尿中抗原で確定診断しているといっても過言ではありません．現に診断の多くの根拠は尿中抗原陽性です．ここが肺炎球菌とは異なります．肺炎球菌は尿中抗原以外に喀痰検鏡や培養で検出されることも多いですが，レジオネラはそうはいかないのです．

▶胸部X線/CT

- 肺炎の診断を画像のみでつけてはいけません．病歴や身体所見から肺炎を疑い，裏付けをとるために画像検査を行います．あくまで診断に重要なのは病歴，vital signs，喀痰グラム染色所見です．
- 注意が必要なのは高齢者です．意識障害や発熱のみで来院し，focusが不明な際に胸部の画像を撮影すると肺炎像を認めることがあります．この際重要なのは肺炎の可能性が高いと考えつつも，その他のfocus検索を怠らないことです．検査結果の解釈についても"急性か慢性か"の解釈が必要となり，いつからの変化なのかを確認することが重要です．受診歴のある患者では以前の画像と必ず比較することも忘れてはいけません．初診であっても，可能な限り過去の画像を確認するべきです．もしかしたら目の前の肺炎像は数カ月前から認めているものかもしれませんよ．

- 診断同様，治療効果判定も画像で行ってはいけません．重症市中肺炎の入院症例において，胸部 X 線が 7 日目に正常となっている患者は 25%のみであったという報告があるぐらいです[13]．重要なのは患者の全身状態です．画像を治しているわけではありません．

▶採血：みるべきは重症度の評価！

- 肺炎の診断に特異的な採血項目はありません．白血球や CRP が高値だから重症とは，ここまで読んだみなさんなら思わないでしょう．みるべき項目はそれらの項目ではなく，敗血症の進行を表す多臓器の障害の有無です．腎機能や肝機能は必ず以前と比較し変化を確認しましょう．特に急性腎障害の有無は全身管理を行う上で非常に重要となります．また急性期 DIC score や SOFA score も意識した項目を提出し評価しましょう．

原因菌

- 市中肺炎の原因菌として，①肺炎球菌，②インフルエンザ桿菌，③モラクセラ・カタラーリス，④マイコプラズマ（*Mycoplasma*），⑤レジオネラ，⑥クラミドフィラ（*Chlamydophila*）が挙げられます 表14-17．①～③は細菌性肺炎，④～⑥は非定型肺炎に区分けされます．非定型肺炎か否かを見極めるために 表14-18 の項目を評価することになりますが，これには**レジオネラ肺炎が含まれていない**ことを忘れてはいけません．レジオネラ肺炎に関しては，肺外症状など

表14-17 肺炎の原因菌

細菌性肺炎	非定型肺炎
①肺炎球菌	④マイコプラズマ
②インフルエンザ桿菌	⑤レジオネラ
③モラクセラ・カタラーリス	⑥クラミドフィラ

患者背景	代表的な原因菌
アルコール多飲歴あり	口腔内嫌気性菌 クレブシエラ
慢性閉塞性肺疾患患者	インフルエンザ桿菌 モラクセラ・カタラーリス レジオネラ
ウイルス感染後	黄色ブドウ球菌 A群溶連菌

表14-18 細菌性肺炎 vs 非定型肺炎：レジオネラ肺炎は含まれていない！[6]

1. 年齢60歳未満
2. 基礎疾患がない，あるいは軽微
3. 頑固な咳がある
4. 胸部聴診上所見が乏しい
5. 痰がない，あるいは迅速診断法で原因菌が証明されない
6. 末梢血白血球数が10,000/μL未満である

項目/非定型肺炎	感度	特異度
6項目中4項目以上合致	77%	93%
5項目（1～5）中3項目以上合致	83.9%	87%

後述する特徴を理解しておきましょう．

- 重症市中肺炎では，①肺炎球菌性肺炎，②レジオネラ肺炎を cover することを常に意識することが重要です．特にレジオネラ肺炎は忘れがちであるため，病歴から積極的に疑わない場合も，重症肺炎では一度は「レジオネラ肺炎かもしれない」と考えるようにしましょう．

- 患者背景によっては考えなければならない菌が増えます．高齢者，小児，糖尿病，アルコール常飲者ではクレブシエラも考えなければいけません．慢性閉塞性肺疾患の患者ではインフルエンザ桿菌，モラクセラ・カタラーリス，レジオネラなどの可能性が高くなります．基礎疾患も考慮する癖をつけましょう．

- 誤嚥性肺炎の場合は嫌気性菌も考えなければなりません．横隔膜上（口腔内），横隔膜下，どちらの菌をターゲットにするかが point となります．バクテロイデス・フラギリス（*Bacteroides fragilis*）を cover するかどうかが問題です．

 レジオネラ肺炎：重症肺炎では必ず鑑別に！　肺外症状を check！

- レジオネラ菌に汚染されたエアロゾルを吸入することが発症の契機となります．50歳以上の男性に多く，年間約 800 例の発生例が報告（2007～2011 年の5年間で 3,847 例）されています．診断には尿中抗原，分離同定検査が利用されていますが，全体の 97%は尿中抗原陽性をもって確定診断しているのが現状です．潜伏期間は 2～10 日間です．

- 発症初期は呼吸器症状を認めない場合もあり，レジオネラ肺炎もまた"疑わなければ診断できない"疾患の1つです．疑う point は肺外症状です．**表14-19** のような症状を認める場合には鑑別に挙げるべきでしょう．当院救急・集中治療科

でも年間3症例程度経験しますが，明らかな肺炎症状を呈している場合には意識障害を併発している場合が多く，採血結果では高CK血症や低Na血症を認めることが多いです．またvital signsでは比

表14-19 レジオネラ肺炎の肺外症状 [14]

中枢神経系	意識障害，頭痛，めまい，混迷
心血管系	比較的徐脈，心筋炎，心内膜炎
消化器	軟便，水様性下痢，腹痛
腎	顕微鏡的血尿，乏尿，腎不全
検査値異常	肝機能上昇，電解質異常，CPK上昇（稀に横紋筋融解症）

較的徐脈に注目するとよいでしょう．つい先日も，頭痛を主訴にきた患者が精査の結果レジオネラ肺炎でした．その患者は発熱を認めるものの，呼吸回数の増加や酸素化の低下はありませんでした．しかし，比較的徐脈を認め，「もしかしたらレジオネラ肺炎かも？」と鑑別に挙げ精査し，診断に至りました．肺外症状を認め原因が同定できない場合には，レジオネラの可能性を一度は考える癖をつけておくとよいかもしれません．私は **表14-20** のときにレジオネラを積極的に疑うように癖づけています．

表14-20 レジオネラ肺炎をいつ疑うか

重症肺炎
βラクタム系抗菌薬が効かない肺炎
肺炎像を認めるもののグラム染色所見がはっきりしない場合
肺外症状を認める場合
比較的徐脈を認める場合　etc.

- 「レジオネラ肺炎かも？」と思ったら，WUH scoring system **表14-21** を利用するとよいでしょう．これもまた点数をつけることよりも，レジオネラ肺炎を示唆する項目を評価し，重症度，危険因子 **表14-22** と併せてcoverするかどうかを評価することが重要です．治療開始時，非定型肺炎をcoverせずβラクタム系抗菌薬のみ投与した場合，その原因がレジオネラ肺炎だった場合には治療失敗例が多いことがわかっています [16]．つまり非定型肺炎のうちレジオネラ肺炎に関しては，初診時の段階で治療開始することが重要なのです．

- レジオネラ肺炎は届出の義務があります．診断した場合には速やかに届け出を行うことを忘れないようにしましょう．詳しくは厚生労働省のホームページを確認してください．

⑭ 肺炎かな？と思ったら

表14-21 WUH scoring system[15]

	レジオネラ肺炎を示唆する所見	レジオネラ肺炎らしくない所見
臨床症状	中枢神経系 　頭痛（＋1），意識障害/脳症（＋2）， 　傾眠（＋3） 呼吸器系 　膿性痰（＋2） 消化器系 　軟便/下痢（＋3）， 　下痢を伴わない腹痛（＋5）， 　下痢を伴う腹痛（＋5） その他 　比較的徐脈（＋5） 　βラクタム剤治療が無効（＋5） 　急性腎不全（＋5）	呼吸器系 　耳痛（－3），嗄声（－3）， 　乾性咳嗽/咽頭痛（－3）， 　少量〜中等量の血痰（－1）， 　胸膜痛（－2）
検査所見	低Na血症（＋1），低P血症（＋4）， トランスアミナーゼ上昇（＋4）， ビリルビン上昇（＋2）， クレアチニン上昇（＋1）， 顕微鏡的血尿（＋2）	寒冷凝集素上昇（－3）

10点以上: 強く疑う　　5〜9点: 可能性がある　　5点未満: 可能性が低い

表14-22 レジオネラ肺炎の危険因子: 34%は基礎疾患なし！

①喫煙	⑥末期腎不全患者
②慢性肺疾患	⑦抗癌剤投与中
③移植患者	⑧肺癌
④ステロイド投与中	⑨一部の血液悪性疾患
⑤糖尿病	

誤嚥性肺炎を正しく診断しよう！

- 明らかな誤嚥があったからといって安易に「誤嚥性肺炎」と診断してはいけません．健常者の45％程度が睡眠中に少量の誤嚥をきたしていますが，健常者では肺の粘膜絨毛クリアランスや肺胞マクロファージの機能によって誤嚥性肺炎の発症が予防されています．すなわちこれらの防御機構が低下した場合や，防御機能を超える量の細菌を誤嚥した場合に誤嚥性肺炎を起こし得ます．「誤嚥性肺炎かな？」と思った場合には，患者背景 **表14-23** を確認し，不顕性誤嚥を起こし得るかを評価する癖をつけましょう．

- 目の前での明らかな誤嚥は必ずしも誤嚥性肺炎を示唆するものではなく，その多

くは化学性肺臓炎で抗菌薬を必要とするものではありません．抗菌薬を使用しなくても翌日には解熱し，酸素化も改善することはよくあります．しかし臨床は難しく，区別が困難な場合もあります．Point は"待てるか待てないか"です．明らかな酸素化の悪化があり，酸素を高流量投与しなければならない状況であれば，抗菌薬治療を開始すること

表14-23 誤嚥性肺炎を起こしやすい患者背景：嚥下障害・咽頭反射の低下を生じる原因
意識障害
痙攣
薬物過量内服
アルコール依存患者
脳卒中
Parkinson病
認知症
神経疾患（Guillain-Barré症候群 etc.）
筋疾患（重症筋無力症，筋炎，etc.）
気管挿管中・気管切開後
経鼻胃管挿入中

が必要でしょう．それに対して，酸素を 1 〜 2L 程度必要とするものの，vital signs が安定している場合には様子をみることができるでしょう．その後経過をみて呼吸状態が安定し，酸素を減量できればそのまま化学性肺臓炎として経過をみればよく，逆に 48 時間経過しても酸素化の改善や解熱が認められない場合には誤嚥性肺炎として抗菌薬を開始すればよいのです．繰り返しになりますが，「むせこんだから誤嚥性肺炎，抗菌薬開始」といった考えは止めましょう．

- 正しく診断するために最も重要なことは細菌性肺炎と同様，喀痰のグラム染色です．典型例では複数の菌が白血球に貪色されている像が検鏡上認められます．肺炎を疑った場合には，痰を採り検鏡する手間を省いてはいけません．急がば回れ！です．

- 治療は口腔内常在菌を cover すればよいので，点滴であればアンピシリン（ABPC）やクリンダマイシン（CLDM）で基本的には十分です．しかし，重症の場合や院内・施設発症の場合には広域に cover せざるを得ないのは市中肺炎と同様です．

結核を忘れずに！

- 忘れた頃にやってくる，それが結核です．喀血や長引く咳，画像上明らかな空洞性病変を認めれば結核を疑うことは容易ですが，そればかりではないのが臨床です．注意すべきは，一般的に肺炎の際に認められる症状が単独で認められる際に

結核を意識することができるかどうかです．"発熱"だけ，"咳嗽"だけなど，vital signs は比較的安定しているのに，このような症状を認める際には，常に頭の片隅に結核を入れておかなければなりません．結核を多少なりとも疑った場合には，抗酸菌染色，各種培養を行い，入院させる場合には個室で管理することが必要です．

- 抗菌薬の選択をする場合にも注意が必要です．ニューキノロン系の抗菌薬は結核を中途半端に cover してしまいます．安易にレボフロキサシン（LVFX，クラビット®）などを処方するのではなく，ニューキノロン系の抗菌薬を処方する場合には常に「結核の可能性はないか？」を考えてから処方するようにしましょう．救急外来では前医からクラビット® やシタフロキサシン（STFX，グレースビット®）などの経口のニューキノロン系抗菌薬を処方され内服している患者にしばしば遭遇します．また数年前から LVFX の点滴薬も使用可能となり使用している病院も少なくないでしょう．安易に処方するのではなく，根拠を持って処方しましょう．

肺炎 vs 心不全：思っている以上に区別は難しい！

- 肺炎と心不全の鑑別は非常に難しいものです．発症様式などの病歴，vital signs，身体所見はもちろん重要ですが，両者を完全に区別することは困難です．最も鑑別に有用なものはグラム染色でしょう．検鏡し，肺炎球菌など肺炎の原因として矛盾しない菌が認められれば，肺炎の診断にぐっと近づきます．しかし，そこに心不全が合併している可能性は否定できません．また，心不全があるからといって肺炎がないとはいえないことにも注意が必要です．心不全の増悪因子の1つに感染症があることを忘れてはいけません．この場合もまた"待てるか待てないか"を考えなくてはいけません．肺炎，心不全，より"らしい"方から治療介入し，状態が改善傾向にあれば単独の治療でよいでしょう．しかし，挿管管理が必要な状態など，重症の場合には，心不全の治療と併せて，抗菌薬も開始せざるを得ないでしょう．もちろん培養（痰培養・血液培養2セット）の提出は必須です．その後の経過で速やかに改善する場合や，培養結果で何も検出されない場合には，早期に抗菌薬を終了することを検討してもよいでしょう．経過をみて判明することも多々あります．救急外来では確定診断する努力はしつつもできない場合もあります．とにかく治療をする場合には根拠を持つこと，抗菌薬を投与する場合には必ず証拠を残す（培養提出）ことが重要です．

治療

BRUSH UP YOUR ER SKILL!

- 正しい抗菌薬を選択するためには，疫学的な知識，つまり肺炎の原因菌として頻度が高いものを把握しておくことが最も大切です．それ以外には患者がおかれている環境，つまり市中なのか院内なのかも考えなければなりません．さらに以前に受診歴や入院歴がある場合には，以前の培養結果も必ず確認しましょう．つまり，抗菌薬を選択するにあたり重要なのは，具体的な菌を想定し選択することです．

- 市中肺炎の原因菌は上記の通りであり，細菌性肺炎であればセフトリアキソン（CTRX）が first choice となります．痰検鏡で肺炎球菌が疑わしければペニシリンで十分治療可能です 表14-24 ［☞ p.346 抗菌薬の選択は正しく行うこと！］．K 値や管理上の問題でペニシリンが使いづらい状況ではアンピシリン（ABPC）で治療すればよいでしょう．注意として肺炎球菌の多くはマクロライド耐性です．アジスロマイシン（AZM）の点滴薬が数年前から使用可能となりましたが，単剤では肺炎球菌は cover していないと理解しておきましょう．

- 非定型肺炎を cover する場合には，ニューキノロン系，またはマクロライド系を併用する必要があります．その際注意が必要なのは，ニューキノロン系抗菌薬は結核にもある程度効果を示してしまうことです．基本的にはマクロライド系抗菌薬を使用し，アレルギーなどで使用できない場合，結核が根拠をもって否定できている場合に限りニューキノロン系抗菌薬を使用するのがよいでしょう．肺炎の原因菌と選択すべき抗菌薬の例は 表14-25 の通りです．

- 具体的抗菌薬例（正常腎機能の場合）：実際の抗菌薬の選択や腎機能に応じた投与量は Sanford Guide や JOHNS HOPKINS ABX Guide などを参照してください．
  - 細菌性肺炎のみ cover：CTRX 1 ～ 2g × 1/ 日
  - 肺炎球菌性肺炎：PCG 2,400 万単位 / 日

表14-24 肺炎球菌の薬剤耐性：髄膜炎か否か，それが問題だ！[17]

	S（PSSP）	I（PISP）	R（PRSP）
髄膜炎以外	≦2μg/mL	4	8≦
髄膜炎	≦0.06		0.12≦
経口ペニシリン（ペニシリンV）	≦0.06	0.12 ～ 1.0	2≦
治療薬	ペニシリン	第3世代セフェム系	バンコマイシン＋第3世代セフェム系

⑭ 肺炎かな？と思ったら

・重症肺炎（細菌性肺炎＋非定型肺炎）：CTRX 1 ~ 2g × 1 ＋ AZM 500mg × 1/ 日（緑膿菌を cover する必要があれば CTRX の代わりに PIPC/TAZ 4.5g × 4/ 日や LVFX 750mg/ 日などの単剤治療も選択肢になり得ます．

表14-25 肺炎の原因菌と選択すべき抗菌薬例

想定する菌	選択する抗菌薬
肺炎球菌	PCG or ABPC
インフルエンザ桿菌	CTRX
モラクセラ・カタラーリス	CTRX
緑膿菌	CAZ or PIPC
非定型	AZM or LVFX
口腔内常在菌（誤嚥）	ABPC or CLDM

・誤嚥性肺炎：アンピシリン（ABPC）2g × 4/ 日，クリンダマイシン（CLDM）600mg × 3/ 日，横隔膜下の嫌気性菌（バクテロイデス・フラギリス）を cover する必要があれば ABPC/SBT 3g × 4/ 日など

治療効果判定： グラム染色を行おう！

- 効果判定も臓器特異的所見の改善で判断しなければなりません．解熱を認めることも重要ですが，呼吸数や酸素化の改善がより重要です．体温の低下は時には重症化のサインかもしれません．

- グラム染色は real time で効果が判定できるため，痰が採れる状態であればグラム染色を行い，菌量の減少や消失を確認するとよいでしょう．当院においても，夜間に入院した患者は翌日の日中，早朝に入院した患者は夕方などに喀痰を再検鏡し効果判定を行っています．

- また感染症全般にいえることではありますが，全身状態の改善の指標として食事摂取量や ADL も参考となります．食事を 10 割摂取している患者の状態が悪いわけはありません（膿瘍や感染性心内膜炎，結核はそのような場合もありますが）．

- 正しい治療を行っても経過中に 1 度悪くなる肺炎があることを知っておきましょう．肺炎球菌性肺炎やレジオネラ肺炎が有名であり，その他，ノカルジア肺炎やニューモシスチス肺炎も当てはまります **表14-26**．入院後に酸素化が悪化した場合など状態の悪化が認められた場合には，現在使用している抗菌薬が標的菌を cover していないと考え安易に広域な抗菌薬へ変更するよりも前に，喀痰検鏡を行い適切な効果判定を行うことが重要です．

表14-26 正しい治療をしても 1 度は悪くなる肺炎

①肺炎球菌性肺炎
②レジオネラ肺炎
③ノカルジア肺炎
④ニューモシスチス肺炎

> **症例①** 66歳の男性. 来院2日前から発熱が出現. 近医受診しペニシリン系の抗菌薬, 解熱薬を処方されるも症状改善せず, 全身倦怠感が強くなり救急要請. Vital signs は, 意識清明, 血圧 140/78mmHg, 脈拍 84回/分, 呼吸 18回/分, SpO₂ 98%（RA）, 瞳孔 4/4, 対光反射正常, 体温 39.8℃であった. 既往歴は高血圧, めまいのみで, 降圧薬の定期内服薬がある.

⚫ どのようにアプローチするかな？

⚫ Vital signs は発熱以外問題なさそうですね. そんなに重症ではないんじゃないですか？

⚫ そうかな？　明らかにおかしいところがあるでしょう？

⚫ 原因は何らかの感染症だと思いますが, 来院時の vital signs では発熱以外に SIRS criteria も満たしていないですよね.

⚫ 脈拍はどうかな？

⚫ あ, 熱が高い割には脈拍が遅いですね. 比較的徐脈の状態です.

⚫ そうだね. Vital signs を解釈する時には, 個々の異常も重要だけれど, 体温と脈拍, 血圧と脈拍など, 総合的に評価することが大切だよ.

⚫ 比較的徐脈をきたす疾患を考えればいいわけですね！

⚫ いやいや, そんな簡単なものではないよ. 脈拍が薬剤によって上がらない場合や, 高齢者の場合には脈拍が上がらないこともあるよ. 頭の片隅に比較的徐脈という keyword を残しつつ, 鑑別を進めていこう.

⚫ わかりました. 発熱を認めているので何らかの感染症だとは思うのですが, focus はどこでしょうか…

⚫ 感染症の focus がわからないことは時々経験するが, そのような場合はどのようにアプローチする？

⚫ Common な疾患から考えます.

⚫ そうだね. 疫学は非常に重要だ. 救急外来で出会う感染症の top 2 は肺炎と尿路感染症. 特に男性の場合は尿路感染症の頻度は女性と比較すると低い

⓮ 肺炎かな？と思ったら

ため，肺炎が相対的には多くなるよ．

明らかな頻呼吸や低酸素が認められなくても，肺炎を鑑別に入れるべきですか？

肺炎の診断は意外と難しいんだ．来院時に脱水所見があると，酸素化は意外と保たれていることもあるし，痰も出ないこともある．また画像をとっても肺炎像がはっきりしないこともあるよ．

なるほど．そうなんですね．

重症度評価の CURB-65 や A-DROP にも脱水の項目が入っていることを確認しておこう．脱水の有無を軽視して重症度を見誤ってはいけないよ．この患者さんは皮膚の turgor が低下していて，腋窩の乾燥もあり身体所見上脱水が疑われた．下大静脈径も 5mm で呼吸性変動がある状態だった．肺炎を疑ったら行うことは何かな？

喀痰培養の提出です！

培養も大切だけど，可能であればグラム染色を行おう．直接検鏡することで原因菌が同定できる可能性がある．Fever work up も重要だ．血液培養 2 セット，胸部 X 線は撮影しよう．また，今回の症例のように，初診時の段階で focus がはっきりしない場合には，他部位の感染の除外も必要となる．尿検鏡，尿培養，腹部のエコーも行うべきだろうね．

尿中抗原を提出してもいいですか？

肺炎の診断において尿中抗原は有用だ．肺炎球菌以外にレジオネラの迅速キットが存在し，特異度は比較的高い検査だ．しかし注意しなければならないのは偽陽性や偽陰性だ．特に感度が必ずしも高いわけではないので，尿中抗原が陰性だからといって安易に否定してはいけない．提出する条件として，喀痰検鏡などの focus を隈なく行うことが挙げられるね．

肺炎では血液培養陽性率は低いと習いましたが，採取する必要はありますか？

肺炎の診断が明らかで，外来で経過を診ることができるような軽症の肺炎であれば必要ないだろう．ただし，入院が必要な場合，肺炎の確定診断が初診時にはつかない場合には，focus 検索，治療期間の面で血液培養の採取は必須と考える．もちろん 2 セット採取しよう．

なるほど．ここにも重症度が影響するわけですね．重症肺炎であった場合には広域の抗菌薬を投与するべきですよね？

そんなことはないよ．喀痰の検鏡で肺炎球菌やインフルエンザ菌が認められ，貪食像など感染を疑わせる場合には，その菌をターゲットに抗菌薬を選択するべきだ．肺炎球菌であればペニシリンGで十分だね．これは一度重症肺炎をペニシリンGで治療した経験を持つと忘れないね．この患者さんは血管内脱水を認めたために細胞外液を投与すると，徐々に酸素化が悪化し，頻呼吸を認めるようになった．痰も採取し検鏡したけど，明らかな菌は同定できなかったよ．尿検鏡上も菌は認めなかった．その他腹部エコーでも胆石や胆嚢炎を疑う所見はなく，皮膚所見も問題なし．意識清明で明らかな疼痛部位も認めなかった．

そうすると，酸素化の悪化や頻呼吸から肺炎が原因でよさそうですね．市中肺炎を考えて想定される菌，肺炎球菌，インフルエンザ桿菌，モラクセラ・カタラーリスに対してセフトリアキソンを投与すればいいですね．

そうかな．ここでvital signsを確認してもらいたい．比較的徐脈があるだろう．これのみで考えるわけではないが，入院を要するような肺炎であれば，非定型肺炎，特にレジオネラ肺炎の可能性を常に考慮するべきだ．レジオネラ肺炎の特徴は覚えているかな？

意識障害や腹痛などの肺外症状ですね．検査結果では低Na血症や高CK血症，腎機能障害を認めることがあります．

そうだね．実際この患者さんはNa 130mEq/L，CK 892 IU/L，BUN 23mg/dL，Cre 1.27mg/dLという採血結果だった．

レジオネラ肺炎を疑わせますね．

実際は初療の段階で重症度を評価し，高流量の酸素や人工呼吸器管理を要するような肺炎であれば初めから肺炎球菌，レジオネラ肺炎をcoverするが，積極的に疑わない場合には非定型はcoverせずに経過を診ることもある．この患者さんは酸素の必要量は決して多くはなかったが，比較的徐脈や上記のような検査所見，さらにはペニシリン系抗菌薬の内服で症状が改善していないことも踏まえ，尿中レジオネラ抗原を調べたところ陽性となり，レジオネラ肺炎と診断した．レジオネラ肺炎もまた"疑わなければ診断できない"疾患だ．レジオネラ肺炎をいつ疑うか 表14-20 を頭に入れておこう．

診断 ▶ レジオネラ肺炎

【参考文献】

1) Metlay JP, Kapoor WN, Fine MJ. Does this patient have community-acquired pneumonia? Diagnosing pneumonia by history and physical examination. JAMA. 1997; 278: 1440-5.

2) Diehr P, Wood RW, Bushyhead J, et al. Prediction of pneumonia in outpatients with acute cough--a statistical approach. J Chronic Dis. 1984; 37: 215-25.

3) Metlay JP, Fine MJ. Testing strategies in the initial management of patients with community-acquired pneumonia. Ann Intern Med. 2003; 138: 109-18.

4) Fine MJ, Auble TE, Yealy DM, et al. A prediction rule to identify low-risk patients with community-acquired pneumonia. N Engl J Med. 1997; 336: 243-50.

5) Lim WS, van der Eerden MM, Laing R, et al. Defining community acquired pneumonia severity on presentation to hospital: an international derivation and validation study. Thorax. 2003; 58: 377-82.

6) 日本呼吸器学会市中肺炎診療ガイドライン作成委員会, 編. 成人市中肺炎診療ガイドライン. 東京: 日本呼吸器学会; 2007.

7) Rosón B, Carratalà J, Verdaguer R, et al. Prospective study of the usefulness of sputum Gram stain in the initial approach to community-acquired pneumonia requiring hospitalization. Clin Infect Dis. 2000; 31: 869-74.

8) Geckler RW, Gremillion DH, McAllister CK, et al. Microscopic and bacteriological comparison of paired sputa and transtracheal aspirates. J Clin Microbiol. 1977; 6: 396-9.

9) Fujita J, Touyama M, Chibana K, et al. Mechanism of formation of the orange-colored sputum in pneumonia caused by Legionella pneumophila. Intern Med. 2007; 46: 1931-4.

10) Mandell LA, Wunderink RG, Anzueto A, et al; Infectious Diseases Society of America; American Thoracic Society. Infectious Diseases Society of America/ American Thoracic Society consensus guidelines on the management of community-acquired pneumonia in adults. Clin Infect Dis. 2007; 44 Suppl 2: S27-72.

11) 細川直登, 編. 感度と特異度からひもとく感染症診療の Decision Making. 東京: 文光堂; 2012.

12) Shimada T, Noguchi Y, Jackson JL, et al. Systematic review and metaanalysis: urinary antigen tests for Legionellosis. Chest. 2009; 136: 1576-85.

13) Bruns AH, Oosterheert JJ, Prokop M, et al. Patterns of resolution of chest radiograph abnormalities in adults hospitalized with severe community-acquired pneumonia. Clin Infect Dis. 2007; 45: 983-91.

14) Cunha BA. Legionnaires' disease: clinical differentiation from typical and other atypical pneumonias. Infect Dis Clin North Am. 2010; 24: 73-105.

15) Gupta SK, Imperiale TF, Sarosi GA. Evaluation of the Winthrop-University Hospital criteria to identify Legionella pneumonia. Chest. 2001; 120: 1064-71.

16) Mills GD, Oehley MR, Arrol B. Effectiveness of beta lactam antibiotics compared with antibiotics active against atypical pathogens in non-severe community acquired pneumonia: meta-analysis. BMJ. 2005; 330:456.

17) CLSI: Clinical and Laboratory Standards Institute. clsi.org

コラム 血液ガスは静脈血で十分！

　救急外来の検査の3種の神器はもう覚えましたね．①血液ガス，②エコー，③心電図です．その中でも血液ガスは得られる情報が多く，迅速に結果が判明するため，救急外来では非常に有用な検査です．血液ガスは動脈血から採らなければいけないと思っている人もいるかもしれませんがそうではありません．酸素分圧や二酸化炭素分圧を正確に把握したい場合などには動脈血から採取しますが，静脈血ガスでも多くのことがわかります．ここでは以下の2つのことを覚えておきましょう．「①pH，HCO_3 は静脈血で代用可能」，「②乳酸値，PCO_2 は静脈血で基準値内であれば動脈血でも基準値内」です[1, 2]．つまり，静脈血ガスで代謝性アシドーシス，乳酸値の上昇を認めなければ，それはそのまま信じていいということです．敗血症を疑った場合や循環不全を疑った場合に特に威力を発揮します．また，血糖値や電解質異常も静脈血で判断可能です．意識障害患者，循環不全を認める患者，頻呼吸を認める患者，腎機能障害患者などでは積極的に採血と同時に血液ガスを確認することをお勧めします．

1) Bloom BM, Grundlingh J, Bestwick JP, et al. The role of venous blood gas in the emergency department: a systematic review and meta-analysis. Eur J Emerg Med. 2014; 21: 81-8.

2) Byrne AL, Bennett M, Chatterji R, et al. Peripheral venous and arterial blood gas analysis in adults: are they comparable? A systematic review and meta-analysis. Respirology. 2014; 19: 168-75.

⑮尿路感染症かな？と思ったら
—Urinary Tract Infection—

除外診断と心得よ！

高齢者の多い本邦の救急外来では尿路感染症を常に考え，また疑った時には他に原因がないかを常に考えなければなりません．

- ▶ 救急外来では常に尿路感染症の関与を考えよう！特に高齢女性は要注意！
- ▶ 尿路感染症の診断は難しいことを知ろう！
- ▶ 尿路感染症は除外診断であると心得よ！
- ▶ 無症候性細菌尿の定義を理解しよう！
- ▶ 抗菌薬のみでは対応できない病態を知ろう！

はじめに：疑うことから全てが始まる！

- 尿路感染症は感染症の原因として肺炎と並んで非常に多く，救急外来ではよく遭遇します．発熱に加え，腎叩打痛，頻尿，排尿時痛，残尿感などの典型的な症状を認めれば診断は簡単ですが，症状が揃わないことも多いものです．特に高齢者では症状が乏しく，上記のような臓器特異的所見を認めず，全身倦怠感，脱力，発熱のみで来院することがしばしばあります．また，意識障害や外傷の原因が尿路

感染症であることも経験します．高齢者が多く来院する救急外来では，常に尿路感染が関与している可能性を考えておかなければなりません．

- 尿路感染症は重症度もまた様々で，救急外来へ自身で歩いてくる場合もあれば，敗血症性ショックで救急搬送されてくる場合もあります．とにかく救急外来ではよく出会う疾患であり，誰もが対応できなければならない疾患です．

尿路感染症の分類

- 一般的な分類方法は 表15-1 の通りです．男性や妊婦，繰り返している場合には複雑性に分類されることが重要です．
- 救急外来でよく出会うのは，①高齢女性の急性腎盂腎炎，②成人女性の急性腎盂腎炎，膀胱炎，③高齢男性の急性腎盂腎炎，急性前立腺炎でしょう．また無症候性細菌尿も正しく理解する必要があります．

表15-1 尿路感染症の分類[1]

1．女性の単純性膀胱炎
2．女性の再発性膀胱炎
3．女性の急性腎盂腎炎
4．複雑性尿路感染 ・男性，高齢者，妊娠関連，糖尿病 ・尿路閉塞や解剖学的異常 ・神経因性膀胱など機能異常 ・膀胱カテーテルなどの異物 ・その他（腎不全，腎移植，免疫抑制薬，多剤耐性菌など）
5．無症候性細菌尿，膀胱カテーテル関連無症候性細菌尿

疫学：尿路感染症は common disease だ！

- 救急外来における敗血症の focus として尿路感染症は肺炎と並ぶ2大疾患であることは「⑭肺炎かな？と思ったら」でも述べました 表15-2 ．「そんなにいるかな？」と思う人は，多くの尿路感染症を見逃している可能性

表15-2 救急外来における敗血症の focus[2]

感染症	割合（%）
肺炎	41
尿路感染症	39
皮膚軟部組織感染症	10
その他	10

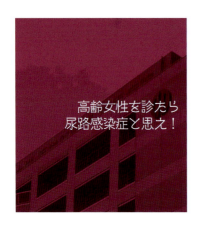
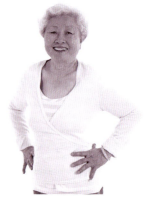
©iStockphoto.com/monkeybusinessimages

があります．
- 成人になると男性と比較し女性が圧倒的に多く，特に高齢女性ではしばしば認める感染症です．救急外来の鉄則として，「女性を診たら妊娠と思え」といわれますが，「**高齢女性を診たら尿路感染症と思え**」といってもいいでしょう（これはちょっといいすぎですが）．高齢者に尿路感染症が多い理由は 表15-3 のようなものが挙げられます．
- 高齢者では，最大で男性の 40％，女性の 50％ に無症候性細菌尿を認めることも覚えておきましょう（後述）．

表15-3 高齢者に尿路感染症が多い理由

①膀胱脱による残尿，膀胱の運動障害による尿流のうっ滞
②ホルモンバランスの変化による膣の菌叢の変化
③前立腺肥大による尿路狭窄
④前立腺からの抗菌物質の分泌低下
⑤認知症やADL低下（脳梗塞，大腿骨頸部骨折・圧迫骨折後など）による会陰部の不衛生
⑥神経因性膀胱などによる尿カテーテル挿入

いつ疑うか？：疑わなければ診断できない！

- 結論からいうと，高齢者，特に女性が"普段と異なる"状態であれば常に疑わなければなりません．尿路感染症の典型的な症状は頻尿，排尿時痛，血尿，腎叩打

痛などですが，どれも感度，特異度は高くありません．典型的な症状をfocus検索の際に確認することは重要ですが，認めないからといって尿路感染症は否定できないことに注意が必要です．尿路感染症に限ったことではありませんが，①高齢者，②糖尿病あり，③精神疾患あり，④ステロイド内服中の患者

表15-4 要注意の4要素

| ①高齢者 |
| ②糖尿病 |
| ③精神疾患 |
| ④ステロイド内服 |

では特に注意が必要です 表15-4 ．症状が乏しい場合や非典型的なことがしばしばあることを覚えておきましょう．

- 繰り返し尿路感染症を起こす患者もいます．一度起こしたことのある病気は，患者自身が一番症状に詳しいものです．「前に同じようなことはありませんでしたか？」，「その際の症状と比較していかがですか？」などの問診は非常に重要です．血尿や背部痛の有無よりも，以前に尿路感染症の既往がある方の自己診断の方がより尿路感染症らしい所見です．常に患者の意見が正しいわけではありませんが，尿路感染症においては罹患したことのある方も少なくないため，患者の意見が参考になります[3]．

- 具体的に救急外来で尿路感染症（急性腎盂腎炎，急性前立腺炎）を疑うのは 表15-5 のような場合です．敗血症，菌血症を疑った際のfocus検索として必ず尿路感染症を鑑別に挙げること，それ以外に意識障害，失神，痙攣，脱力を主訴に来院した患者における原因検索として尿路感染症を鑑別に挙げること，頭部外傷を代表とする外傷を主訴に来院し受傷原因が不明な場合は鑑別に挙げることなどがpointです．

表15-5 救急外来で尿路感染症を疑う場合

| ①敗血症を疑った時 |
| ②菌血症を疑った時 |
| ③敗血症，菌血症は積極的には疑わないが，意識障害を認める場合 |
| ④高齢者（特に女性）の発熱患者 |
| ⑤外傷患者で原因が不明な場合 |
| ⑥失神・痙攣・脱力患者で原因が不明な場合 etc. |

尿路感染症の診断：尿路感染症を正しく診断しよう！

▶膀胱炎症状はなくても OK？

- 排尿時痛，頻尿，残尿感，血尿は膀胱炎でよく認められる症状（膀胱炎症状）ですが，腎盂腎炎ではこれらが先行するとは限りません．膀胱炎症状を認め SIRS を満たしていれば強く急性腎盂腎炎を疑いますが，認めないからといって否定してはいけません．

▶腎叩打痛は左右差を check！

- 急性腎盂腎炎で有名な肋骨脊柱角（costovertebral angle: CVA）叩打痛ですが，正しく所見をとらなければなりません．例えばインフルエンザなどで高熱を認める場合も腰が痛くなりますよね．この場合も CVA の叩打痛を確認すると，患者は「ひびきます」とか「違和感があります」と訴えます．腰痛持ちの高齢者も同様です．これを CVA 叩打痛陽性ととってはいけません．あくまで左右どちらかの腎臓に限局した痛みがあることを拾い上げることが重要です．つまり右（左）にはない痛みが左（右）にはあることが重要です．左右差を意識しましょう．

▶直腸診を忘れずに！

- 男性の尿路感染症が疑われる場合，発熱患者の原因検索を行う場合，直腸診は忘れてはいけません．前立腺炎を見逃してしまいます．

▶グラム染色を行うべし！

- 膀胱炎症状や腎叩打痛がはっきりしないのであれば何をもって診断すればよいのでしょうか．最も診断の助けとなるのは“グラム染色”所見です．尿路感染症を疑った場合，尿を採取，検鏡し，そこに尿路感染症の原因菌となりうる菌の貪食像や単一菌の増加が認められれば，尿路感染症の診断に大きく近づきます．

▶除外診断と心得よ！

- 尿中に菌が認められるからといって尿路感染症とは限らないことに注意が必要です．たまたまそこに菌がいるだけで，悪さをしているのは他の感染症かもしれないということです．あくまで他部位の感染症を除外し，その上で尿路感染症に認められ得る症状や検鏡所見を総合的に評価して診断することになります．“尿路感染症は除外診断”とおさえておきましょう．

- 細菌尿とは：菌がいるから細菌尿というわけではありません．細菌尿は尿の定量培養で得られたコロニー数（colony-forming units: cfu）で定義され，古典的には有意な細菌尿は $\geqq 10^5$cfu/mL とされています．10^5cfu/mL の菌量とは，尿のグラム染色で遠沈せずに油浸（1,000倍）で観察し，1視野に1つ細菌がみえた場合といわれています．しかし，有症候性の場合は膀胱炎，急性腎盂腎炎，カテーテル留置中，男性，抗菌薬が先行投与されている場合などは有意と判断する基準は異なります．詳しくは「レジデントのための感染症診療マニュアル[1]」などを参照してください．

尿路感染症の重症度

- 肺炎には CURB-65 や A-DROP などの重症度の指標がありました．尿路感染症には現段階でそのようなものはありませんが，重症度の評価はそれほど難しいものではありません．敗血症の重症度に準じて考えればよいでしょう．目の前の患者が敗血症，重症敗血症，敗血症性ショックのどの段階であるかを評価しましょう［☞ p.113 敗血症の重症度分類］．

- 患者背景因子として，年齢，糖尿病の有無や程度，尿路感染症の既往が重要です．前述の通り，高齢者は尿路感染症のリスクが高くなります．その他，年齢別の危険因子 表15-6 を把握しておきましょう．基礎疾患として糖尿病の有無は非常に重要であり，特にコントロール不良の糖尿病患者では，気腫性腎盂腎炎など通常関与しない嫌気性菌の影響も考えなければなりません．そして繰り返し尿路感染症を起こしている方も少なくなく，そのような場合には緑膿菌（*Pseudomonas aeruginosa*）や ESBL 産生菌の関与も考えなければなりません．以前の尿培養や血液培養の結果は可能な限り確認するようにしましょう．救急外来における初期

表15-6 **尿路感染症の年齢別・性別の危険因子** [1]

年齢	女性		男性	
	罹患率	危険因子	罹患率	危険因子
6〜15歳	5%	膀胱尿管逆流	0.5%	なし
16〜35歳	4%	性交，避妊装置など	0.5%	同性愛
36〜65歳	35%	婦人科手術，膀胱逸脱	20%	前立腺肥大，閉塞，カテーテル，手術
65歳以上	40%	婦人科手術，膀胱逸脱，失禁，カテーテル使用	35%	前立腺肥大，閉塞，カテーテル使用，手術，失禁

治療において，抗菌薬の選択に関わる因子はきわめて重要であり，初診時から既往症や以前の培養結果を含めた病歴聴取を怠ってはいけません．

- 異物が挿入されている場合には当然感染のリスクは増加します．尿カテーテルが留置されていると，1日あたり3～10％で細菌尿の状態となり，30日以上留置されているとほぼ100％細菌尿の状態となるといわれています．カテーテルが挿入されている患者に感染徴候が認められた場合は，まず尿路感染症を疑い，カテーテルの交換，その後に尿を採取し検鏡することは必須です．もちろん無症候性細菌尿には注意が必要です．また尿閉や管理上の問題で尿カテーテルを挿入せざるを得ない場合もありますが，毎日抜去できないかどうか，入れ替える必要はないかを考えることが重要です．点滴やドレーンなど，患者に挿入している管は「抜くことができないか」を毎日評価し，不要と判断した場合には早期に抜去することが重要です．入院患者だからルーチンに尿カテーテル挿入などという考えはいけません．"必要"と判断した場合にのみ挿入しましょう．

検査

BRUSH UP YOUR ER SKILL!

▶尿検鏡（グラム染色）/尿培養

- 尿路感染症のみならず，感染症診療においてグラム染色は最も重要かつ有用な検査です．尿，喀痰，髄液，胸水，腹水など，必要と判断すれば採取できる培養は根こそぎ採ることが感染症診療において重要です．尿路感染症の主な起因菌のグラム染色所見は把握しておきましょう 図15-1．とにかく何度も検鏡し目に焼き付けましょう．

- 尿路感染症においては，喀痰と異なり，検体は比較的簡単に良質な検体が採取可能です（透析患者など尿が出ない人もいますが）．また，尿定性では白血球や細菌の陽性・陰性所見は確認できるものの，感度・特異度が低く無症候性細菌尿の判断は困難です．尿検鏡を行い，実際の菌量をみることや，貪食像を伴う細菌が認められた場合には尿路感染症の診断に大きく近づきます（貪食の有無は必ずしも重要ではありませんが）．

- 尿管結石などによる閉塞性の尿路感染症や前立腺炎の場合は，グラム染色で菌がみえないこともあります．また，臨床で非常に多いものとして抗菌薬がすでに投与されている場合が挙げられます．多くの抗菌薬は尿路系への移行性がよいため，来院前に抗菌薬を内服している場合には，菌が変形（一般的に細長くなる）

図15-1 主な起因菌のグラム染色所見

a: 大腸菌（*Escherichia coli*）．最もcommonな起因菌．これを基準として考える．
b: クレブシエラ（肺炎桿菌, *Klebsiella pneumoniae*）．大腸菌と比較し"ぼてっと"している．莢膜あり．
c: 緑膿菌（*Pseudomonas aeruginosa*）．大腸菌と比較して細い．
d: 腸球菌（*Enterococcus*）．グラム陽性球菌．
e: 抗菌薬投与後．菌が細く長く伸びている．

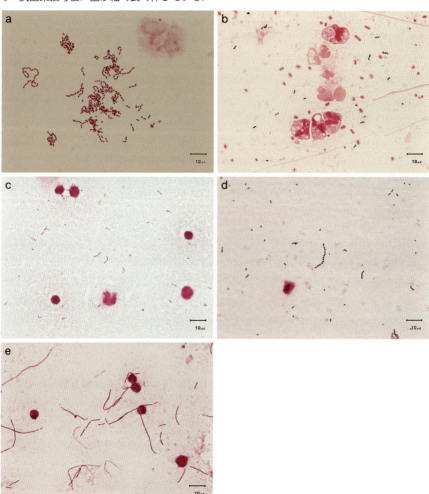

図15-1e したり，認められないこともあることに注意が必要です．しばしばそのような場合には，私たちがグラム染色した場合には評価困難でも，その後細菌検査室から「先生，何か抗菌薬飲んだあとではないですか？」とコメントをいた

だきます．細菌検査室には可能な限り足を運び，検査技師とは仲よくしましょう．色々な面で助けられます．

- 最後に実際に尿のグラム染色をする際の簡単な注意点を述べておきます．採取した検体をスピッツに入れ，検査室で検鏡するわけですが，その際に検体の上澄みのみ採取して検鏡してはいけません．スライドグラスに塗る前に，必ず検体を撹拌してから検体を採取するようにしましょう．研修医が検鏡し，「菌も白血球も認めませんでした．」と報告を受けたものの，数時間後に検査技師から「大腸菌様のGNRの貪食像があります．」と連絡を受けることは珍しくありません．自身で検鏡するのが一番ですが，忙しい救急外来では研修医の協力は不可欠です．手技もしっかり教育しましょう．
- 尿検体の採取手順：検体は清潔操作で採取することが鉄則です．カテーテル留置中の場合には定着した菌の影響を避けるため採尿バッグを留置した状態から採取してはいけません．必ずカテーテル入れ替え後に検体を採取しましょう．どうしても入れ替えが困難な場合にはサンプルポートをよく消毒し採取しましょう．

▶尿検査

- 尿定性で白血球，亜硝酸を確認します．もちろん（＋）だからといって確定診断はできませんが，診断の助けにはなります．亜硝酸は細菌が窒素を還元するときに生じるとされ，亜硝酸（＋）の場合は腸内細菌による尿路感染症の可能性が示唆されます．問題点としては，①偽陰性が少なくないこと，②腸内細菌が硝酸を亜硝酸にするのに4時間程度かかるため，排尿直後の尿など，膀胱内に短時間しか存在しなかった尿は偽陰性になること，③緑膿菌やグラム陽性菌は検出できないことが挙げられます 表15-7 ．
- 尿中白血球は虫垂炎や腸腰筋膿瘍などの尿路の外の炎症性病変でも陽性となります．尿中白血球陽性＝尿路感染症と安易に考えてはいけません．
- 無症候性細菌尿の可能性を常に考えることが必要です．詳細は後述しますが，尿定性における白血球陽性所見を理由に尿路感染症の診断をつけてはいけません．

表15-7 10^5cfu/mL 以上の細菌尿に対する定性検査の感度と特異度
（文献4より改変）

検査	感度（%）	特異度（%）
白血球エラスターゼ陽性	69	90
亜硝酸塩陽性	71	85
エラスターゼか亜硝酸塩のいずれか陽性	86	86

▶尿培養

- 起因菌を同定することは非常に重要です．尿路感染症の原因菌のほとんどは大腸菌（*E. coli*）ですが，近年 ESBL 産生菌や，LVFX 耐性の大腸菌が増加しており，感受性を含め確認することが必要です．De-escalation する場合や，内服に切り替える場合に感受性結果は非常に重要であるため，必ず提出しましょう．

▶血液培養

- 尿路感染症のうち，30～40％は血液培養陽性，すなわち菌血症を伴います．若年患者よりも高齢患者に菌血症を多く認めます（16％ vs 60％）．尿路感染症は尿に菌がいるからといって確定診断できるわけでないばかりか，菌が認められない場合もあります．そのような時に診断の助けとなるのが血液培養の結果です．他部位の感染症が否定され，血液培養から尿から認められた同一の菌や尿路感染症と矛盾しない菌（例えば大腸菌）が検出されれば，感染の focus は尿路と考えてよいでしょう．救急外来では focus が確定できなかったものの，翌日検査室から「血液培養 1 セットから GNR が生えました．」という陽性報告があり，「やっぱり尿路感染症だったか．」と確診するケースはよく経験します．救急外来の段階で fever work up を適切に行うことが非常に重要です．

- 急性腎盂腎炎の治療期間は 2 週間，菌血症を合併していても 2 週間（最近の報告では急性腎盂腎炎も菌血症も治療期間はもう少し短くてもいいのではないかという報告もある）と治療期間は変わりませんが，血液培養はとる必要があるでしょうか？　結論からいえば肺炎と同様，入院が必要な尿路感染症では確実に必要です．理由は尿路感染症の確定診断のためです．前述の通り，尿路感染症は除外診断であり他部位の感染症の除外が必要です．また無症候性細菌尿も考えなければなりません．救急外来では全身状態が比較的良好，すなわち待てる場合には，focus がはっきりしなければ抗菌薬を投与せず経過をみることもあります．尿に菌がいることは感染症の確定診断にならなくても，血液培養から尿路感染症の起因菌が生えた場合には尿路感染症の確定診断ができるわけです．

●血液培養を採らなくてもよい場合

- 急性腎盂腎炎を疑った場合には全て血液培養を採取するべきでしょうか．忙しい救急外来では血液培養を採取するのも人手を要し，また患者自身も，採らなくてもよい血液培養は採られたくないものです．採るに越したことはないが，各病院のシステム上採ることができない場合もあるでしょう．ここでは，救急外来では稀ですが，血液培養が不要な尿路感染症について考えてみましょう．

- 尿路感染症の患者は救急搬送症例も多いですが，独歩で歩いてやってくる患者も少なくありません．また高齢者が多いですが，若い人も来院します．初回の尿路感染症の方もいれば，繰り返し尿路感染症を起こしている方もいます．重症度もまた様々です．そして何より症状が典型的な方とそうでない場合があります．重症感なくかつ若い人の初回の尿路感染症であれば，症状も叩打痛など臓器特異的所見を認めることも多く，推定される原因菌はほぼ大腸菌です．この場合大腸菌をターゲットに bioavailability の高い内服の抗菌薬（ST 合剤など）を処方すればよいでしょう．血液培養は focus 検索，治療期間の決定のために採取するものです．治療期間は菌血症の有無によらず急性腎盂腎炎であれば 2 週間であり，尿路感染症の診断が確定的であれば血液培養の有無によって治療期間は変わりません．そのため，問題となるのは尿路感染症の診断ということになります．診断するためには前述の通り，他部位の感染の否定と尿所見が重要です．全身状態良好，経口摂取可能で，想定される菌が大腸菌などの腸内細菌の場合は血液培養は採取せず，経口の抗菌薬で対応可能でしょう．ただし，少しでも診断や帰宅の判断を迷ったら血液培養は採るべきです．また，迅速に尿のグラム染色ができる環境の場合にはグラム染色を行い，自身の眼でグラム陰性桿菌を確認するべきです．

▶エコー

- エコーは救急外来の"検査の 3 種の神器"の 1 つです．尿路感染症の診断においても有用であり，腫瘍や結石を直接確認できる場合もあります．最も重要なのは水腎症の有無で，認める場合には急性閉塞性腎盂腎炎の可能性があり，結石などの閉塞機転を同定し，速やかにドレナージする必要があるかもしれません．治療の選択に関わる重要な検査なのです．

- 尿路感染症の確定診断のためには，他部位の感染症の否定が必須です．高齢者が悪寒戦慄を認めた場合に鑑別しておくべき疾患に胆管炎があります．胆石の多くはエコーで確認可能であり，他部位の感染症の検索のためにエコーは必須です．

- 膀胱炎や急性腎盂腎炎は若い女性でも起こし得ます．何がいいたいかわかりますね．そう，「女性を診たら妊娠と思え」です．下腹部痛や嘔気，発熱は尿路感染症でも妊娠でも，また異所性妊娠でも認められ得る症状です．その際に CT は安易に撮影できないですよね．妊娠初期であった場合には妊娠の有無はわからなくても，異所性妊娠で緊急の対応が必要な場合には Morison 窩の液体貯留などの echo free space が認められるかもしれません ［☞ p.243 異所性妊娠］．

▶CT

- 尿路感染症を疑った際のルーチンの CT は必要ありません．救急外来で尿路感染症を診断する際に CT が必要となるのは，①重症である場合（重症敗血症，敗血症性ショック），②リスクがある場合（コントロール不良の糖尿病があり気腫性腎盂腎炎，膿瘍などを考慮する場合），③治療が奏効していない場合（前医から抗菌薬開始となっているにもかかわらず症状増悪している場合），④エコーで水腎症や腫瘍，結石を認める場合などです．

原因菌

BRUSH UP YOUR ER SKILL!

- 原因菌を知らなければ抗菌薬は正しく選択できません．尿路感染症の原因菌として圧倒的に多いのは大腸菌であり，次いでクレブシエラやプロテウス（*Proteus*）などのグラム陰性桿菌が続きます．陽性球菌が認められた場合には腸球菌やスタフィロコッカス・サプロフィチカス（*Staphylococcus saprophyticus*）が考えられます．

- 単純性か複雑性かによって起因菌の頻度が異なります 表15-8 ．救急外来で出会う尿路感染症は高齢者が多く，複雑性であることが多いため，陰性桿菌だけでなく陽性球菌の関与の可能性もそれなりにあることを理解しておきましょう．救急外来では 表15-9 の菌を想定しておきましょう．これらの菌のうちどれを cover するかで抗菌薬の選択は決まります．

- 注意が必要なのは，尿検鏡や尿培養で黄色ブドウ球菌（*Staphylococcus aureus*）が認められた場合です．この場合には尿路感染症ではなく黄色ブドウ球菌による菌血症を想定し，感染性心内膜炎（infectious endocarditis: IE）の精査をしなければなりません．黄色ブドウ球菌菌血症(Staphylococcus aureus bacteremia: SAB) の場合，IE を疑わせる所見がなくても，経胸壁・経食道エコーを実施すると 25％の症例で IE を認めると報告されており[6]，SAB の際は可能な限り IE の検索を行うことが必要です．

表15-8 尿路感染症の原因菌 [5]

	単純性 尿路感染症	複雑性 尿路感染症
大腸菌	89%	32%
クレブシエラ	4%	5%
プロテウス	4%	4%
腸球菌	0%	22%
緑膿菌	0%	20%
複数菌	5%	10%
その他	2%	20%
酵母菌	0%	1%
スタフィロコッカス・サプロフィチカス	0%	1%

表15-9 抗菌薬の選択に関わる主な原因菌

陰性桿菌	大腸菌
	クレブシエラ
	プロテウス
	緑膿菌
陽性球菌	エンテロコッカス・フェカリス（*Enterococcus faecalis*）
	エンテロコッカス・フェシウム（*Enterococcus faecium*）
	スタフィロコッカス・サプロフィチカス

無症候性細菌尿：治療対象か否かを見極めよ！

- 尿路感染症が救急外来で非常に common な疾患であることはわかっていただけたでしょう．しかし何でもかんでも尿を調べて，「尿中白血球が陽性だから尿路感染症だ！」，「菌がいるから尿路感染症だ！」と安易に判断してはいけません．尿路感染症と臨床的に矛盾しない所見を認め（「いつ疑うか？」），かつ検鏡上尿路感染症に矛盾しない菌の貪食像を認める場合や，単一菌の増加を認める場合には尿路感染症と判断してもよいでしょう．しかし尿に菌を認めても，そもそも症状がない場合や，尿路感染症ではなく他の感染症である場合があるのです．これを無症候性細菌尿といいます．健康な若い女性の場合5％程度，高齢女性の場合は最大50％に無症候性細菌尿を認めます．無症候性細菌尿は尿路感染症のリスクではありますが，治療をしてもリスクは減らないため基本的に抗菌薬は不要です [7, 8]．

- 無症候性細菌尿の定義を
しっかりと理解しておき
ましょう 表15-10 ．性
別やカテーテルの有無で
定義が異なります．女性
の場合，定義では2回と

表15-10 無症候性細菌尿の定義 [9]

> ・尿路感染症を示唆する所見がないにもかかわらず，尿を培養すると女性なら2回続けて同一菌が10^5cfu/mL以上，男性なら1回でも10^5cfu/mL以上の菌が検出される病態
>
> ・カテーテル挿入中は10^2cfu/mL以上

いうことになっていますが，2度検査を提出することは限られた時間かつスピーディーに診断しなければならない救急外来では困難です．重要なのは，無症候性細菌尿の可能性を常に意識しながら尿検査所見，尿検鏡所見を解釈することです．

- 無症候性細菌尿は基本的に治療は必要ないといいましたが，例外があります．その代表が妊婦です．急性腎盂腎炎は妊娠中に最も頻繁にみられる内科系合併症であり，妊婦の1%にみられます 表15-11 ．妊娠初期の無症候性細菌尿が無治療の場合，妊娠後期に20～40%が腎盂腎炎を発症するといわれています．妊婦はそれだけで単純性ではなく複雑性尿路感染症と分類され，治療の閾値が異なることに注意しなければなりません．妊婦の無症候性細菌尿を治療することで，有症候性の尿路感染を減らし，低出生体重児を減らすことが示唆されています．妊婦は特別と理解しておきましょう [1]．

- その他，侵襲的泌尿器科的処置の術前の場合においても治療の対象となることがありますが，救急外来でそのような患者に対応することは稀であり，ここでは詳細は割愛します．各自勉強してください．

表15-11 無症候性細菌尿の頻度
（文献10より改変）

健康な若い女性	1.0～5.0%
妊婦	4～7%
糖尿病	女性：10.8～16% 男性：0.70～11%
高齢者	女性：25～50% 男性：15～40%

治療

- 尿路感染症の治療で重要なことは全身管理はもちろん，抗菌薬の選択，外科的治療介入の必要性の判断です．

▶EGDT

- 初療の段階では目の前の患者が尿路感染症なのか否かをすぐに判断できるわけではありません．何らかの感染症が原因と判断してもfocusを同定するにはある程度時間がかかります．まずやるべきことはABCの安定です．尿路感染症をはじ

めとする敗血症診療において，救急外来での治療は EGDT に則ります．すなわち，vital signs として平均血圧を 65mmHg 以上，尿量を 0.5mL/kg/hr 以上最低限確保しなければなりません［☞ p.128　図6-7　］．

▶Select of 5D［☞ p.125 5D：正しく選択］

- 抗菌薬を投与して安心してはいけません．原因が尿管結石に伴うものであれば，閉塞機転となっている結石を除去するために尿管ステント留置や経皮的腎瘻造設が必要であり，泌尿器科医師の協力が必要となります．いくら抗菌薬が適切に投与されていても，閉塞機転が解除されなければ病状は改善しません．尿管結石に伴う急性腎盂腎炎（急性閉塞性腎盂腎炎）は，死亡率 2.3％，緊急入院した患者の 10 ～ 20％が重症敗血症・敗血症性ショックに陥るといわれ，早期の外科的治療介入が必要です．骨盤内の腫瘍や子宮筋腫などにより尿管が閉塞している場合も同様です．

▶抗菌薬の選択

- 当院におけるグラム染色所見から考える抗菌薬の選択を 表15-12 表15-13 表15-14 に示します．グラム染色で陰性桿菌が認められた場合には，多くは大腸菌を代表とした腸内細菌をターゲットに抗菌薬を選択します．PEK（*Proteus*

表15-12 尿検で GNR が認められたら

GNR（考慮する菌）						選択する抗菌薬
PEK		緑膿菌		ESBL		
+	−	+	−	+	−	
○			○		○	CEZ
○		○			○	CAZ
○		○		○		カルバペネム

※ PEK：*Proteus mirabilis*, *E. coli*, *Klebsiella* spp.

表15-13 尿検で GPC が認められたら

GPC（考慮する菌）				選択する抗菌薬
E. faecium		その他		
+	−	+	−	
	○	○		ABPC
○		○		VCM

※その他：*E. faecalis*, *Staphylococcus saprophyticus*, etc.

表15-14 尿検で GNR & GPC が認められたら

GNR				GPC		選択する抗菌薬
緑膿菌		ESBL		E. faecium		
+	−	+	−	+	−	
	○		○		○	CEZ＋ABPC or ABPC/SBT
○			○		○	CAZ＋ABPC or PIPC/TAZ
○		○		○		MEPM＋VCM

表15-15 Local factor（順天堂大学医学部附属練馬病院細菌検査室：2010年1月1日〜2013年12月31日）

<E. coli> susceptible（%）

ABx	ABPC	PIPC	CEZ	CTM	CAZ	CMZ	IPM/CS	LVFX	ST
2010 587株	68	72	85	91	92	99	100	83	84
2011 633株	63	68	83	88	88	99	100	76	81
2012 644株	57	61	80	84	85	99	100	72	81
2013 458株	65	68	81	85	86	99	100	77	83

<K. pneumoniae> susceptible（%）

ABx	ABPC	PIPC	CEZ	CTM	CAZ	CMZ	IPM/CS
2010 192株	0	70	98	99	99	99	99
2011 207株	0	71	97	97	97	100	100
2012 223株	0	65	93	94	94	100	100
2013 154株	0	65	97	99	99	100	100

<P. aeruginosa> susceptible（%）

ABx	PIPC	CAZ	IPM	MEPM	GM	AMK	LVFX
2010 218株	95	94	92		89	97	91
2011 267株	96	93	91		85	98	92
2012 245株	94	92	90		90	97	89
2013 175株	97	97	95	97	86	95	93

mirabilis, E. coli, Klebsiella spp.）が代表的です．抗菌薬の選択に関わる菌としては緑膿菌や ESBL 産生菌が挙げられます．これらを cover するか否かは患者背景，検査所見，重症度，過去の起因菌などから判断することになります．陽性球菌が認められた場合には腸球菌（特に *E. faecium*）を考慮して抗菌薬を選択することが必要になります．また抗菌薬を選択する際には local factor も非常に重要です．知らない人は確認しておきましょう 表15-15 ．詳しくは p.356 Mini Lecture「抗菌薬の選択—具体的な菌を想定し決定しよう！」を参照してください．

- 前立腺炎には β ラクタム系薬が使用できないと思われていますが，そんなことはありません．適切な量をしっかりと使用すれば，炎症のある前立腺は β ラクタムを通します．前立腺炎だからニューキノロンと考えてはいけません [10]．

- 妊婦においては ST 合剤やキノロン系抗菌薬は避け， β ラクタム系の抗菌薬を用いることにも注意が必要です．

▶ 治療期間

- 急性腎盂腎炎の治療期間は原則 2 週間です．症状が改善したから，解熱したからなどの理由で治療期間以前に抗菌薬を止めてはいけません．

- 一般的に菌血症を合併した場合には 10 ～ 14 日の抗菌薬治療が必要と考えられています．ちなみに菌血症の時の治療期間は黄色ブドウ球菌の菌血症の治療期間をもとに定められているようです．急性腎盂腎炎は原則 2 週間の治療期間であるため，菌血症の有無で変わりはありません．最近の報告では，尿路感染症はもう少し治療期間が短くてもいいのではないかという報告もあります．その理由として，尿路の感染症の場合，抗菌薬濃度が高く，黄色ブドウ球菌と比較し転移性病変を作りにくいことなどが挙げられています．しかし現段階では明確な基準はないため，原則 2 週間の治療を完遂するべきであると考えておいてよいでしょう．

治療効果判定：臓器特異的所見を check！ グラム染色で判断を！

- 尿路感染症の診断が正しかったのか，使用している抗菌薬が適切であったか，これらを判断するために最も優れた指標は何でしょうか．白血球や CRP などの数値は当然のごとく時間差があり，急性期の指標としては適切ではありません．発熱も，解熱を認めればよいですが，すぐに下がるわけではありません．診るべき point は何なのかを理解しましょう．

- 臨床経過が重要です．臓器特異的所見（叩打痛，排尿時痛，残尿感の程度）の改善，食事摂取量，ADL などで評価しなければなりません．入院時と比較して活気があり，食事を 10 割食べ，歩行可能な人がよくなっていないと思いますか？　思わないですね．例え発熱があったとしても，臨床経過が良好であれば治療は奏効しており，抗菌薬を変更してはいけません．

- 最も早期に治療効果判定を行うのに適した手段は，診断と同様尿のグラム染色です．尿中の菌は抗菌薬が適切であれば数時間で減少します．例えば，夜間に入院となった患者であれば，翌日の日中に再検鏡を行うと，菌が減少ないし消失しており，抗菌薬の効果判定は速やかに行えるのです．症状が残存していても尿のグラム染色所見が改善していれば治療は奏効しているといえるでしょう．もしも尿の検鏡所見では治療が奏効しているのに，患者の状態が悪いようであれば，それはそもそも尿路感染症の診断が間違いか，もしくは尿管結石などに伴う急性閉塞性腎盂腎炎で 5D ［☞ p.125 5D: 正しく選択］の選択が不適切かのどちらかでしょう．

急性単純性腎盂腎炎の解熱時間 BRUSH UP YOUR ER SKILL!

- 尿路感染症と診断し抗菌薬を開始し，全身状態はよく経過は良好なものの発熱を認める場合はしばしばあります．そもそも熱はすぐに下がるわけではありません．急性単純性腎盂腎炎に適切な抗菌薬治療を行っても解熱するまでには平均 34 時間かかるといわれ，48 時間経過しても 26％，72 時間経過しても 13％は解熱が得られないことが報告されています[11] 表15-16 ．すなわち抗菌薬を開始して 1, 2 日で解熱が得られないからということを理由に，投与している抗菌薬があたっていないと判断してはいけないのです．「治療効果判定」を適切に行い，抗菌薬が効いていると判断していれば焦る必要はないのです．焦るのは 3 日経っても解熱しない場合です．この場合は，①腎実質内膿瘍 / 腎周囲膿瘍，②気腫性腎盂腎炎，③結石に伴う閉塞性腎盂腎炎，④膀胱尿管逆流症などを考えなければならず，画像の評価が必要です．具体的には上記疾患を考慮し腹部の CT を撮影するべきでしょう．もちろん患者の重症度が高いと判断した場合にはその段階で CT を考慮します．

表15-16 急性単純性腎盂腎炎の解熱時間

治療開始からの時間	発熱を認める患者の割合
48時間	26％
72時間	13％
平均34時間	

Oral switch：経口の抗菌薬への変更はいつか？

- 入院が必要な患者に対する抗菌薬の投与は，開始時は経静脈的であることがほとんどでしょう．しかしずっと点滴をしていては治療が完全に終了するまでは退院できないことになってしまいます．ずっと点滴が繋がっていてはADL upの妨げにもなり得ます．そこで考えなければならないのが，経口の抗菌薬への変更です（oral switch）．変更してよい条件として，①治療が奏効していることが確認できている，②SIRS criteriaを満たしていない，③経口摂取可能，④バイオアベイラビリティー（bioavailability）のよい抗菌薬が存在する，⑤緑膿菌やESBLなどの耐性菌ではない，などが挙げられます．

- ①〜③は全身状態の評価とともに，尿の再検鏡を行うことで評価可能です．④はバイオアベイラビリティーのよい抗菌薬を知る必要があります 表15-17 ．⑤は尿培養，血液培養の結果が重要となります．

- バイオアベイラビリティーとは，内服した薬が腸管から吸収されてどれくらい全身循環にめぐるかという指標です．内服したときのAUC/静注投与したときのAUC × 100（％）と定義されています（※ AUC: area under the curve，血中薬物濃度面積下面積）．①抗菌薬の性質，②投与されるhost（生体側）の状態が重要であり，バイオアベイラビリティーの高い薬剤とは酸に強く，腸管吸収がよいものであり，hostの状態では消化管機能を評価する必要があります．

表15-17 バイオアベイラビリティー（bioavailability）がよい抗菌薬 [12]

アモキシシリン	90%
アモキシシリン/クラブランサン	90%/60%
セファレキシン	90%
ドキシサイクリン，ミノサイクリン	95%
クリンダマイシン	90%/60%
シプロフロキサシン	70%
レボフロキサシン	98%
メトロニダゾール	100%
ST合剤	98%
リファンピシン	95%

帰宅 or 入院

- 救急外来で最終的に問題となるのが入院の判断です．そのためには重症度はもちろんのこと，患者背景や家庭環境も考慮しなければなりません．

- 重症度では重症敗血症，敗血症性ショックの患者は原則入院と考えましょう．比較的若い患者であれば重症敗血症の状態でも帰宅可能の場合もあるとは思いますが，経過をしっかりと追うことが原則です．また経口摂取が可能でなければ状態はさらに

表15-18 帰宅 or 入院：評価すべき項目

①尿路感染症の確定診断ができている
②重症敗血症/敗血症性ショックではない
③経口摂取が可能である
④閉塞性腎盂腎炎ではない
⑤経過を観察できる人が存在する
⑥医師，患者・家族が帰宅に対して不安がない

悪化してしまいます．そのため，帰宅可能な条件としては 表15-18 の項目を評価し，総合的に判断することが必要です．特に，尿路感染症の確定診断ができていない場合や医師自身に帰宅させることに不安がある場合は要注意です．みなさんも一度は帰した患者が再来し，「やっぱりなんとなくおかしかったんだよな…」などと思ったことがあるのではないでしょうか．最終的には帰宅の判断をした場合にも，どのような場合に再診するべきかを具体的に指示し理解してもらうことが必須です．忙しい救急外来でも病状説明は丁寧に，理解しやすい言葉で行いましょう．

症例 ①

【最もよく出会う尿路感染症の病歴】65歳の女性．来院前日の就寝前に寒気を感じた．その際は発熱も認めなかったため，安静にしていればよくなると思い，布団をかぶって就寝した．来院当日起床時には38℃台の発熱を認め，全身状態が悪化，食事も十分にとれなくなったため，心配した息子さんとともに当院救急外来受診となった．Vital signs は，意識 1/JCS，血圧 140/86mmHg，脈拍 94 回/分，呼吸 24 回/分，SpO$_2$ 98％（RA），体温 38.6℃，瞳孔 4/4，対光反射正常であった．既往歴に 2 型糖尿病，高血圧があり，SU 薬，ARB を内服している．

 これもよくある病歴だね．どのようにアプローチするかな？

 発熱を認めているので原因としては感染症が考えられますね．

 発熱をきたす疾患はたくさんあるが，この患者さんの原因が感染症だと思う根拠は，発熱以外にどこにあるかな？

発熱は臓器特異的所見ではありませんでしたね．Vital signs で脈拍，呼吸数が上昇しており，38℃以上の発熱も認めているため，SIRS criteria をこの段階で3項目満たすので敗血症と考えられます．

そうだね．病歴からはどうかな？

来院前日の就寝前に悪寒を自覚しているので菌血症も考えられるかと…

悪寒には軽度悪寒から悪寒戦慄まで3段階あったよね［☞ p.116 表6-7］．そのうち悪寒戦慄は菌血症のリスクが高かったよね．患者さんが寒気を感じたと訴えた場合には，どれに値するか closed question で問診しよう．「寒くて布団をかぶってもブルブルしてしまいましたか？」とね．この患者さんは，寒くて普段使用している布団をかぶっても震えが治まらず，普段よりも1枚布団を増やして昨晩は寝たそうだよ．

なるほど．そうするとこの患者さんはやはり，敗血症・菌血症が考えられるので，発熱の原因は何らかの感染症の可能性が高いですね．

そうだね．そうすると次に行うことは何かな？

抗菌薬投与ですね！　あ，冗談です．Fever work up ですね．

No culture, no therapy！の原則を徹底しよう．もちろん Focus 検索のために top to bottom approach を忘れてはいけないよ．血液培養は必ず2セット採取することを忘れずに．

身体所見上，疼痛部位はありませんでした．肺の音も綺麗ですし，背部含め皮膚も診ましたが，特記事項はありませんでした．原因は何なのでしょうか…

高齢女性の感染症，特に悪寒戦慄を認め，菌血症が示唆される場合の原因で，focus がはっきりしない場合は何が考えられるかな？　ちなみにこの患者さんは2型糖尿病の既往があるから，さらに症状が出現しないことも考慮しなければならないよ（DM is hide）．

尿路感染症と胆管炎ですね．疼痛を認めないこともあるのでしたね．

高齢者，糖尿病罹患中の患者さんは所見が出づらいことに常に注意しなければならないよ．僕も何度騙されたことか．特に高齢者の尿路感染症の症状は何でもありで，発熱のみの場合もあれば，意識障害を主訴に救急搬送され

る場合もあり，敗血症・菌血症患者さんを診る時には常に頭の片隅に入れておかなければならない．なかには市販薬や近医を受診して，抗菌薬や解熱薬を内服している場合も少なくなく，その場合には vital signs も SIRS criteria を満たさず，疼痛部位もなく，あるのは全身倦怠感だけなんてこともある．とにかく尿路感染症は"疑わなければ診断できない"疾患の1つとしておさえておこう．尿路感染症を診断するためにはどうするかな？

尿のグラム染色をします．

そうだね．グラム染色は感染症診療において最も有用かつ重要な検査だ．一般的には大腸菌を代表とするグラム陰性桿菌の貪食像が認められることが多い．もちろん貪食像がはっきりしない場合や，陽性球菌を認める場合もあるから要注意．

尿の検鏡上は太めのグラム陰性桿菌が認められ，貪食像もみられました．大腸菌と考えられます．

抗菌薬はどうするかな？

大腸菌だからセファゾリン（CEZ, セファメジン®）でいいのではないでしょうか？

「大腸菌だから○○の抗菌薬を使う」というのは間違いではないけれど，それ以外に抗菌薬の選択には患者さんの背景，重症度，各病院・地域の local factor などを考えなければならないよ．この患者さんは糖尿病があるよね．ただし，重症感はない．当院での大腸菌に対する各薬剤の感受性は **表15-15** の通りだ．重症度はどのように評価するかな？

重症敗血症か否かを判断するため，vital signs, 血液ガスが重要ですね．

そうだね．Vital signs は SIRS の状態だ．血液ガスでは具体的に何を確認するかな？

乳酸値（lactate）です．

うん．乳酸値が 4mmol/L 以上に上昇していた場合，SIRS ＋乳酸値の上昇で重症敗血症と考えられる．この患者さんの乳酸値は 4.5mmol/L と上昇していた．その後の検査結果でも腎機能障害を認め，これは腎前性腎障害が考えられた．以上から，この患者さんの病態は，急性腎盂腎炎，それに伴う重症敗血症，急性腎障害が考えられる．抗菌薬は糖尿病のコントロールは良好

で全身状態も比較的良好であったことからセファゾリンを選択した.

糖尿病の程度によって抗菌薬は違うものを選択すべきなのですか？

糖尿病があるから広域の抗菌薬というわけではないよ．ただし，糖尿病患者，特にコントロール不良である場合や，未介入の糖尿病患者では要注意だ．腎盂腎炎でも気腫性腎盂腎炎や膿瘍，また菌でも緑膿菌や ESBL を考えなければならないこともある．こういう時に point となるのが全身状態，検査ではグラム染色の検鏡所見だ．患者さんの全身状態がよければ必ずしも初めから広域の抗菌薬は使わず，経過をみて培養所見や全身状態で必要あれば抗菌薬を変更（escalation）すればよい．またグラム染色でグラム陰性桿菌のみであれば少なくとも陽性球菌の cover は必要ないため，ピペラシリン・タゾバクタム（PIPC/TAZ, ゾシン®）ではなくセフタジジム（CAZ, モダシン®）などグラム陰性桿菌の cover のみでよいわけだ．

グラム染色は重要ですね！

各施設で異なるとは思うけれど，グラム染色を行うことができる施設では自身で検体を持っていって自分の目で確認するとよいだろう．技師さんと仲よくなろう．この方は抗菌薬開始後の経過は良好，その後血液培養から尿培養と同様の大腸菌が検出され，大腸菌による急性腎盂腎炎，菌血症の診断となった．第 2 病日には解熱し，その後経口摂取も可能となったために第 6 病日に oral switch し退院となった．急性腎盂腎炎，菌血症であり，治療期間は計 14 日とした．

診断 ▶ 大腸菌による急性腎盂腎炎，菌血症

> **症例②** 【抗菌薬投与のみでは改善しない尿路感染症】56歳の女性．来院当日昼食を作っている際に突然左側腹部の疼痛を自覚した．様子をみていたが症状改善なく救急要請．Vital signs は，意識 1/JCS，血圧 90/48mmHg，脈拍 100 回/分，呼吸 24 回/分，SpO$_2$ 98％（RA），体温 38.2℃，瞳孔 4/4，対光反射正常であった．既往歴に関節リウマチがあり，ステロイドを内服している．

症例1と同じような vital signs だけれども，左側腹部痛があるね．何が考えられるかな？

Vital signs は SIRS 3 項目満たすので敗血症と考えられます．あとは重症敗血症か否かを lactate や腎機能障害などから判断します．

そうだね．考え方としては，症例1のように，感染症の focus は尿路やその他の部位の検索を行うことが重要だ．ただし最も重要なのは，SIRS criteria に加え左側腹部の疼痛を合併していることだね．これは何が考えられるかな？

突然の左側腹部痛ですから，尿管結石ですか？

左側腹部痛という主訴だけでは鑑別疾患がたくさんあるが，そこに感染を疑わせる vital signs があることを考えると，尿管結石，それに伴う急性閉塞性腎盂腎炎を鑑別に挙げておかなければならない．

治療は変わるのですか？

治療は大きく異なる．尿管結石による急性腎盂腎炎，総胆管結石による胆管炎では，閉塞機転が解除されなければ，いくら抗菌薬が効果があっても病態は改善しない．そのため急性腎盂腎炎を診断する際には，常に尿管結石や尿管を閉塞させる因子（子宮筋腫，骨盤内腫瘍，etc.）の有無を確認すること，尿管結石と診断する際には敗血症の合併の有無を検索することが必須事項となる．それではこの方の左側腹部の痛みが尿管結石か否かを判断するためにはどうするかな？

腹部の CT を撮影します．

尿管結石の診断に感度，特異度共に高い検査ということであれば腹部 CT が No.1 だけど，救急外来で速やかに判断可能な検査を行うべきだろうね．

エコーですね.すいません.救急外来の検査の3種の神器でしたね.

この患者さんは,左腎臓にエコーを行ったところ,明らかに左右差のある水腎症の所見を認めた.また,血液ガスでlactateが9mmol/Lと上昇しており,この段階で重症敗血症の状態と考えられる.EGDTに則って治療を開始し,抗菌薬を早期に落とさなければならない.抗菌薬は何を選択するかな?

尿のグラム染色を行って判断します.

そうだね.本当は採取したいところだけれど,この患者さんは血管内脱水があり尿が全く出なかった.もちろん外液を投与しているが,すぐに尿が出るわけではない.尿が採取できない場合はどうするかな?

尿が出るまで輸液を…

すでに重症敗血症の状態なので抗菌薬は早期に投与したい.今回のように閉塞性の急性腎盂腎炎の場合にはよりいっそう緊急度が高くなる.例えば腎機能障害患者で普段から尿が出づらい患者さんもいるよね.また尿検体を採取してもすぐに検鏡できない状況も多々ある.抗菌薬をグラム染色を確認してから投与するのがベストだけれども,それができない状況もあるのが現状だ.血液培養2セットは当然採取するとして,抗菌薬は何を選択しようか?

尿路感染症の起因菌となり得る菌を全てcoverせざるを得ないですよね?

そうだね.陰性桿菌では大腸菌などの腸内細菌以外に緑膿菌,陽性球菌では腸球菌(E. faecalis, E. faecium)など具体的な菌名を想定して抗菌薬を選択しよう.上記の菌を全てcoverするとすればピペラシリン・タゾバクタム(PIPC/TAZ,ゾシン®)+バンコマイシン(VCM,バンコマイシン®),ESBL産生菌まで考えればPIPC/TAZの代わりにメロペネム(MEPM,メロペン®)を考慮する必要があるね.

なるほど.重症な場合には広域にcoverできる抗菌薬を投与せざるを得ないですね.

抗菌薬は投与するとして,この患者さんは閉塞機転がある可能性があるね.これに対してはどうしようか? 5Dの選択を正しく行わなければならないからね.

原因が尿管結石であればステント挿入が必要ですね.

そうだね．尿管ステントや腎瘻造設などの閉塞機転の解除が絶対必要だね．もちろん尿管結石の位置や大きさによって自然排石が見込めるか否かは考えるけどね［☞ p.146 結石の大きさ vs 排出率］．重要なことは閉塞機転の解除を常に考えておくことだ．泌尿器科の協力も必要だからね．

外科的な介入が必要か否かはどうやって判断するのですか？

そこが最も難しいところだ．決して検査結果で判断してはいけない．最も重要なのは vital signs だ．治療介入にもかかわらず頻脈や頻呼吸が継続する場合や意識障害を認める場合には危険なサインだ．また検査所見は CRP や白血球ではなく lactate が有用だね．

なるほど．経時的な変化が重要ですね．

この患者さんは，全身状態やステロイドを内服していること，閉塞機転があることが予想されたことから CT を撮影した．結果，左腎盂尿管移行部に 7mm 大の結石がみつかった．この症例では重症敗血症であること，救急外来の経過で vital signs の改善が乏しかったことを考慮して泌尿器科をコンサルトし，緊急でステントを留置してもらった．処置後は発熱こそ持続したものの，頻脈，頻呼吸は改善し，それとともに乳酸値は低下した．入院翌日には血液培養2セット4本からプロテウスが検出され，感受性結果を受けて抗菌薬は de-escalation を行った．

泌尿器科にコンサルテーションしてもすぐに対応してもらえないこともあると思いますが，その場合にはどうするべきですか？

コンサルテーションの仕方が問題だ．何を根拠に，今その処置を行う必要があると考えているかを適切に伝えなければならない．普段から何となくコンサルテーションしていては信用もなくなる．他科にコンサルテーションする時には，常に根拠を持つようにしよう．

診断 ▶ 尿管結石に伴う急性閉塞性腎盂腎炎，重症敗血症，菌血症

【参考文献】

1) 青木　眞. レジデントのための感染症診療マニュアル. 3版. 東京: 医学書院; 2015.

2) Strehlow MC, Emond SD, Shapiro NI, et al. National study of emergency department visits for sepsis, 1992 to 2001. Ann Emerg Med. 2006; 48: 326-31.

3) Bent S, Nallamothu BK, Simel DL, et al. Does this woman have an acute uncomplicated urinary tract infection? JAMA. 2002; 287: 2701-10.

4) Wallach J. Interpretation of Diagnostic Tests. 8th ed. Philadelphia: Lippincott Williams & Wilkins; 2007. p.820.

5) Betts RF, Chapman SW, Penn RL. Reese and Betts' A Practical Approach to Infectious Diseases. 5th ed. Philadelphia: Lippincott Williams & Wilkins; 2002.

6) Fowler VG Jr, Li J, Corey GR, et al. Role of echocardiography in evaluation of patients with Staphylococcus aureus bacteremia: experience in 103 patients. J Am Coll Cardiol. 1997; 30: 1072-8.

7) Hooton TM, Scholes D, Stapleton AE, et al. A prospective study of asymptomatic bacteriuria in sexually active young women. N Engl J Med. 2000; 343: 992-7.

8) Harding GK, Zhanel GG, Nicolle LE, et al; Manitoba Diabetes Urinary Tract Infection Study Group. Antimicrobial treatment in diabetic women with asymptomatic bacteriuria. N Engl J Med. 2002; 347: 1576-83.

9) Nicolle LE, Bradley S, Colgan R, et al; Infectious Diseases Society of America; American Society of Nephrology; American Geriatric Society. Infectious Diseases Society of America guidelines for the diagnosis and treatment of asymptomatic bacteriuria in adults. Clin Infect Dis. 2005; 40: 643-54.

10) 岩田健太郎. 目からウロコ！ 外科医のための感染症のみかた，考えかた. 東京: 中外医学社; 2015. p.106-10.

11) Behr MA, Drummond R, Libman MD, et al. Fever duration in hospitalized acute pyelonephritis patients. Am J Med. 1996; 101: 277-80.

12) 細川直登，編. 臨床感染症ブックレット 2巻 エンピリック治療の抗菌薬，確定治療の抗菌薬を選択する. 東京: 文光堂; 2010. p.86-7.

コラム 急がば回れ！　理解していなければ意味がない！

　患者は自分自身の薬が何のために処方されているかを知らないことがよくあります．「薬は何を飲んでいますか？」，「何のために飲んでいるかご存知ですか？」と聞くと，正確に把握している人は少なく，救急外来で説明して初めて理解される方も少なくありません．薬剤にまつわる救急外来受診は多く，代表的なものに抗血栓薬（特にワルファリン），インスリンや経口糖尿病薬（特に SU 薬），ジギタリスなどが挙げられます．忙しい救急外来ですが，同様のことを繰り返さないためにも，説明は患者にわかりやすい言葉で行いましょう．また，高齢者が多い救急外来では，患者だけでなく家族にも説明し理解していただくことが重要です．

⑯ 髄膜炎かな？と思ったら
—Meningitis—
腰椎穿刺の閾値を下げよ！

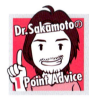

『髄膜炎を疑ったら必ず腰椎穿刺を行う！』これにつきます．「腰椎穿刺を行うべきか？」と思ったら行わない理由がありません．

- ▶「いつ髄膜炎を疑うか．」を理解しよう！
- ▶ 治療の正しい順番を習得せよ！
- ▶ 抗菌薬を正しく選択しよう！

はじめに

- 髄膜炎は内科エマージェンシー疾患であり，誰もが正しく診断，治療ができなければなりません．肺炎や尿路感染症と比較すると出会う頻度は少なく，ワクチンの普及に伴い今後も減少していくと思われますが，決して見逃してはいけない疾患です．また，病状がある程度進行してから救急搬送される例が多く，より早期に診断し治療を開始しなければなりません．救急外来で出会う細菌性髄膜炎の一般的な経過は，救急搬送数日前から発熱や頭痛などの感冒症状を認め，解熱鎮痛薬や抗菌薬を内服し経過をみるも状態改善せず，意識状態も悪くなり救急搬送というものです．本章では「いつ疑うか？」を中心に，疑ってから診断に至るまで

の流れを学びましょう！

疫学

- 本邦の髄膜炎の年間発症率は約 3 万人で，多くが無菌性髄膜炎です．細菌性髄膜炎は約 1,500 人でそのうち 75％は小児です．当院は年間約 6,000 台（2013 年度）の救急車を受け入れていますが，成人の細菌性髄膜炎を年間 3 例の頻度で経験します．今後細菌性髄膜炎は減少していくと思われますが，忘れた頃にやってくるため，救急外来では常に頭に入れておかなければなりません．

いつ疑うか？： 意識障害患者では必ず鑑別に入れること！

▶古典的 3 徴

- 細菌性髄膜炎の古典的 3 徴（発熱，項部硬直，意識障害）は有名ですが，これだけ覚えていても髄膜炎の診断はつけられません．なぜならば，救急外来で遭遇する髄膜炎患者はこれら 3 徴を満たさないことも多く，また頭痛や嘔吐を主訴に来院する場合もあるからです 表16-1 ．その際重要なことは意識障害を含む vital sings であり，意識障害以外に SIRS criteria のうちどれか 1 つを満たす症例においては必ず髄膜炎を鑑別に挙げることを忘れないことです．高齢者では発熱と意識障害を認めている場合，中枢神経系感染症よりも肺炎や尿路感染症である場合がほとんどですが，「髄膜炎かも？」と鑑別に挙げることが大切です．

- 髄膜炎の古典的な 3 徴は，発熱，項部硬直，意識障害ですが，3 徴全てそろう患者は 44％[2] から 66％[3]，成人の細菌性髄膜炎の 3 つの研究[1] から蓄積された感度は 46％と，2 人に 1 人は 3 徴を満たしません．特に発熱においては，臓器特異的なものではなく，感度は 42 ～ 97％[1] といわれています．抗菌薬の先行投与や解熱薬の内服があれば，感度はさらに低下し，重症な場

表16-1 病歴・身体所見[1]

頭痛	50%
嘔気，嘔吐	30%
発熱	85%
項部硬直	70%
意識障害	67%
発熱，項部硬直，意識障害	46%
局所神経徴候	23%
皮疹	22%

合には低体温となることもしばしばあります．肺炎もそうでしたが，髄膜炎においても，受診時に発熱を認めない場合の方が死亡率は高いことが報告されています．感染症診療は臓器特異的所見で評価することを改めて頭に叩き込みましょう．

- 細菌性髄膜炎の原因で最も多い肺炎球菌性髄膜炎のうち40％は，中耳炎，副鼻腔炎，肺炎が先行します．病歴から感冒症状など，これらを疑わせる所見を認め意識障害を併発している場合には，髄膜炎の可能性を第一に考えましょう．救急外来では肺炎が疑われるも，その患者に意識障害を認めていることはしばしば経験します．この場合，髄膜炎を安易に否定してはいけません．

▶病歴・身体所見から細菌性髄膜炎を否定できるか？

- 細菌性髄膜炎のうち95％は，4症状（発熱，頭痛，項部硬直，意識障害）のうち2つは認めるといわれ，発熱，項部硬直，意識障害のいずれも認めない場合には，細菌性髄膜炎の可能性は1％以下といわれています[2, 4]．例えば，頭痛もまた髄膜炎においてよく認められる症状ですが，頭痛を主訴に来院し，その他（発熱，項部硬直，意識障害）の所見を認めなければ細菌性髄膜炎の可能性はきわめて低いといえるでしょう．

- 実際の臨床で困るのは，意識障害を認めるものの，項部硬直やKernig signはなく，経過からも積極的に髄膜炎を疑えない場合に，腰椎穿刺をするかどうかではないでしょうか．結論からいえば，意識障害を説明し得るその他の原因が確定できていないのであれば，速やかに腰椎穿刺を施行するべきです．細菌性髄膜炎もまたスピードが命の疾患であり，治療が遅れると予後が不良となります．腰椎穿刺さえ施行すれば白黒をつけられ，その後の治療の選択に大きく関わるため，初療の段階で行うことが重要です．心臓カテーテル検査のような侵襲的な処置であれば検査を躊躇う気持ちもわかりますが，腰椎穿刺は比較的安全な手技であり，少しでも「髄膜炎かも？」と考えたのならば，行うべきです．

診断：臓器特異的所見で評価せよ！ BRUSH UP YOUR ER SKILL!

- 肺炎であれば呼吸数や酸素化，尿路感染症であれば腎叩打痛や頻尿，排尿時痛など，発熱のような非特異的な所見ではなく臓器特異的所見をもって感染症は診断，治療効果判定を行わなければなりません．髄膜炎における臓器特異的所見は①意識，②髄膜刺激徴候です．①意識は「普段と異なるか否か」が重要であり，軽度の意識障害であっても認める場合には「意識障害あり」と判断しなければなりま

せん．「軽度だから」，「外液投与で多少症状が改善したから」などを理由に，意識障害を軽視してはいけません．意識状態は「普段と同じか否か」を必ず確認しましょう．そのため，必ず家族や友人など，普段の意識状態を把握している方に直接聞くことが必要です．軽度の意識障害，例えば見当識障害を認知症などと片付けてはいけません［☞ p.7 ①意識障害に出会ったら］．

▶髄膜刺激徴候

- 髄膜刺激徴候を示唆する身体診察所見として，項部硬直，Kernig sign 図16-1 ，Brudzinski's sign 図16-2 などが一般的です．しかし 表16-2 の通り，特異度は高いものの感度はきわめて低く，除外診断には使用できないことがわかります．それに対して，jolt accentuation 図16-3 ，neck flexion test 図16-4 は感度がきわめて高く，除外診断に利用できます．注意しなければならないのは，オーダーが入らないような意識障害患者ではどちらも使用できないということです．あくまで自身で首を動かしてもらわなければなりません．意識障害患者の首を他動的に動かして評価してはいけません．意識清明な患者で，jolt accentuation，

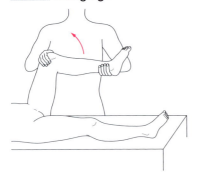

図16-1 Kernig sign

仰臥位で股関節を90°に屈曲させ，下腿を上方に持ち上げると，痛みのため膝関節を135°以上に伸展できない場合は陽性．

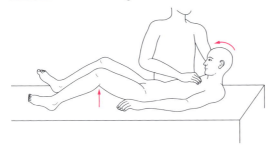

図16-2 Brudzinski's sign

下肢を伸展させた仰臥位の患者の頭を持ちあげると反射的に下肢が膝関節で屈折する場合は陽性．

表16-2 髄膜刺激徴候 5, 6)

徴候	感度	特異度	陽性尤度比	陰性尤度比
項部硬直	30%	68%	0.94	1.03
Kernig sign	5%	95%	1	1
Brudzinski's sign	5%	95%	1	1
Neck flexion test	97%	60%	2.43	0.05
Jolt accentuation	97%	60%	2.5	0

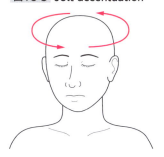

図16-3 Jolt accentuation

頭部を1秒間に2〜3回の速度で左右に水平回旋させ、頭痛が悪化した場合は陽性.

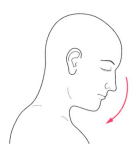

図16-4 Neck flexion test

口を閉じたまま顎が前胸部に着けば陰性.

neck flexion test が陰性であれば髄膜炎は否定的と判断してよいでしょう．

①項部硬直

- あってもなくても髄膜炎は診断も除外もできませんが，だからといって確認する必要がないわけではありません．Jolt accentuation や neck flexion test は意識清明患者で確認する事項ですが，項部硬直は意識障害を認める場合にも判断可能です．その際，頸を横に動かした時の硬さと比較します．Parkinson 症候群では項部硬直を認めることがあるためです．

② Jolt accentuation

- 首を水平に1秒間に2〜3回振った時に頭痛が増悪するという身体所見で，髄膜炎に対する感度は97〜100%と報告されています．ウイルス性髄膜炎に対する小規模臨床試験による報告ですが，実臨床においても利用しやすく，有用な身体検査法といえます[6]．

髄膜炎の重症度

- 細菌性髄膜炎も尿路感染症と同様，肺炎のように重症度を測る指標はありません．尿路感染症と同様に，敗血症の重症度分類に準じて評価すればよいでしょう．細菌性髄膜炎は意識障害を伴っている場合が多く，その段階で重症敗血症であることを忘れてはいけません．

検査：腰椎穿刺を躊躇するな！

▶腰椎穿刺：準備が成功の秘訣！　急がば回れ！

- 腰椎穿刺は髄膜炎の診断において最も有用な検査です．髄液を検鏡，培養することで原因菌を同定することができます．抗菌薬の前投与がなければ，腰椎穿刺を施行しさえすれば標的とする菌が判明するわけです．
- 腰椎穿刺を施行する際に最も重要なのは準備であり，患者の体勢と位置決めが大切です．不適切な処置で患者に苦痛を与えてはいけません．体勢をとる際に重要なのは，患者の背中が地面に対して垂直になっているかどうかです．介助者が背中を丸めることに全力を注ぎ，首を無理矢理曲げ，足を抱え込むと，患者は痛みを訴え体勢が保持できません．「とにかく垂直に！」が重要であり，首を曲げることは必ずしも必要ありません 図16-5．正しい姿勢で行わないとtraumatic tap をはじめ適切な検体が採取できません．

  ※ traumatic tapの髄液所見→RBC：WBC ≒ 1,000：1（血清の比率と同様となるはず）

- 腰椎穿刺後頭痛にも注意が必要です．穿刺後の安静臥位がよく指示されていますが，実はこれにはエビデンスはありません．エビデンスがあるのは，①腰椎穿刺針は細めにする（20G より細く），②穿刺針のカット面を硬膜の線維

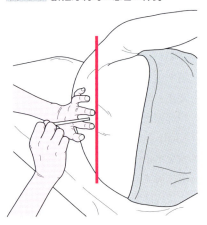

図16-5 腰椎穿刺時の患者の体勢

背中が地面に対して垂直になっていることが重要.

に平行にする，③穿刺針抜去の際には内筒を戻してから抜去する，の3点です．最も重要なのは，患者に安心して検査を受けてもらうため，十分な説明を行い，声かけを行いながら手技を行うことであるのはいうまでもありません．

- 採取した髄液は外観を観察した後，微生物検査用の髄液は冷やさないようにしてただちに検査室に届けなければなりません．
- 髄液は一般検査，培養検査以外に可能であれば保存検体として数mL提出しておくことをお勧めします．原因検索のために追加で髄液を提出する場合があるためです．

①髄液所見の解釈：リンパ球優位だからウイルス性？　そんなに甘くない！

- 髄液検査で確認するのは，初圧，細胞数，グラム染色所見，培養，分画，グルコース濃度，タンパク濃度です．例外はあるものの，典型的な所見をおさえておくことは重要です．細菌性髄膜炎の典型例は髄液中の多核球の増加，グルコース濃度の低下です 表16-3 ．髄液白血球数が 2,000/μL を超えている場合や，髄液糖/血清糖＜0.23の場合は，細菌性髄膜炎の確率は99%であり，確定的といわれています[7]．
- 救急外来では特に細菌性髄膜炎か否かが重要です．疑わしければその段階で抗菌薬投与を行うため，髄液所見の結果が判明する前に抗菌薬を投与開始することがほとんどですが，裏付けをとるために髄液所見の適切な解釈が必要となります．上記のように典型的な細菌性髄膜炎の所見が得られれば迷わないのですが，典型例でないこともしばしばです．以下の非典型例をおさえておきましょう．
- 細胞数がゼロであっても細菌性髄膜炎を否定できない！：細胞数の正常値は新生児：25/μL，乳児：20/μL，乳児以降：5/μL 未満ですが，細胞数がゼロであってもグラム染色，培養は必ず行わなければなりません．当院では，肺炎球菌性髄膜炎症例で細胞数ゼロでもグラム染色で菌を認めた症例や，白血球が多すぎて細胞数が確認できない症例を経験しています．細胞数のみで診断してはいけません．必ずグラム染色を行いましょう！
- リンパ球優位であっても細菌性髄膜炎の可能性あり！：室温で保存した場合，1

表16-3 典型的な髄液所見

髄液所見	細菌性	ウイルス性
白血球数 （/μL）	＞500	＜300
分画	多核球優位	リンパ球優位
糖	低下 血清の4割以下	正常
タンパク （mg/dL）	著明に上昇 100 ～ 500	正常～上昇

時間で32%，2時間で50%細胞数が減少すると報告されています[8]．また髄液中の白血球は2時間で50%減少するのに対してリンパ球は減少しません．時間が経つといとも簡単にリンパ球優位になってしまうのです．また，抗菌薬の投与が前医から行われている症例など，中途半端に治療された細菌性髄膜炎においてもリンパ球優位となります．採取した検体は速やかに検査室へ持っていくこと，抗菌薬の前投与がないかを確認することが重要です．髄液所見のみで，ウイルス性か細菌性かを鑑別することはできないと心得ておくべきでしょう．

② 禁忌

- 腰椎穿刺の禁忌は一般的に，①頭蓋内圧亢進状態の患者，②局所感染の存在，③出血性素因・抗凝固療法中で著明な血液凝固異常患者です 表16-4 ．①に関しては頭部CTを撮影するかが問題になりますが，ほとんどの細菌性髄膜炎患者は意識障害を伴っており，撮影するべきです［☞ p.7 ①意識障害に出会ったら］．③に関しては明確な基準は示されていません．積極的に疑えば拮抗薬を使用してでも行うことになるでしょう．

表16-4 **腰椎穿刺の禁忌**[9, 10]

- 頭蓋内圧亢進
- 局所感染の存在
- 出血性素因・抗凝固療法中
  - 血小板 $< 50,000/\mu L$
  - PT-INR > 1.4

▶ 髄液検鏡／髄液培養

- 救急外来では腰椎穿刺を行う前に，血液培養や，必要があれば他部位（喀痰，尿）の培養を提出後速やかに抗菌薬を投与開始することが必要です．細菌性髄膜炎は，初期治療を適切に行わなければ致死的な経過となり得ます．そのため髄膜炎疑いの患者では早期に empiric な抗菌薬治療を開始するべきです．髄液検鏡の前に抗菌薬を使用するのなら検鏡する意味がないように思われるかもしれませんが，髄液グラム染色の感度は高く，髄液を検鏡し，その段階で肺炎球菌やインフルエンザ桿菌など，起因菌が同定できれば，より適切な抗菌薬へと速やかに変更可能となります．また細菌性髄膜炎と常に鑑別しなければならない疾患にヘルペス脳炎があります．この疾患も早期に治療介入しなければ予後不良な疾患であり，疑わしきは髄液のPCRを提出し治療開始しなければなりません．髄液検鏡で起因菌が同定できればヘルペス脳炎の cover は基本的に必要ありません．同時に感染が起こることはまずないでしょうから．原因菌を同定する努力を怠ってはいけません．

▶ 血液培養

- 肺炎や尿路感染症と同様に，髄膜炎においても血液培養の採取が必須です．抗菌薬が既に入っている場合には陽性率は50%以下ですが，未治療群では70～80%

と報告されています[11]. 起因菌の同定や菌血症の有無を判断し, 抗菌薬や治療期間を正しく選択しましょう.

- 細菌が髄膜炎に至るには, 敗血症を発症し側脳室の脈絡層を通って髄腔内に侵入するか, もしくは別の部位の血液脳関門の透過性を変えて侵入するため, 血液培養は髄膜炎を疑った場合には強く推奨されています[12].

▶尿中抗原

- 細菌性髄膜炎の起因菌で最も多いのは肺炎球菌です. 髄膜炎は早期発見・早期治療が特に重要な感染症であり, 様々な角度から起因菌を探しにいくべきです. 肺炎球菌尿中抗原キットを尿ではなく髄液で行う報告も散見されます. 施設によっては, 自身でグラム染色できない場合もあるでしょう. そのような場合に尿中抗原は役に立つでしょう. ただし, 「⑭肺炎かな？と思ったら」でも述べましたが, 偽陽性や偽陰性には注意が必要です. 尿中抗原のみで起因菌を同定してはいけません.

▶頭部 CT: 腰椎穿刺の前に撮影する必要があるか？

- 髄膜炎を疑った患者全例に頭部 CT を必ずしも施行する必要はありません. Dr. Tierney's pearl に次のようなものがあります. "In patient with headache, stiff neck, and fever without focal neurological signs, do the lumber puncture first: obtaining a CT is a waste of valuable time." 「頭痛・項部硬直・発熱を呈し神経学的巣症状のない患者では, 腰椎穿刺をまず行う. CT は貴重な時間の浪費である.」[13]

- 頭部 CT を撮影すべき患者群を理解することが必要です. 表16-5 のどれも該当しなければ, 頭部 CT は不要と報告されています[14].

- 救急外来で経験する髄膜炎患者のほとんどは意識障害を認めます. 意識障害患者では低血糖否定後に頭部 CT を施行するべきと別項で述べました. 本邦では諸外国と比較し頭部 CT は普及しています. 髄膜炎を疑ったら頭蓋内圧亢進所

表16-5 頭部 CT を撮影するか否か: 以下の項目を全て満たさなければ必要なし![14]
①60歳以下
②免疫不全
③中枢神経疾患の既往
④1週間以内の痙攣
⑤意識障害
⑥連続2問の質問に正確に答えられない
⑦連続2問の指示に適切に従えない
⑧注視麻痺
⑨視野異常
⑩顔面神経麻痺
⑪上肢または下肢挙上の異常
⑫言語の異常（失語など）

見を否定するためというより，意識障害患者では脳卒中や外傷などの意識障害をきたすその他の疾患を否定するために頭部 CT を施行するべきでしょう．

細菌性髄膜炎を検査所見で除外できるか？

- 前述の通り，古典的 3 徴を全て認めなければ細菌性髄膜炎は否定的です．しかし現実には項部硬直の有無を判断することは意外と難しく，発熱を認めない髄膜炎もあり，意識障害患者で細菌性髄膜炎を否定しきれず腰椎穿刺を施行する例が多く存在します．それでは腰椎穿刺の結果，どのような髄液検査結果であれば否定できるのでしょうか．表16-6 の 4 項目全てを満たせば否定的と報告されています．ここでの point は①意識清明であるということです．意識障害患者では，腰椎穿刺することなく安易に髄膜炎を否定してはいけません．

表16-6 **細菌性髄膜炎を否定するために確認すべき 4 項目** [15]

①意識清明
②髄液グラム染色で細菌を認めない
③髄液中白血球の割合（多核白血球数/総白血球数）≦15%
④髄液中多核白血球数（絶対数）≦150/mm^3

4 項目とも満たせば，細菌性髄膜炎を否定できる！

治療：正しい選択は？

- 感染症の大原則は，"no culture, no therapy！"です．髄膜炎に関しても例外ではなく，血液培養，腰椎穿刺施行後に抗菌薬を投与することが理想的ではあります．しかし，さらに重要なのは，腰椎穿刺を行うことに時間をかけてしまい，抗菌薬の投与のタイミングを遅らせてはならないということです．細菌性髄膜炎の予後不良因子として 表16-7 の 4 つが挙げられますが，最大の予後不良因子は適切な抗菌薬投与の遅れです．細菌性髄膜炎では抗菌薬投与を来院後 30 分以内に行うことが目標とされています．緊急かつ重篤な疾患であることを常に意識して対応しなければなりませ

表16-7 **細菌性髄膜炎の予後不良因子―初診時―** [16]

①意識障害
②痙攣
③低血圧
④抗菌薬投与開始までの時間

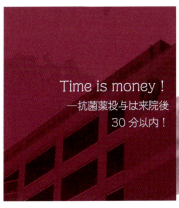

Time is money！
—抗菌薬投与は来院後30分以内！

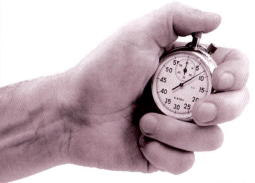

⓰ 髄膜炎かな？と思ったら

ん．
- 抗菌薬を腰椎穿刺の前に投与してしまうと菌が消失してしまうのでは？と思うかもしれませんが，まず問題ありません．腰椎穿刺前に抗菌薬を投与しても，数時間以内に髄液を採取できれば，検出率はあまり落ちないといわれています．髄膜炎菌の場合には，抗菌薬投与後比較的速やかに菌が消失するといわれていますが，繰り返しになりますが最も重要なのは，腰椎穿刺を行うことで治療のタイミングを遅らせてはならないという点です．4時間以内であれば70%以上の陽性率があるとされていますが，さすがに4時間はかかりませんよね．遅くても投与後1時間以内には髄液を採取できると思いますので，まず問題ありません．
- 救急外来で髄膜炎を疑った際の診療の流れを確認しておきましょう．意識障害を伴っていることがほとんどであるため，まずはABCを安定させます．その後fever work upとして血液培養2セット採取，その後頭部CTで意識障害をきたす他疾患（脳卒中，頭部外傷など）を否定し，その後ステロイド，抗菌薬の投与を行いながら腰椎穿刺となります．この流れで診療を行うと来院30分以内に抗菌薬を投与することが可能です 表16-8．

表16-8 救急外来における診療の流れ：理想と現実

	理想	現実
1	Fever work up	Fever work up
2	頭部CT	頭部CT
3	腰椎穿刺	ステロイド
4	ステロイド	抗菌薬
5	抗菌薬	腰椎穿刺

抗菌薬の選択は正しく行うこと！： 髄膜炎か否か，それが問題だ！

- 細菌性髄膜炎の可能性が考えられた場合には，empirical に抗菌薬を開始しなければなりません．初療がきわめて重要であり，いくら抗菌薬を投与する時間が早期であっても，はずしては意味がないですよね．肺炎や尿路感染症の場合には多少の時間的猶予があるため，グラム染色所見を参考に抗菌薬を選択するべきですが，細菌性髄膜炎の場合にはその時間すらありません．とにかく早く抗菌薬を投与したいのです．起因菌を同定する前の段階で抗菌薬を投与することになるため，考え得る菌を想定し初回の抗菌薬を選択するべきです．検鏡後，もしくは培養結果をみて de-escalation すればよいのです．抗菌薬を正しく選択するためには当然起因菌を把握しておく必要があります． 表16-9 は最低限頭に入れておきましょう．

- 髄膜炎における肺炎球菌に対する抗菌薬の選択は，肺炎などの他臓器の肺炎球菌感染症とは異なります．髄膜炎以外の肺炎球菌に対しては，ほとんどがペニシリンで治療可能ですが，髄膜炎となると髄液移行性を考えなければならず， 表16-10 のように S（susceptible），I（intermediate），R（resistant）の MIC 値が大きく異なります．当院のデータを当てはめても，肺炎など髄膜炎以外であれば約 98％が PSSP なのに対して，髄膜炎とすると PSSP の割合は 50％程度で

表16-9 細菌性髄膜炎の起因菌

年齢	細菌
新生児	*Streptococcus agalactiae*（ストレプトコッカス・アガラクティア）
	Escherichia coli（大腸菌）
	Listeria monocytogenes（リステリア・モノサイトゲネス）
	Klebsiella pneumoniae（クレブシエラ）
1 ～ 23カ月	*Streptococcus agalactiae*
	Escherichia coli
	Neisseria meningitidis（髄膜炎菌）
	Streptococcus pneumoniae（肺炎球菌）
	Haemophilus influenzae（インフルエンザ菌）
2 ～ 50歳	*Streptococcus pneumoniae*
	Neisseria meningitidis
>50歳	*Streptococcus pneumoniae*
	Neisseria meningitidis
	Listeria monocytogenes
	好気性グラム陰性桿菌

表16-10 髄膜炎における肺炎球菌の薬剤耐性（米国 CLSI 基準による）

	S（PSSP）	I（PISP）	R（PRSP）
髄膜炎以外	≦2μg/mL	4	8≦
髄膜炎	≦0.06		0.12≦
経口ペニシリン（ペニシリンV）	≦0.06	0.12～1.0	2≦
治療薬	ペニシリン	第3世代 セフェム系	バンコマイシン＋ 第3世代セフェム系

※数値は全て MIC 値

す．つまり 2 人に 1 人は PRSP ということになります．そのため，肺炎球菌性髄膜炎を考え治療する場合，患者背景や重症度から，empirical な抗菌薬で治療開始する場合には，セフトリアキソン（CTRX）にバンコマイシン（VCM）を追加する必要があります．

- 50 歳以上，または妊婦（特に妊娠後期），新生児，免疫抑制者においては，原因菌としてリステリア菌(*Listeria monocytogenes*)も考えなければなりません．妊婦は非妊婦健常人と比較し約 17 倍も罹患のリスクが高いといわれています．妊婦が髄膜炎を発症した場合には，22％で自然流産，死産，新生児死亡など，予後不良の合併症をきたし，治療が不十分であった場合には新生児の約 60％にリステリア菌による敗血症を発症するとされています．これらを考えると，初療の段階でこれらの因子を持つ患者はリステリアの cover 目的にアンピシリン（ABPC）

表16-11 起因菌確定後の抗菌薬治療 [17]

起因菌	推奨される治療
Streptococcus pneumoniae	
PSSP	PCG，ABPC
PRSP	
CTX MIC<1.0	CTX（CTRX）
CTX MIC>1.0	VCM+CTX（CTRX）
Escherichia coli	CTX（CTRX），CFPM，MEPM
Listeria monocytogenes	ABPC
Streptococcus agalactiae	ABPC
Haemophilus influenzae	CTX（CTRX），CP，MEPM
Staphylococcus aureus	
MSSA	Oxacillin（VCM，LZD）
MRSA	VCM
Pseudomonas aeruginosa	CAZ，CFPM
Neisseria meningitidis	CTRX

表16-12 治療期間 [18)

原因微生物	治療期間
Streptococcus pneumoniae	10 〜 14日間
Haemophilus influenza type b	7日間 (ただしBLNAR株などの場合, より長期に必要)
Neisseria meningitidis	7日間
Listeria monocytogenes	21日間以上
E. coli	21日間
Klebsiella pneumonia	21日間 (*E. coli* に準じて)
Streptococcus agalactiae	14 〜 21日間

表16-13 髄液グラム染色感度 [19)

菌種	感度 (%)
Streptococcus pneumoniae	90
Haemophilus influenzae	86
Neisseria meningitidis	75
Enterobacteriaceae	50
Listeria monocytogenes	30

を追加投与するべきです.

- 髄液や血液培養から起因菌が確定したら, 最適な抗菌薬に De-escalation を行い治療しなければなりません 表16-11 . 治療期間は 表16-12 を確認してください. 髄液のグラム染色の感度は 表16-13 の通りですが, 特異度はどれも高く, 菌が認められれば細菌性髄膜炎と確定診断し, 検鏡所見を根拠に抗菌薬を選択してよいでしょう.

- 細菌性髄膜炎の治療は1分1秒を争います. 抗菌薬を悩んでいる暇はありません. 抗菌薬とともに初回投与量も頭に入れておきましょう. 一般的な成人の髄膜炎症例の初回抗菌薬は 表16-14 のとおりです. 「CVA」と覚えておきましょう. 肺炎球菌に対して CTRX + VCM, リステリアに対して ABPC, ヘルペス脳炎に対して ACV です [☞ p.350 ヘルペス脳炎].

表16-14 細菌性髄膜炎初回抗菌薬と投与量

抗菌薬	初回投与量	投与間隔
CTRX	2g	12時間毎
VCM	15mg/kg	12時間毎
ABPC	2g	4時間毎
ACV	10mg/kg	8時間毎

ステロイド: 抗菌薬投与前に投与

- ステロイドを感染症の治療に用いるのは逆効果のようにも思えますが，特定の感染症に関してはステロイドの有効性が報告されています．
- 乳児～小児においてはインフルエンザ桿菌（*Haemophilus influenza*）（type b）髄膜炎の治療において，抗菌薬投与前にコルチコステロイドを投与することにより聴神経の合併症（難聴）を有意に減少させることが示されています[20]．
- 成人でも特に肺炎球菌性髄膜炎では抗菌薬投与前にコルチコステロイドを使用すると合併後遺症・致死率が減少することが示されています[21]．細菌性髄膜炎の原因の多くは肺炎球菌であり，ステロイドを併用するべきでしょう．
- 実際の投与量と投与期間はデキサメサゾン 0.15mg/kg または 10mg/回，6 時間毎，2 ～ 4 日間です．適応がないと判断したら，すぐに中止しましょう．

治療効果判定: 臓器特異的所見を評価せよ！

- 繰り返しになりますが，感染症の治療効果判定は臓器特異的所見の改善で判断しなければなりません．髄膜炎における臓器特異的所見は意識状態です．発熱は髄膜炎を疑う 1 つの所見ではありますが，非特異的であり，ステロイドを使用している場合は発熱がマスクされることはよくあります．
- 「⑮尿路感染症かな？と思ったら」でも述べたように，治療効果判定としてグラム染色は速やかに効果判定が行え，非常に有用です．しかし尿であれば採取は簡単ですが，髄液となると再度腰椎穿刺をしなければなりません．全例に行うべきでしょうか？　腰椎穿刺の再検は 2 つの治療を意識しなければなりません．①臨床学的治癒と②微生物学的治癒です．①臨床学的治癒とは臨床徴候の改善であり，意識に代表される臓器特異的な所見の改善です．細菌性髄膜炎であれば適切な治療開始から 36 ～ 48 時間以内に臨床的改善が認められます[22]．2 日経っても改善が乏しい場合には再検を考慮しましょう．忘れがちなのが②微生物学的治癒です．起因菌が PRSP や耐性菌であった場合には感染性心内膜炎や治療不良を防ぐために再検することが望ましいとされています．起因菌も腰椎穿刺の再検に関わることを理解しておきましょう．

無菌性髄膜炎

- 今まで述べてきたことは細菌性髄膜炎が中心ですが，実際の臨床現場で頻度が高いのは無菌性髄膜炎です．細菌性髄膜炎は意識障害を主体として来院するのに対して，無菌性髄膜炎は頭痛を主訴に来院することが最も多いと思います．自身で歩いて外来を受診するものの，非常につらそうで受け答えはできますが，頭痛や嘔吐でぐったりしている患者がほとんどです．こういった患者では前述した jolt accentuation や neck flexion test を行い，陽性であれば鑑別に無菌性髄膜炎を入れ腰椎穿刺を行うことを考えなければなりません．頭部 CT を施行して問題ないからといって鎮痛薬を処方して帰宅させてはいけません．原因検索を怠らないことが常に重要です．繰り返しになりますが，腰椎穿刺さえすれば診断・除外できることがほとんどです．そして腰椎穿刺は決して難しい検査ではありません．少しでも髄膜炎を疑ったら禁忌項目に該当しない限り腰椎穿刺を躊躇せず行いましょう．

ヘルペス脳炎

- 細菌性髄膜炎と常に鑑別に挙がるヘルペス脳炎について最後に要点だけ述べておきます．意識障害を認めることが多い細菌性髄膜炎の症例では病歴や身体所見からヘルペス脳炎を初診時に鑑別することは困難です．そのため細菌性髄膜炎が疑われた症例では常にヘルペス脳炎も cover する必要があります．Cover し PCR や画像で否定的なら臨床所見と併せて抗ウイルス薬を終了すると考えておけばよいでしょう．

- ヘルペス脳炎の確定診断は，髄液の HSV-PCR，VZV-PCR で行われ，感度 98％，特異度 94％です．また頭部 MRI では側頭葉の炎症性病変が 90％に認められるとされます．しかし，初診時には判断できないことが多いため，まずは抗菌薬とともに抗ウイルス薬を投与開始し，その後継続するか終了するかを判断します．ヘルペス脳炎を初診時に除外できるとすれば，細菌性髄膜炎の確定診断がついたときでしょう．すなわち髄液の検鏡所見で明らかな菌が存在すれば特異度が高いため，この段階で細菌性髄膜炎と確定診断し抗ウイルス薬の投与は不要と考えます．

- ヘルペス脳炎などの脳炎の鑑別に髄液が重要となります．初診時に先を見据えて髄液を保存しておくとよいでしょう．「あの時の検体があれば…」と後悔することがありますから．

16 髄膜炎かな？と思ったら

> **症例①**
> 74歳の男性．スーパーの駐車場で倒れている所を通行人が発見し救急要請．Vital signs は，意識 30/JCS，血圧 100/60mmHg，脈拍 130 回/分，呼吸 18 回/分，SpO$_2$ 96％（RA），体温 38.2℃，瞳孔 4/4，対光反射正常であった．四肢の明らかな左右差は認めない．

意識障害の患者さんだね．どのようにアプローチするかな？

ABC が問題ないことを確認します．問題なければ目撃者から詳細な病歴を，家族から既往歴や内服歴などを確認します．

そうだね．ちなみにこの患者さんの意識障害の原因は何だと思う？

そうですね．既往や内服薬などが一切わからないですが，低血糖や脳卒中，薬物中毒ですかね？

Vital signs をよくみてごらん．この vital signs はどういう状態かな？

意識障害以外に頻脈，発熱があり，SIRS の状態です．

SIRS で発熱や意識障害を認めていることから敗血症と考えられるよね．敗血症の時には何が重要だったかな？

Focus 検索です．Fever work up を行います．

そうだ．意識障害の患者さんだから当然鉄則に則って診療にあたるとともに，敗血症が示唆されるから fever work up が必要だね．

血液培養 2 セットと尿培養・痰培養ですね．あとは胸腹部の CT と…

ちょっと待った！　もちろん培養の提出は必要だけど，何か大事なものを忘れてないかな？　SIRS criteria を満たす患者が意識障害も認めているわけだから…

髄膜炎ですね．ただ，この患者さん，細胞外液の投与で来院時は 30/JCS でしたが，現在 3/JCS まで改善していますよ．項部硬直も認めません．それでも腰椎穿刺をしますか？

確かに高齢者になると発熱のみで意識障害をきたす方は多い．ただし軽度であっても意識障害が存在し vital signs で SIRS criteria を 1 項目でも

満たしたら髄膜炎は疑うべきだよ．意識障害患者では，感度の高いjolt accentuation も評価できないしね．細菌性髄膜炎は内科エマージェンシー疾患であることを忘れてはいけないよ．

わかりました．そうするとこの患者さんはABCが安定して血液培養を採り終わったら，腰椎穿刺を行って，抗菌薬を落として…

また何か忘れてないかな？

あ，頭部CTですね．

この患者さんは頭部CTは絶対必要かな？

頭蓋内圧が亢進しているかもしれませんし，必要だと思います．

この患者さんはそもそも意識障害があるでしょ．また，駐車場で倒れていたわけだよね．意識障害の鑑別とともに外傷検索目的に頭部CTは必要だね．CTで異常はなかったよ．その後はどうするかな？

腰椎穿刺ですね．

腰椎穿刺が速やかにできればそれが理想だ．しかし実際は腰椎穿刺の準備をしながら，ステロイド，抗菌薬の投与だろうね．腰椎穿刺のために抗菌薬の投与が遅れることは避けなければならないよ．

そうでしたね．細菌性髄膜炎の初療は大変ですね…

そうなんだよ．最も重要なことはCPRの時と一緒で人を集めることかもしれない．血液培養や腰椎穿刺，CTへの移動など人手がいるからね．この患者さん，抗菌薬は何を選択しようか？ ちなみにvital signsを保つのにノルアドレナリンが必要で，乳酸値は6mmol/Lで敗血症性ショックの状態だよ．

セフトリアキソン（CTRX）単独ではダメですか？ 重症だからメロペネム（MEPM）？

細菌性髄膜炎における抗菌薬は非常に重要だ．最も多い原因菌は肺炎球菌だが，患者さんの状態からはずすことができない状態と考えれば，肺炎球菌をしっかりとcoverすること，高齢者であれば*Listeria monocytogenes*もcoverすることが必要だろう．そのため，肺炎球菌に対してはPRSPまで考

慮してCTRX + VCM, *Listeria* に対してABPCを追加し治療開始とした．実際の臨床では緑膿菌まで考慮してCAZやCFPMをCTRXの代わりに使用したり，抗真菌薬や抗結核薬を追加する症例もある．また抗ウイルス薬の併用に関しては，ヘルペス脳脊髄炎／脳炎もまた重篤な疾患であり，治療の遅れが予後を悪くするため，細菌性髄膜炎と確定診断した場合や，HSV-PCRが陰性，臨床経過などにより除外されるまでは，アシクロビルの併用が望ましいとされている．

なるほど．色々と考えなければならないことが多いですね．

髄液が採取できたら速やかにグラム染色を行おう．検鏡して菌が同定されれば不必要な抗菌薬は投与する必要がなくなるからね．この患者さんはグラム染色で莢膜をもったグラム陽性双球菌が多数認められたため，原因菌は肺炎球菌と考えられた．また診断の補助として尿中肺炎球菌を提出したところ陽性だった．そのため初回投与以降の抗菌薬はCTRX + VCMとして培養結果で感受性をみてde-escalationする方針としたよ．

意識は抗菌薬投与で速やかによくなるものですか？

個人差はあるけど，数日以内に改善してくる印象だね．細菌性髄膜炎であれば適切な治療開始から36時間以内に臨床的改善がみられるとされている．そのため数日経っても意識の改善が乏しければ腰椎穿刺の再検を含め精査が必要だよ．臨床症状が改善しているのに腰椎穿刺を繰り返す必要はないからね．最後に，とにかく髄膜炎を正しく診断するためには，少しでも「髄膜炎かも？」と思ったら腰椎穿刺を行うことだ．

診断 ▶ 肺炎球菌性髄膜炎

【参考文献】

1) Attia J, Hatala R, Cook DJ, et al. The rational clinical examination. Does this adult patient have acute meningitis? JAMA. 1999; 282: 175-81.
2) van de Beek D, de Gans J, Spanjaard L, et al. Clinical features and prognostic factors in adults with bacterial meningitis. N Engl J Med. 2004; 351: 1849-59.
3) Durand ML, Calderwood SB, Weber DJ, et al. Acute bacterial meningitis in adults. A review of 493 episodes. N Engl J Med. 1993; 328: 21-8.

4) Brouwer MC, Thwaites GE, Tunkel AR, et al. Dilemmas in the diagnosis of acute community-acquired bacterial meningitis. Lancet. 2012; 380: 1684-92.

5) Thomas KE, Hasbun R, Jekel J, et al. The diagnostic accuracy of Kernig's sign, Brudzinski's sign, and nuchal rigidity in adults with suspected meningitis. Clin Infect Dis. 2002; 35: 46-52.

6) Uchihara T, Tsukagoshi H. Jolt accentuation of headache: the most sensitive sign of CSF pleocytosis. Headache. 1991; 31:167-71.

7) Spanos A, Harrell FE Jr, Durack DT. Differential diagnosis of acute meningitis. An analysis of the predictive value of initial observations. JAMA. 1989; 262: 2700-7.

8) Steele RW, Marmer DJ, O'Brien MD, et al. Leukocyte survival in cerebrospinal fluid. J Clin Microbiol. 1986; 23: 965-6.

9) Ellenby MS, Tegtmeyer K, Lai S, et al. Videos in clinical medicine. Lumbar puncture. N Engl J Med. 2006; 355: e12.

10) Johnson KS, Sexton DJ. Lumbar puncture: Technique, indications, contraindications, and complications in adults. Waltham: UpToDate; accessed on 2015.

11) Sáez-Llorens X, McCracken GH Jr. Bacterial meningitis in children. Lancet. 2003; 361: 2139-48.

12) 日本神経治療学会，日本神経学会，日本神経感染症学会，監修．細菌性髄膜炎の診療ガイドライン．東京：医学書院；2007. p.79.

13) ローレンス・ティアニー．ティアニー先生のベスト・パール．東京：医学書院；2011. p.24.

14) Hasbun R, Abrahams J, Jekel J, et al. Computed tomography of the head before lumbar puncture in adults with suspected meningitis. N Engl J Med. 2001; 345: 1727-33.

15) Tokuda Y, Koizumi M, Stein GH, et al. Identifying low-risk patients for bacterial meningitis in adult patients with acute meningitis. Intern Med. 2009; 48: 537-43.

16) Aronin SI, Peduzzi P, Quagliarello VJ. Community-acquired bacterial meningitis: risk stratification for adverse clinical outcome and effect of antibiotic timing. Ann Intern Med. 1998; 129: 862-9.

17) van de Beek D, Brouwer MC, Thwaites GE, et al. Advances in treatment of bacterial meningitis. Lancet. 2012; 380: 1693-702.

18) Tunkel AR. Bacterial meningitis. In: Scholossberg D, et al, editors. Clinical Infectious Diseases. Cambridge: Cambridge University Press; 2008.

19) Tunkel AR, Hartman BJ, Kaplan SL, et al. Practice guidelines for the management of bacterial meningitis. Clin Infect Dis. 2004; 39: 1267-84.

20) Brouwer MC, McIntyre P, de Gans J, et al. Corticosteroids for acute bacterial meningitis. Cochrane Database Syst Rev. 2010 Sep 8; (9): CD004405.

21) de Gans J, van de Beek D; European Dexamethasone in Adulthood Bacterial Meningitis Study Investigators. Dexamethasone in adults with bacterial

meningitis. N Engl J Med. 2002; 347: 1549-56.

22) Durack DT, Spanos A. End-of-treatment spinal tap in bacterial meningitis. Is it worthwhile? JAMA. 1982; 248: 75-8.

コラム 患者, 家族への説明はこまめに丁寧に

　忙しい救急外来, ベッドはいっぱいにもかかわらず次から次へと救急車の要請が入る当直, みなさんも経験したことがあるでしょう. そんな中, 患者や家族からは「まだ結果は出ないのか？」,「入院させてくれ！」と様々な声が飛び交います. 患者は不安だからこそ説明を求めているのです. 検査結果が出ていなくても, 一瞬でもベッドサイドに足を運び「症状はいかがですか？　もうしばらくすると結果が出そろうのでお待ちください.」などと声をかけることが重要です.

Mini Lecture

抗菌薬の選択—具体的な菌を想定し決定しよう！

- 救急外来では限られた時間の中で診断し治療しなければなりません．重症敗血症や敗血症性ショックは死亡率の高い疾患であり，抗菌薬を早期に投与することは予後に大きく関わるのでしたね．想定される focus から原因菌を推定し抗菌薬を投与することが重要ですが，それだけでは抗菌薬がなかなか絞れません．ここでグラム染色が威力を発揮します．認められる菌が陰性桿菌のみならば，陽性球菌は target に考えなくてもよいですよね．
- ここでは尿路感染症の代表格である急性腎盂腎炎の起因菌を例に考えていきましょう．頻度や考えやすさを考慮して下に示す 8 つの原因菌に絞って考えていきます．各病院で local factor は異なるため，施設毎に多少の違いはあると思いますが，考え方は同じであると思うので参考にしてみてください．

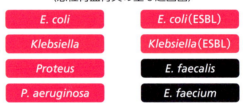

〈急性腎盂腎炎の主な起因菌〉

① *E. coli* を想定した場合

- グラム染色の結果，大腸菌（*E. coli*）を強く疑った場合には当院ではセファゾリン（CEZ）を選択しています．当院の local factor（2013 年度）では *E. coli* に対する CEZ の感受性は約 80％です．それに対してアンピシリン（ABPC）は 65％です．CEZ と ABPC のスペクトラムは多少異なるものの，緑膿菌（*P. aeruginosa*）をはじめとする cover する必要のない菌は cover せず狭域なものであるため，local factor の結果を踏まえ CEZ を選択しています．また *E. coli* であると思っても，実はクレブシエラ（*Klebsiella*）であった場合には ABPC は無効であることを考えても CEZ が first choice でしょう．

E. coli	E. coli(ESBL)
Klebsiella	Klebsiella(ESBL)
Proteus	E. faecalis
P. aeruginosa	E. faecium

② Klebsiella を想定した場合

- Klebsiella の場合には注意することが 1 つあります．ABPC が自然耐性のため効かないということです．そのためはじめから ABPC の選択肢はなく CEZ ということになります．

E. coli	E. coli(ESBL)
Klebsiella	Klebsiella(ESBL)
Proteus	E. faecalis
P. aeruginosa	E. faecium

③ E. coli/Klebsiella/ プロテウス（Proteus）を想定した場合： P. aeruginosa，ESBL 以外の陰性桿菌

- この場合は Klebsiella が入っているため前述のごとく ABPC ではなく CEZ を選択します．グラム染色を行い陰性桿菌のみが認められ，それが腸内細菌様で P. aeruginosa を想定しない場合には CEZ を選択するというわけです．

E. coli	E. coli(ESBL)
Klebsiella	Klebsiella(ESBL)
Proteus	E. faecalis
P. aeruginosa	E. faecium

④ E. coli/Klebsiella/Proteus ＋ P. aeruginosa を想定した場合

- ③にさらに P. aeruginosa が加わると抗菌薬の選択は大きく変わります．抗緑膿菌作用をもつ抗菌薬を選択しなければなりません．抗緑膿菌作用をもつ抗菌薬は限られており，代表的なものにピペラシリン（PIPC），ピペラシリン・タゾバクタム（PIPC/TAZ），セフタジジム（CAZ），セフェピム（CFPM），メロペネム

(MEPM)，レボフロキサシン（LVFX）などが挙げられます．ここでの point は
グラム陰性桿菌のみということです．グラム陽性球菌を cover する必要はないの
です．そのためこの中で選ぶべきは CAZ です．抗緑膿菌作用をもち *E. coli* など
のその他のグラム陰性桿菌にも効果があるものとすると最も適した抗菌薬といえ
ます．

E. coli	*E. coli*(ESBL)
Klebsiella	*Klebsiella*(ESBL)
Proteus	*E. faecalis*
P. aeruginosa	*E. faecium*

⑤ *P. aeruginosa* を想定した場合

- Point は *P. aeruginosa* のみを cover すればよいという点です．*E. coli* などの他
  の陰性桿菌を cover する場合には④にあるように CAZ が望ましいと考えます
  が，*P. aeruginosa* 単独であれば PIPC でもよいでしょう．なぜなら当院の local
  factor では *P. aeruginosa* に対して PIPC は 97％と高値であり，これは CAZ
  97％と同等です **表A**．そのため *P. aeruginosa* 単独で target にするのであれ
  ば PIPC が best です．PEK（*Proteus*, *E. coli*, *Klebsiella*）を cover する必要
  はないですから．
- 救急外来では *P. aeruginosa* のみを cover し，その他の陰性桿菌を cover しな
  いということは通常ありません．培養結果が判明している場合ぐらいでしょうか．
  通常は④のように検鏡上陰性桿菌が原因菌と考えられ，*P. aeruginosa* を否定で
  きない場合がほとんどです．当院でも救急外来で PIPC を選択することは通常あ
  りません．

E. coli	*E. coli*(ESBL)
Klebsiella	*Klebsiella*(ESBL)
Proteus	*E. faecalis*
P. aeruginosa	*E. faecium*

表A Local factor: *P. aeruginosa*　　　　　　　　　　　susceptible（%）

ABx	PIPC	CAZ	IPM	MEPM	GM	AMK	LVFX
2010 218株	95	94	92	—	89	97	91
2011 267株	96	93	91	—	85	98	92
2012 245株	94	92	90	—	90	97	89
2013 175株	97	97	95	97	86	95	93

（順天堂大学医学部附属練馬病院細菌検査室，2010年1月1日～2013年12月31日）

⑥ *E. coli*/*Klebsiella*/*Proteus*/*P. aeruginosa* ＋ ESBL産生菌を想定した場合

- この場合のpointはESBL産生菌をcoverするということにつきます．この場合使用できる抗菌薬はカルバペネム系薬（例えばメロペネム〔MEPM〕）しかありません．MEPMはESBL産生菌以外の*P. aeruginosa*を含む陰性桿菌を全てcoverしています．そのためMEPM単剤でよいというわけです．
- 近年ESBL産生菌に対してCMZが効果があるかもしれないという報告がみられます．しかし考えてみてください．ESBLは考えるけれども*P. aeruginosa*を考えない場合があるでしょうか．まずありません．あるとすれば以前の培養でESBL産生菌が検出され感受性が出ていて，かつ検鏡上*E. coli*や*Klebsiella*などの腸内細菌が疑われる場合ぐらいでしょう．少なくともESBL産生菌を想定している場合には救急外来など初回の抗菌薬の投与ではカルバペネム系薬を選択し，菌が同定されかつ感受性結果が判明しCMZがsusceptibleであった場合にのみde-escalationを全身状態を評価し行うというのが現実的です．

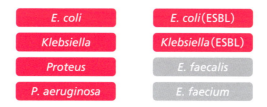

⑦ *E. faecalis*を想定した場合

- *E. faecalis*の特徴はセフェム系抗菌薬が効かないということです．*E. faecalis*に対してはABPCが効きます．当院では100％効果があります．*E. faecalis*と髄膜炎の際に問題となる*Listeria*はセフェム系抗菌薬が効かない代表的な菌である

ためおさえておきましょう.

E. coli	*E. coli*(ESBL)
Klebsiella	*Klebsiella*(ESBL)
Proteus	**E. faecalis**
P. aeruginosa	*E. faecium*

⑧ *E. faecalis* + *E. faecium* を想定した場合

- *E. faecalis* と *E. faecium* はどちらも腸球菌ですが,大きく異なる性質があります.使用すべき抗菌薬も全く異なり,*E. faecalis* ならば ABPC なのに対して,*E. faecium* はバンコマイシン(VCM)を使用しなければなりません.当院では VCM が 100%効きます.そのためここでは VCM を選択するべきです.

E. coli	*E. coli*(ESBL)
Klebsiella	*Klebsiella*(ESBL)
Proteus	**E. faecalis**
P. aeruginosa	**E. faecium**

⑨ *E. coli/Klebsiella/Proteus* + *E. faecalis* を想定した場合

- ここからは算数の問題です.足し算なわけですから抗菌薬も足せばいいわけです.③と⑦を足せばよいので,選択すべき抗菌薬は CEZ と ABPC となるわけです.これで構いません.しかし,投与回数の問題や種類が増えることを気にするのであれば,これらを全て cover できるアンピシリン・スルバクタム(ABPC/SBT)がよいでしょう.少なくとも,たくさんの菌を cover する必要があるからという理由で広域の MEPM などを選択するのは止めましょう.ESBL 産生菌や *P. aeruginosa* を cover する必要はないのですから.

E. coli	*E. coli*(ESBL)
Klebsiella	*Klebsiella*(ESBL)
Proteus	**E. faecalis**
P. aeruginosa	*E. faecium*

⑩ *E. coli/Klebsiella/Proteus* + *E. faecalis/E. faecium* を想定した場合
- これも⑨と同様です．③+⑧なのでCEZ + VCMでよいでしょう．*E. faecium*に対してはVCMを利用する以外の方法はなく，1剤で対応することはできません．他の選択肢としてはABPC/SBT + VCMなども考えられますが，*Bacteroides*などcoverする必要のない菌をcoverするため推奨はできません．
- 現実的に陰性桿菌では*P. aeruginosa*を考えない状況で陽性球菌では*E. faecium*を考えるという状況はあまりありません．あるとすれば以前の培養結果で*E. faecium*が検出されており，かつ検鏡で陰性桿菌，陽性球菌がともに認められ，*P. aeruginosa*を積極的に疑わない状況でしょうか．全身状態が悪い状態であれば*P. aeruginosa*はcoverせざるを得ない状況もよくありますから．

⑪ *E. coli/Klebsiella/Proteus/P. aeruginosa* + *E. faecalis* を想定した場合
- ④+⑦なのでCAZ + ABPCとなります．1剤でcoverするのであればPIPC/TAZとなります．これ以上の説明はいらないでしょう．

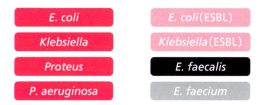

⑫ *E. coli/Klebsiella/Proteus/P. aeruginosa* + ESBL産生菌 + *E. faecalis* を想定した場合
- ⑥+⑦なのでMEPM + ABPCです．*E. faecalis*はMEPMに代表されるカルバペネム系抗菌薬で治療可能なこともありますが，原則として*Enterococcus*はカルバペネム系抗菌薬でcoverできていないと考えておくべきでしょう．初回の抗菌薬はきわめて重要であり，まずは外さないように原則に則ることが重要です．

E. coli	*E. coli*(ESBL)
Klebsiella	*Klebsiella*(ESBL)
Proteus	*E. faecalis*
P. aeruginosa	*E. faecium*

⑬ *E. coli/Klebsiella/Proteus/P. aeruginosa* ＋ ESBL 産生菌＋ *E. faecalis/E. faecium* を想定した場合

- ⑥＋⑧なので MEPM ＋ VCM となります．もう説明はいらないでしょう．ちなみに，*P. aeruginosa*，ESBL 産生菌，*E. faecium* 全てを 1 剤で cover できる抗菌薬はありません．

E. coli	*E. coli*(ESBL)
Klebsiella	*Klebsiella*(ESBL)
Proteus	*E. faecalis*
P. aeruginosa	*E. faecium*

Local factor

- 簡単にいうと病院毎の菌に対する抗菌薬の効きをみるものです．他の病院のものをみると意外と異なります．他の病院で抗菌薬を処方する場合には一度確認するとよいでしょう．一般的に susceptible が 80％未満のものは使用しない方がいいでしょう．
- ここでは *E. coli*，*P. aeruginosa* に対する抗菌薬の選択の考え方を local factor 表A 表B を踏まえて改めて考えてみましょう．

大腸菌（*E. coli*）

- 一般的に *E. coli* には ABPC や CEZ が最も狭域で cover できる抗菌薬となります．ESBL を想定しない状況で *E. coli* と戦うためには当院では CEZ を選択しています． 表B のように，*E. coli* の local factor では CEZ が 80％なのに対して ABPC は 70％以下と低下しています．ちなみに *P. aeruginosa* に対して使用される PIPC は *E. coli* に対しては 70％となっています．*P. aeruginosa* を cover できる抗菌薬が陰性桿菌なら何でも cover できるわけではなく，各々の菌毎に適

表B Local factor: *E. coli*   susceptible（%）

ABx	ABPC	PIPC	CEZ	CTM	CAZ	CMZ	IPM/CS	LVFX	ST
2010 587株	68	72	85	91	92	99	100	83	84
2011 633株	63	68	83	88	88	99	100	76	81
2012 644株	57	61	80	84	85	99	100	72	81
2013 458株	65	68	81	85	86	99	100	77	83

（順天堂大学医学部附属練馬病院細菌検査室，2010年1月1日〜2013年12月31日）

切な抗菌薬を選択する必要性があることがわかります．

緑膿菌（*P. aeruginosa*）

- *P. aeruginosa* を cover できる抗菌薬は **表C** のように限られます．まずこれらの抗菌薬は覚える必要があります．そして *P. aeruginosa* 以外に cover すべき菌を想定しながら抗菌薬を選択しなければなりません．例えば尿路感染症のように陰性桿菌を中心とした腸内細菌を共に cover する必要がある場合には CAZ が最適です．また陽性球菌も考慮する場合には PIPC/TAZ ということになります．*P. aeruginosa* を1対1で狙うのであれば PIPC でもよいでしょう．

表C 抗緑膿菌作用のある抗菌薬（静注）

一般名	商品名
ペニシリン系	
ピペラシリン（PIPC）	ピペラシリン®
ピペラシリン/タゾバクタム（PIPC/TAZ）	ゾシン®
セフェム系	
セフタジジム（CAZ）	モダシン®
セフェピム（CFPM）	マキシピーム®
カルバペネム系	メロペン®etc.
キノロン系	レボフロキサシン®etc.
アミノグリコシド系	ゲンタマイシン®etc.

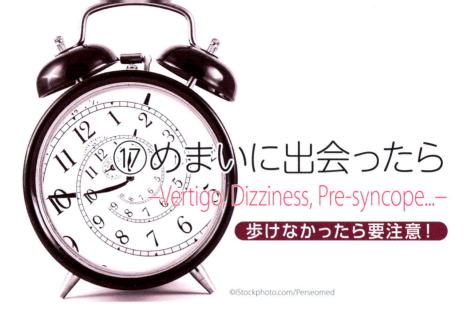

⑰ めまいに出会ったら
—Vertigo, Dizziness, Pre-syncope...—

歩けなかったら要注意！

©iStockphoto.com/Perseomed

めまい患者の point はずばり，「歩けないめまいは要注意」です．

- ▶ 病歴聴取が最重要！　発症様式を check！
- ▶ 前失神を見逃すな！
- ▶ 脳卒中を見逃すな！　眼振，危険因子に注目しよう！
- ▶ 歩けるか歩けないか，それが問題だ！

はじめに

BRUSH UP YOUR ER SKILL！

- めまいを主訴に救急外来を受診する患者は救急外来受診患者全体の3％を占め，しばしば遭遇します．高齢者の4人に1人が何らかのめまいを持っているともいわれており，誰もが対応できなければなりません．救急外来を受診するめまい患者の多くは末梢性めまいであり，予後は非常によいものが多いですが，脳血管障害を代表とする中枢性めまいが10％程度潜んでいることに注意が必要です．中枢性めまいと末梢性めまいの鑑別には一般的に 表17-1 のような分類がしばしば使用されますが，両者の鑑別は非常に難しいものです．末梢性めまいが回転性め

表17-1 末梢性めまいと中枢性めまいの鑑別

	末梢性めまい	中枢性めまい
めまいの性質	回転性	浮遊性
めまいの程度	重度	軽度
めまいの時間性	突発性・周期性	持続性
めまいと頭位・体位との関係	あり	なし（椎骨脳底動脈不全以外）
耳鳴り，難聴	内耳性はあり	なし
脳神経障害	なし	あり
眼振	一側方視眼振 回転性・水平性	両側方視眼振 垂直性眼振

まい，中枢性めまいが浮動性めまいといわれますが，現実はそんなに甘くありません．重複する場合や逆の場合もあれば，どちらにも区分されないような場合もあります．ここでは，めまい患者を前に自身が目を回さないために「救急外来でのめまい診療アプローチ」を習得しましょう．

疫学

- 様々な報告がありますが，めまい患者のうちおおよそ10%程度に中枢性めまいが存在します．また，高齢者では中枢性めまいが多く，若年者では前失神や精神疾患が多くなります．最終的に原因が不明な場合もあります．救急外来で重要なのは，診断をつけること以上に，危険なめまい，すなわち中枢性めまい，前失神を見逃さないことと心得ましょう．

- 救急外来で最もよく出会うめまいは良性発作性頭位めまい症（benign paroxysmal positional vertigo: BPPV）であり，発症平均年齢は50～60歳，女性が男性の2～3倍多いといわれています．BPPVは自然に軽快することが多いですが，再発も多いことを知っておきましょう．

本当にめまいか？：めまいの分類をしよう！

- 「めまい」という主訴であっても，患者毎に「めまい」が意図している症状は異なります．めまいは一般的に，①前失神（presyncope），②回転性めまい（vertigo），③平衡障害（disequilibrium），④ふらつき（light-headedness）に分類（古典

的分類）されます．③平衡障害と④ふらつきをまとめて動揺性めまい（dizziness）
と分類する場合もあります 表17-2 ．失神様の症状をめまいと訴える患者もいる
ため，「めまいだから耳か頭」と安易に決めつけてはいけません．患者を診ずして
頭部 CT をオーダーするなど言語道断です．

- 4 つの分類のうちどれに該当するかを判断するためには，しつこく病歴を聴取す
ることが最も近道です．めまいという触れ込みであったとしても，なるべく「め
まい」という言葉は使用せず，どのような症状であったのかを聞くとよいでしょ
う．発症様式や前駆症状など，痛みの問診である OPQRSTA を改良した「めま
いの OPQRSTA」を使用しましょう 表17-3 ．特に発症時の状況が重要です．何
をしている時にどのようにしたら症状が出現したかに関しては，こと細かに聴取
しましょう．立ち上がった後，排尿・排便後などの病歴がつかめれば，出血に伴
う起立性低血圧や神経調節性失神を起こしかけていた，すなわち前失神であるこ
とが考えられます．忙しい救急外来で早々に検査を行いたい気持ちはわかります
が，病歴聴取を怠ると不必要な検査などによって遠回りをしてしまい，最終的に
時間がかかるものです．本人，目撃者からの病歴聴取は point を絞り必ず行いま
しょう．めまいの患者にあれやこれやと身体所見や検査をするのは非常に難しい
ことをみなさんよくご
存じでしょう．診察中
に嘔吐を認めることや，
眼振をとろうとして開
眼を要求しても，勘弁
してくれというサイン
を送られることは少な
くありません．そんな
時は目をつぶったまま
の状態で病歴を聴取す
るのが一番です．もち
ろん，患者を安心させ，
不安を取り除くことも
忘れてはいけません．
- ここまで「めまいは 4
つに分類しましょう」
といってはきましたが，
なかなか分類すること

表17-2 めまいの分類

| ①前失神（presyncope） |
| ②回転性めまい（vertigo） |
| ③平衡障害（disequilibrium） |
| ④ふらつき（light-headedness） |

※③と④をまとめて，動揺性めまい（dizziness）と分類する
　こともある．

表17-3 めまいの OPQRSTA

O	Onset	発症様式
P	Position/Prodrome	発症時の姿勢/前駆症状
Q	Quality	どのようなめまいか
R	Risk	脳卒中のリスク
S	Severity	重症度
T	Time	持続時間
A	3A Aggravation factor Alleviating factor Associated symptoms	増悪因子 寛解因子 随伴症状

ができない場合も少なくありません．みなさんも困った経験があると思います．そこで最近はこの古典的な分類から新3分類として，①急性重度めまい（代表疾患：脳梗塞，脳出血，前庭神経炎），②反復性頭位めまい（代表疾患：BPPV），③反復性めまい（頭位変換によって惹起されない）（代表疾患：メニエール病）という分類もあります．確かにこれであれば分類はしやすいのですが，そもそも前失神が含まれておらず注意が必要です．実際には，めまいを分類する努力をしつつ，少なくとも前失神ではないことを判断すること，脳卒中を除外することが重要です．分類は古典的分類，新分類どちらでも構いませんが，前失神，脳卒中を忘れずに鑑別しましょう．

救急外来でのアプローチ 表17-4

- 救急外来では確定診断することよりも，とにかく見逃してはいけない疾患を鑑別することが必要です．めまい診療においては前失神，脳卒中に代表される中枢性めまいを除外することが重要です．中枢性のめまいが否定的であれば，めまいの原因として最も多いBPPVか否かを判断しましょう．中枢性らしくなく，BPPVらしいめまい患者が圧倒的に多いのが救急外来です．頻度として高いBPPVを積極的に疑って診療にあたるべきです．中枢性らしくなく，かつBPPVに矛盾するような患者では，前庭神経炎などの末梢性めまいの鑑別を行っていきます．しかし，現実的には確定診断することよりも「帰宅or入院」の判断の方が重要です．例えBPPVらしいとしても，症状が残存し，歩行や経口摂取が困難な場合には無理矢理帰すことは危険です．

表17-4 救急外来におけるめまいのアプローチ

・STEP①	中枢性めまい，前失神を除外
・STEP②	BPPVか否かを判断
・STEP③	末梢性めまいの鑑別
・STEP④	帰宅or入院の判断

STEP① 中枢性めまい，前失神を除外

- 中枢性めまいや前失神を見逃さないようにするためにやはり重要なのが病歴やvital signsです．危険なめまいを見逃さないためにはどこに注目するべきか，そして脳卒中を見逃さないためにはどうするべきかを整理しておきましょう．

▶危険なめまいを見逃すな！： 病歴，vital signs に要注意！

①病歴

▪「めまいの OPQRSTA」に準じて考えていきましょう.

①**発症様式（Onset）**：痛みと同様，**突然発症のめまいは危険なサイン**の１つです．脳出血や心原性脳塞栓症のほとんどは sudden onset です．また末梢性めまいの代表格である BPPV も頭を動かした瞬間に生じることが特徴的です（本当は"少しのタイムラグ＝潜時"がありますが，多くの患者は頭を動かした瞬間と訴えます）．それ以外に起立性低血圧や神経調節性失神も立ち上がった，息んだ後など発症様式と関連があります.

②**発症時の姿勢 / 前駆症状（Position/Prodrome）**：動作とめまいの関連は重要です．最も多いものが，頭を変換させた際にめまいが始まり，安静にしていると比較的速やかに落ち着くもので，BPPV に典型的です．何もしていない，頭も動かしていない時に突然生じたのであれば，中枢性めまいを考えなければなりません．立ち上がった際に生じたのであれば，起立に伴う前失神を考えなければなりません．**頭を動かしていない状態で出現しためまいは危険**と考えましょう．時々「頭を動かした際にめまいが生じるので BPPV です．」と決めつけてしまう場合がありますが，それは間違いです．どんなめまいであっても，頭を動かせばつらいものです．BPPV の診断に重要なことは持続時間（Time）でも述べますが，１回１回のめまいの持続時間と潜時です.

③**どのようなめまいか（Quality）**：具体的に患者に説明してもらうことが重要です．その際にはめまいという言葉を使わずにどのようなめまいかを答えてもらうようにしましょう．「立ち上がった際に血の気が引くような感じがした．その後は嘔気があった．」，「朝起きた時に視界が逆さまになる感じがした．症状は安静にしていると数十秒で治まったが，再度動くと始まった．これを繰り返してしまう．」など具体的な病歴が聴取できれば診断に大きく近づきます．前者であれば，起立性低血圧や神経調節性失神，後者であれば BPPV らしい病歴です.

④**脳卒中のリスク（Risk）**：めまい診療において恐い疾患は，小脳出血，小脳梗塞に代表される脳卒中です．ここでは脳梗塞の危険因子を覚えておきましょう 表17-5 ．同じような症状を訴える患者では，危険因子を多く持つ患者の方がやはり重篤な疾患が隠れていることが多いものです．また症状が軽微でも危険因子を多くもつ患者では閾値を下げて原因検索をする必要があります.

⑤**重症度（Severity）**：症状の程度が強いからといって重症な疾患であるとは限りません．一般的に BPPV などの末梢性めまいの方が中枢性めまいよりも症状は

激しく，嘔吐も伴い，患者は苦悶様症状であることがよくあります．めまい症状が軽いから重症ではない，とはいえないことを理解しておきましょう．

⑥**持続時間（Time）**：最も頻度が高いめまいの原因である BPPV の特徴は持続時間にあります．1 回 1 回のめまいが 1 分以内に治まることが特徴的です．それに対して脳卒中によるめまいは持続します．安静にしていても持続するめまいは危険と考えましょう 表17-6 ．繰り返します

表17-5 脳梗塞の管理可能な危険因子

①高血圧
②糖尿病
③脂質異常症
④心房細動
⑤喫煙
⑥多量の飲酒
⑦慢性腎臓病
⑧メタボリックシンドローム
⑨睡眠時無呼吸症候群

※年齢・性別（男性）は管理できない危険因子

が，重要なのは 1 回 1 回のめまいの持続時間です．症状が持続するために来院する患者がほとんどですが，治まっても体動で再び症状が起こることを，患者は「症状が持続する」と訴えます．1 回 1 回のめまいの持続時間を把握しましょう．また BPPV では，頭位変換後数秒して症状が出現します．これを潜時といい，BPPV に特徴的な所見です．「頭位変換後数秒してめまいが出現，同じ姿勢でいると症状が数十秒で消失」とくれば，BPPV の可能性がきわめて高くなります．

⑦**増悪因子／緩解因子／随伴症状（Aggravation factor/Alleviating factor/Associated symptoms）**：ほぼすべての患者が「頭を動かすとめまいを認める，強くなる」と訴えます．すなわち，増悪因子として頭位変換が挙げられるわけです．注意すべきは，頭を動かして症状が出現するから BPPV と安易に診断してはいけないということです．誰だってめまいがあり気持ちが悪い時に頭を振れば気分がよいわけがありません．それよりも，頭を動かしていないにもかかわらず症状を認める場合には注意が必要であり，その場合には中枢性めまいを考えなければなりません．緩解因子は多くの患者が「動かないこと」，特に「ある一定

表17-6 めまいの持続時間

持続時間	考えられる疾患
数秒〜1分以内	BPPV
数分〜数時間	椎骨脳底動脈循環不全，TIA
20分以上〜数時間	Ménière病，片頭痛
数日間	前庭神経炎，蝸牛炎
持続	中枢神経系，薬物，毒物，代謝障害，精神疾患

の方向で横になっていること」が挙げられます．増悪因子と同様に一定の方向を向いていても症状の改善が乏しい場合には中枢性めまいを考慮しましょう．随伴症状で最も多く認めるのは嘔気・嘔吐ですが，その有無で末梢性か中枢性かを判断すべきではありません．耳鳴りや難聴など

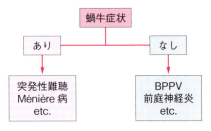

図17-1 蝸牛症状の有無に注目

の蝸牛症状の有無について確認しなければなりません．BPPV や前庭神経炎では蝸牛症状は認めないのに対して，突発性難聴や Ménière 病では認めるのが一般的です 図17-1 ．中枢性か末梢性かを判断する際の point として，中枢性めまいの多くは，運動・感覚障害，構音障害，眼球運動障害のいずれかが伴っているのに対し，末梢性ではそれらは伴わないということです．

② Vital signs：普段と比較しよう！

- 病歴に加えて vital signs はめまい診療においてもきわめて重要です．Vital signs のみでめまいの原因が判明するわけではありませんが，危険なめまいを拾い上げることはできます．特に重要なのが脈拍と血圧です．めまいの鑑別で見逃してはいけない危険なものに，①前失神と②脳血管障害が挙げられます．①前失神であれば，徐脈性不整脈や大動脈解離などの心血管性失神をまず除外，その後消化管出血や腹腔内出血，異所性妊娠などの起立性低血圧を除外することが重要でした．脈拍，血圧の推移，左右差は必ず確認しましょう．また起立性低血圧であれば，臥位から座位や立位になった際に，脈拍上昇，血圧低下を認めるはずです．めまいを訴えている患者の脈拍が普段と比較して上昇ないし低下している場合，それに加えて血圧が低下している場合には注意が必要ということになります．②脳血管障害では一般的に血圧は高くなり，頭蓋内圧が亢進していれば Cushing 現象（血圧高値＋徐脈）が認められます．普段と比較し血圧が高い場合には，脈拍，そして瞳孔所見をあわせて確認し，脳血管障害の可能性を考慮しましょう．

- BPPV や前庭神経炎などの焦らなくてよいめまいの場合は，安静にしていれば（閉眼していれば）患者は比較的落ち着いており，vital signs が普段と大きく異なることはありません（症状が強く嘔吐を認める場合などは変動があると思いますが…）．それに対して，前失神や脳血管障害が原因の場合には上記のように vital signs に変化が認められます．常に普段の vital signs と比較し，このような変化が認められないかを確認するようにしましょう．

▶脳卒中を見逃すな！

①疫学を知ろう！

- めまい診療においてやはり難しいのが脳卒中，特に小脳梗塞などのテント下の病変の見落としです．頭部 CT は撮影可能な施設が多く，出血性病変を見落とすことは少ないですが，脳梗塞は急性期に CT で判断することは難しく，CT 画像に頼ると痛い目に遭うことがあります．小脳出血の 60％，小脳梗塞の 70％にめまいを認める 表17-7 表17-8 ため，めまい診療においては小脳病変には特に注意をしなければいけません．また，後述しますが Wallenberg 症候群も初診時の見逃しが多く注意が必要です．感覚障害も必ず確認しなければなりません．

- 高齢者のめまいの原因として多いものに椎骨脳底動脈血流不全症（vertebrobasilar insufficiency：VBI）が挙げられます．これは一過性に椎骨動脈や脳底動脈の血流が減少することでめまいが生じ，構音障害や複視，運動失調などの脳幹・小脳症状を一過性に伴っていれば一過性脳虚血発作（transient ischemic attack：TIA）と診断します．めまい以外の随伴症状の評価は困難なことも多く，疑わしい場合には脳梗塞の危険因子を多く持っている場合や ABCD2 score が高い場合には脳梗塞に準じて治療することになります．TIA と判断したら脳梗塞と同様に治療開始です［☞ p.432 TIA を見逃すな！］．

表17-7 小脳出血の臨床症状[1]

症状	頻度
嘔吐	81%
頭痛	67%
めまい	60%
体幹・歩行失調	56%
構音障害	42%
傾眠	42%
錯乱	11%

表17-8 小脳梗塞の臨床症状[2]

症状	頻度
めまい	70%
悪心/嘔吐	56%
歩行障害	40%
頭痛	32%
構音障害	20%
耳鳴り	5%

②めまい以外に診るべき身体所見：神経症候をくまなく check！体幹失調の評価を忘れずに！

- 中枢性めまいの代表は脳幹および小脳の脳卒中です．脳幹および小脳上部の脳卒中の場合には，めまい以外に構音障害や眼球運動障害，四肢の運動・感覚障害を認めるため，神経症候をしっかりととれば見逃すことはありません．しかし，小脳下部の脳卒中の場合にはベッド上の診察では異常が認められないことも少なく

ありません. そこで忘れてはいけないのが体幹失調の有無です. 救急外来では, 限られた時間の中で脳卒中のサインを拾い上げなければなりません. 診るべき所見, 忘れがちな所見を中心に整理しておきましょう.

◆眼振を check!

▪ めまい患者において眼振は非常に有用な所見です. Frenzel 眼鏡を使用し, 眼振の詳細を確認することが理想ですが, 眼振の評価は難しく, また開眼困難な患者も少なくありません. ここでは最低限理解しておくべき眼振所見をおさえておきましょう. 末梢性めまいで認められる眼振は, 一般的には一方向性（右をみても左をみても, 片方に向かう眼振）です. それに対して, 中枢性めまいにおける眼振では, 垂直性眼振や非典型的な眼振（1 分以上持続, 左右ともに同等の眼振, 方向が異なるなど）が認められます. これらの眼振を認めた場合には, 約 1/3 で脳梗塞や他の中枢神経疾患が隠れているといわれています. 眼振は左右だけでなく上下も必ず評価するようにしましょう.

▪ 眼振は安静時だけでなく, 頭位変換時も確認しましょう. ここでは頭位変換眼振テストである Dix-Hallpike test を覚えておきましょう. これは患者を座位から右または左下懸垂頭位（水平面から 45°側方, 下方へ頭部を垂れ下げた状態）に寝かせた時の眼振, 次いでまた座位に戻した時の眼振を観察するものです. 後半規管型 BPPV では下懸垂頭位にした際に左右どちらかで回旋性眼振が出現します. この際下になっている方が患側で, 回旋の方向は患側向きです. また座位に戻すと反対向きの回旋性眼振が認められます.

▪ 眼振の正しい取り方：検者の指を患者から 30cm 以上離した位置で, 視野 30°以内の範囲を追視させて観察します. 30°以上の側方視では正常であっても眼振が出うるため注意です.

◆ Head impulse test

▪ 片側の前庭機能の低下をみつける検査です. 正常では前庭は頭のいかなる位置も感知して眼球の運動を補正し, ターゲットを注視し続けますが, 前庭機能が低下するとそれがスムーズにはできなくなります. 例えば左前庭機能が低下すると, 前方を注視させておいた状態から頭を右から左へ急に向かせると眼球が遅れて前方へ戻ります. これが陰性であれば前庭神経炎は否定的です. これは古典的分類の回転性めまいにおける BPPV と前庭神経炎との鑑別, 新分類の急性重度めまいの脳卒中と前庭神経炎の鑑別に役立ちます.

◆感覚障害を check!

▪ 四肢の麻痺や失調は確認しても, 感覚障害を確認し忘れてはいないでしょうか. Wallenberg 症候群（延髄外側症候群）はめまいを主訴に来院することが多く, 障

害側と対側に頸部以下の温痛覚障害を認めます．運動だけでなく感覚の異常も必ず確認しましょう．

◆歩けるか歩けないか，それが問題だ！

▪ めまいを主訴に救急搬送される方の多くは，来院後すぐに立位をとることはできず，神経学的所見を含めた身体所見はベッド上臥位や座位の状態でとることがほとんどです．その際に注意しなければならないのは，小脳機能であり，臥位の状態では四肢の失調の有無は評価できるが，体幹失調の評価はできないということです．中枢性めまいを見逃す典型例は，立位をとらせることなく（体幹失調の有無を判断することなく），臥位や座位で神経学的異常所見を認めないから"末梢性"と判断して経過観察入院とし，その後症状の改善が乏しく精査したところ小脳/脳幹病変がみつかるというものです．救急外来の段階で症状の改善がなく，立位がとれない状態であった場合には，鑑別に必ず中枢性めまいを入れなければなりません．小脳病変の場合は，脳ヘルニアの増悪や第四脳室圧迫による水頭症により意識障害が生じ，急速に昏睡に陥ることもあり注意が必要です．「**歩けなければ要注意！**」と覚えておきましょう．

③来院時の重篤感に騙されてはいけない！

▪ めまいの診察が難しい1つの理由に，「症状が激しい患者≠脳卒中など重篤な疾患」があります．頻回の嘔吐や苦悶様症状を認めている場合であっても，その原因がBPPVに代表される末梢性めまいであることはよくあります．逆に小脳梗塞などの中枢性めまい患者は見た目の重篤感はない方が多い印象です．そのため末梢性めまいか中枢性めまいかを来院時の症状の程度で判断してはいけません．しかし，経時的な変化は参考になります．来院時に症状が激しく，嘔吐を繰り返し重篤感があったとしても，短時間の間に症状が消失し独歩可能となれば，中枢性めまいは否定的と考えてよいでしょう．

STEP ② BPPVか否かを判断

▪ なぜBPPVだけ特別扱いするのかといえば，救急外来を訪れるめまい患者の最も多い原因がBPPVだからです．Commonな疾患を積極的に疑うのは当たり前ですよね．BPPVが正しく診断できれば，めまい診療に自身が持てるようになります．ただし，何でもかんでもBPPVと診断してはいけません．BPPVの特徴，そして診断，治療を正確に理解しましょう．

▪ 特徴は何といっても1回1回の持続時間と潜時を認めることです．頭位変換後に数秒経ってから回転性めまいが出現し，一定の方向を向いていると数秒で治まる

のが典型的です．頭位を変換すると耳石塊が半規管内を動き出し，リンパ流動が生じてクプラの偏移を起こすまでに数秒の時間を要するために潜時を認めるようです．また持続時間の聴取の仕方には注意が必要でしたね．患者はめまいが持続していると訴えますが，必ず1回1回のめまいの持続時間を確認しましょう．頭位変換でめまいが生じるからBPPVではなく，頭位変換のみでめまいが生じるからBPPVです．

- BPPVは後半規管型，外側（水平）半規管型，前半規管型に分かれます．後半規管型が最も多く約60〜70％程度，外側半規管型が次いで30％程度であり，前半規管型はきわめて稀（1％程度）です．なぜこのように分類されるかを知っておく必要があるかというと，BPPVの治療として有名なEpley法は後半規管型BPPVに効果があり，外側・前半規管型には効果が期待できないからです．BPPV全てに有効というわけではないのです．

- 後半規管型BPPV，外側半規管型BPPVのどちらであるのかを判断できるようになりましょう．後半規管型では，Dix-Hallpike test（患者を座位から右または左下懸垂頭位に寝かせたときの眼振を観察）**図17-2**で左右のどちらかで回旋性眼振が出現するのが特徴です．回旋性眼振出現時に下になっている方が患側で，回旋の方向は患側向きです．座位に戻すと反対向きの回旋性眼振が認められます．外側半規管型では，患者を仰臥位にして右下頭位，次いで左下頭位にすると，右下頭位と左下頭位で方向が逆転する水平性眼振（方向交代性眼振）が認められます．また豆知識として，BPPVは右耳に起こりやすいことも知っておきましょう．患側がわからなければとりあえず右が患側として対応してみるとよいでしょう．どうしても患側がわからない場合，嘔吐などで眼振の評価に非協力的な場合に役立ちます．ここまでの知識は身につけておきましょう．最低限ここまでをおさえて

図17-2 Dix-Hallpike test

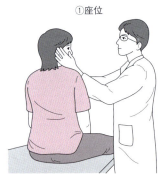
①座位

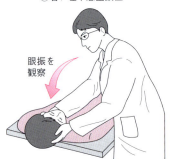
②右／左下懸垂頭位
眼振を観察

おけば，少なくとも救急外来で困ることはありません．さらに詳しく知りたい人はよくまとまっている素晴らしい本がありますので参考にしてください[3]．

- 後半規管型か外側半規管型かを判断したら，治療開始です．耳石を元の位置に戻すわけです．後半規管型なら Epley 法，Semont 法，外側半規管型なら Lempert 法と Vannucchi 法です．Epley 法が最も重要です．まず理解しましょう 図17-3．YouTube に多くの動画があります．目でみて覚えてしまうのがよいでしょう．外側半規管型であった場合には Vannucchi 法がよいでしょう．これは健側下頭位を保持する方法です．これは簡単です．患者に楽な方向で側臥位で寝ていてもらえばいいわけです．救急搬送症例では，患者が側臥位になっていることがよくあります．患者は自然と楽な姿勢をみつけてそのような姿勢になっているわけです．例えば左側臥位で症状が軽快しているようであれば，それは右外側半規管型の BPPV かもしれません．

図17-3 Epley 法

①座位
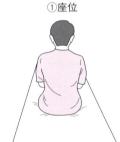

②患側下懸垂頭位
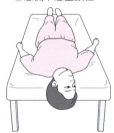

③健側下頭位
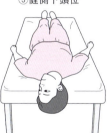

④体幹を仰臥位から健側下側頭位へ
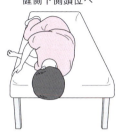

⑤座位
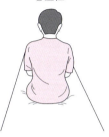

各段階で頭位を眼振が止まるまで保持（1分程度）

17 めまいに出会ったら

STEP ③　末梢性めまいの鑑別

- BPPV 以外の末梢性めまいとして前庭神経炎，Ménière 病に関して最低限理解しておきましょう．突発性難聴は明らかな難聴があるために見逃すことはないと思うので割愛します．

▶前庭神経炎

- BPPV が否定的の末梢性めまいで，蝸牛症状を伴っていなければ前庭神経炎を考えます．左右どちらかの前庭神経が急速に障害されるのが前庭神経炎です．この疾患のめまいの特徴は，持続性で通常発症から 2～3 日は比較的強いめまいが継続することにあります．BPPV と異なり 1 回 1 回のめまいが数秒というわけではないのが鑑別の point です．ウイルス疾患罹患後であることが多いため，先行感染がなかったかを必ず確認しましょう．また head impulse test が陽性であることが特徴です．治療は BPPV のように特異的なものはありません．抗ウイルス薬には意味がないことがわかっていますが，ステロイドに関しては意見が分かれているのが現状です．発症早期の前庭神経炎に対してはステロイドを考慮する程度に理解しておきましょう．嘔気，嘔吐があれば，制吐薬など対症療法で対応します．

▶Ménière 病

- Ménière 病は 30～40 歳代の女性に多く，蝸牛症状を伴い，かつ繰り返すことが特徴的です．内リンパ水腫による前庭と蝸牛の障害ですが，原因ははっきりとはわかっていません．めまい全体の原因としては稀な疾患ではありますが，救急外来では Ménière 病の既往のある患者がやけに多い印象があります．その際に必ずめまいを繰り返しているか否かを確認しましょう．今までに一度しか症状が出現していないにもかかわらず Ménière 病と診断されている場合が少なくありません．耳鼻科診察を受けたかどうかも確認するとよいでしょう．また，BPPV も約 30％程度は再発するといわれ，繰り返しているのみで Ménière 病と診断してはいけません．蝸牛症状を伴うめまいで，以前にも繰り返しているめまいと同様であれば Ménière 病と判断しましょう．治療は聴力検査など耳鼻科診察が必要ですが，救急外来では不可能な場合が多いでしょう．その場合には症状緩和目的に対症療法を行いましょう．内リンパ水腫軽減目的にグリセオールを用いることもありますが，使用する場合には上級医や耳鼻科医に相談してからの方がよいでしょう．

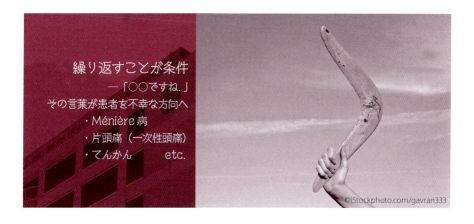

繰り返すことが条件
—「○○ですね.」
その言葉が患者を不幸な方向へ
・Ménière 病
・片頭痛（一次性頭痛）
・てんかん　　etc.

- Ménière 病以外に，片頭痛，てんかんも繰り返すことが条件です．初発の患者ではあくまで「○○疑い」に留め，繰り返して初めて確定診断できることを理解してもらいましょう．安易に確定してしまうと，その後その患者のめまいはすべて Ménière 病，頭痛は片頭痛になりかねません．

 STEP ④　帰宅 or 入院の判断

- めまい患者のうち帰宅が可能なのは，中枢性めまいが否定的かつ歩行可能，経口摂取可能な方です．頭部 CT が陰性だから問題なしと判断し，無理矢理帰してはいけません．

▶検査

- 救急外来におけるめまい診療で重要なことはめまいを正しく分類し，中枢性めまいや前失神を見逃さないことです．そのため検査はそれらを鑑別するために必要な検査を施行することになります．

①血液ガス / 採血

- 検査の 3 種の神器の 1 つである血液ガスはめまい診療においても有用です．電解質異常，貧血，低血糖などが瞬時に確認できます．また一酸化炭素中毒もめまいを主訴に来院することがありますが，血液ガスで鑑別可能です．

②心電図

- これもまた検査の 3 種の神器の 1 つでした．「めまいでなぜ心電図？」と思うかもしれませんが，典型的な回転性めまいで BPPV などと確定できる場合には必要ないかもしれませんが，患者が訴えているめまいが前失神であった場合には，心

原性失神の除外目的に心電図は確認しておくべきです．めまいや嘔気は徐脈性不整脈の際によく認められる所見です．また，ジゴキシンの中毒症状や高 K 血症も嘔気やめまいで来院することがあり，心電図はやはり有用です．

③頭部 CT

- めまいの患者全例に頭部 CT を撮影していませんか？　めまい診療において最も汎用（乱用？）されている検査が頭部 CT です．「めまいの OPQRSTA」や身体所見から中枢性めまいが否定できなければ撮影するべきです．BPPV らしく Epley 法で症状が改善すれば頭部 CT は不要です．救急外来で多いのは，ベッド上では症状が改善傾向にあるものの歩くことはできないという症例です．「歩けなければ要注意」でしたね．実際の救急外来では，「①中枢性めまいが疑われる場合」に加えて，「②末梢性めまいが疑われるが歩行困難な場合」に頭部 CT を撮影します．

④頭部 MRI & MRA

- めまいの原因が小脳出血など，出血性病変である場合には頭部 CT で判断できますが，急性期の脳梗塞巣を頭部 CT で判断することは困難です．特にめまいの原因となる小脳，脳幹病変など，テント下の病変ではさらに難しくなります．末梢性めまいが疑われる症例にもかかわらず歩行が困難な場合には，後下小脳動脈(posterior inferior cerebellar artery: PICA)領域の脳梗塞を考えなければならないことを知っておきましょう．この部位の脳梗塞では四肢の失調や構音障害は認めず，体幹失調のみが手がかりになります．そこで急性期脳梗塞の診断に有用な MRI を撮影する必要があるわけです．しかし，頭部 CT で異常が認められなかった症例全てに MRI を撮影するのは現実的ではありません．CT は撮影可能であっても，夜間緊急で MRI を撮影することができない施設の方が多いでしょう．それでは，どのような症例に対して MRI を緊急で撮影するべきでしょうか．私は「超急性期脳梗塞によるめまいが疑わしい場合」に可能な限り撮影することにしています．脳梗塞であった場合には診断までの時間によって治療方法が変わる可能性があります（血栓溶解療法など）．来院 2 日前からのめまいで，BPPV らしいものの，歩行が困難で中枢性が否定できないような症例では，夜間の救急外来では MRI は撮影しません．症状が改善しない場合には待機的に日中に撮影すればよいでしょう．また脳梗塞が疑われる症例ですから，若年者では積極的には撮影しません．脳梗塞の危険因子も合わせて評価するわけです．

- 急性期では頭部 MRI，特に拡散強調画像を撮影しても，脳梗塞を全て拾い上げることはできないことも知っておきましょう．偽陰性率は 6％程度といわれ，特にめまいを引き起こす後方循環系の脳梗塞では約 30％と高率です．

▶薬剤: 内服薬を必ず check！

- いかなる主訴においても内服薬を確認することは重要です．わかっているつもりでも意外と見逃しているものです．常に意識し忘れないようにしましょう．高齢者の受診が多い本邦の救急外来では内服薬がゼロという方は少なく，何らかの薬剤を定期内服していることがほとんどです．BPPV や脳卒中などのめまいの原因が確定できない場合には薬剤の影響を考え，患者が内服している薬の添付文書を確認するとよいでしょう． 表17-9 は代表的な薬剤ですが，これら以外にも多数の薬がふらつきなどのめまい様症状を起こします．例えばフェニトイン（アレビアチン®）は血中濃度が上昇すると眼振や失調症状を認めます．フェニトインの血中濃度を測定し裏付けをとりますが，疑わないと当然診断できません．「くすりもりすく」であることを忘れてはいけません．

表17-9 めまいを引き起こしやすい薬剤 [4]

心作用薬	降圧薬，ジピリダモール，利尿薬，ヒドララジン，メチルドパ，亜硝酸薬，レセルピン
中枢神経作用薬	抗精神病薬，麻薬，Parkinson病治療薬（ブロモクリプチン，レボドパ，カルビドパ），筋弛緩薬（バクロフェン，メトカルバモール，チザニジン，etc.），三環系抗うつ薬（アミトリプチリン，トラゾドン，etc.）
泌尿器系薬	シルデナフィル，抗コリン薬（オキシブチニンetc.）

▶治療

- 中枢性の場合には各疾患に準じます [☞ p.417 ⑳脳卒中かな？と思ったら]．薬剤の影響が考えられれば，中止して経過をみるしかありません．問題は末梢性の場合です．患者は，とにかくめまいがある上に気持ち悪くて，恐い病気ではないといわれても，とてもじゃないけど帰ることはできないと訴えます．ここでやってはいけないのが，炭酸水素ナトリウム（メイロン®），ヒドロキシジン塩酸塩（アタラックス®），アデノシン三リン酸（アデホス®），ジフェニドール塩酸塩（セファドール®）などを何となく使用しそのまま経過をみるということです．これらの薬剤は救急外来ではしばしば利用されますが，確固たるエビデンスがあるわけではありません．「薬使うとよくなるけどなぁ」と思う人もいるかもしれませんが，それらの中には，めまいの自然経過により軽快している症例が多く含まれていると思われます．メトクロプラミド（プリンペラン®）などの制吐薬と同様に，症状緩和目的に使用することはありますが，「めまい→メイロン®，アデホス®…」

という考えは止めましょう．めまいの原因に対する治療を行い，それでも改善が乏しい場合に薬剤を考慮するようにしましょう．BPPVであればEpley法，前庭神経炎や突発性難聴であればステロイドを考慮する，といった疾患特異的な治療を把握しておくことが重要です．

症例 ①

44歳の女性．特記既往のない方．起床時からめまいが出現し自宅で様子をみていたが症状改善しないため救急要請．救急隊到着時，ベッドに横になっている状態で食物残渣の嘔吐を認めた．Vital signsは，意識清明，血圧138/74mmHg，脈拍72回/分，呼吸15回/分，SpO$_2$ 98％（RA），瞳孔4/4，対光反射正常，体温36.6℃であった，歩行は困難な状態であり，ストレッチャーの上でぐったりとしている．

これもよくある病歴だね．どのようにアプローチするかな？

めまいの患者さんですね．末梢性か中枢性かを判断しなければいけませんね．回転性のめまいなのか浮動性のめまいなのかを確認します．

めまいを回転性か浮動性かで分けるのは卒業しよう．めまいを訴える患者さんに出会ったら，まずはそれをめまい以外の言葉で置き換えてもらい，そして4つ（3つ）の分類のどれに該当するのかを判断しよう．血の気が引くような症状をめまいと訴える人もいれば，ふらつきをめまいと訴える人もいる．

たしかに「ぐるぐるするようなめまい（回転性）ですか？　ふらふらするようなめまい（浮動性）ですか？」と聞いてもはっきりしないことがよくありますね．

めまい診療において重要なのは，前失神や中枢性めまいを見逃さないことだ．そのために「めまいのOPQRSTA」を取りこぼしなく評価しよう．

めまいの患者さんでは，何となく頭部CTを撮影して，出血を認めなければ問題なしというような印象がありますが，それではダメなんですね．

めまいの患者さんに必ずしも頭部CTは必要ない．どのような症例に必要かわかるかな？

中枢性めまいが疑わしい場合には必要だと思います．

そうだね．この中枢性めまいを疑わせる所見を正しく評価することが重要だ．救急外来で多いのは，ストレッチャー上の診察では脳卒中などの中枢性めまいを疑う所見はないものの，ベッド上で嘔気・嘔吐のために体動困難という場合だ．この場合に何となく頭部CTを撮影するのもいけないし，安易に中枢性めまいは否定的と考えて放置するのもいけない．ベッド上の診察で問題ないのになぜ中枢性を否定できないのかわかるかな？

後下小脳動脈（posterior inferior cerebellar artery: PICA）領域の脳梗塞の場合には体幹失調以外に有意所見を認めないからです．

そうだね．めまいのSTEP①として中枢性を疑う所見がないかを評価する．そこで疑わしい場合には頭部CTが必要だ．積極的には疑わず，BPPVらしい所見を認める場合にはDix-Hallpike testを行い患側を同定し，そのままEpley法を行う（STEP②）．改善し歩行可能であれば頭部CTは不要だが，改善が乏しい場合や，Epley法が施行できない場合には頭部CTが必要．

嘔気・嘔吐のせいでなかなか開眼できなくて，Epley法を行うことが難しいことがよくありますよね．

そうだね．Epley法によって症状の改善が期待できること，施行中にめまいが誘発されることを説明してから行うことも必要だね．この患者さんのめまいは頭位変換時に潜時を伴うめまいが生じて，1回1回のめまいの持続時間が数秒，長くても1分以内というものだった．ストレッチャー上の診察では中枢性を疑う所見を認めなかったので，BPPVを積極的に疑いDix-Hallpike test施行後Epley法を行った．症状が見事に改善して歩行が可能となったよ．

すごいですね．ここまでよくなるとやってみようと思いますね．

毎回うまくいくわけではないけどね．Epley法を行うことで患者さんが不利益を被ることはないから，症状を誘発してしまうけど治療のためと理解してもらい，後半規管型のBPPVでは積極的に行おう．

診断 ▶ 良性発作性頭位めまい症（後半規管型）

> **症例 ②**
> 78歳の男性．来院2日前外食し帰宅後からめまい，嘔吐が出現した．自宅で1日様子をみていたところ徐々に症状は改善したが，めまいが改善せず，自身で杖をつきながら当院救急外来を受診した．救急外来受診後1度嘔吐あり．Vital signs は，意識清明，血圧 160/88mmHg，脈拍 78 回/分，不整，呼吸 15 回/分，SpO₂ 98％（RA），瞳孔 4/4，対光反射正常，体温 36.6℃であった．普段から毎日1升のお酒を飲む大酒家．

これもめまいの症例だね．どのようにアプローチするかな？

外食後から嘔吐とめまいがあるので，胃腸炎でよいのではないでしょうか．

胃腸炎？　腹痛も下痢も認めていないのに？　胃腸炎であれば「上から下」だったよね．嘔吐だけでなく，腹痛，下痢が順序立てて認められるはずだ．この患者さんは毎日お酒を大量に飲んでいるから，普段から軟便気味ではあるみたいだけど，変わってないようだよ．

すいません．嘔吐を繰り返しているので，急性心筋梗塞も考えなければならないですね．

そう．高齢者が嘔吐を繰り返しているわけだから，①急性心筋梗塞，②小脳梗塞/出血，③胆嚢炎，④イレウスは考えなければならない．あと忘れてはいけないのが薬剤の影響だね［☞ p.257 表12-5］．

そうすると，心電図やエコーも行わないといけないですね．

救急外来では恐い疾患を見逃さないために，problem list をしっかり挙げて鑑別することが重要だ．そして緊急性や簡便性，検査前確率から今何をするべきかを考えなければならない．この患者さんでは，＃1. めまい，＃2. 嘔吐が挙げられるよね．そしてそれらを1つの原因で説明できないかをまず考えよう（オッカムの剃刀とヒッカムの格言）．そうすると，まず考えなければならない疾患が小脳病変だね．嘔吐のみの入り口ではこれ以上はなかなか難しいから，めまいのアプローチをしていこう．Vital signs は安定しているからね．

中枢性のめまいを疑わせる所見がないかですね．ストレッチャー上では失調症状はありませんでした．杖歩行も可能ですし，中枢性病変は否定的ではないでしょうか．

眼振はしっかりとったかな？

すいません．忘れていました．

瞳孔所見は必ずとらなければならないよ．意識障害やめまい患者では特に重要だ．あと普段のADLは確認したかな？

普段は一人暮らしでADLは自立している方です．

そうすると杖歩行はおかしくない？　普段から使用しているの？

いえ．普段は何も使用せずに歩行可能な方です．杖なしで歩行可能かは確認しないといけないですね．

そうだね．眼振をとると垂直性眼振を認め，歩行も杖がないと体幹失調のために歩行はできなかった．中枢性めまいを疑って頭部CTを撮影したら小脳に低吸収域がみつかった．

小脳梗塞だったのですね．

原因がわかってから振り返ってみると，血圧も高い，心房細動もあることから脳梗塞の危険因子がたくさんあるよね．そして垂直性眼振，体幹失調と中枢性らしい所見があったわけだ．診るべきpointを誤ってはいけない．

診断 ▶ 小脳梗塞

【参考文献】

1) Fisher CM, Picard EH, Polak A, et al. Acute hypertensive cerebellar hemorrhage: diagnosis and surgical treatment. J Nerv Ment Dis. 1965; 140: 38-57.
2) Tohgi H, Takahashi S, Chiba K, et al. Cerebellar infarction. Clinical and neuroimaging analysis in 293 patients. The Tohoku Cerebellar Infarction Study Group. Stroke. 1993; 24: 1697-701.
3) 城倉 健. 外来で目をまわさない めまい診療シンプルアプローチ. 東京: 医学書院; 2013.
4) Post RE, Dickerson LM. Dizziness: a diagnostic approach. Am Fam Physician. 2010; 82: 361-8.

⑱ 頭部外傷に出会ったら
—Head Injury—

原因検索が最重要

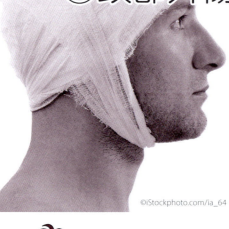

受傷原因を必ず考えましょう．理由なくして外傷は起こりません．

- ▶ 病歴聴取が最重要！ なぜ受傷したのか？ 受傷原因を検索せよ！
- ▶ 意識の推移，意識障害の有無を check せよ！
- ▶ 頭部 CT を撮るべきか否かを見極めよ！
- ▶ 抗血栓薬を飲んでいる患者への対応は？
- ▶ 脳震盪を甘くみてはいけない．運動の再開時期を具体的に指示しよう！

はじめに

- 頭部外傷は救急外来で最も多く出会う外傷です．高エネルギー外傷や明らかな意識障害を伴う頭部外傷の治療方針を決定することは，できることが限られていることもありあまり悩むことはありませんが，軽症頭部外傷の対応は意外と悩ましく難しいものです．どのような症例に頭部 CT を撮影するのか，帰宅させてよい

のかを的確に判断しなければなりません．そして忘れがちなことですが，外傷患者で最も重要なことは"なぜ受傷したのか"を常に考えることです．外傷には，失神，痙攣によるもの，感染症による脱力，薬剤が関与していることが少なくありません．常に受傷理由を意識しながら対応することを心がけましょう．ここでは軽症頭部外傷症例に対して救急外来でどのようにアプローチするかを中心に学びましょう．

頭部外傷のアプローチ

① ABCの安定：意識状態を正確に評価せよ！　他部位の外傷を見逃すな！
② Vital signs，病歴，身体所見が超重要！　後頭部痛に要注意！
③受傷原因を同定せよ！　目撃者を探せ！
④頭部CTの必要性を判断せよ！
⑤帰宅or入院を正しく判断せよ！

① ABCの安定：意識状態を正確に評価せよ！他部位の外傷を見逃すな！

- 救急外来で最も重要なことはABCの安定でしたね．ABCに異常を認める場合には，意識状態を正しく評価し重症度分類 表18-1 を正確に行うこと，頭部外傷以外の外傷検索を行う必要があります．軽症頭部外傷単独でABCに異常をきたすことはまずありません．Vital signsが不安定な場合，例えば腹腔内出血を伴っている場合には，そちらの止血が優先されます．出血のコントロールを行わない限りABCは安定しないため，頭部外傷の精査をしている場合ではありません．意識障害→頭部CTでは困ってしまうわけです．ABCを安定させるためには，輸液・輸血，止血を行い，重度の意識障害を認めれば確実な気道確保目的に気管挿管も行うべきです．

- 軽症頭部外傷ではABCが不安定なことはまずありませんが，不安定な場合にはJATEC™に則り対応する必要があります．JATEC™とは外傷学会，救急医学会が提唱する外傷初期診療ガイドラインです．JATEC™ではABCを安定した後に「切迫するD」か否かを判断するように

表18-1 **頭部外傷重症度分類**[1)]

重症度	GCS
軽傷	14〜15
中等症	9〜13
重症	3〜8

推奨しています．切迫するDとは脳ヘルニア徴候を疑わせる身体所見であり，①GCS合計点が8点以下，②意識レベルが急激に悪化（GCS合計点が2点以上の低下），③脳ヘルニア徴候（瞳孔不同，片麻痺，Cushing現象のいずれか）を伴う意識障害を評価します．該当する場合にはsecondary surveyの最初に頭部CTを施行します．重要なことは頭部外傷患者であってもABCの安定が絶対優先であり，vital signsが安定していない状態で場所を移動する必要がある頭部CTの撮影には行ってはいけないということです．JATEC™は各自一度は勉強し，可能であれば受講すると良いでしょう．

② Vital signs, 病歴, 身体所見が超重要！ 後頸部痛に要注意！

- 頭部外傷単独では血圧が低下することはまずありません．①でも述べたように，意識障害やvital signsに異常がある場合には，頭部以外の外傷検索を入念に行わなければなりません（もちろん外傷患者では常に行うべきですが）．Vital signsでは頻脈や血圧低下を認める場合には要注意であり，身体所見においては頸部痛に要注意です．頭部外傷患者では必ず後頸部痛の有無を確認し，痛みを認める場合には頸椎の評価が必要です．JATEC™では頸椎保護の適応を 表18-2 のように示しています．痛みがある場合以外に，意識障害，アルコール，他部位の圧痛，鎖骨より頭側の外傷（頭部外傷を含む）では頸椎保護の適応があることをおさえておきましょう．つまり，頭部外傷では常に首に意識を向けなければならないわけです．

表18-2 頸椎保護の適応 [1]

| ① 頸部痛（自覚，他覚） |
| ② 神経学的異常所見 |
| ③ 意識障害 |
| ④ アルコール，中毒 |
| ⑤ 注意をそらすような他部位の激痛（distracting painful injury） |
| ⑥ 鎖骨より頭側の外傷がある場合 |
| ⑦ 受傷機転（急速な加減速による外傷，追突，墜落，ダイビング） |

③ 受傷原因を同定せよ！ 目撃者を探せ！

- 軽症頭部外傷患者においてはここが最も重要な点です．軽症であってもそれは外傷として軽症なだけであって，病態としては重症かもしれません．失神して頭部外傷，痙攣をして頭部外傷，下肢の脱力を認め頭部外傷など，**頭部外傷をきたした理由が重要**となります．常に受傷原因を確認することを忘れないようにしましょう．また本人は受傷前後の状態を覚えていないことも少なくありません．目撃者がいる場合には必ず病歴を聴取しましょう．

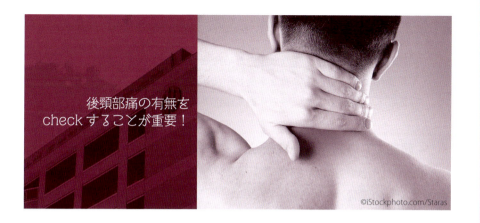

- 頭部外傷の原因として救急外来でよく経験する例を紹介しましょう．子供の場合，自宅などで遊んでいて受傷することが非常に多く，親の目の前でソファーから落ちたり転んだりすることがよくあります．直接目撃していなくても自宅の様子から受傷状況がわかることが多いものです．それに対して成人，特に高齢者は受傷原因が不明なことが多く，"ドン"と音がして行ってみると倒れていた，路上で倒れている所を発見され救急搬送，アルコール飲酒後に転倒し酩酊状態で救急搬送など，なぜ受傷したのがわからない場合が少なくありません．この場合，意識障害・意識消失を認めなければ，本人から病歴を詳細に聴取することが可能ですが，多くは健忘や意識消失を認め，受傷原因が同定できません．その際に行わなければならないのが原因検索であり，"なぜ受傷に至ったのか"をとことん追求する必要があります．

- 高齢者における受傷原因として，Parkinson 病や変形性膝関節症などによる歩行障害に伴い歩行がおぼつかなくなり転倒してしまう，薬剤（ベンゾジアゼピン系［デパス®など］に代表される睡眠薬，プレガバリン［リリカ®］などの疼痛治療薬，抗ヒスタミン薬）によって足下がおぼつかなくなり転倒してしまう例が多いです．頭部外傷に出会った際も既往歴や内服歴，普段の ADL を確認することは非常に重要です（AMPLE 聴取）．

- 問題となるのは受傷原因が不明な場合です．例え既往に Parkinson 病があろうと，ふらつきを引き起こす薬剤を内服していようと，あくまで除外診断に過ぎません．否定できない場合には，失神や痙攣に伴う頭部外傷を常に考慮し精査しなければなりません［☞ p.26 ②失神に出会ったら, p.45 ③痙攣に出会ったら］．特に失神の場合は，定義にもありましたが，姿勢保持筋緊張が消失し転倒するため，頭部や顔面に激しい外傷を伴うことがよくあります．しつこいと思われるかもし

れませんが何度もいいます．「外傷に至った原因」を常に意識しましょう．
【受傷原因例】
　　・消化管出血による起立性低血圧のために転倒し頭部外傷
　　・不整脈による心血管性失神で卒倒し頭部外傷
　　・症候性てんかんによる痙攣で転倒し頭部外傷, etc.

④頭部 CT の必要性を判断せよ！

▶頭部 CT の適応

- 我が国は諸外国と比較し CT の設置数が多く，多くの病院で比較的速やかに頭部 CT を撮影することが可能です．しかし，全ての症例で撮影していては能がないし，撮影できない病院では困ってしまいます．適応症例を正しく判断することが必要です．
- 本邦を含め，各国から様々な頭部 CT の適応に関するガイドラインや文献が報告されています．NICE ガイドライン，The New Orleans Criteria，The Canadian CT Head Rule，CHIP rule，重症頭部外傷・管理のガイドライン第 3 版などが有名です．一度目を通しておきましょう．これらの中で頭部 CT の適応とされているものの多くは共通しており，表18-3 の項目が挙げられます．それぞれの項目について頭部 CT を撮影する理由，注意点を整理しておきましょう．

表18-3 頭部 CT の適応

①受傷原因不明
②意識障害
③意識消失
④痙攣
⑤神経局在所見
⑥健忘
⑦高エネルギー外傷
⑧頭痛
⑨抗血栓薬内服
⑩高齢者
⑪繰り返す嘔吐
⑫飲酒・薬物, etc.

①受傷原因不明
- 軽症頭部外傷において最も重要な事項です．原因がわからない頭部外傷は背景に恐い疾患が隠れているつもりで対応しましょう．受傷原因が不明な症例は意識障害，意識消失，健忘を伴うため以下の理由で頭部 CT が必要になります．

②意識障害
- 頭部外傷患者では当然外傷による意識障害（硬膜外血腫, 外傷性クモ膜下出血, 脳挫傷など）の検索が必要になります．これは誰もが想定できますね．それ以外に頭蓋内の疾患が原因で外傷を引き起こすこともあります．てんかんや慢性硬膜下血腫が代表的です．意識障害を認める場合には「10 の鉄則」に則りアプローチし

ましょう［☞ p.7 ①意識障害に出会ったら］．低血糖の否定を忘れずに．

③意識消失

- 意識消失を認める場合，特に失神の場合には激しい外傷を伴うことも少なくありません．失神患者ではまず考えるべきは心血管性失神であり，頭蓋内疾患ではありませんが，失神によって防御姿勢をとることなく頭部外傷を引き起こすことはしばしばあります．意識消失を認める場合には，原因検索としては失神の鑑別を，結果引き起こされる外傷検索のために頭部 CT を撮影するわけです［☞ p.26 ②失神に出会ったら］．

④痙攣

- 外傷後に痙攣を認める場合には頭蓋内疾患の割合が高くなるため，頭部 CT の適応があります．また，失神と同様に，痙攣によって立位困難となり頭部外傷を引き起こした可能性もあります．新規の外傷以外に既存の頭蓋内疾患を含め頭部 CT で検索しましょう［☞ p.45 ③痙攣に出会ったら］．

⑤神経局在所見

- 麻痺など神経局在所見を認める場合には当然頭蓋内の検索が必要です．小児では協力が得られず所見がとりづらい場合もありますが，四肢の左右差や追視可能かどうかは最低限確認しましょう．

⑥健忘

- ③意識消失と同様，診察時に意識清明であっても外傷の前後の記憶が曖昧な場合には要注意です．頭部外傷の結果引き起こされている可能性はもちろん，外傷の原因による症状かもしれません．ちなみに一過性全健忘（transient global amnesia: TGA）という病気がありますが，頭部外傷は除外することが条件であり，軽症頭部外傷に一過性全健忘が合併したなどと考えてはいけません［☞ p.22 一過性全健忘］．

⑦高エネルギー外傷

- 高エネルギーなので当然頭部の損傷も大きいだろうというわけです．高エネルギー外傷の場合には頸部はもちろん，他部位の外傷検索は必須です．高エネルギー外傷の判断基準は 表18-4 の通りです．事故状況を，本人だけでなく救急隊や目撃者から必ず聴取しましょう．

⑧頭痛

- これもまた外傷の原因にも結果にもなり得ます．頭をぶつけているのだから当然痛みはあるでしょうが，クモ膜下出血や脳梗塞，慢性硬膜下血腫によって失神，転倒し痛みが出現している可能性もあります．私もクモ膜下出血で卒倒した症例や，慢性硬膜下血腫で転倒し急性硬膜下血腫を合併していた症例を経験しました．

表18-4 高エネルギー外傷の判断基準 [2]

・自動車から放出された場合
・同乗者が死亡した場合
・車外救出に20分以上要した場合
・高スピードの自動車衝突事故の場合は以下の4つ 　1) 事故前のスピードが毎時65km以上 　2) 事故による速度変化が毎時32km以上 　3) 車のボディ変形が50cm以上 　4) 乗車席への車のくぼみが30cm以上
・車と歩行者の事故では以下の2つの場合 　1) 車が毎時8km以上のスピードで衝突 　2) 車にひかれたか，はねられた場合
・単車の衝突事故では以下の2つの場合 　1) 毎時32km以上のスピードで衝突 　2) 事故現場から離れた場所で発見された場合
・6m以上の高所からの転落

どちらの症例も来院時の訴えは頭痛のみでベッド上臥位の状態では神経局在所見ははっきりしませんでした．頭部外傷なのだから頭痛はあるものと考えるよりは，「頭痛は本当に外傷による結果の症状なのか？　原因ではないのか？」と考える方がよいでしょう．

⑨抗血栓薬内服

▪ バイアスピリンやワルファリンに代表される抗血栓薬内服中の患者の頭部外傷は非常に多く的確なマネージメントが必要です．ここは重要な点ですので詳しく後述します．

⑩高齢者

▪ 前述した各国のガイドラインや基準では60歳もしくは65歳以上は頭部CTの適応としています．しかし高齢者ということだけで全例頭部CTを撮影するのはよろしくありません．**表18-3** を評価し，高齢者以外該当しない場合には基本的には撮影は不要と考えますが，本人や家族の不安が強い場合も多く，また一人暮らしで経過をみることができない場合には，撮影する場合もあります．

⑪繰り返す嘔吐

▪ 嘔吐も年齢と同様に，ガイドラインや基準では，嘔吐を認める場合，2回以上認める場合などと記載されています．実際に救急外来で多いのが，子供が頭をぶつけ，様子をみていたけれども嘔吐したため心配した両親が連れてくるというものです．嘔吐の回数よりは，意識やvital signs，身体所見が重要なことはいうまでもありません．頻回に嘔吐している場合には画像検索が必要と考えますが，1，2

回の嘔吐の場合には，それのみでは頭部 CT は必須ではないと考えます．

⑫飲酒・薬物

- アルコールや眠剤などの薬剤の影響と考えられても，外傷を伴っている場合には要注意です．この場合も嘔吐同様，飲酒・薬剤のみで画像検索は必須ではありませんが，軽度でも意識障害を認める場合など該当項目がある場合には頭部 CT を撮影するべきでしょう．

▶頭部 CT 撮影・読影時の注意点

- 画像をオーダーしても正しく撮影，読影できなければ意味がありません．最低限以下のことは意識しましょう．

①撮影方法

- わずかな出血や接線方向の骨折は一方向では不明瞭な場合があり，見落としを防ぐためにも多断面再構成像（multi-planar reconstruction: MPR）で撮影し，可能な限り 3 方向（体軸断面〔axial 断面〕，矢状断面〔sagittal 断面〕，冠状断面〔coronal 断面〕）確認しましょう．アメリカ救急医学会（American College of Emergency Physicians: ACEP）では，軽症頭部外傷患者に対する X 線は不要で CT のみでよいとしていますが，体軸断面のみの撮影では骨折線がはっきりしないなどの問題もあるため，3 方向の撮影が不可能な場合には X 線（正面，側面，タウン）を併用した方がよいでしょう．日本脳神経外科学会・日本脳神経外傷学会から出ている重症頭部外傷治療・管理のガイドラインにおいても，第 2 版までは重症化の予測因子の 1 つに「頭蓋単純撮影で骨折が疑われる場合」と記載されていますが，第 3 版（2013 年出版）では「CT 撮影（bone image）で骨折が疑われる場合」と変更されており，頭部 CT の精度が上がり普及していることから，CT の閾値を下げる方向へと変化していることがわかります．

②読影手順: 見逃しを防ぐために一定の手順で読影を！

- 頭部 CT の読影手順は，受傷・疼痛部位や身体所見から打撲部位を同定し，皮下出血・骨折の有無を確認，硬膜外血腫→硬膜下血腫→クモ膜下出血→脳挫傷の順に確認していきます[3]．脳萎縮のある高齢者の後頭部打撲では前頭蓋底の脳挫傷や，大脳鎌周囲の硬膜下血腫をきたすことがあるため注意が必要です．

⑤帰宅 or 入院を正しく判断せよ！

- 多くの軽症頭部外傷は帰宅可能ですが，表18-5 に該当する場合には安易に帰宅させてはいけません．特に重要でかつ忘れがちなのが受傷原因の同定です．意識

障害，失神などに準じてアプローチしても原因が同定できない場合には，安易に帰宅としてはいけません．患者は帰宅希望が強かったり，病院のベッドが空いてなかったりと，現実はさらに悩まされる要因が多いですが，評価することを忘れないことが重要です．

表18-5 帰宅 or 入院：帰宅可能条件

①受傷原因が判明している
②意識が普段と同様にまで改善している
③止血が確認できている
④頭部CTで新規異常を認めない
⑤経過を観察できる人が存在する
⑥虐待の可能性がない
⑦医師・患者が帰宅に対して不安がない

- 小児や高齢者の場合には，「虐待」も考えておかなければなりません．頭部以外の外傷部位を認める場合，転倒にしては不自然な部位の外傷，繰り返し受診している場合などは要注意です．

抗血栓薬内服中の患者へのアプローチ

- 我が国では高齢化に伴い，抗血栓薬を内服している患者は年々増加しています．頭部外傷患者が抗血栓薬を内服していた場合，内服薬を止めることは簡単ですが，いつから再開するかに関して明確な決まりはありません．ここでは，抗血栓薬を内服している患者に対する頭部外傷の注意点をまとめておきましょう．

▶抗血栓薬を中止する理由

- 抗凝固療法中の高齢者では，意識清明で明らかな神経学的異常のない軽症頭部外傷であっても，約25％の患者において頭部CTで頭蓋内出血を認めるといわれています[4]．また抗凝固療法中の患者では受傷後時間が経過してから神経学的所見が悪化し，頭部CTで硬膜下血腫を遅発性に認める場合があります．開頭手術が必要となる例は少ないですが，初回の頭部CTで問題ないからといって即抗凝固薬を再開することは危険と考えられます．特にPT-INRが3以上の場合は受傷24時間後の頭部CTで異常を認める場合が多いといわれています[5]．そのため抗血栓薬内服中の患者では，頭部CTの閾値を下げて対応しなければならないだけでなく，現段階で画像上問題ない場合でも，今後起こりうる出血の可能性を考えておく必要があります．また出血のリスクは，抗血栓薬を単剤内服している場合と比較し，2剤，3剤内服している方が当然上昇します．

▶抗血栓薬を中止するリスク

- 頭部外傷の検討ではありませんが，侵襲的手技に伴いワルファリンを中断すると，約1％の割合で血栓塞栓症を生じます．抗凝固薬を中止すると100人に1人は血栓塞栓症を起こすという事実を知っておきましょう．

▶救急外来での実際の対応

- 抗血栓薬の内服の有無を確認しましょう．特に高齢者では要注意です．抗血栓薬，特に抗凝固薬を内服している場合には上記の通り出血のリスクが高く，頭部外傷患者では頭部CTを撮影しましょう．出血を認める場合，出血を認めなくても骨折を認める場合には，抗血栓薬を中止し，頭部CTのフォローを行う必要があり，入院し経過を診ます．抗血栓薬の明確な中止期間は決められていませんが，10～14日というのが一般的です．問題は画像上特に問題がなかった場合です．この段階でいえることは"現段階では頭蓋内に出血・骨折は認めない．"ということです．この場合には帰宅可能条件を評価し，該当しなければ入院の必要はありませんが，抗血栓薬を継続内服するのか中止するのかを具体的に指示しなければなりません．抗血栓薬の多くは治療ではなく予防で内服していることが多いため，原則頭部外傷後は10～14日程度の休薬後に再開することが多いですが，治療のために内服している場合，塞栓症や血栓症のリスクが高く休薬は可能な限り短期間にしたい場合には，画像のフォローを行い早期に内服再開する場合もあります．明確な決まりはないため，個々の症例において中止するメリットとデメリットを評価し考えなければなりません．再開時期の判断が救急外来では困難な場合は，数日後の外来でフォロー，かかりつけ医に紹介状を作成し数日後に判断してもらうなどの選択肢が挙げられます．重要なのは，患者，家族に具体的な指示を出し理解してもらうことです．

脳震盪：2回目が恐い脳震盪！　BRUSH UP YOUR ER SKILL!

▶意外と知らないことも多い脳震盪

- 頭部外傷患者で精査したものの，画像上問題なく帰宅させようと思っていたところ，患者から「頭が痛い」，「気持ち悪い」，「記憶がない部分がある」などの訴えを聞くことがよくあります．画像上出血や骨折がないのになぜ症状があるのだろ

うかと悩むことがあるかもしれませんが，その多くは脳震盪の症状と考えられます．もちろん微少な出血や骨傷を見逃している可能性もあるため，必要あれば薄いスライスで画像を評価する，1方向しか撮影していない場合には3方向撮影するなど，詳細に画像を評価することは忘れてはいけません．軽症頭部外傷患者の中には，サッカーやラグビーの競技中に受傷する症例も少なくなく，学生などで数日後に試合があり，「来週末の試合は出場してよいですか？」などと各種競技への復帰時期を問われることがあります．また同様のことが試合や練習中に起こった場合にどうするべきかを質問されることもしばしばあります．具体的に説明できるように，脳震盪の一般的知識を身につけましょう．

- 脳震盪は，頭部への直接的，間接的な衝撃により引き起こされた脳の機能障害です．頭部外傷患者が，頭痛や意識の変化が認められた場合には，常に脳震盪の可能性も考えておかなければなりません．意識消失を必ずしも伴わないことに注意が必要です．間接的な衝撃によっても引き起こされるため，ヘルメットをしていても脳震盪は起こります．脳震盪は1度起こしただけでは予後は決して悪くありませんが，短期間に繰り返すと予後不良といわれています．競技中に脳震盪を認めた場合には，即刻競技を中断し，医学的な評価を受けなければなりません．脳震盪の評価にサッカーのFIFAやラグビーのIRB（International Rugby Board）（2014年にWorld Rugbyへ名称変更）ではSCAT3（Sport Concussion Assessment Tool-3rd Edition）という方法を採用しています．これは一般の人も簡単に実施できる質問形式で構成されたもので，2005年にSCAT，2009年にSCAT2が発表され，2014年に最新版であるSCAT3が発表されました．インターネットで誰でもみることができるので一度確認しておきましょう．Pointは意識状態を正確に評価すること（SCATではGCSを使用），意識消失の有無を確認すること，頸部の所見がないかを確認すること（SCAT3から新たに追加），軽度の失調症状を見逃さないため継ぎ足歩行（tandem gait）を行い評価することなどが挙げられます．

- 脳震盪後の運動再開は慎重に行わなければなりません．明確な基準はありませんが，少なくとも脳震盪と思われる所見が認められた場合には，現在出場している試合には復帰せず，即刻競技は中止し，医療者の診察を受けるべきとされています．またその後も少なくとも24～48時間の経過観察は必要であり，1人にするべきではありません．増悪する頭痛や意識の変容を認めるような場合にはすぐに医療機関を受診する（させる）ことが必要です．その後の競技復帰はSCAT3の評価項目の該当項目が多いほど慎重に行うべきです．具体的な競技復帰方法は段階的競技復帰（graduated return to play: GRTP）が推奨されています．これ

は IRB 脳震盪ガイドラインとしてインターネットで読むことができます．GRTP が医師によって管理される場合とそうでない場合とで復帰までの日数が異なります．医師によって管理される場合には最短で 6 日目に競技に戻ることが可能ですが，医師によって管理されない場合には最低でも 21 日間は競技復帰できないとされています．それだけ脳震盪を引き起こした場合には慎重な対応が必要であるということです．安易に練習復帰させ，再度脳震盪を起こしてしまったら脳へのダメージは計り知れません．

▶脳震盪後症候群

- 脳震盪を起こした患者にみられるもので，頭痛，ふらつき，めまいなど様々な症状を引き起こします．意識消失の有無や時間にかかわらず起こるといわれており，軽症頭部外傷患者の約 30％は 3 カ月間症状を呈し，15％は 1 年間症状が継続します．危険因子として，①女性，②55 歳以上，③健忘の期間が長い，が挙げられます．救急外来だけでなく，頭部外傷後の患者から上記のような訴えがあった場合には鑑別に挙げましょう．

▶頭にケガをした患者さんへ

- 当院では軽傷頭部外傷患者には 表18-6 のようなプリントを帰宅時に渡しています．患者を帰宅させるときには，患者自身の病状の理解が不可欠です．可能であれば家族など付き添いの方へも併せて説明しましょう．

表18-6 頭にケガをした患者さんへ

- 現在のところ，入院を要すると思われる所見がありません．しかし，頭にケガをした患者さんなら誰でも，そのケガによって数時間後，数日後に症状を出してくる場合があり得ます．特に最初の24時間の観察を周りの方がすることが最も大切なことです．頭蓋骨骨折（あたまの骨折）とは必ずしも関係しませんから，頭の骨に異常がないからといって安心はできません．

- 頭にケガをした時には，まず次のことをお守りください．
  ①もし受傷部分が腫れたなら，間にタオルをいれた上で冷やしてください．冷やしたにもかかわらず，腫れがひどくなるなら連絡してください．
  ②頭痛薬を医師の指示なしには飲まないでください．
  ③子供さんからは目をはなさないでください．
  ④1 ～ 2日は安静を保ってください．
  ⑤当日に入浴，洗髪はしないでください．

  また，以下のようなことが症状として出たら，または何か変だと思われる時には，至急当院に電話連絡してください．

  1. うとうとしている．なかなか目をさまさない（可能なら夜間睡眠中に3時間ごとに起こしてみる．必要なら痛み刺激，大声を出すと良い．返事があることを確認する）．
  2. ひどい吐き気，あるいは何度ももどしてしまう（子どもは軽いケガでも吐きやすいので1 ～ 2度はさほど心配ではありません）．
  3. ケイレン，ひきつけ．
  4. 黒目の大きさの差，おかしな目の動き，焦点が合わない，目が見えにくい．
  5. 片側の手足を動かさない．動かしにくい．手足にしびれがある．
  6. よくつまずく．おかしな歩き方をする．
  7. ガマンできないような頭痛．異常な興奮状態．
  8. 外傷前後の記憶がはっきりしない．
  9. 会話や行動に間違いが多く，集中できない．
  10. 人格がかわってしまい，いつもと違う（いわゆるボケのような症状）．
  11. 脈が異常に早かったり，遅かったりする．また呼吸がおかしい．
  12. めまいがひどい．
  13. 耳や鼻から出血がある．または水が出る．寝ていて咳がひどい．

> **症例①**
> 65歳の男性．スポーツジムからの帰り道，坂の下で自転車走行中に転倒し倒れる所を目撃した通行人が発見し救急要請．Vital signsは，意識清明，血圧100/60mmHg，脈拍70回/分，呼吸15回/分，SpO₂ 98％（RA），瞳孔4/4，対光反射正常であった．右側頭部に擦過創を認める以外に明らかな外傷はない．自転車に乗っていたことは覚えているが，なぜ転倒してしまったかはわからない．

 外傷の患者さんだね．どのようにアプローチするかな？

 ABCは問題なさそうですね．頭部CTを撮影して問題なければ帰宅でいいのではないでしょうか？

 外傷患者を診る時に最も重要なことは何かな？ 当然ABCの安定が最優先だけど，重要なことがあったでしょ？

 受傷原因ですね．

 そうだ．例えばよそ見をしていて電信柱にぶつかってしまったなどの原因が同定できればいいが，今回のようになぜ転倒してしまったか不明な場合は，外傷部位の評価と同時に原因検索を怠ってはいけないよ！

 失神や痙攣をして転倒した可能性などを考えなければならないですね．

 そうだね．そのために救急外来ではどのようにアプローチするかな？

 ABCが問題なければ，身体診察上，神経局在所見や頭蓋骨骨折を疑わせるraccoon eyes（パンダの目）やBattle sign（耳介後部の血腫）がないかを確認します．また健忘の有無などを確認します．

 頭部外傷患者では他部位の外傷，特に頸部には注意しなければならないよね．

 そうでしたね．後頸部痛はなく，四肢の痺れなどもありません．

 あとはこの患者さんがどの程度出血のリスクが高いかを評価しなければならないので，AMPLE聴取，特に抗血栓薬の内服の有無は必ず確認しよう．この患者さんは発作性心房細動に対してワルファリンを内服していることがわかった．Vital signsは安定していて，頭部以外の外傷もなさそうだね．この

後はどうするかな？

受傷原因が同定できていないので，失神の可能性を考慮して，心電図や直腸診を行います．今回は受傷原因が不明な点と健忘も認めるため頭部CTは必要であると考えます．

そうだね．頭部CTでは骨条件を含めて可能であれば3方向撮影しよう．抗凝固薬を内服しているため，出血のリスクは高く慎重に頭部CTは読影しなければならないよ．

PT-INRを確認するために採血をした方がいいですか？

必須ではないだろうね．ただし，本人にワルファリンのコントロールが良好であったかを確認することは必要だね．最近採血で確認しているか，ワルファリンの量が変更になっていないかは問診するべきだ．わからない場合やコントロール不良の場合には採血をした方がよいだろう．今回は失神の可能性もあるため，失神の原因検索目的にも採血は必要だろうね．

なるほど．軽症の頭部外傷であっても色々と考えなければならないことがありますね．

"受傷原因の同定"，これがきわめて重要だ．中等症以上の頭部外傷であれば頭部CTは必須だし，その他全身検索を行うことに躊躇うことはないが，軽症頭部外傷の場合には，見た目の重症感がないことから，何となく大丈夫と思ってしまいがち．そこで，外傷だけでなく受傷原因に目を配ることができるかがpointとなるんだ．この患者さんは，心電図や直腸診，採血結果は特記所見はなかった．PT-INRは2.0と至適範囲内だった．

そうすると，今回の原因は何でしょうか？

難しいよね．失神をして転倒したのかもしれないし，ペダルを踏み外して転倒しただけかもしれないしね．

ただ単に転んだだけなら覚えているのではないですか？

脳震盪を起こして記憶がないのかもしれないよ．

なるほど…

今回の症例のように，最終的になぜ転倒したのかわからないことは少なくない．目撃者がいる場合には必ず状況を確認するが，いない場合や病院へは

同行してもらえず詳細を確認できない場合もある．原因検索をしつこく行っ
てもわからない場合には，リスクを評価し，対応を決めるしかない [☞ p.26
②失神に出会ったら]．この患者さんは心血管性失神が否定できないこと，1
人暮らしであることを考慮し，入院，モニター管理とした．ワルファリンも，
受傷原因が同定できておらず，健忘も認めるため一時中止とした．入院後は
不整脈の出現なく，本人の状態も良好であったため，退院可能と判断し，ワ
ルファリンは中止のまま外来フォローとした．10日後の外来で問題ないこと
を確認し，ワルファリンは普段通りの量から再開，かかりつけ医に紹介状を
作成し，以降の引き続きの加療をお願いした．

診断 ▶ 頭部打撲，脳震盪の疑い（受傷原因は検索したが同定し得ず）

【参考文献】

1) 日本外傷学会，日本救急医学会，監修．日本外傷学会外傷初期診療ガイドライン改訂第
   4版編集委員会，編．外傷初期診療ガイドライン JATEC．4版．東京: へるす出版;
   2012.
2) 日本救急医学会，監修．標準救急医学．4版．東京: 医学書院; 2009. p.1-17.
3) 昆　祐理，松本純一．軽症外傷の撮像と読影のポイント．レジデントノート．2013;
   15: 1858-65.
4) Reynolds FD, Dietz PA, Higgins D, et al. Time to deterioration of the elderly,
   anticoagulated, minor head injury patient who presents without evidence of
   neurologic abnormality. J Trauma. 2003; 54: 492-6.
5) Menditto VG, Lucci M, Polonara S, et al. Management of minor head injury in
   patients receiving oral anticoagulant therapy: a prospective study of a 24-hour
   observation protocol. Ann Emerg Med. 2012; 59: 451-5.

⑲ 低血糖かな？と思ったら
—Hypoglycemia—
ブドウ糖投与しておしまいじゃ困っちゃう

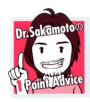

低血糖に出会ったら，治療とともに原因検索を忘れずに．血糖を一時的に補正しておしまいではいけません．

- ▶ 定義を正確に理解しよう！
  血糖低値のみで低血糖と診断してはいけない！
- ▶ 原因検索を徹底的に行うこと！
  低血糖を引き起こしやすい人はどういう人かを知ろう！
- ▶ 帰宅 or 入院の判断をつけられるようになろう！

はじめに

- 救急外来では低血糖にしばしば遭遇します．主訴は様々で，脱力や動悸，不穏などの軽度の意識障害から 300/JCS の意識障害まで何でもありです．「低血糖なんて簡易血糖測定器で血糖値測って，ブドウ糖投与すればおしまいでしょ！」と考えてはいけません．症状から脳卒中が疑われ，血糖値を測る前に頭部 CT を撮影してしまったり，低血糖に陥った原因検索を怠ってしまったりと，低血糖にまつわるミスもまたよくある話です．正しく診断，正しく治療しましょう！

いつ疑うか？： 意識障害患者ではまず鑑別！

- 救急外来で低血糖を疑う状況は大きく分けて2つあります．「a. 意識障害を認める場合」，「b. 低血糖を起こす可能性のある人が何らかの症状を訴えている場合」です．aの説明はもう不要ですね．意識障害患者では頭部CTなどの画像検査よりも血糖値の測定を行うことが先決です［☞ p.13 何が何でも低血糖の否定から！］．bに関しては，低血糖の代表的な症状を理解することはもちろん重要ですが，症状の現れ方は人それぞれです．重要なことは"どのような人が低血糖を起こしやすいのか"を理解しておくことです．早期に低血糖を疑い，早期に治療介入できるようになりましょう．

低血糖の定義： 低血糖を正しく診断しよう！

- 研修医のプレゼンテーションでよく次のようなことを耳にします．「意識が悪くて，血糖値を測ったら低値だったので低血糖と診断しました！」．これのどこがまずいでしょうか？ 低血糖と診断するためには，表19-1 に示すWhippleの3徴全てを満たすことが必要です．特に③は忘れやすく，血糖値が正常値以上になった際に症状が完全に元の状態に戻らなければなりません．戻らない場合には意識障害の原因検索を止めてはいけません．また，低血糖に陥った原因も考えなければ，根本的な解決にはなりません．
- 一般的に血糖値60mg/dL以下を数値上低血糖と定義されますが，普段から血糖値が低めで推移している方の場合には，60mg/dL以下でも症状が出現しないことがあります．以前経験した症例では，1型糖尿病患者で，意識清明，症状は足に違和感があるのみでした．血糖値を測定してみると17mg/dLという値であり驚いたのを覚えています．血糖値と症状は必ずしも合致しないこともあり注意が必要です．

表19-1 Whippleの3徴

①低血糖と矛盾しない症状
②適切な方法で測定された血漿グルコース濃度の低値
③血漿グルコース濃度が上昇した際の症状の改善

低血糖の原因： 低血糖を起こしやすい人は誰かを知り，原因検索を怠るな！

- 低血糖の主な原因と診るべきpointは 表19-2 の通りです．糖尿病治療関連が最

も多く，その中でも
特にSU薬（スルホ
ニル尿素薬），インス
リン使用症例が大多
数を占めます．それ
以外には，アルコー
ル多飲，胃切除後の
ダンピング症候群が
原因となります．ま
た高齢者で多いのは，

表19-2 低血糖の原因と診るべき point

原因	診るべきpoint
①糖尿病治療関連 （特にSU薬，インスリン，etc.）	糖尿病の治療歴
②アルコール	アルコール飲酒歴
③低栄養	普段のADL
④胃切除後ダンピング症候群	腹部手術痕，手術歴
⑤感染症	病歴，vital signs
⑥腎機能・肝機能悪化	採血
⑦その他	薬剤etc.

脳卒中，大腿骨頸部骨折や圧迫骨折によって寝たきりとなり，食事摂取量が減少
した低栄養状態によるものです．また，忘れてはいけない低血糖の原因に重症敗
血症，敗血症性ショックなどの重症感染症が挙げられます．これらの原因は単独
でも起こりますが，併せ持つ場合も少なくありません．よく経験するのは，SU
薬やインスリンで治療されている糖尿病患者が，感冒や尿路感染症などに罹り，
食事摂取量が減少しているにもかかわらず薬剤は普段通り使用し，低血糖に陥る
というものです．糖尿病治療薬の影響で低血糖に陥っていますが，そもそもの原
因は感染症による食事摂取量低下です．根本的な治療介入がなされなければ当然
同様のことを繰り返します．常に原因検索を行うことを忘れてはいけません．参
考までに，当院に救急搬送された症例で最終的に低血糖と診断した全193症例の
内訳は **表19-3** の通りです．

- 腎機能や肝機能の評価も必要です．低血糖を起こしやすいSU薬は肝臓で代謝さ
れ腎臓で排泄されるため，腎機能・肝機能の悪化は低血糖のリスクとなります．
特にCKDで普段から腎機能障害を認める患者，利尿薬内服中の患者，脱水など
急性腎障害を合併している症例では要注意です．

表19-3 当院に搬送された低血糖患者の原因
(2005 ～ 2010 年: 順天堂大学医学部附属練馬病院，193 例)

糖尿病治療関連			アルコール	低栄養	胃切除後	感染症	不明
SU薬	インスリン	他OHA					
83	67	3	13	11	8	5	3
43.0%	34.7%	1.55%	6.74%	5.7%	4.15%	2.59%	1.55%
79.3%							

※ OHA: 経口血糖降下薬（oral hypoglycemic agent）

病歴

- 救急外来でよく出会う低血糖症例の病歴は，来院数日前から発熱や感冒症状を認め，食事摂取量が減少，しかし SU 薬やインスリンは普段と同量使用し低血糖となる，というものです．また来院前に他院を受診し抗菌薬の処方をもらっている場合も少なくありません．また高齢者では薬剤の飲み忘れや飲み間違いも少なくありません．低血糖の原因は検査結果よりも病歴から判明することが多いため，本人だけでなく家族からの病歴聴取も必ず行いましょう．Whipple の 3 徴を満たせば詳細な病歴聴取は行えるはずです．

Vital signs: 意識障害を軽視するな！　普段と比較！　左右差に注目！

- 救急外来で出会う低血糖症例の多くは軽度であっても意識障害を伴います．不穏状態や「家族からみて何となくおかしい」程度の意識障害であっても，軽視せずに「10 の鉄則」に則り対応すれば見落とすことはありません．低血糖以外にも，クモ膜下出血や脳梗塞などの脳卒中，慢性硬膜下血腫，肺炎や尿路感染症などの見逃しを防ぐためには，軽度の意識障害を見逃さず，認める場合には「なぜ？」と考えることが重要です．特に高齢者では「普段からこんなものだろう」，「認知症がもともとあるのだろう」などと考えてしまいがちです．必ず普段の意識状態を確認しましょう．逆に「家族からみて普段通り」であれば，3/JCS であっても問題ありません（少なくとも緊急の対応は必要ありません）．

- 意識障害患者ではさらに左右差に注目しましょう．左右差のない意識障害では，①クモ膜下出血，②低血糖，③薬物中毒をまずは考えます 表19-4 [☞ p.12]．

表19-4	左右差のない意識障害： まず考えるべき 3 大疾患
①クモ膜下出血	
②低血糖	
③急性薬物中毒	

- "低血糖単独でショックなし"，覚えていますか？　低血糖状態であっても意識以外の vital signs は安定していることがほとんどです．血圧低下などショック徴候が認められる場合には，背景に低血糖を引き起こした原因があると考え精査が必要です．重症敗血症・敗血症性ショックやアルコール性ケトアシドーシスなどが代表的です [☞ p.12]．"脳卒中でショックなし" と併せて理解しておきましょう [☞ p.420]．

- 発熱などの感染徴候を認める低血糖患者では感染の focus を考える必要がありま

す．肺炎や尿路感染症，胆管炎などを念頭に所見をとりましょう．逆に体温が低くても感染症の場合がありますが，1つ注意が必要です．低血糖では冷や汗を認めることが多いですが，その影響で腋窩温や体表温は低くなります．「意識障害＋vital signs安定＋体温低め」の場合には第1に低血糖を疑います．

身体所見

- 身体所見は低血糖の診断にも原因検索にも重要です．冷や汗があれば低血糖をはじめとした重篤な疾患のサインです．それ以外に腹部の手術痕があれば胃癌や胃潰瘍の術後の可能性を考え(ダンピング症候群による低血糖?)，インスリン注射痕があれば糖尿病治療中であると考え(糖尿病治療関連低血糖?)，るいそうを認める場合には低栄養状態であると考えます．
- その他，低血糖が感染の結果引き起こされている可能性もあるため，原因が同定できない場合にはtop to bottom approachで隈なくfocus検索を行いましょう [☞ p.117 表6-9]．

症状: 冷や汗に注目！

- 救急外来を受診した低血糖患者の主訴は様々です．冷や汗，動悸といった典型的症状から，意識障害や痙攣，なかには脳卒中様症状（片麻痺，構音障害）を呈し，脳卒中の疑いということで搬送されてくる例も珍しくありません 表19-5 ．「低血糖の症状は何でもあり！」と覚えておくのもよいのですが，多くの症例は前述の通り意識障害を伴います．繰り返しになりますが，軽度の意識障害も拾い上げ原因検索を行いましょう．
- 冷や汗は恐い疾患のサインであることが多く，注意が必要です．低血糖以外に急性心筋梗塞，ショック，離脱症候群，有機リン中毒などが代表的です．必ず四肢を触り，冷や汗の有無を感じ取りましょう．
- 「脳卒中かな？」と思っても，実は低血糖であったという症例は少なくありません． 表19-6 は消防隊が脳卒

表19-5 **低血糖の症状** [1]

症状	割合
意識障害	52%
混乱・異様な振る舞い	30.4%
痙攣	7.2%
片麻痺など神経局在所見	2.4%

中と判断した搬送症例のうち，医療
機関で精査し脳卒中以外と診断され
た症例の内訳です．救急隊は CPSS
（Cincinnati Prehospital Stroke
Scale）［☞ p.422 表20-6 ］に準
じて脳卒中の選定を行うことが多い
ですが，いかに低血糖が脳卒中様
症状を呈するかがわかるでしょう
［☞ p.431 脳卒中 vs 低血糖］．当院
のデータにおいても，急性期脳卒中
が疑われた救急搬送症例の 27％は
脳卒中以外であり，そのうちの 3 人
に 1 人は低血糖でした．脳卒中では
一般的に血圧が高く，低い場合には
低血糖が考えやすくはなりますが，
糖尿病に罹患している人の多くは高
血圧にも罹患しているため，血圧も
高いことが多いものです．Vital signs

表19-6 救急隊が脳卒中と判断したが，医療機関が脳卒中以外と診断した症例[2]

診断名	件数
低血糖	17 （8.4%）
てんかん	14 （6.9%）
痙攣	12 （5.9%）
慢性硬膜下血腫	10 （4.9%）
外傷	10 （4.9%）
めまい	9 （4.4%）
意識障害	9 （4.4%）
頸椎症	8 （3.9%）
失神	8 （3.9%）
胃腸疾患	7 （3.4%）
急性硬膜下血腫	7 （3.4%）
肺炎	7 （3.4%）
頭痛	6 （3.0%）
陳旧性脳卒中	5 （2.5%）
その他	74 （36.5%）
計	203

で疑いながらも，血糖値を測らなければ区別は困難であるため，脳卒中が疑われた
ら，まずは血糖測定を行うのがよいでしょう．

- 低血糖であるにもかかわらず，症状が乏しい場合もあります．高齢者や小児，ま
た，低血糖を繰り返している患者（1 型糖尿病，コントロール不良の 2 型糖尿病
患者，etc.）では低血糖関連自律神経失調といって身体が低血糖に慣れてしまっ
ていて症状を認めづらいことがあります．その他 β ブロッカー内服中の患者も症
状が出現しづらく要注意です．

検査：低血糖に至った原因検索を忘れずに！

- 簡易血糖測定器で血糖を測定し，血糖補正後に Whipple の 3 徴を満たし，原因
が明らか（インスリンを普段より多く打ってしまったなど）であれば，それ以上
の検査は必要ありません．しかし，意識が速やかに改善しない場合や，低血糖に
至った原因が同定できない場合には精査が必要です．

▶簡易血糖測定

- 血糖値を知るのに最も簡便なのが簡易血糖測定器による血糖測定です．数秒で結果が出るため，意識障害を認める場合にはまず行うべき検査です．血液ガスが迅速に行える場合には，血液ガスで血糖を確認してもよいでしょう．

▶血液ガス（検査の3種の神器①）

- 救急外来で最も有用な検査です．低血糖症例の多くは意識障害を認めるため，血液ガスで血糖値以外に電解質や酸素化・換気の評価も併せて行います．また乳酸値にも注目するとよいでしょう．乳酸値が高い低血糖症例では，循環不全が関与している可能性があり，重症敗血症を念頭に focus 検索を行う必要があるかもしれません．

▶エコー（検査の3種の神器②）

- 低血糖の原因が感染症であることは前述の通り少なくありません．低血糖の原因が特定できない場合には感染の関与を考える癖をつけましょう．救急外来で出会う頻度の高い感染症は肺炎，尿路感染症です．また低血糖を伴う重症敗血症の focus として胆管炎も挙げられます．高齢者では所見が乏しいこともあるため，胆石や尿管結石，水腎症の有無を疼痛がなくても確認するべきでしょう．

▶頭部 CT

- 診断の神様，Tierney 先生の pearl に以下のようなものがあります．"A stroke is never a stroke until it has received 50 of 50." 「低血糖を否定していない状態で，脳卒中を鑑別しに行ってはいけない！」．意識障害患者に対して，まず行うべき検査は頭部 CT ではなく血糖測定です．例え来院時に意識障害を認めても，Whipple の3徴を満たした場合には頭部 CT は必要ありません．つまり，頭部 CT の適応は「Whipple の3徴を満たさない時」です．ブドウ糖を投与し血糖値の上昇が確認できているにもかかわらず意識が普段通りへ改善しない場合には頭部 CT へ進みましょう．その他，外傷を伴っている場合にも撮影を考慮してよいでしょう．

▶採血

- 低血糖の診断に，血算や生化学検査は必要ありませんが，原因検索として必要です．腎機能，肝機能，貧血の程度を経時的変化を含め確認しましょう．

低血糖による脳障害

- 脳の主要なエネルギー源はグルコースであり，脳は持続的なグルコース供給を必要としています．脳内におけるグリコーゲンの貯蔵量は少なく，肝臓を 100 とすると骨格筋では 10，脳では 1 であり，脳全体の平均的グルコース消費量を計算すると約 3 分間の消費をまかなう量にすぎません．そのため低血糖持続時間は極力短くしなければならないのです．正確な基準はありませんが，低血糖が 20 ～ 30 分遷延すると，低血糖性脳症となり脳に不可逆的な変化が起こりかねないといわれています．低血糖もまた，早期発見・早期治療がきわめて重要なのです[3]．

- 低血糖性脳症に至る例は，それほど多くはありませんが時々経験します．低血糖による意識障害と診断し入院経過観察するも，低血糖補正後もなかなか意識が戻らず，その他の意識障害を起こし得る疾患を除外した上で，最終的に診断します．この際，低血糖性脳症と鑑別を忘れてはいけないものとして，痙攣後，refeeding 症候群が挙げられます．Refeeding 症候群は慢性的な低栄養患者（担癌患者，アルコール多飲患者，神経性食思不振症患者，etc.）が低血糖や意識障害，うっ血性心不全，浮腫，乳酸アシドーシスで救急搬送された場合には考えなければなりません．そのような患者に急速に糖を投与すると，低 K 血症，低 P 血症，低 Mg 血症などの電解質異常を起こし，Wernicke 症候群などを引き起こす可能性があるためです．「低栄養だからカロリーを早期から十分量入れよう．」というのは間違いであり，栄養投与前から電解質の補正を行い，エネルギー補正は少量から開始し漸増することが重要です．当然ビタミン B1 の投与は血糖補正前か同時に行うことはいうまでもありません．医原性に意識障害をつくり出してはいけません．

- 低血糖脳症の予後を予測する因子として，①来院時の血糖値（低いほど予後不良），②低血糖の持続時間（長いほど予後不良），③来院時の体温（高いほど予後不良），④来院時の乳酸値（低いほど予後不良）が挙げられます．体温の低下は神経保護的に作用している可能性があり，乳酸値の上昇は，ブドウ糖の代替エネルギーとなり神経障害に対し保護的に作用している可能性があります．救急外来で経験する低血糖症例の多くは Whipple の 3 徴を満たす例が多く，感染症の併発をしている場合には低体温，乳酸値が上昇している方が予後不良な例を経験します．救急外来では，①来院時の血糖値，②低血糖の持続時間を把握し，予後予測を行うことが重要です[4]．

持続する低血糖

- 糖尿病治療薬による低血糖ではなく，低血糖が遷延している場合には，敗血症，肝硬変，アルコール，副腎不全 / 下垂体機能不全，ダンピング症候群，インスリノーマを考えましょう．比較的遭遇する症例は，重症敗血症・敗血症性ショックに伴う相対的副腎不全です．

低血糖と高血糖を繰り返す: 手技・注射部位の確認を忘れずに！

- インスリン使用患者では手技や注射部位も必ず確認しなければなりません．低血糖の原因が同定できればよいですが，原因がわからない場合にはそもそも薬をしっかり内服，注射できているかを確認しましょう．特に高齢者では要注意です．低血糖や高血糖の原因がインスリンを打っているつもりでも正しく注射できていないだけかもしれません．
- インスリンの手技が問題なくても部位に問題があることがあります．注射部位を変えずに注射していると皮膚に変化が起きインスリンの効果が十分得られなくなります．これをリポハイパートロフィーと呼びます．原因はインスリンを繰り返し同一部位に注射することで脂肪肥大が起こること，インスリンによるアミロイドーシスなどが考えられています．しこりがある場合は insulin ball と呼ばれます[5]．インスリンを大量に使用しているにもかかわらず血糖の管理に苦渋している患者が低血糖を認めた場合には積極的に鑑別するべきでしょう．救急外来では初診の患者も多いため，手術痕と同様に注射部位を必ず確認しましょう．

SU薬とインスリンの種類と作用時間

- 低血糖を引き起こしやすい薬剤の代表として SU薬 **表19-7** とインスリン **表19-8** が挙げられます．それぞれの薬剤の作用時間は把握しておく必要があります．表をみてわかるとおり，SU薬は 24 時間，インスリンは持効型の場合は同じく 24 時間程度作用時間があることがわかります．作用時間を理解しておくことは，帰宅 or 入院の判断において重要です．

表19-7 スルホニル尿素（SU）薬[6]

一般名	商品名	血中半減期（時間）	作用時間（時間）	1錠中の含有量（mg）	1日の使用量（mg）
グリベンクラミド	オイグルコン ダオニール	2.7	12〜24	1.25 2.5	1.25〜7.5
グリクラジド	グリミクロン グリミクロンHA	12.3	12〜24	40 20	20〜120
グリメピリド	アマリール アマリールD	1.5	12〜24	0.5 1 3	0.5〜4

表19-8 インスリン製剤[6]

分類名	商品名	発現時間	最大作用時間	持続時間
超速効型	ノボラピッド注フレックスペン	10〜20分	1〜3時間	3〜5時間
	ヒューマログ注ミリオペン	15分未満	30分〜1.5時間	3〜5時間
	アピドラ注ソロスター			
速効型	ノボリンR注フレックスペン	約30分	1〜3時間	約8時間
	ヒューマリンR注ミリオペン ヒューマリンR注キット	30分〜1時間	1〜3時間	5〜7時間
混合型	ノボラピッド30（50，70） ミックス注フレックスペン	10〜20分	1〜4時間	約24時間
	イノレット30R注	約30分	2〜8時間	
中間型	ノボリンN注フレックスペン	約1.5時間	4〜12時間	約24時間
	ヒューマログN注ミリオペン	30分〜1時間	2〜6時間	18〜24時間
持効型溶解	レベミル注フレックスペン	約1時間	3〜14時間	約24時間
	ランタス注ソロスター	1〜2時間	明らかなピークなし	約24時間
	トレシーバ注フレックスタッチ	—	明らかなピークなし	42時間超※

※反復投与時の持続時間

血糖降下を起こし得る薬剤：AMPLE聴取を怠るな！

- 救急外来で診療をしていて，「なぜ低血糖になったのか？」と悩む時があります．その際鑑別として忘れてはならないのが，薬剤の影響です．経口糖尿病薬の併用はもちろんのこと，β遮断薬なども血糖降下を起こす可能性があり，糖尿病薬との併用ではリスクが増すことが知られています．AMPLE［☞ p.11 表1-6 ］聴取をいかなる時も怠ってはいけません．血糖降下を起こし得る薬剤の一部を

表19-9 血糖降下を起こし得る薬剤 [7]

薬剤	機序
β遮断薬	糖新生およびグリコーゲン分解（β作用）抑制 低血糖症状の頻脈をマスク インスリン抵抗性が悪化する場合あり
シクロホスファミド NSAIDs, α遮断薬	インスリン分泌促進
抗不整脈薬Ia群 キノロン系薬, サルファ剤	ATP依存性K^+チャネル閉鎖作用
RA系阻害薬, フィブラート系 テトラサイクリン系 タンパク同化ステロイドホルモン	インスリン感受性増大
抗甲状腺薬	インスリン自己免疫症候群誘発
アルコール多飲	飲酒の継続で肝グリコーゲンが欠乏し, 糖新生抑制

表19-9 に示します.

治療

BRUSH UP YOUR ER SKILL!

▶救急外来での対応: 迅速に血糖を補正し, 原因検索を！

- 血糖低値を認め, それによると思われる症状を認める場合には迅速に対応することが必要です. 意識障害を認めない場合には, ブドウ糖経口内服で対応可能ですが, 救急外来で出会う低血糖症例の多くは意識障害を認め, 経口摂取は困難です. 誤嚥のリスクもあり無理に内服させてはいけません. 50％ブドウ糖40mLを経静脈投与しましょう. 注意点はビタミンB1の投与を忘れないことです. 全例には必要ありませんが, 潜在的にビタミンB1が欠乏している患者では必須です [☞ p.14 ビタミンB1も忘れずに！, p.450 ビタミンB1].

- ブドウ糖を投与しWhippleの3徴を満たした場合には低血糖と診断し, 低血糖を引き起こした原因を検索しなければなりません. Whippleの3徴を満たさない症例に関しては症状に対する原因検索を継続しなければなりません **図19-1** . 多くの低血糖症例は意識障害を主訴に来院するため, 意識障害がブドウ糖投与で改善しない場合には意識障害のアプローチ「10の鉄則」に準ずればよいわけです [☞ p.7 ①意識障害に出会ったら].

- ブドウ糖を投与してWhippleの3徴を満たしたとしても安心してはいけません. SU薬やインスリンの持続時間を考えればわかりますね. 一度血糖値が上がって

も再度低下する可能性があります．また，OHAやインスリンを止めることは簡単ですが，再開しなければいずれ高血糖に悩まされます．具体的に何を，どれだけ，いつまで中止し，どうなったらどのように再開するかを具体的に指示しなければいけません．それができなければ，帰宅 or 入院の正しい判断はできません．

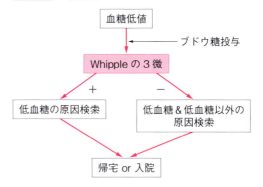

図19-1 血糖低値のアプローチ

▶帰宅 or 入院の判断

- 低血糖の患者の帰宅可能条件として，私は 表19-10 を評価しています．特に①〜③は必須項目であり，必ず評価する必要があります．
- インスリンやSU薬による低血糖であった場合には，作用時間を考慮し1日経過観察入院することが望ましいでしょう．また，近年経口糖尿病薬としてDPP-4阻害薬が頻用されており，単独の内服では作用機序の面から低血糖は起こさないとされてはいますが，当院においてDPP-4阻害薬の影響と思われる低血糖を経験しています．また，救急外来では自殺目的のインスリン過量摂取患者が搬送される場合もあります．新規薬剤や，常用量を超えた使用による低血糖には注意が必要であり，これらも入院適応です．
- 経時的な血糖の推移を確認することも重要です．ブドウ糖投与後血糖値が上昇するのは当たり前であり，その後血糖が低下するのに対して負けない経口摂取ができなければ再度低血糖に陥ります．私はブドウ糖投与後30分，60分後の血糖値を確認し，30分後の血糖値に対して60分後の血糖値が低下傾向にあり，経口で対応困難であれば入院の目安としています．救急外来診療は時間の制約もあり，帰宅か入院かの判断にあま

表19-10 帰宅可能条件

①Whippleの3徴を満たす
②原因が判明している
③経口摂取が可能である
④急激な腎機能低下を認めない
⑤SU薬，インスリンを使用していない
⑥ブドウ糖投与後60分後の血糖値≧30分後の血糖値
⑦定期処方内の投与量である
⑧付き添いがいる
⑨日中である

り時間はかけられません.

- しかし，救急外来では様々な患者が訪れ，重篤な病態であっても強く帰宅を希望される場合もあります．最低限①〜③を満たせば帰宅は可能ですが，必ず具体的な指示を出さなければなりません．OHAやインスリンをどうするのか（中止 or 減量），どのような症状が出現したら再度受診するべきかなどを具体的に指示しなければなりません．

▶入院後の対応

- 入院の判断をした場合には，血糖が安定しないうちは1時間毎に血糖値を確認します．上昇傾向が確認できれば2時間毎など間隔を徐々に拡げます．意識やvital signsの変化がないかは当然確認します．

▶患者教育

- 救急外来は患者教育の場でもあります．低血糖を二度と起こさないためにも低血糖の危険性，低血糖を示唆する具体的症状，その際の具体的対処法など適切な指示を出さなければなりません．具合が悪くてもSU薬など内服薬は飲んでいたり（低血糖よりも高血糖の方が恐いと思ってる患者が少なくありません），勝手に自己調節したりしてしまう患者は意外と多いものです．患者本人だけでなく家族へもわかりやすく説明し，今後の薬剤調整や内服・注射指導のため，かかりつけ医宛に診療情報提供書を書くとよいでしょう．
- インスリン使用患者では手技，注射部位も必ず指導しましょう．練習用のキットで目の前で普段通り打ってもらい確認するとよいでしょう．

症例①

78歳の女性．2型糖尿病で近医から内服薬を処方されている．来院数日前から体調を崩し自宅で安静にしていた．来院当日，同居している息子さんが会社から帰宅すると，ソファーで横になっている患者を発見，体動はあるものの，訳のわからない発言を認めたために救急要請．Vital signsは，意識3/JCS，血圧130/78mmHg，脈拍80回/分，呼吸12回/分，SpO$_2$ 96%（RA），体温37.2℃，瞳孔3/3，対光反射正常であった．

これもよくある病歴だね．どのようにアプローチするかな？

不穏の患者さんですね．ABCは安定していることを確認します．2型糖尿病で治療中の方なので，血糖値を測定し低血糖の有無を確認します．

そうだね．近医からの処方をみるとグリメピリド（アマリール®）3mgが処方されていることがわかった．ここ最近の変更はないようだよ．

SU薬を内服しているとなると，ますます低血糖の可能性が高いですね．

そうだね．簡易血糖測定器で血糖値を確認したところ32mg/dLと低値だった．

やっぱり．50%ブドウ糖40mL静注して終わりですね．よかったよかった．

よくないよ．これだけで低血糖と診断していいのかな？

そうでしたね．Whippleの3徴を満たせば低血糖と診断できます．

そうだね．その後数分で普段と同様の意識状態に戻った．息子さんからみても変わらないことを確認したよ．原因は何だろうか？

数日前から調子が悪かったようですから，食事摂取量が減少したからではないでしょうか．

低血糖の原因では今回のような例が多い．体調を崩し食事摂取は減少しているけれども，内服薬やインスリンは普段通りに使用したために低血糖になってしまう．その他多い例としては，最近インスリンや経口糖尿病薬が増量・追加されたなどが挙げられる．この患者さんは入院が必要かな？

SU薬を内服している患者さんですから，原則入院でしょうか？

そうだね．救急外来でブドウ糖投与後の血糖値をフォローして，経口摂取が可能な状態で血糖が上昇傾向にあれば，基本的には帰宅可能だけど，患者さんの背景や，時間帯なども考慮しなければならないよ．この方は30分後に178mg/dLまで上昇した血糖値が60分後には再度98mg/dLまで低下してしまったため入院が必要と判断し，こまめに血糖値をフォローすることにした．

具体的には治療はどうすればいいんですか？　経口摂取が可能であれば，低血糖様症状出現時にその都度飴やジュースを摂取してもらえばいいのでしょうか？

血糖値がある程度保てていれば経口のみでの対応でもいいだろう．具体的な決まりはないが，血糖値が 80mg/dL を下回る状態であれば，例え経口摂取ができたとしても，ブドウ糖入りの点滴（ラクテックD，10％グルコースなど）を投与し血糖値をフォローすることが必要であると思う．

わかりました．血糖値の上昇を認めれば，ブドウ糖なしの点滴に変更すればいいわけですね．

そうだね．その後点滴がない状態でも血糖値が下がらず，食事摂取も可能であれば問題ない．もちろん体調不良の原因（尿路感染症など）を治さなければならないけどね．帰宅時には SU 薬を減量もしくは中止して，かかりつけの先生宛に紹介状を書いて，早期に受診してもらうよう本人，家族にお話しして帰宅とした．

診断 ▶ シックデイに伴う低血糖

症例 ②

56 歳の男性．自宅で倒れているところを帰宅した奥さんが発見し，呼びかけても反応が乏しいため救急要請．特記既往はなく，奥さんが知る限り定期内服薬はなし．Vital signs は，意識 100/JCS，血圧 100/60 mmHg，脈拍 90 回 / 分，呼吸 15 回 / 分，SpO$_2$ 98%（RA），体温 36.4℃，瞳孔 4/4，対光反射正常であった．

これもよくある病歴だね．どのようにアプローチするかな？

意識障害の患者さんですね．これは「①意識障害患者に出会ったら」で学びましたから大丈夫です．まずは ABC が問題ないことを確認します．問題なければ vital signs や病歴の詳細を確認します．

そうだね．奥さんの話では来院 3 時間前までは普段と変わらず，体調不良の訴えなどはなかったようだよ．健康診断もしっかり毎年受けていて特に異常は指摘されていなかったようだ．Vital signs はどのように解釈するかな？

血圧も高くないですし，瞳孔の異常もありません．頭蓋内の器質的病変による意識障害は積極的には疑いません．痛み刺激による左右差が気になりま

す.

　そうだね．痛み刺激では明らかな左右差は認めなかった．次はどうする？

　左右差を認めない意識障害ですから，①クモ膜下出血，②低血糖，③急性薬物中毒などを考慮します．その中でも特に②低血糖は緊急性や簡易度の面から迅速に対応しなければならないので，まずは血糖値を測定します．

　いいね．血糖値は 24mg/dL と低値だったよ．どうするかな？

　50％グルコース 40mL を静注します．Whipple の 3 徴を満たせば低血糖と診断できます．

　そうだね．この患者さんではこれで OK だろう．もしも既往が全くわからない患者さんであった場合はどうする？

　ブドウ糖静注前か同時にビタミン B1 100mg 静注ですね．身体所見においても腹部に手術痕がないか，インスリン注射痕がないか，外傷痕がないかを確認します．腹部エコーで肝臓や脾臓も合わせて確認することが必要だと思います．

　素晴らしい！　この患者さんはブドウ糖投与後速やかに意識が改善し Whipple の 3 徴を満たした．低血糖と診断したけど，この後はどうする？帰宅させていいかな？

　30 分後，60 分後に血糖値を確認して，上昇していれば帰宅可能と考えます．

　重要なことを忘れているね．この患者さん，何で低血糖になったのかな？一般的に低血糖で救急搬送されてくる人の原因は何だっけ？

　糖尿病に対して SU 薬やインスリンなどを使用している方，アルコール依存患者，担癌患者さんなど栄養状態が低下している方，胃切除後の方などでしょうか．この患者さんはどれもないですね…

　そうだよね．原因がわからなければ，一度血糖値が上昇したとしても，その後再度低下する可能性がある．この患者さんは初めは話してくれなかったが，よく話を聞いてみると，仕事によるストレスで嫌気がさし，父親に処方されていた超速効型インスリンを 100 単位皮下注射したことがわかったんだ．

　なるほど．超速効型インスリンは一般的に数時間の効果持続時間ですから，救急外来で数時間様子をみれば帰宅も可能ですね．

それは甘い．インスリンを今まで使用していなかった人が自殺企図で大量のインスリンを使用しているわけだから，その後の血糖の推移は予想通りにいかない可能性があるよ．実際，この患者さんはブドウ糖投与後徐々に血糖値が上昇したけれど，その後 2 時間経ってから再度血糖が低下したんだ．理由として大量の投与であったため，効果が遷延したことや，糖尿病の既往がない方であったため，ブドウ糖静注に伴う内因性インスリン分泌によるものが考えられた．今回の症例のように，使用した薬剤の量が大量である場合や，新規薬剤の場合など，今後の血糖の推移が予期できない場合には，血糖値フォローのため，原則入院と考えた方がいいだろう．

診断 ▶ 超速効型インスリン大量投与に伴う低血糖

【参考文献】
1) Malouf R, Brust JC. Hypoglycemia: causes, neurological manifestations, and outcome. Ann Neurol. 1985; 17: 421-30.
2) 東京都脳卒中救急搬送体制実態調査報告書．東京：東京都福祉保健局；2011.
3) 林　竜一郎，大生定義．低血糖と脳障害．月刊糖尿病．2010; 2: 36-43.
4) Ikeda T, Takahashi T, Sato A, et al. Predictors of outcome in hypoglycemic encephalopathy. Diabetes Res Clin Pract. 2013; 101: 159-63.
5) Nagase T, Katsura Y, Iwaki Y, et al. The insulin ball. Lancet. 2009; 373: 184.
6) 日本糖尿病学会，編．糖尿病治療ガイド 2014-2015．東京：文光堂；2014. p.46-64.
7) 杉山正康，編著．薬の相互作用としくみ．全面改訂版．東京：日経BP社；2012. p.349-69.

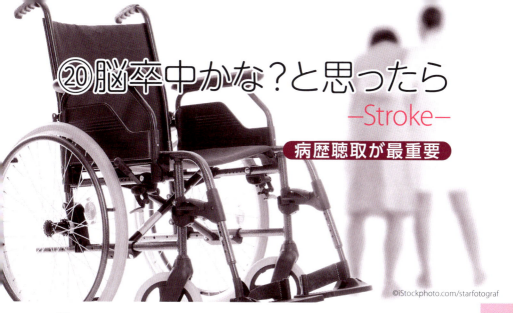

⑳脳卒中かな？と思ったら
—Stroke—

病歴聴取が最重要

Dr.Sakamotoの1 Point Advice

脳卒中，特に脳梗塞の診療は時間が限られています．"Time is brain"といわれ，限られた時間の中で確定診断しなければなりません．人を集め協力して初療にあたりましょう．

Point

▶ 病歴聴取が最重要！
 発見時間ではなく，発症時間を正確に把握しよう．
▶ 出血か梗塞か，それが問題だ！
▶ Early CT signs を見逃すな！
▶ 血栓溶解療法・血管内治療の適応を理解しよう．
▶ TIA を甘くみてはいけない！

はじめに

- 救急外来で脳卒中を疑う症状は「右/左上下肢麻痺」，「構音障害」，「意識障害」などでしょう．しかし，脳卒中と思われて搬送された患者の 23 〜 29％は脳卒中以外の疾患であったという報告[1]もあり，一筋縄ではいかないことも多く注意が必要です．脳卒中を正しく診断し，適切な治療介入を行わなければなりません．
- 以前は，脳梗塞は起こってしまったものに対する救命処置しか行うことができま

せんでしたが，2005年以降本邦においても急性期脳虚血性脳血管障害の治療法としての遺伝子組み換え組織型プラスミノゲンアクチベータ（recombinant tissue-type plasminogen activator: rt-PA）であるアルテプラーゼの静脈内投与（血栓溶解療法，以後アルテプラーゼ静注療法）や，近年では血管内治療も普及しています．しかしこれらの治療は適応症例が限られており，救急外来では限られた時間の中で適切な治療の選択をしなければなりません．脳梗塞においては，アルテプラーゼ静注療法を来院から60分以内に施行することが推奨されています．脳卒中に限ったことではありませんが，早期に発見，診断し，治療介入することが重要です．

- 脳出血やクモ膜下出血は頭部CTを撮影さえすれば，診断に困ることはあまりありません．それに対して脳梗塞は，急性期の場合CTのみでは診断，除外することは困難な場合も多く，頭部MRI & MRAが必要なこと，血栓溶解療法や血管内治療は発症から治療開始までの時間が限られていることから，救急外来での対応は迅速かつ的確に行うことが重要です．本章では，脳卒中，特に脳梗塞の救急外来での対応を学びましょう．

脳卒中の疫学

- 本邦の脳卒中の特徴として，脳梗塞が全体の75％を占め非常に多いことが挙げられます 図20-1 ．原因として高血圧の管理によって脳出血が減少していること，高齢化に伴い心房細動患者が増加していること，食の欧米化に伴い動脈硬化のリスクが高まっていることなどが考えられます．心房細動の有病率は加齢とともに

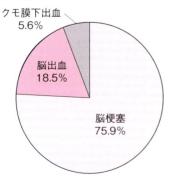

図20-1 脳卒中の疫学[2]

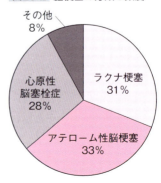

図20-2 脳梗塞の分類と頻度[2]

増加し，2013年に改訂された心房細動治療（薬物）ガイドラインによると80歳以上の3%程度と報告されています．脳梗塞の分類と頻度は 図20-2 の通りです．男性に多いことも本邦の特徴です．

- 脳梗塞のうち44%は救急搬送症例です．つまり50%以上は救急車ではなく独歩ないし家族に連れられて外来を受診します．救急外来で仕事をしていると walk-inで来院し，一見元気そうな患者が脳梗塞であることをしばしば経験します．救急外来で初期対応を行うことが多い研修医は，誰もが対応を理解しておかなければなりません．

- 本邦に多い心原性脳塞栓症は，ラクナやアテロームよりも再発率が高く予後が悪いのが特徴です．心房細動は加齢とともに罹患率が上昇する疾患です．今後，脳梗塞における心原性脳塞栓症の割合は増えることが予想されます．

- 本邦における脳梗塞の死亡率は諸外国と比較すると低いことが報告されています．その理由としてMRIの普及が考えられます．経済協力開発機構（Organisation for Economic Co-operation and Development: OHCD）における「人口当たりのMRI数と脳梗塞死亡率の関係」の報告によると，本邦は人口100万人当たりのMRI数が諸外国と比較し圧倒的に多く，入院後30日以内の院内死亡率は最も低いのです．

救急外来でのアプローチ：脳卒中を疑ったら

- 脳卒中を診断，治療することは決して簡単ではありません．救急外来では限られた時間の中でスピーディーに診断することも要求されます．意識障害や運動麻痺，失語など脳卒中を疑う患者では， 表20-1 に示す6つのSTEPに準じてアプローチするとよいでしょう．

表20-1 救急外来でのアプローチ：脳卒中を疑った際の6つのSTEP

①ABCの安定
②病歴聴取：発症時間・発症様式を確認
③Vital signsを確認：血圧に注目！
④病巣の推定：大雑把に！　左右差に注目！
⑤画像診断：出血か梗塞か，それが問題だ！
⑥治療

① ABCの安定：まずは"ABC"が救急の基本，人を集めよう！

- 「①意識障害に出会ったら」，「③痙攣に出会ったら」でも述べたように，最も重要なことはABCの安定です．診断することができても救命できなければ意味があ

りません．脳卒中は血圧が下がるなど，それ単独ではショックへ陥ることは通常ありません（「脳卒中単独でショックなし」，クモ膜下出血は例外）[☞ p.11]．陥りやすい vital signs の変化は，意識障害に伴い気道確保が困難となることや，誤嚥性肺炎の併発による呼吸の異常です．酸素化不良，換気不良がある場合はもちろん，意識障害を認める場合には常に気管挿管の必要がないかを考えましょう 表20-2 ．ABC が安定しなければ，場所移動を必要とする頭部 CT へ行ってはいけません．

表20-2 気管挿管を考慮する5病態
①意識障害
②ショック
③高二酸化炭素血症
④低酸素血症
⑤呼吸仕事量低下

- 脳卒中診療では，採血，頭部 CT，患者・家族への病状説明，薬剤の準備など，限られた時間の中で行うべき事柄がたくさんあります．脳梗塞では来院後60分以内に血栓溶解療法を開始することが推奨されています．これを実現させるためには1人で対応するのではなく，自分以外の医師や看護師，技師と協力することが必要です．心肺停止や痙攣，髄膜炎同様，脳卒中が疑われた段階から人を集めましょう．

②病歴聴取：発症時間・発症様式を把握せよ！

- 脳卒中の病歴において最も重要なのは発症時間です．例えば脳梗塞に対するアルテプラーゼ静注療法は発症4.5時間以内と決められており，発症時間が治療の選択に大きく関わります．救急外来での限られた時間の中で病歴聴取は常に最重要項目であり，怠ると不必要な検査などにより患者への侵襲は高まるばかりです．繰り返しますが，重要なことは「発症時間」であって「発見時間」ではありません．朝起こしに行ったら，構音障害・上下肢麻痺を認めていた場合，発症時間は「普段と変わらない（症状がないことが確認されている）最後の時間」であるため，就寝時などとなります．
- 発症様式も重要です．ラクナ梗塞，アテローム血栓性脳梗塞，心原性脳塞栓症のうち，心原性脳塞栓症は血栓が詰まることで発症するため，突然発症であり，詰まる位置にもよりますが，症状が顕著に出現します．そのため，本人，家族が異変に気づき救急車を呼ぶなどして早期に病院受診をするため，アルテプラーゼ静注療法の適応となり得る症例が多く含まれます．当院でもアルテプラーゼ静注療法を施行した患者の90％は心原性です．心房細動の指摘の有無や救急隊到着時の脈の不整の有無を聴取し忘れてはいけません．その他意識障害，失語を認める場合も，脳梗塞であれば心原性の可能性が高いと考えられます 表20-3 ．

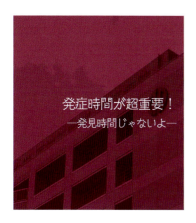
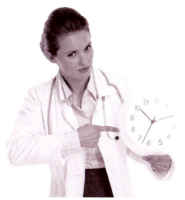

発症時間が超重要！
―発見時間じゃないよ―

©iStockphoto.com/Central IT Alliance

- 救急隊からの情報も非常に重要です．脳卒中の予後は治療介入が早ければ早いほど改善が見込まれます．特にアルテプラーゼ静注療法では治療開始時間までの時間経過が経つにつれて modified Rankin Scale（mRS） 表20-4 で1以下に至

表20-3 脳梗塞各病型と脳出血における神経症状の頻度（%）[2]

	心原性脳塞栓症	アテローム血栓性梗塞	ラクナ梗塞	脳出血
突発完成	47.8	14.2	13.0	37.3
階段状進行	2.3	15.0	10.0	2.4
意識障害	37.3	15.4	3.4	39.2
入院時症状の重症度（NIHSS中央値）	10	5	3	12
失語	19.9	8.7	0.8	9.3
頭痛	1.6	1.8	0.7	7.4
退院時mRS 0-1	28.8	34.8	56.8	23.4
退院時mRS 死亡	12.7	4.5	0.5	16.3

表20-4 modified Rankin Scale（mRS）

0	全く症状なし
1	何らかの症状はあるが障害はない：通常の仕事や活動は全て行える
2	軽微な障害：これまでの活動の全てはできないが，身の回りのことは援助なしでできる
3	中等度の障害：何らかの援助を要するが援助なしで歩行できる
4	中等度から重度の障害：援助なしでは歩行できず，身の回りのこともできない
5	重度の障害：寝たきり，失禁，全面的な介護
6	死亡

⑳ 脳卒中かな？と思ったら

る患者の割合は直線的に減り，死亡率が高まることが知られています．介入可能な因子は時間のみであり，脳梗塞の44%は救急搬送症例であることを考えると，救急隊と協力し迅速な治療開始を心掛けなければなりません．米国心臓協会（American Heart Association: AHA）のガイドラインでは脳梗塞急性期治療に重要な要素として7つのDを挙げており 表20-5 ，このうち，②Dispatch，③Delivery は救急隊が関与する部分となります．現場での脳卒中の判断，適切な病院選定はきわめて重要です．救急隊が「脳卒中疑い」と判断する1つの判断基準にCPSS（Cincinnati Prehospital Stroke Scale） 表20-6 があります．これは顔面下垂（顔のゆがみ），上肢の麻痺，構音障害の評価を行い，このうち1つでも異常がみられた場合，CPSS陽性，脳卒中の可能性ありと判断するもので，脳卒中である確率は72%といわれています．CPSS以外にもKPSS（Kurashiki Prehospital Stroke Scale），LAPSS（Los Angeles Prehospital Stroke Scale）が有名であり，一度確認しておくとよいでしょう．しかしながら，前述した通り「脳卒中疑い」と判断された約30%程度はその他の疾患が原因であり，その内訳として，①低血糖，②痙攣後，③頭部外傷後などが挙げられます ［☞ p.405 表19-6 ］．糖尿病の治療の有無や，可能であれば血糖値の測定，現場での意識

表20-5 脳卒中の7つのD[3)]

①発見（Detection）	迅速な脳卒中の認識
②出動（Dispatch）	迅速な救急要請・救急隊出動
③搬送（Delivery）	救急隊の迅速な評価・管理・搬送
④救急外来入口（Door）	脳卒中治療施設への適切なトリアージ
⑤情報（Data）	救急室での迅速なトリアージ・強化・管理
⑥決定（Decision）	脳卒中専門医への相談と治療の選択
⑦薬剤（Drug）	血栓溶解療法または動脈内投与

表20-6 CPSS

顔のゆがみ （歯をみせるように，あるいは笑ってもらう）	・正常：顔面が左右対称 ・異常：片側が他側のように動かない
上肢挙上 （開眼させ，10秒間上肢を挙上させる）	・正常：両側とも同様に挙上，あるいはまったく挙がらない ・異常：一側が挙がらない，あるいは他側に比較して挙がらない
構音障害 （患者に話をさせる）	・正常：滞りなく正確に話せる ・異常：不明瞭な言葉，間違った言葉，あるいはまったく話せない

を含めた vital signs が経時的にどのように変化したかが重要です．

③ Vital signs を確認：血圧は高くて当たり前？！

- 頭蓋内疾患は通常血圧は上昇します．血圧が普段と同様ないし低い場合には「本当に脳卒中か？」と違和感を持つ必要があります．"脳卒中でショックなし"と覚えておきましょう．唯一の例外はクモ膜下出血で，血圧が正常や低値の場合もあります．クモ膜下出血は脳梗塞や脳出血と異なり，原因のほとんどは動脈瘤の破裂であり，比較的若年で発症することや，タコツボ型心筋症などを合併することがあるためと考えられます．救急外来での頭の使い方としては，突然発症の意識障害や脳卒中様症状の患者を診たら，vital signs のうち特に血圧に注目し，高ければ当然脳卒中の可能性を考えながらも，正常ないし低い状態でも「クモ膜下出血ならあり得る．」といった思考過程が必要です．

- 血圧が高くない場合の鑑別としてもう１つ重要な疾患が大動脈解離です．詳細は「⑩胸痛患者に出会ったら」に譲りますが，救急外来で重要なことは，脳卒中を疑わせる所見を認める患者に対して「大動脈解離かもしれない！」と常に鑑別に入れることです．疑って身体所見をとり，検査結果をみなければ見落としにつながります．意識障害，脳卒中様症状の患者を診る場合，常に大動脈解離の可能性を考えるようにしましょう．実際，脳卒中学会から胸部大動脈解離の合併に気づかずアルテプラーゼ静注療法を行い，死亡に至った症例が報告されています[4]．繰り返しになりますが，救急外来の初療の段階で"疑わなければ鑑別できない"のです．

- Vital signs は血圧以外も全て重要ですが，意外と忘れがちになるのが瞳孔所見です．血圧高値に加え，瞳孔の左右差や共同偏視を認める場合には，より頭蓋内疾患，すなわち脳卒中の可能性が高まります．必ず瞳孔も確認しましょう．

④病巣の推定：まずは時間をかけず，大雑把に所見をとること！ 左右差を確認することを忘れずに！

- 身体診察を怠って，画像をオーダーしてはいけません．しかし，時間をかけすぎてもいけません．脳卒中を疑ったら，瞳孔や顔面，四肢の運動・感覚麻痺などから大まかな病変の部位を推定 表20-7 し，低血糖否定後に速やかに頭部 CT を施行するべきです．病歴や身体所見，随伴症状（頭痛，嘔吐など），既往歴（心房細動，糖尿病，抗血栓薬内服の有無など）から，脳出血らしい，脳梗塞らしいと推

定はできるという報告はあ
るものの，確定はできませ
ん．例えば，頭痛を認める
場合には脳梗塞よりもクモ
膜下出血や脳出血が考えら
れますが，脳梗塞の中でも

表20-7 脳の障害部位と症状

部位	片麻痺	顔面麻痺
脳幹レベル	あり	片麻痺と対側
皮質下or皮質レベル	あり	片麻痺と同側
脊髄レベル	あり	なし

後方循環系の脳梗塞ではしばしば頭痛を伴います **表20-8** **表20-9** ．また，心房
細動をもっている患者が突然左上下肢麻痺を認めれば，当然考えるのは右中大脳
動脈領域や内頸動脈の心原性脳塞栓症ですが，脳出血の場合も少なくありません
（抗凝固薬内服中の患者で多い）．脳出血と脳梗塞では治療が180°異なるため，救
急外来では数分でざっと神経所見をとり画像検索を行うべきです（発症時間から
血栓溶解療法や血管内治療の適応がない症例では，ある程度診察に時間をかけて
もよいでしょう）．もちろん低血糖を否定してから画像検査に行くことを忘れては
いけません．

- 左右差は必ず確認しましょう．脳卒中の多くは右片麻痺などの左右差を認めます．
  重要なことは左右差を認めなかった場合も脳卒中はあり得るということです．代

表20-8 Siriraj の脳卒中スコア[5]

特徴	点数
精神状態 　昏迷または半昏睡 　傾眠または昏迷	+5 +2.5
嘔吐	+2
発症後2時間以内の頭痛	+2
拡張期血圧（DBP）	+0.1×DBP (mmHg)
糖尿病，狭心症，あるいは 間歇性跛行	-3
訂正因子	-12

点数	出血 or 梗塞	陽性尤度比
>1	出血らしい	5.4
-1〜1	不確実	1.1
<1	梗塞らしい	0.3

表20-9 出血を疑わせる所見[6]

・痙攣
・嘔吐
・激しい頭痛
・意識障害
・抗凝固薬内服

表的な疾患はクモ膜下出血です．その他皮質下出血や微小な出血，ラクナ梗塞も左右差を認めないこともあります．左右差がないからといって脳卒中を否定するのではなく，発症様式，vital signs，その他の神経症状を総合して判断するようにしましょう．

- 米国心臓協会の「心肺蘇生と救急心血管病治療のための国際ガイドライン」では，患者到着後10分以内に一般的初期評価を終え，45分以内に画像検査の読影を完了させ，1時間以内に治療の適応を判定してアルテプラーゼ静注療法を開始するよう勧めています[7] 表20-10．これらを実践するためには，患者背景や病歴から脳卒中を想定し，必要不可欠な身体所見を素早くとり，速やかに画像検査を行うことが必要です．また，律速段階となるのが採血の結果である場合もよくあります．初診の段階で，凝固など，アルテプラーゼ静注療法の禁忌項目・慎重投与項目に含まれる検査データは提出するようにしましょう．

表20-10 目標時間：Time is brain ![7]

初期評価	10分以内
頭部CT施行	25分以内
読影終了	45分以内
アルテプラーゼ開始	60分以内

⑤画像診断：出血か梗塞か，それが問題だ！

- 出血か梗塞かは画像を撮らなければわかりません．出血であれば脳出血であろうとクモ膜下出血であろうとほぼ画像を撮った段階で診断がつきます．診断後は出血の部位や出血量，意識状態，vital signs から手術の適応を考慮することになります．手術適応に関しては脳卒中ガイドラインを参照してください．

- 問題はCTで出血を認めなかった場合です．脳卒中を疑ったにもかかわらず，CTで出血を認めない場合，考えられ得る病態は，脳梗塞，痙攣後，その他の脳卒中様症状を示す疾患ということになります．この中で治療に大きく関わるのはやはり脳梗塞です．血栓溶解療法など，時間の制約がある治療を正しく選択するためには，速やかに画像検索を行う必要があります．血栓溶解療法に頭部MRI & MRAは必須の検査ではありませんが，障害部位や責任血管の同定，重症度を評価するためには必須の検査と考えます．MRIが撮影可能な施設では，MRAと合わせて確認するべきです．rt-PA（アルテプラーゼ）静注療法適正治療指針第二版でも，MRIを撮影することが望ましいと変更になっています[8]．

- 血栓溶解療法を行うにあたり必ず否定しておかなければならないのが大動脈解離です．発症時の痛みの有無など，詳細な病歴が把握できればよいのですが，多くの症例で意識障害を認め細かな病歴を聴取できない場合も少なくありません．ま

た，時間が限られているため迅速に判断しなければなりません．そのため当院では，発症時間から血栓溶解療法の適応となる症例に関しては，頭部CTで明らかな出血を認めない場合には，そのまま胸部CTを撮影し大動脈解離の評価を行っています．

⑥治療

- 脳卒中の各診断がつけば，あとは治療の選択をしなければなりません．大きくは出血性病変であれば手術の必要性，脳梗塞であれば血栓溶解療法，血管内治療の適応か否かの判断が重要です．詳細はガイドラインなどに譲りますが，診るべきpointは，正確な発症時間，診断時の意識状態を含めたvital signs，脳神経学的所見（NIHSS etc.），普段のADL，本人・家族の意思などでしょう．

危険因子

- 脳卒中の診断では病歴やvital signs，身体所見が重要であることはもちろんですが，それを説明しうる画像の評価も必要となります．救急外来で同時に複数の患者を対応している場合，画像を撮る優先順位をつけなければならないことがしばしばあります．その際に「この患者は脳卒中っぽい」と考える患者から撮影しなければなりません．そこで重要となるのが危険因子です．リスクが高い患者を拾い上げ早期に診断する努力をしましょう．

- 脳卒中の危険因子は脳梗塞，脳出血，クモ膜下出血で一部異なるものもありますが，多くは共通しています．管理できない危険因子として，年齢，性別が挙げられます．脳梗塞，脳出血では男性が，クモ膜下出血では女性が危険因子です．本邦で最も多い脳梗塞では，表20-11 のように多くの危険因子があります．脳出血やクモ膜下出血においても，これらの因子は重要であると考えられるため，脳卒中患者では常にこれらの危険因子を意識するよう

表20-11 脳梗塞の管理可能な危険因子

①高血圧
②糖尿病
③脂質異常症
④心房細動
⑤喫煙
⑥多量の飲酒
⑦慢性腎臓病
⑧メタボリックシンドローム
⑨睡眠時無呼吸症候群

※年齢・性別（男性）は管理できない危険因子

にしましょう．特に本邦では高齢化に伴い心房細動の罹患率も上昇しているため，脳梗塞の危険因子として重要です．

- 近年米国心臓・脳卒中協会から女性の脳卒中予防ガイドラインが発表されました[9]．それによると女性は高血圧，糖尿病といった脳卒中危険因子に加えて，妊娠高血圧腎症や経口避妊薬，ホルモン代替療法，片頭痛などが関与すると考えられます．女性，特に比較的若い女性が脳卒中様症状を呈した場合，好発年齢でなくても安易に脳卒中を否定してはいけません．常にリスク因子を聞き出す努力をしましょう．

画像：CT，MRI & MRA の限界を理解しよう！

- 脳卒中の診断において画像検査はきわめて重要です．出血か梗塞かを見分けるためには頭部 CT が必須となります．また急性期脳梗塞の診断に頭部 MRI & MRA は威力を発揮します．CT，MRI の利点とともに欠点も併せて理解しましょう．

▶ 脳出血

- 脳出血は脳の解剖の知識を身につければ，診断は比較的容易です．時に部位が被殻なのか視床なのかが悩ましいことがありますが，一般的に被殻出血は縦方向に拡がりやすく，視床出血は横方向に拡がりやすいことを知っていると一歩診断に自信が持てるでしょう　図20-3．また被核と視床の間には内包があり，そこまで出血が及んでいるか否かを判断することは重要です．内包後脚には錐体路が通っているため身体所見に影響が出るわけです．内包は神経線維が多く，CT では低吸収にみえることも知っておきましょう．

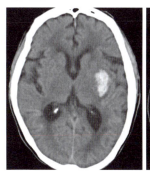 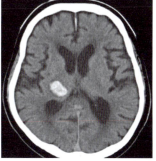

図20-3　被殻出血（左）と視床出血（右）

▶ 脳梗塞

- 脳梗塞における画像読影の point は 3 つ．1 つ目は CT，MRI の経時的な変化を

表20-12 CT，MRI の経時的変化

	MRI		CT像
	DWI	T2WI	
発症直後（0～1時間）	ときに所見なし	所見なし	所見なし
超急性期（1～8時間）	高信号	所見なし	early sign
超急性期（8～24時間）	高信号	高信号	early sign
急性期（1～7日）	高信号	高信号	低吸収
亜急性期（1～3週間）	高→低信号	高信号	低吸収
慢性期（1カ月～）	低信号	高信号	髄液濃度

理解し読影すること **表20-12**．2つ目は，early CT signs を check すること．3つ目は落とし穴を知ることです．

① CT，MRI の経時的な変化を理解する

- CT は出血性病変の検出には有用ですが，早期虚血性変化の検出には経験を要します．それに対して MRI は，脳梗塞巣の早期検出に優れており，脳血管の評価や微少出血の検出も可能です．本邦では MRI も CT 同様普及率が高いことを考えると，超急性期の脳梗塞の診断に頭部 MRI & MRA は必須の検査といえるでしょう．

- 脳梗塞の診断では MRI で撮影可能な画像のうち，特に拡散強調画像（diffusion weighted image: DWI）が急性期脳梗塞を分の単位で高信号域として描出することが可能です．この際 DWI 画像と共に可能な施設であれば apparent diffusion coefficient（ADC）画像も合わせて確認するとよいでしょう．DWI は T2 強調画像であり，T2 強調画像で高信号を示す病変は DWI 画像でも高信号となります．これは T2 shine-through と呼ばれ，急性期脳梗塞と区別しなければなりません．急性期脳梗塞であれば ADC 画像は低信号として描出されます．すなわち，DWI 画像で高信号，ADC 画像で低信号が急性期脳梗塞の画像所見です．アルテプラーゼ静注療法を適切な症例で施行するためにも画像を正しく評価しましょう．

② Early CT signs を check

- 急性期脳梗塞の診断を CT のみでつけることは困難です．MRI 画像でははっきりと梗塞巣が描出されていても CT でははっきりしないことがよくあります **図20-4**．血栓溶解療法の適応となるような超急性期の脳梗塞ではこのような症例が多く，point を絞って読影することが重要です．みるべき point は早期虚血性変化である early CT signs です **表20-13**．①レンズ核陰影の不明瞭化，②島皮質の不明瞭化，③皮髄境界の不明瞭化，④脳溝の消失，⑤ hyperdense middle cerebral artery sign が代表的です．これらを神経学的所見から現れる部位を想

定しながら読影することが重要です　図20-5　．脳溝の消失のみを認める場合には中大脳動脈分枝閉塞が疑われ，そこにレンズ核や島皮質の不明瞭化も伴うと内頸動脈閉塞が疑われます．またレンズ核の不明瞭化は中大脳動脈水平部（M1）閉塞で出現しやすいといわれています．

- 早期虚血性変化を評価法として近年では Alberta Stroke Program Early CT Score（ASPECTS）が使用されることが一般的となっています．これは軸位断

図20-4 CT のみで脳梗塞の診断は難しい

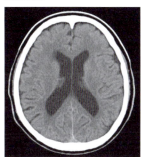
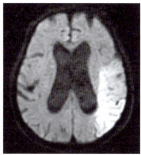

左：来院時頭部 CT，右：来院時頭部 MRI-DWI

図20-5 Early CT signs を見逃すな！

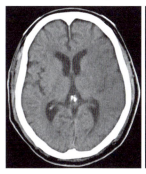
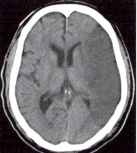

左：来院時，右：24 時間後

表20-13 Early CT signs

①レンズ核陰影の不明瞭化（obscuration of the lentiform nucleus）
②島皮質の不明瞭化（loss of the insular ribbon）
③皮髄境界の不明瞭化（loss of gray-white differentiation）
④脳溝の消失（effacement of the cortical sulci）
⑤Hyperdense MCA（middle cerebral artery）sign

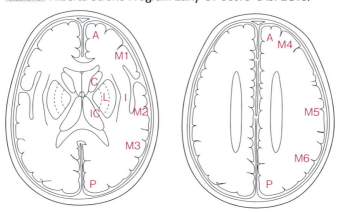

図20-6 Alberta Stroke Program Early CT Score（ASPECTS）[10]

2スライスの断層面（基底核-視床レベル，側脳室レベル）で中大脳動脈領域を10部位〔C: 尾状核，I: 島皮質，L: レンズ核，IC: 内包（膝～後脚のみ），M1: 前方域，M2: 側頭弁蓋部，M3: 後方域，M4, M5, M6: それぞれM1，M2, M3の頭側部〕に分けて所見の有無を評価し，10点満点からの減点法で虚血範囲を判定する．CTで7未満，MRI拡散強調画像では6未満の場合，静注血栓溶解療法の効果は乏しく，安全性も低いとされる．

で撮影したレンズ核と視床を含むスライスと，それより約2cm頭側のレンズ核がみえなくなった最初のスライスの2スライスで評価します．中大脳動脈領域を尾状核（C），島皮質（I），レンズ核（L），内包（IC），前下方皮質（M1），中下方皮質（M2），後下方皮質（M3），前上方皮質（M4），中上方皮質（M5），後上方皮質（M6）の10カ所に区分し，早期虚血性変化を認める区分の合計数を10から減点してその範囲を表現するものです **図20-6**．一般にASPECT 7で中大脳動脈領域の1/3に早期虚血性変化を認めるとされています．

③落とし穴と注意点

- MRIは超急性期の脳梗塞の検出感度は高いものの，脳幹・小脳などの後方循環系の脳梗塞は24時間以内に撮影されたもののうち19％は偽陰性となるといわれています[11]．この場合重要なのは臨床症状であり，病巣診断として急性期脳梗塞が疑わしければ，治療を先行し，時間をおいて画像を再検するしかありません．現実には痙攣後などとの鑑別は非常に難しく，悩まされることも多いです．
- MRIを撮影する場合には，ペースメーカーなどの人工物に注意が必要です．必ず全身を確認しましょう．あるものだと思って探すことが重要です．

脳卒中もどきに騙されるな！：らしくない所見を診たら立ち戻ろう！

- 片麻痺や構音障害など，症状は脳卒中を疑うものの，実は脳卒中以外であったということは誰しもが経験したことがあるでしょう．その代表格であり，必ず鑑別しなければならない3大疾患をおさえておきましょう．①低血糖，②大動脈解離，③痙攣後です．それぞれ冷や汗や動悸，胸痛や背部痛，痙攣など典型的所見が認められれば疑うことは容易いかもしれませんが，現実はあたかも脳卒中でやってくる症例が時にみられます．その際に100％ではないものの，脳卒中にしては違和感をもつヒントが隠されています．そのヒントを見逃さないようにしましょう！

▶脳卒中 vs 低血糖

- くどいようですが，低血糖はあらゆる症状を認めます．動悸や冷や汗などが有名ですが，重度の意識障害を認めることも多く，低血糖の2％は脳卒中様症状を示すといわれています．血糖を測る手間を惜しまず，必ず頭部CTに行く前に血糖値を測定しましょう．患者に無駄な被曝をさせてはいけません．
- 患者からのヒントとしては，脳卒中にしては血圧が低い，冷や汗を認めている，などでしょう．またインスリンやSU薬の使用など，低血糖の危険因子がある場合にはより低血糖の可能性が高まります．

▶脳卒中 vs 大動脈解離

- 大動脈解離もまた脳卒中様症状を示す場合があります．この場合もヒントは血圧が脳卒中にしては高くないこと，血圧の左右差があることなどが挙げられます．「脳卒中かな？」と思ったら，必ず四肢を触ること，血圧は左右測ることが重要です．大動脈解離症例にアルテプラーゼ静注療法を行ったら…考えたくもないですよね．
- 検査は胸部X線で縦隔の拡大も確認しますが，ベッドサイドで簡便に施行できるエコーがここでも役立ちます．経胸壁心エコー，頸部血管エコーを積極的に施行しましょう．疑って検査をすることが重要です．

▶脳卒中 vs 痙攣後

- 症候性てんかんなどによる痙攣後のpostictal stateであっても，意識障害や麻痺が出現することがあります．痙攣の目撃があれば鑑別は簡単ですが，倒れているところを発見され救急搬送など，目撃者がいない場合もしばしばあります．頭部

MRI & MRA を撮影すれば新規脳梗塞との鑑別は可能なことが多いですが，CT のみでは超急性期脳梗塞と痙攣後の鑑別は困難です (early CT signs を認めれ

表20-14 痙攣を疑わせる所見

- ・症状が時間経過とともに改善している
- ・舌咬傷や尿失禁など，痙攣を示唆する所見を認める
- ・血液ガスで乳酸値（lactate）の上昇を認める
- ・画像と神経学的所見が合致しない

ば鑑別はできますが）．意識障害や脳卒中様症状を認める場合には，必ず鑑別に痙攣後の可能性を考えることが重要です．痙攣の可能性を高めるものとして，症状が時間経過とともに改善傾向にある，舌咬傷や尿失禁を認めている，血液ガスで乳酸値の上昇を認めるなどが有名です **表20-14** ．救急外来で最も困るのは，アルテプラーゼ静注療法の適応の可能性がある場合です．適応がなければ抗血栓薬の開始時間に多少の余裕はありますが，適応症例ではそうはいきません．痙攣はアルテプラーゼ静注療法の慎重投与項目に該当し，てんかんであった場合には禁忌となります．最大のヒントは神経学的所見です．CT では所見を認めなくても，MRI & MRA では多くの場合急性期脳梗塞であれば所見を認めます．得られた画像所見と目の前の患者の所見が合わなければ，痙攣を併発ないし，痙攣による症状であると判断できるでしょう．頭部 MRI & MRA はアルテプラーゼ静注療法施行の際に必須の検査ではありませんが，迅速に撮影可能な施設では施行することが望ましいと考えます．

TIA を見逃すな！： 脳梗塞と同様に扱うべし！

- 一過性脳虚血発作（transient ischemic attack: TIA）は本邦と米国とでは定義が多少異なります．2009 年に米国心臓協会（American Heart Association: AHA）と米国脳卒中協会（American Stroke Association: ASA）から発表された診断基準では「局所の脳，脊髄，網膜の虚血により生じる一過性神経学的機能障害で，画像上脳梗塞巣を伴っていない」と定義づけられました．2002 年からの変更点は，①局所虚血症状を生じる部位として脊髄が加えられたこと，②1 時間以内という持続時間の記載がなくなったことが挙げられます．それに対して本邦では「24 時間以内に消失する，脳または網膜の虚血による一過性の局所神経症状で，画像上の梗塞巣の有無は問わない」と定義されています．症状の持続時間と梗塞巣の有無の 2 点が異なるわけです．持続時間が 24 時間である理由は，本邦の脳卒中専門施設の大部分が持続時間を 24 時間以内とする定義を用いている

表20-15 脳梗塞発症リスクが高いTIA症例

1. ABCD2 scoreが高い 表20-16
2. MRI拡散強調画像で虚血病巣あり（DWI陽性）
3. 主幹動脈に50％以上の狭窄あり
4. 心房細動を合併
5. 血液凝固異常症を合併
6. 2回以上のTIA発作（dual TIA, crescendo TIA）

表20-16 ABCD2 score[12,13]

Risk factor（points）	Total points	7day stroke risk
Age＞60 years（1）	0	0%
Bp Systolic≧140 or Diastolic≧90（1）	1	0%
Clinical features: 臨床症状 -Unilateral weakness（2） -Speech disturbed, not weak（1）	2 3 4	0～1% 1～4% 3～11%
Duration of symptoms, ≧60 minutes（2） -or 10～59 minutes（1）	5 6	6～13% 7～25%
Diabetes（1）	7	8～50%

こと，これまでのデータとの互換性を保つためです．梗塞巣の有無に関しては，症状は24時間以内に消失しているものの，頭部MRIのDWI画像で陽性となるものは本邦では「DWI陽性のTIA」とされました．これはTIA症状からDWI施行までの時間が長いほどDWI陽性率が高くなることが示されていること，初回にDWI陰性であっても再度撮影するとDWI陽性となる症例があることから，DWIが陰性か陽性かでTIAと脳梗塞を区分するのではなく，DWI陽性のTIAは脳梗塞発症のリスクが高い症例と考えることが重要です．その他，脳梗塞発症リスクが高い症例は 表20-15 表20-16 の通りです．TIA発症機序 図20-7 も意識し，リスクが高い症例か否かは常に意識するようにしましょう．

- TIAを甘くみてはいけません．TIA発症直後ほど脳梗塞発症リスクが高く，救急外来で「TIAだから大丈夫．」ではなく，「TIAを脳梗塞と同等に扱う」ことが重要です．TIA発

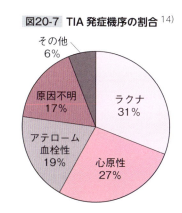

図20-7 TIA発症機序の割合[14]

症後 90 日以内に 15 ～ 20％が脳梗塞を発症し，そのうち約半数が 2 日以内に発症しているのです [15]．救急外来で即座に対応しなければならないことがわかるでしょう．最近は急性期の TIA と虚血性脳卒中を包括する新しい臨床概念として，急性心筋梗塞と狭心症を包括した急性冠症候群と同じように，急性脳血管症候群（acute cerebrovascular syndrome: ACVS）という言葉があるほどです．

血栓溶解療法（アルテプラーゼ静注療法）の適応を正しく理解する！

- 一昔前までは脳梗塞の治療はあくまで再発の防止でした．2005 年 10 月，本邦でアルテプラーゼ静注療法が承認され，脳梗塞の新たな治療が加わりました．2012 年 8 月には治療可能時間が 3 時間から 4.5 時間へと延長され，さらに適応症例は増えています．ガイドラインでもアルテプラーゼ静注療法はグレード A と強く推奨されています．しかし，アルテプラーゼ静注療法は非常に有効な治療ですが，副作用として頭蓋内出血をはじめとした出血に注意が必要です．症候性出血は発症 3 時間以内にアルテプラーゼ静注療法を施行していた時代では 6％程度ですが，無症候性の出血も含めると 30％にまで及びます．また発症してから投与するまでの時間が長いほど出血症例は増えることがわかっています．より早期に投与するとともに，適応症例を慎重に選ぶことが重要です．
- 発見時間は発症時間ではありません．発症時刻が不明な時は，最終未発症時刻をもって発症時刻とします．家族や友人などに "普段と変わらない" 状態を確認したのはいつであったのかを正確に確認しましょう．
- 実際の適応症例をいかに選択するかが問題です．チェックリスト 表20-17 を利用し，確認事項，禁忌項目，慎重投与項目を評価しましょう．基本的には確認事項を全て確認し，禁忌・慎重投与項目を満たさない症例は適応症例です．救急外来で困るのは禁忌項目は満たさないものの慎重投与項目を満たす症例です．具体的に該当する項目として多いのが，①年齢，②腎機能，③ NIHSS 表20-18 でしょう．年齢に関しては，数値よりも普段の ADL が重要です．70 歳で寝たきりの方と，85 歳でも山登りが趣味で毎日運動している方では，後者の方が適応症例といえるでしょう．腎機能などの検査項目はそれ単独では判断が困難です．腎機能が多少悪くても，その他の因子が問題なければ出血のリスクは増加するものの行う場合もあるでしょう．NIHSS も点数が高い場合にはその多くが心原性脳塞栓症によるもので，中大脳動脈水平部や内頚動脈の閉塞であることが多いです．この場合には点数が高いから行わないというよりは，画像所見（早期虚血性変化の

表20-17 アルテプラーゼ静注療法のチェックリスト（※第1版から変更がある箇所は下線で表記）

【確認事項】（すべてが満たされること）
・発症時間（最終未発症確認時間） ・治療開始（予定）時刻 ・症状の急速な改善がない ・軽症（失調，感覚障害，構音障害，軽度の麻痺のみを呈する）ではない

【適応外（禁忌）】
・発症〜治療開始時刻4.5時間超 ・既往歴 　非外傷性頭蓋内出血 　1カ月以内の脳梗塞（TIAは含まない） 　3カ月以内の重篤な頭部・脊髄の外傷あるいは手術 　21日以内の消化管あるいは尿路出血 　14日以内の大手術あるいは頭部以外の重篤な外傷 　治療薬の過敏症 ・臨床所見 　クモ膜下出血（疑） 　急性大動脈解離の合併 　出血の合併（頭蓋内出血，消化管出血，尿路出血，後腹膜出血，喀血） 　収縮期血圧（降圧療法後も185mmHg以上） 　拡張期血圧（降圧療法後も110mmHg以上） 　重篤な肝障害 　急性膵炎 ・血液所見 　血糖異常（<50mg/dL，または>400mg/dL） 　血小板100,000/mm^{3}以下 ・血液所見：抗凝固療法中ないし凝固異常症において 　PT-INR>1.7 　aPTTの延長（前値の1.5倍〔目安として約40秒〕を超える） ・画像所見（CT/MRI所見） 　広範な早期虚血性変化 　圧排所見（正中構造偏位）

【慎重投与】
・年齢（数値のみで判断しないこと） 　81歳以上 ・既往歴 　10日以内の生検・外傷 　10日以内の分娩・流早産 　1カ月以上経過した脳梗塞（特に糖尿病合併例） 　3カ月以内の心筋梗塞 　蛋白製剤アレルギー ・神経症候 　NIHSS値26点以上 　軽症 　症候の急速な軽症化 　痙攣（既往歴などから，てんかんの可能性が高ければ適応外） ・臨床所見 　脳動脈瘤，頭蓋内腫瘍，脳動静脈奇形，もやもや病 　胸部大動脈瘤 　消化管潰瘍・憩室炎・大腸炎 　活動性結核 　糖尿病性出血性網膜症・出血性眼症 　血栓溶解薬，抗血栓薬投与中（特に経口抗凝固薬投与中） 　※抗Xa薬やダビガトランの服薬患者への本治療の有効性と安全性は確立しておらず， 　　治療の適否を慎重に判断せねばならない 　月経期間中 　重篤な腎障害 　コントロール不良の糖尿病 　感染性心内膜炎

表20-18 NIHSS（National Institute of Health Stroke Scale）

1a）意識水準
- 0：完全に覚醒
- 1：簡単な刺激で覚醒
- 2：繰り返し刺激，強い刺激で覚醒
- 3：完全に無反応

1b）意識障害：質問（今月の月名および年齢）
- 0：両方正解
- 1：片方正解
- 2：両方不正解

1c）意識障害：従命（開閉眼，離握手）
- 0：両方とも遂行可
- 1：片方だけ遂行可
- 2：両方とも遂行不可

2）最良の注視
- 0：正常
- 1：部分的注視麻痺
- 2：完全注視麻痺

3）視野
- 0：正常
- 1：部分的半盲
- 2：完全半盲
- 3：両側性半盲

4）顔面神経麻痺
- 0：正常
- 1：軽度の麻痺
- 2：部分的麻痺
- 3：完全麻痺

5）上肢の麻痺
5a）右
- 0：90°を10秒保持できる（下垂なし）
- 1：90°を保持できるが，10秒以内に下垂
- 2：90°の挙上または保持ができない
- 3：重力に抗する動きがない
- 4：まったく動きがみられない
- 9：切断，関節癒合

5b）左
- 0：90°を10秒保持できる（下垂なし）
- 1：90°を保持できるが，10秒以内に下垂
- 2：90°の挙上または保持ができない
- 3：重力に抗する動きがない
- 4：まったく動きがみられない
- 9：切断，関節癒合

6）下肢の麻痺
6a）右
- 0：30°を5秒保持できる（下垂なし）
- 1：30°を保持できるが，5秒以内に下垂
- 2：重力に抗する動きがみられる
- 3：重力に抗する動きがない
- 4：まったく動きがみられない
- 9：切断，関節癒合

6b）左
- 0：30°を5秒保持できる（下垂なし）
- 1：30°を保持できるが，5秒以内に下垂
- 2：重力に抗する動きがみられる
- 3：重力に抗する動きがない
- 4：まったく動きがみられない
- 9：切断，関節癒合

7）運動失調
- 0：なし
- 1：1肢に存在
- 2：2肢に存在
- 9：切断，関節癒合

8）感覚
- 0：感覚障害なし
- 1：軽度から中等度の感覚障害
- 2：重度から完全感覚脱出

9）最良の言語
- 0：失語なし，正常
- 1：軽度から中等度の失語
- 2：重度の失語
- 3：無言，全失語

10）構音障害
- 0：正常
- 1：軽度から中等度
- 2：重度
- 9：挿管または身体的障壁

11）消去現象と注意障害（無視）
- 0：異常なし
- 1：視覚，触覚，視空間，または自己身体に対する不注意，あるいは1つの感覚様式で2点同時刺激に対する消去現象
- 2：重度の半側不注意あるいは2つ以上の感覚様式に対する半側不注意．一方の手を認識しない，または空間の一側にしか注意を向けない

※注）9点は合計点に加えない

表20-19 アルテプラーゼ静注療法後の管理指針

【I. 神経学的評価】
1. 投与開始〜1時間（アルテプラーゼ投与中）　：15分ごとの評価 2. 1〜7時間まで　　　　　　　　　　　　：30分ごと 3. 7〜24時間まで　　　　　　　　　　　：1時間ごと ※頭痛，悪心・嘔吐，急激な血圧上昇を認めた場合，緊急CTを実施する
【II. 血圧モニタリング】
1. 投与開始〜2時間：15分ごとの測定 2. 2〜8時間　　　：30分ごと 3. 8〜24時間まで：1時間ごと ※収縮期血圧が180mmHgまたは拡張期血圧が105mmHgを超えた場合，測定回数を増やし，これ以下の血圧値を維持するため降圧療法を開始する．降圧薬の選択については，日本高血圧学会治療ガイドライン作成委員会による高血圧治療ガイドラインの高血圧緊急症の項を参照すること ※血栓溶解療法実施中の血圧コントロール方法＜日本のガイドライン＞ 　　ニカルジピン　　　　0.5〜6µg/kg/min　持続静注 　　ジルチアゼム　　　　5〜15µg/kg/min　持続静注 　　ニトログリセリン　　5〜100µg/kg/min　持続静注 　　ニトロプルシド　　0.25〜2µg/kg/min　持続静注
【III. その他の注意事項】
1. CT（MRI）が24時間撮像可能な施設のSCU（ICU）またはそれに準じる病棟に収容する 　　：Vital signsや身体所見に変化を認めたら速やかにCTを再検 2. 経鼻胃管，膀胱カテーテル，動脈圧モニタカテーテルの挿入は遅らせる 　　：末梢点滴も失敗すると非常に腫れてしまう．1回で成功させよう．圧迫止血できる部位の出血はコントロールすることができるが，そうでなければ非常に危険な状態に陥る． 3. 治療後24時間以内の抗血栓療法禁止．発症24時間以降にヘパリンを投与する場合，APTTが前値の2倍を超えないことに注意しよう． 4. 最短でも治療後36時間まではSCU（ICU）またはそれに準じる病棟での観察を継続する． 5. CT（MRI）で出血性梗塞を認めた場合はより厳重に経過の観察を行い，抗血栓療法の開始時期を決定する． 6. 症状増悪の場合，速やかにCT（MRI）を施行，増悪の原因を明らかにし，処置を行う．
【IV. 症候性頭蓋内出血の処置】
■初期治療 1. 血圧管理：出血の増大を防ぐために，正常範囲まで下降させる 2. 呼吸管理：呼吸・換気障害があれば，気管挿管にて気道を確保し，適宜呼吸を補助する 3. 脳浮腫・頭蓋内圧管理：抗脳浮腫薬を投与する 4. 消化性潰瘍の予防：抗潰瘍薬を投与する ■神経症候の進行性増悪および以下のCT所見を認めた場合，外科治療を考慮する． 1. 局所圧迫徴候 2. 被殻あるいは皮質下の中等度血腫（＞50mL） 3. 径3cmを超す小脳出血 4. 脳幹圧迫，水頭症

20 脳卒中かな？と思ったら

範囲など），腎機能障害や糖尿病の有無から出血のリスクが高いか否かを総合的に判断し施行の有無を判断しなければなりません．脳梗塞に対する有効な治療法ではありますが，症候性出血を起こすと予後はきわめて不良となります．判断に迷う場合には上級医や専門医に意見を仰ぐことが必要です．

- 血栓溶解療法を施行したらアルテプラーゼ静注療法後の管理指針 **表20-19** に則って管理していきましょう．神経学的評価（NIHSS），血圧をこまめに評価し出血のサインを見逃してはいけません．

血管内治療 BRUSH UP YOUR ER SKILL!

- 血管内治療に関して少し述べておきます．原則として発症8時間以内の急性期脳梗塞において，アルテプラーゼ静注療法が適応外，またはアルテプラーゼ静注療法を行っても血流再開が得られなかった症例が対象となります．2014年以前は血管内治療の有効性を大規模な試験で示すことはできませんでしたが，2015年以降血管内治療の有効性が報告され始めています[16, 17]．しかし，どこの施設でも可能なものでもなく，適応症例に関しては明確な決まりは現段階ではないのが現状です．アルテプラーゼ静注療法では効果が乏しい内頚動脈や中大脳動脈主幹部閉塞症例などに対して期待される治療方法ですが，症例を適切に選択して施行しなければ出血のリスクが高まるだけです．発症時間，NIHSS，ASPECTS，発症前のmRSなどを踏まえて，各施設でプロトコールを作成し行うべきでしょう．

脳卒中の治療：血圧はどうしたらいいの？ BRUSH UP YOUR ER SKILL!

- 脳卒中患者で血圧が高いとなんとなくよくないような気がしていませんか？　脳卒中といっても，①クモ膜下出血，②脳梗塞，③脳出血ではそれぞれ目標とする血圧が異なり，むやみに降圧してはいけません．脳梗塞のうち，血栓溶解療法の適応症例においては，早期から血圧の管理が重要となり，185/110mmHgを超える血圧であれば，早急に降圧することが必要です．しかし，血栓溶解療法を行わない場合には，脳梗塞の目標の血圧は変わります．むやみに降圧するとペナンブラ領域という可逆性の部位の血流も乏しくなり，症状の悪化を招いてしまいます．一般的に急性期脳梗塞の血圧の管理は，収縮期血圧 > 220mmHg または拡張期血圧 > 120mmHg の高血圧が持続する場合や，大動脈解離・急性心筋梗塞・

表20-20 脳血管障害の血圧管理[18]

		降圧治療対象	降圧目標
脳梗塞	発症4.5時間以内	血栓溶解療法予定患者 SBP＞185mmHgまたは DBP＞110mmHg	血栓溶解療法施行中 および施行後24時間 ＜180/105mmHg
	発症24時間以内	血栓溶解療法を行わない患者 SBP＞220mmHgまたは DBP＞120mmHg	前値の85〜90％
脳出血		SBP＞180mmHgまたは MBP＞130mmHg	前値の80％
		SBP 150〜180mmHg	SBP 140mmHg程度
クモ膜下出血		SBP＞160mmHg	前値の80％

SBP：収縮期血圧，DBP：拡張期血圧，MBP：平均動脈血圧

心不全・腎不全などを合併している場合に限り，慎重な降圧療法が推奨されています 表20-20．

症例 ①

72歳の男性．娘と電話で話している最中に突然様子がおかしくなり，心配になった娘が自宅へ行ってみると倒れている本人を発見し救急要請．救急隊到着時の vital signs は，意識 3/JCS，血圧 170/92mmHg，脈拍 70 回 / 分 不整，呼吸 15 回 / 分，SpO₂ 98％（RA），瞳孔 4/4，対光反射正常であった．左上下肢麻痺を認め，脳卒中の疑いで当院へ救急搬送となった．

脳卒中が疑われる症例だね．どのようにアプローチするかな？

ABC が問題ないことを確認して，問題なければ頭部 CT を施行します．

ABC の安定は救急外来では絶対だからね，それはいいでしょう．CT に行く前にやることがあるよね？

あ！ また忘れていました．血糖値の測定ですね．

そうだね．意識障害と同様，脳卒中においても低血糖の否定は必ず行わなければならない．高齢者は複数の病気を持ち合わせている可能性もあるため，測定可能な施設では，酸素化換気に問題なければ静脈血で構わないので血液

ガスを確認するとよいだろう．血糖値だけでなく電解質や乳酸値も速やかに確認できるからね．

なるほど．糖尿病の既往や内服している薬剤を確認することも重要ですね．

そう．AMPLE 聴取は必須だ．ただし，既往や内服薬が不明なことも少なくないのが現状だ．家族が同居しておらず，高齢者が自身で薬の管理をしていることもしばしばある．さらに高齢者で多く認められるが，自分が内服している薬が何のための薬かを理解していないことも非常に多い．

たしかに…家族に確認してもわからないことはよくありますね．

もちろん聴取する努力を怠ってはいけないけどね．救急外来では時間との戦いもあるので，病歴や既往，内服歴を聴取しつつも，簡便に判断できるものは非侵襲的な検査を利用し除外することが重要なんだ．

わかりました．"救急外来における検査の 3 種の神器"を改めて復習しておきます．

低血糖は認めず，頭部 CT に行こうと思うけど，同時に行うことは何があるかな？

脳卒中では緊急手術になる場合もあるため，血型，感染症を含めて採血を提出します．採血項目ではアルテプラーゼ静注療法も考慮して血算，生化学，凝固も提出します．

血液検査がアルテプラーゼ静注療法の律速段階になることが多いから，必要な項目はチェックリストを確認しつつ取りこぼしなく提出しよう．検査よりも重要なことを忘れてないかな？

発症時間ですね！

そうだ．脳卒中では発症時間はきわめて重要．脳梗塞に対するアルテプラーゼ静注療法では明確な発症時間が不明であれば，そもそも適応はない．脳出血，クモ膜下出血においても緊急性の判断が異なる．本人から聴取できればよいが，はっきりしないこともあるため，家族や目撃者から詳細な病歴を確認しよう．救急外来では少ないメンバーで対応している場合もあるだろう．役割分担を行い，時間を有効に利用しなければならない．

娘さんに確認すると，電話で会話中に突然おかしくなり，20 分後に家に行くと倒れていたそうです．現在発症後約 50 分と考えられます．

そうすると時間的にはアルテプラーゼ静注療法の適応はあるね．頭の中にそのことを入れつつ対応しよう．頭部CTでみるべき点はどこかな？

出血所見がないかどうか，そしてearly CT signsの有無を確認します．

頭部CTでは出血は認めず，右大脳半球を中心にearly CT signsを探したが特記所見は認めなかった．この後はどうしようか？

出血ではないので，脳梗塞が考えられます．血栓溶解療法は4.5時間以内でもより早く行った方がよいと聞いているので，すぐに行うべきではないでしょうか？

たしかに発症4時間半ぎりぎりで行うよりもより早期に行った方が予後がよいことは確かだ．しかしアルテプラーゼ静注療法は症候性出血が約6％，無症候性のものも含めると約30％認めると報告されている．また，脳梗塞のような症状でも実は脳梗塞ではない場合もあるから注意が必要だ．

痙攣や大動脈解離ですね．痙攣は家族も救急隊もみていないようですが．

痙攣は目撃者がいれば「痙攣あり」と判断できるが，今回のように目撃者がいないと判断が難しいんだ．脳卒中では痙攣を合併する場合もあるため常に痙攣の可能性を考えておかなければならない．

画像で痙攣の有無がわかるのですか？

難しい質問だね．結論からいえば，画像のみからはわからないということでよいだろう．ただし，症状と画像所見が合わない場合には痙攣の合併を考える1つの理由になる．例えば画像は左被殻出血なのに，右上下肢に加え，左半身にも麻痺がある場合などだ．ここで「おかしい，痙攣の合併があるかもしれない」と考えなければいけない．

なるほど．脳梗塞の場合はMRIで梗塞巣がはっきりすること以外に何か鑑別や治療法に役立つのですか？

CTに対してMRIは急性期脳梗塞に威力を発揮するのはよいよね．DWIに加えてADC mapも撮影できれば診断はよりしやすくなる．さらに，MRIに加えてMRAを撮影すれば血管まで評価できるわけだ．ちなみに今回の症例は脳梗塞だとすると，ラクナ，アテローム，心原性のどれが考えられるかな？

脈が不整で心房細動が考えられるので，心原性脳塞栓症が考えられます．

心原性だと思う根拠はそれだけ？　発症様式はどうかな？

あ，話している最中に突然ですね．より塞栓が考えやすいですね．

そうだね．心房細動が以前から指摘されていれば，ほぼその段階で心原性と判断できるが，指摘されていないことも多く，その際に手がかりになるのが脈の不整や心電図所見，そして発症が突然か否かということだ．そうするとこの症例ではどこかに血栓が詰まっていることが考えられるわけだね．それがMRAを撮影すると評価できる．これが治療方針に関わるんだ．

詰まっている箇所で治療法が変わるのですか？

心原性で詰まりやすいのが左右の中大脳動脈だが，これが起始部（M1）から詰まっている場合や内頸動脈から閉塞している場合には，アルテプラーゼ静注療法を行った場合，出血のリスクが高いことが報告されている．何でもかんでも時間内だからアルテプラーゼ静注療法を行えばいいってわけではないんだ．もちろん，「出血のリスクが高い症例＝アルテプラーゼ静注療法は行わない」とは限らない．

なるほど．頭部MRI & MRAを撮影すればその辺の評価ができるので，撮影可能な施設では撮った方がよいということですね．

そういうこと．アルテプラーゼ静注療法を行うにあたり，頭部MRIは必須ではないけれど，行う症例を適切に判断するためには必要な検査なんだ．ペースメーカー挿入など，撮影できない場合でない限り撮影しよう．唯一の問題点が"時間"だ．撮影するにあたり，着替えたり問診をしたり，そして撮影時間もCTのように数秒ではなく少なくとも数分，画像を構築してもらうのにさらに数分と，意外に時間がかかる．だからアルテプラーゼ静注療法の適応症例であることが判明ないし考えられた段階で放射線技師などへ連絡し，迅速に検査が進められるように協力してもらうことが重要だ．この方はMRI & MRAで右中大脳動脈M2付近に閉塞機転があることが判明した．

アルテプラーゼ静注療法の適応ですね．

これだけでは判断できないよ．チェックリストの禁忌項目，慎重投与項目を評価すること，そして現在の状態がどの程度かを評価するためにNIHSSをつけることが必要だ．

禁忌項目，慎重投与項目はどれも該当しませんでした．NIHSSは18点で，よい適応症例と判断できると思います．

　この症例はアルテプラーゼ静注療法を行うべきだろうね．実臨床でよく該当する項目は年齢や腎機能障害だ．またNIHSSが26点以上と高い症例も経験する．そのような場合にはそれのみで判断するのではなくtotalで評価し判断することが必要だ．

　家族への説明も難しいですよね？

　そうだね．時々「ご家族にお話ししたところ，希望なくアルテプラーゼ静注療法は行わない方針となりました．」という話も聞くことがあるけれど，その多くは説明している医師の話し方，内容で決まっている．行った方がよいと強く押せばyesの答えが，出血などのnegativeな話を前面に出せばnoの答えが返ってくるのはあたりまえだ．突然の急変で，かつ限られた時間の中で家族が治療方針を判断できるはずがない．現在の症状や画像所見，基礎疾患や年齢から総合的に評価し話すようにしよう．僕は「自分の家族であったら○○します．」と話している．

　そうですよね．救急外来で家族の返事がなかなかもらえず時間が経っていくのを経験したことがあります．治療は早く行った方がよいけれど，家族の気持ちもわかります．病状説明が非常に重要で難しいものだと感じました．

　病状説明を上手に行うためには，その病気についての十分な知識がなければいけない．そしてさらにレベルアップさせる近道としては，上級医などの説明が上手な先生に同席し，説明の仕方を修得することがよいと思う．ぜひよい所は盗み，悪い所は「人のふりみて我がふり直せ」の精神で自身をレベルアップさせてほしい．家族とのトラブルの多くは誤診よりも病状説明の内容や態度から生まれている．急がしい救急外来でも本人，家族には病状説明をわかりやすく丁寧に行おう．それが患者，家族との信頼関係の構築に大きく関わる．この患者さんはアルテプラーゼ静注療法を行いICU管理となった．その後NIHSSは12点と麻痺の程度はやや改善し，出血は認めなかった．

　限られた時間の中で多くの事柄を考慮して判断しなければならない急性期脳梗塞治療，勉強します…

診断 ▶ 右中大脳動脈領域心原性脳塞栓症

【参考文献】

1) Harbison J, Hossain O, Jenkinson D, et al. Diagnostic accuracy of stroke referrals from primary care, emergency room physicians, and ambulance staff using the face arm speech test. Stroke. 2003; 34: 71-6.

2) 小林祥泰，編．脳卒中データバンク 2015．東京：中山書店；2015.

3) Jauch EC, Cucchiara B, Adeoye O, et al. Part 11: adult stroke: 2010 American Heart Association Guidelines for Cardiopulmonary Resuscitation and Emergency Cardiovascular Care. Circulation. 2010; 122 (18 Suppl 3): S818-28.

4) 篠原幸人，峰松一夫．アルテプラーゼ適正使用のための注意事項～胸部大動脈解離について～．脳卒中．2008; 30: 443-4.

5) Poungvarin N, Viriyavejakul A, Komontri C. Siriraj stroke score and validation study to distinguish supratentorial intracerebral haemorrhage from infarction. BMJ. 1991; 302: 1565-7.

6) Runchey S, McGee S. Does this patient have a hemorrhagic stroke?: clinical findings distinguishing hemorrhagic stroke from ischemic stroke. JAMA. 2010; 303: 2280-6.

7) Jauch EC, Saver JL, Adams HP Jr, et al; American Heart Association Stroke Council; Council on Cardiovascular Nursing; Council on Peripheral Vascular Disease; Council on Clinical Cardiology. Guidelines for the early management of patients with acute ischemic stroke: a guideline for healthcare professionals from the American Heart Association/American Stroke Association. Stroke. 2013; 44: 870-947.

8) 日本脳卒中学会脳卒中医療向上・社会保険委員会 rt-PA（アルテプラーゼ）静注療法指針改訂部会．rt-PA（アルテプラーゼ）静注療法適正指針．第二版．2012 年 10 月．

9) New guidelines for reducing stroke risks unique to woman. American Heart Association/American Stroke Association Scientific Statement. http://newsroom.heart.org/news/new-guidelines-for-reducing-stroke-risks-unique-to-woman

10) 古賀政利．画像診断．In: 豊田一則，編著．脳梗塞診療読本．東京：中外医学社；2014. p.46-64.

11) Oppenheim C, Stanescu R, Dormont D, et al. False-negative diffusion-weighted MR findings in acute ischemic stroke. AJNR Am J Neuroradiol. 2000; 21: 1434-40.

12) Sciolla R, Melis F; SINPAC Group. Rapid identification of high-risk transient ischemic attacks: prospective validation of the ABCD score. Stroke. 2008; 39: 297-302.

13) Rothwell PM, Buchan A, Johnston SC. Recent advances in management of transient ischaemic attacks and minor ischaemic strokes. Lancet Neurol. 2006; 5: 323-31.

14) 尾原知行，山本康正，永金義成，他．一過性脳虚血発作（TIA）の病型分類―ラクナTIA の臨床的重要性―．臨床神経．2011; 51: 406-11.

15) Wu CM, McLaughlin K, Lorenzetti DL, et al. Early risk of stroke after transient ischemic attack: a systematic review and meta-analysis. Arch Intern Med. 2007;

167: 2417-22.

16) Yoshimura S, Shirakawa M, Uchida K, et al. Endovascular treatment of acute ischemic stroke: Honolulu shock and thereafter. J Stroke Cerebrovasc Dis. 2014; 23: e295-8.

17) Berkhemer OA, Fransen PS, Beumer D, et al; MR CLEAN Investigators. A randomized trial of intraarterial treatment for acute ischemic stroke. N Engl J Med. 2015; 372: 11-20.

18) 日本高血圧学会高血圧治療ガイドライン作成委員会, 編. 高血圧治療ガイドライン 2014. 東京: ライフサイエンス出版; 2014.

コラム 治療方針は医師次第?!

救急外来で仕事をしていると, 気管挿管や緊急手術などの侵襲的な処置を要することが少なくありません. また血栓溶解療法のように, 治療が奏効すれば得られる効果は大きいものの, 出血のリスクを伴う可能性もあります. これらの方針を短時間で家族が決定できるはずがありません. 以前から家族内で話し合いを持たれていることもありますが, 多くの家族はそうではないでしょう. そのような状況で,「気管挿管はしますか?」,「血栓溶解療法は効果が期待できますが, 出血のリスクがありますがどうしますか?」と問うてはいけません. 通常, これらの答えは「わかりません. 先生の判断にお任せします.」,「今すぐには決められません.」でしょう. 当たり前です. このような場合には具体的に, そして私たちが自信を持って正しい判断をすることが必要不可欠です. 私はこのような場合には「私の家族であれば○○します.」と話しています. このように話すためには, 病状, 治療を正しく判断することが必要であり, それなりの自信と覚悟が必要になります. それだけ患者, 家族と向き合う必要があるのです.

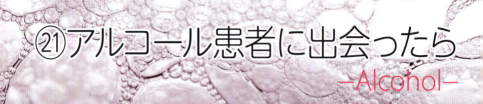

㉑アルコール患者に出会ったら
−Alcohol−

お酒にまつわる落とし穴

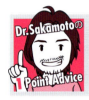

酩酊状態など，アルコールによると思われる意識障害が考えられても"10の鉄則"に則って鑑別を行いましょう．

- ▶症状を安易にお酒のせいにしないこと！内因性疾患や外傷部位をくまなく検索しよう！
- ▶アルコールとビタミンB1はセットで考えよう！
- ▶推定アルコール血中濃度を計算できるようになろう！
- ▶アルコール性ケトアシドーシスという病気を知ろう！

はじめに

- 忙しい週末の救急当直，「お酒を飲んで酔っぱらって転倒」，「道路で倒れていて，アルコール臭著明」など，当直医としてはついイラッとしてしまう患者たち．しかし，アルコールを飲んでいるからといって，意識障害や嘔吐の原因を安易にアルコールのせいと決めつけてはいけません．救急患者の20〜30％はアルコールによる何らかの影響を受けていた，外傷患者の25〜40％が飲酒をしていたなどの報告もあり，意識障害や外傷を主訴に来院する患者にはアルコールがつきもの

なのです．当直明けにおいしいお酒を飲むためにも，当直中はアルコール患者には優しく慎重に対応しましょう！

アルコール患者と救急外来：来院パターン

- 救急外来では飲酒後の患者が多く来院します．またアルコール多飲によって引き起こされた疾患による症状で来院する方も少なくありません．救急外来でよく対応するアルコール絡みの疾患，症候は，①アルコール飲酒後などの意識障害，②アルコール性肝硬変に伴う食道静脈瘤破裂，③飲酒後の外傷，④アルコール多飲による電解質異常（低K血症など）や低血糖，⑤痙攣，⑥膵炎，⑦アルコール性ケトアシドーシスなどが代表的です　表21-1．普段からアルコールを多飲しているのか，今回たまたまアルコールを飲んで引き起こされたのかは確認しておくとよいでしょう．例えば，アルコール依存患者では，多くの場合，吐血や膵炎，外傷など，同じことを繰り返しているものです．そのような病歴が確認できれば診断の近道となります．"急性か慢性か"を確認することは重要でしたよね．

表21-1 アルコール患者の来院パターン

①起こりやすい疾患	意識障害（低血糖含む）
	吐血
	痙攣（てんかん，離脱）
	外傷（頭部，頸部，etc.）
	膵炎
	低K血症（下痢 etc.）
②リスクを高める疾患	脳卒中
	急性冠症候群
③特有の疾患	アルコール性ケトアシドーシス
	Wernicke脳症
	アルコール離脱

アルコール患者のアプローチ：意識障害があれば"鉄則"に則ること！

- アルコールを飲んでいるとなかなか正確な病歴を聴取することができず，身体所見もはっきりしないことがよくありますよね．飲酒している最中に引き起こされる病気は多々あります．心筋梗塞や脳卒中，酔っぱらって誤って転倒し外傷を伴うこともあります．病歴や所見が十分にとれない場合には検査の閾値を下げ検索する必要があります．アプローチは決して難しいことはなく，アルコール患者では大抵軽度でも意識障害を伴うことが多いものです．「①意識障害に出会ったら」

でも述べたように，意識障害を認める場合にはアルコールが原因と考えられても「10の鉄則」に則り鑑別するべきです．間をすっ飛ばして何でもかんでもアルコールのせいにしてはいけません．「10の鉄則」に則れば，アルコール飲酒患者に多い意識障害の原因である外傷，低血糖，アルコール性ケトアシドーシス，頭部外傷，肝性脳症，電解質異常，痙攣を見落とすことはなくなるでしょう．

- 「10の鉄則」の中にもありますが，特にアルコール患者では外傷検索に重きをおく必要があります．酩酊状態で痛みを感じづらいため，受傷部位を隈なく探す必要があります．意思疎通がとれないほどの意識障害を認める場合には，明らかな外傷がなくても頭部CTは施行するべきでしょう．また，頸椎にも気を配る必要があります．あるものとして読影するようにしましょう．疑っていなければ軽微な外傷性変化を見逃します．外傷性クモ膜下出血を見逃し，後日，上司や放射線科の先生から指摘された経験…ありますよね．

- アルコール多飲患者の「吐血」や「ショック」では食道静脈瘤破裂を考えなければなりません．救急外来では既往がわからないことも多いですが，既往歴や飲酒歴を常に意識すること，受診歴がある患者では以前の内視鏡所見や採血結果から食道・胃静脈瘤の有無，肝硬変の程度を確認するとよいでしょう．また既往症が不明であっても薬手帳などから内服薬が判明することもあります．そこから肝硬変が示唆されるような内服薬が含まれる場合には要注意です．夜間や休日では困難なことも多いですが，かかりつけ医に情報をもらうことも忘れてはいけません．

アルコール患者の身体所見 / 検査所見

- アルコールを当日に飲酒していたか否かはアルコール臭の有無で判断可能ですが，アルコール多飲者か否かはそれだけではわかりません．多飲者では食道静脈瘤破裂やアルコール性ケトアシドーシス，アルコール離脱なども考慮しなければならず，「目の前の患者がアルコール多飲者である」という早期認識が必要です．救急外来において以前の診療録や家族からの病歴聴取で多飲歴が判明する場合にはよいですが，不明な場合には身体所見や検査所見から疑うしかありません．以下の項目に注目し，疑わしきはアルコール多飲患者として対応するべきでしょう．

▶身体所見

- 明らかな黄疸がありアルコール臭がすれば，その段階でアルコール性肝硬変と診断してもよいでしょう．その他，腹水貯留，下腿浮腫の有無を確認しましょう．

- 腹水貯留は肝疾患の既往と密接に関係しており，腹囲増大，下腿浮腫の存在が感度が高く注目するとよいでしょう．

▶検査所見

- アルコール多飲患者ではγ-GTP以外にMCVが高値を示します．また貯蔵鉄の上昇により血清フェリチン値上昇を認めることがあります．血小板は低下し，10万/mm^{3}以下の場合は肝硬変の可能性が高いです．肝硬変へ至っている状態ではアルブミンも低値でしょう．救急外来ではあくまでもアルコール多飲者か否かを疑うきっかけ程度にこれらの結果を確認するとよいでしょう．

●アルコール（エタノール）血中濃度
（blood alcohol concentration: BAC）

- アルコール患者が実際どの程度飲んでいるのかは不明なことが多いでしょう．その場合に客観的指標となるのがアルコール血中濃度です．　表21-2 の通り，血漿浸透圧から浸透圧ギャップを計算し，推定アルコール血中濃度が求められます．瞬時に計算できるように頭に叩き込んでおきましょう．アルコール患者が意識障害を認めていた場合には，BACを意識して採血項目を提出しましょう．特に浸透圧は忘れがちです．

- アルコール血中濃度と症状の関係は，個人差はあるものの 表21-3 が一般的です．大酒家では400mg/dLを超えていても症状を特に認めない人も経験します．例外は例外として，ここでは一般的な症状を把握しておきましょう．血中濃度が

表21-2 推定アルコール血中濃度

- 血漿浸透圧（計算値）＝2Na＋Glucose（mg/dL）/18＋BUN（mg/dL）/2.8
  - ▶血漿浸透圧（実測値）：L/D（採血）
  - ▶浸透圧ギャップ＝実測値−計算値
- アルコール血中濃度（mg/dL）＝浸透圧ギャップ×4.6

表21-3 血中アルコール濃度と症状

血中アルコール濃度（mg/dL）	症状
10～50	陽気，顔面紅潮（ほろ酔い）
50～150	陽気，多弁，感情失禁（軽い酩酊）
150～250	判断力低下，運動失調，興奮・麻痺（酩酊）
250～400	意識障害，構音障害，低体温（泥酔）
400～	昏睡，呼吸抑制，血圧低下，死亡

200 ～ 250mg/dL を超えると一般的に意識障害が認められます．意識障害を認めるものの推定アルコール血中濃度が 200mg/dL 以下であった場合には，意識障害の原因をアルコールと安易に決めつけてはいけません．逆に 200mg/dL 以上であっても他の意識障害を否定することなくアルコールのせいにしてはいけません．意識障害患者のアプローチを思い出しましょう [☞ p.18 アルコールによる意識障害].

- ちなみに，"アルコール臭" と酩酊の程度やアルコール血中濃度は相関しません．エタノール自体はほとんど無臭であり，飲酒者の臭いは，アルコール飲料に加えられている芳香（アセトアルデヒド）によるものです．これはエタノールが分解されたあとも残存します．臭いが強いから相当飲んだのだろう，まだお酒の影響が残っているのだろうと勝手に判断し，そのために意識が悪いのだなどと決めつけてはいけません．

ビタミンB1：アルコール患者では常に意識しておくこと！

- アルコール依存症の患者は潜在的にビタミン B1 が欠乏しており，Wernicke 脳症を引き起こす可能性があります．初療の段階で十分量（ビタミン B1 100mg）を投与することを忘れてはいけません．アルコール性肝硬変などアルコール多飲歴が明らかな場合であれば，ビタミン B1 の投与を迷うことはないでしょう．しかし初診の患者も多いのが救急外来です．アルコール多飲歴があるかも？と思った段階でビタミン B1 は投与して構いません．投与するメリットとデメリットを比べた時に，明らかにメリットの方が大きいですから．

- ビタミン B1 欠乏はアルコール多飲患者のみの問題ではありません．潜在的ビタミン B1 欠乏はアルコール依存症などのアルコール関連が主ではありますが，それ以外に，拒食症，つわりがひどい妊婦，脳梗塞や大腿骨頸部骨折などによる寝たきりの方，担癌患者，慢性下痢症など, 非アルコール性が 20％程度を占めることを忘れてはいけません 表21-4 ．救急外来では特に，上記のような背景の患者が意識障害，低血糖などで来院した際にビタミン B1 を投与することを忘れないことです．ビタミン B1

表21-4 潜在的ビタミン B1 欠乏が疑われる状態

①アルコール依存症
②拒食症
③つわりがひどい妊婦
④寝たきり（脳梗塞，大腿骨頸部骨折，etc.）
⑤担癌患者
⑥慢性下痢症

を投与する場合は，必ずブドウ糖よりも先に投与することが重要でしたね［☞ p.407 低血糖による脳障害］．

- ビタミン B1 は迷ったら投与すべきであると述べましたが，投与するべき症例を正しく判断するためにはビタミン B1 の 1 日の必要量や枯渇するまでの期間を知る必要があります．一般的に成人の 1 日の必要量は 2mg 以下，枯渇するには 2〜3 週間必要といわれています．そのため，数日間食事が摂れていない程度であれば，普段から偏食でない限り基本的には投与は必要ありません．

- 実際の投与方法は次のとおり．
  - メタボリン G® 100mg（20mg/2mL）
  - ビタメジン® 1V（1 バイアル中にチアミン塩化物塩酸塩 100mg 含有）
    ※メタボリンは 20mg/2mL と 100mg 投与するためには 5A 必要なのに対して，ビタメジンは 1V に 100mg 含有されており投与しやすい．

アルコール多飲患者に特有の疾患

① Wernicke 脳症

▶いつ疑うか

- 潜在的ビタミン B1 欠乏が疑われる患者では常に注意が必要です．代表的な症状は①意識障害，②眼球運動障害，③運動失調ですが，これら 3 徴がすべて揃うのは 30％程度しかありません．救急外来では Wernicke 脳症を診断するというよりは，疑わしい患者を拾い上げること，また今後引き起こさないようにすることが重要です．疑わしい患者とは，潜在的にビタミン B1 が欠乏していそうな患者ということになりますが，その代表がアルコール多飲者です．その他，表21-5 にあるように悪性腫瘍に代表される消化管疾患，妊娠悪阻なども原因となります．一度 Wernicke 脳症を起こしてしまうと，死亡率は 20％程度と高く，疑った段階で治療

表21-5 Wernicke 脳症：アルコール以外の原因

①消化管疾患（肥満手術，悪性腫瘍，閉塞，膵炎，その他）
②妊娠悪阻
③栄養不足，飢餓，嘔吐
④白血病，リンパ系の癌
⑤その他，不明

介入することが必要です．疑わしい患者に出会ったらビタミン B1 の投与を忘れずに行いましょう．

- 疑わしい場合には確定診断の前にビタミン B1 の投与を行いますが，診断する努力を怠ってはいけません．瞳孔所見など眼の診察を必ず行い，眼振，複視，眼球運動，頭位変換眼球反射も確認しましょう．

▶診断

- 検査結果ではなく臨床診断が重要です．ビタミン B1 値も重要ですが，数値自体に絶対的な意味はありません．救急外来で使用しやすい診断基準として Caine criteria 表21-6 というものがあります．①栄養失調，②眼球運動障害，③小脳失調，④意識障害もしくは軽度記銘力障害のうち 2 つ以上を満たす場合に陽性とするもので，感度は 80％以上と報告されています．意識障害患者に出会ったら，栄養状態の確認，眼球運動も忘れずに診察しましょう．

- 画像診断は MRI が有用です．中脳水道周囲と第 3 脳室に沿った視床の左右対称の高信号病変は Wernicke 脳症の典型的な所見です 図21-1 ．この MRI 所見だ

表21-6 Caine criteria[1]

①栄養失調（dietary deficiency）
②眼球運動障害（oculomotor abnormalities）
③小脳失調（cerebellar dysfunction）
④意識障害 or 軽度記銘力障害 （altered mental state or mild-cognitive impairment）

図21-1 Wernicke 脳症の典型的 MRI 画像（FLAIR）

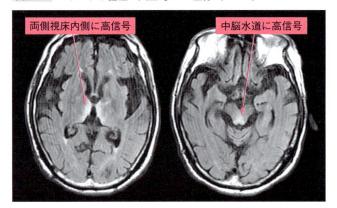

けで診断が可能ともいわれています．救急外来ではWernicke脳症を疑って頭部MRIを撮影するというよりは，意識障害の鑑別のために撮影することがあると思います．その際，潜在的ビタミンB1欠乏が考えられる患者ではWernicke脳症も鑑別の1つに上げ，読影するべきです．疑わなければ視床の高信号には気づきません．

▶治療

- アルコール患者の治療は①十分な輸液，②糖の補充，③ビタミンB1の補充が治療の3つの柱です．Wernicke脳症においては特にビタミンB1の投与が重要であり，救急外来における初療時に投与することはもちろんですが，それで終わりではありません．明確な量は決められてはいませんが，1日1,500mg（500mgを30分かけて1日3回投与）を3日間，その後も反応をみて減量し継続する投与法もあります．Wernicke脳症以外の原因が同定できない場合には積極的に疑い治療するべきです．

②アルコールケトアシドーシス (alcoholic ketoacidosis: AKA)

- アルコール多飲者でアニオンギャップの増加した代謝性アシドーシスをみた場合には要注意！
- 糖尿病ケトアシドーシス（diabetic ketoacidosis: DKA）は知っていてもアルコールケトアシドーシス（AKA）は知らない人も少なくないのではないでしょうか．AKAはビタミンB1欠乏症と並んで大酒家の原因不明な突然死にも関与していることが示唆されており，知っておかなければなりません．救急外来を受診するアルコール関連患者の13%がAKAという報告もあり[2] 決して珍しい病気ではありません．ここで学んでおきましょう．

▶いつ疑うか: 病歴で疑うこと！

- アルコール多飲者が嘔気・嘔吐，腹痛などの消化器症状，頻呼吸，頻脈，血圧低下を認めた場合には，必ず鑑別に上げなければならない疾患です．例えば，アルコール性肝硬変の患者が吐血で運ばれてきた場合，食道静脈瘤破裂はすぐに思い浮かぶと思いますが，この場合もAKAの関与を考えておかなければなりません．実は原因はAKAで数回吐いた後に吐血したのかもしれません（AKA + Mallory-Weiss症候群）．AKAもまた疑わなければ診断できない疾患の1つであり，アルコール患者では常に頭の片隅に入れておきましょう．

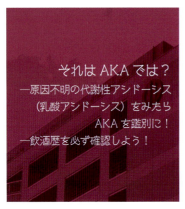
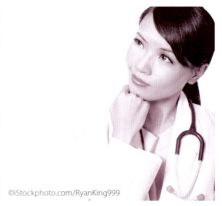

それは AKA では？
―原因不明の代謝性アシドーシス（乳酸アシドーシス）をみたら AKA を鑑別に！
―飲酒歴を必ず確認しよう！

©iStockphoto.com/RyanKing999

- 飲酒歴が不明な場合もあるでしょう．そのような場合には，他に説明のできない乳酸アシドーシスをみた場合には鑑別の 1 つに AKA を考えておくとよいでしょう．意外と出会います．

▶診断

①血液ガス

- 代謝性アシドーシスの有無を検出したいので，診断に最も有用な検査は血液ガスです．頻呼吸や頻脈を認める場合には，それが循環不全のサインではないかを常に意識して評価しなければなりません．病歴がしっかり聴取できればよいのですが，意識障害があるとなかなか詳細な聴取は難しくなります．ビタミン B1 やケトン分画も重要ですが，外注検査であることが多いのではないでしょうか．その点血液ガスはリアルタイムで患者の状態を把握することができる有用な検査です（検査の 3 種の神器）．静脈血でも構わないので，代謝性アシドーシスや乳酸値の上昇の有無を評価しましょう．またアルコール多飲者では低 K 血症や低 Mg 血症などの電解質異常，低血糖にも注意が必要です．ちなみにアルコール血中濃度は，通常なしか低めなことが多いです．

- 血液ガスではアニオンギャップ（anion gap: AG）が開大する代謝性アシドーシスが有名ですが，嘔吐や下痢を合併することが多いため，同時に他の酸塩基平衡を伴っていることが多いので，総合的に評価することが必要です．

②尿中ケトン

- 尿中ケトンの解釈には注意が必要です．通常の検査はニトロプルシッド法であり，アセトアセテートやアセトンを測定しますが，AKA のケトン体の 90% を占めるのは β ヒドロキシブチレート（β ヒドロキシ酪酸）であり，この検査法では引っ

かかってきません（DKA では総ケトン体のうち β ヒドロキシブチレートが 75% を占めます）．つまり尿中ケトン陰性となることがあるのです．また，治療により β ヒドロキシブチレートが代謝されてアセトアセテートになると，検査ではむしろケトンが増えたようにみえてしまいます．現在では β ヒドロキシブチレートの簡易測定器もあるようですが，導入していない施設がほとんどでしょう．あくまで疑わしきは治療を開始し，答え合わせのためにケトン体分画を提出しておけばよいと思います．

③ビタミン B1

▪ ビタミン B1 の低値を証明することは重要ですが，外注検査であり，救急外来の初療の段階で確認することはできません．数値よりも，ビタミン B1 を投与することで代謝性アシドーシスが比較的速やかに改善したら AKA と診断してよいでしょう．

④除外診断であることを忘れてはいけない！

▪ AKA の診断において重要なのは，他の AG を増加させる疾患（敗血症，急性膵炎，外傷，etc.）がないかどうかを鑑別することです．アルコール多飲患者は肝機能が悪く肝硬変を併発している場合や，外傷に伴う出血，敗血症に伴う乳酸アシドーシスを併発している場合がよくあります．意識障害の鑑別同様，アルコール関連の疾患の確定診断はあくまで除外診断であることを肝に銘じておきましょう．

▶治療

▪ ①十分な輸液，②糖の補充，③ビタミン B1 の補充が治療の 3 つの柱です．脱水の補正と枯渇したグルコース，忘れてはいけないビタミン B1 を投与するわけです．具体的にはブドウ糖ベースの点滴をメインに，その側管や別のルートから細胞外液を血管内 volume を評価しながら十分投与します．そして忘れずにブドウ糖投与前にビタミン B1 を最低でも 100mg 投与するわけです．

▪ AKA は通常治療に速やかに反応します．ブドウ糖投与によってインスリン分泌を促し，ケトン体産生を減じ，ケトンが肝臓で重炭酸に変わりアシドーシスが改善します．脱水が補正されるとアシドーシスは改善します．アシドーシスだから炭酸水素ナトリウム（メイロン®）などと安直に考えて投与してはいけません．

▪ 治療が奏効しているか否かは，患者の意識を含めた vital signs，症状で評価します．また血液ガスで代謝性アシドーシスや乳酸値の改善を経時的にみるとよいでしょう．

アルコール依存か否か：家族・友人からの聴取を忘れずに！

- アルコール依存者は決して珍しくなく，本邦では 80 万人以上いるといわれています．また本邦の特徴として，アルコール依存患者の約 20% は 65 歳以上の高齢者です．

- 救急外来患者の多くは初診の患者であり，アルコール依存か否かはすぐにはわからないことも多いものです．飲酒量を聞いても，大抵自己申告は嘘であり，飲酒量はあてにはなりません．そんな時に利用するのが CAGE 質問スクリーニングです **表21-7**．4 つの簡単な質問を行い，アルコール依存の可能性を評価できます．特異度が高く，2 項目以上満たすようであればアルコール依存の可能性が高いと判断してよいでしょう．特に「朝から飲酒」が該当する場合には可能性が高くなります．ただし，CAGE 質問スクリーニングも本物のアルコール依存者は嘘をつきます．最も信頼できるのは，本人の飲酒状況をよく知っている家族や友人の話です．必ず確認しましょう．

- 検査所見では γ-GTP，AST の上昇が認められます．また MCV も高値を認めます．救急外来では様々な角度から疑う入り口を持っておく必要があります．採血でこれらの異常が認められた場合にはアルコールの関与を考えましょう．

- アルコールは適量であれば身体に害はありません（「百薬の長」といわれますよね）が，当然飲酒量が増加すれば肝機能障害など身体に異常をきたします．救急外来は患者教育に適した場であり，救急受診した機会を利用して禁酒や節酒をさせる必要があります．アルコール依存患者では節酒はまず無理なため断酒させる必要があります．また家族などの協力も必須です．同じことを繰り返さないよう，面倒でもアルコール依存者か否かを評価し，指導することを心がけましょう．

表21-7 CAGE 質問スクリーニング（最近 12 カ月以内において）[3]

①あなたは，自分の酒量を減らさねばならないと感じたことがありますか？（cut down）
②あなたは，誰か他の人に自分の飲酒について批判され困ったことがありますか？（annoyed by criticism）
③あなたは，自分の飲酒についてよくないと感じたり，罪悪感をもったりしたことがありますか？（guilty about drinking）
④あなたは，神経を落ち着かせるため，また二日酔いを治すために朝まっさきに飲酒したことがありますか？（eye-openers）：最も特異度が高い（98%）
⇒CAGEの質問で，4項目中2項目当てはまった症例ではアルコール依存の可能性が高い

③アルコール離脱：疑わなければ診断できない！

▶いつ疑うか

- アルコール多飲患者が 表21-8 のような症状を訴えて来院した場合に疑います．特に意識障害や痙攣を主訴に来院した場合には，本人から病歴聴取は困難であり，家族の方からの病歴聴取，既往歴，内服薬からアルコールの関与がないかどうかを評価する必要があります．例えば痙攣の原因がアルコールであった場合，救急外来ではしばしば利用されるフェニトインは無効です．また肝機能が悪い患者では抗痙攣薬はなるべく避けたい薬剤です．不要な薬を投与しないためにも意識障害など 表21-8 のような症状を認める場合にはアルコール離脱の可能性も考えておきましょう．
- 入院後に離脱症状を呈する場合もあります．入院時から離脱症状が出現する可能

表21-8 アルコール離脱症状

軽症（意識清明）	振戦，不安感，頭痛，発汗，動悸，食欲不振，嘔気	6〜36時間
痙攣	単回・一過性の全身性強直間代性痙攣，意識障害は短時間：痙攣重積は稀	6〜48時間
アルコール幻覚	幻聴，幻視，幻触	12〜24時間
アルコールせん妄	せん妄，見当識障害，興奮，頻拍，高血圧，発熱，発汗	48〜96時間

※時間は断酒から症状出現までの時間

表21-9 アルコール離脱の診断基準

A.	長期の大量の飲酒の中止（または減量）
B.	上記クライテリアAの後，数時間から数日で以下の2つもしくはそれ以上が出現
1.	自律神経系亢進（発汗，100回/分以上の頻拍など）
2.	手指振戦の増加
3.	不眠
4.	嘔気・嘔吐
5.	一過性の幻視，幻触，幻聴や錯覚
6.	精神運動興奮
7.	不安
8.	痙攣大発作
C.	クライテリアBが臨床上著しい症状もしくは社会的，仕事上もしくは重要な生活活動に影響を与えている
D.	その症状が一般的な医学的状況やその他の精神障害によるものでは説明されない

性を評価しておくことが重要です．嗜好歴として飲酒歴を聴取する際に評価しましょう．飲酒量が多い場合には CAGE 質問スクリーニング 表21-7 を確認するとよいでしょう．

▶ 診断

- アルコール離脱の診断基準は 表21-9 の通りです．重要な点は他疾患の除外です．表をみてもらえればわかると思いますが，症状は多岐に渡ります．あくまで離脱を考えながらも除外診断であることを忘れてはいけません．また，離脱症状が出現するためには，診断基準にあるように，飲酒の中止や減量があります．
- 断酒 12 ～ 18 時間で出現し，ピークは 24 ～ 48 時間後であり，症状は一般的に 5 ～ 7 日継続するといわれています．

▶ 治療

- ベンゾジアゼピンが中心となります．内服可能な場合にはロラゼパム（ワイパックス®），ジアゼパム（セルシン®），不可能な場合にはミダゾラム（ドルミカム®）を使用します．

アルコールを wash out ?!

- アルコール代謝は 90% 以上が肝代謝であり，代謝スピードは 1 時間あたり 104 ～ 120mg/kg と決まっています．輸液をしたからといってこのスピードが増すわけではありません．細胞外液の輸液を行うのは，あくまで，アルコールによる利尿作用によって引き起こされた血管内脱水を補正するためです．アルコールが洗い流されるわけではないので，wash out は適切な表現ではありません．

感染対策を忘れずに：いかなる時も自分の身を守ること！

- 救急外来では一般の外来と比較し感染のリスクが高いことは想像がつくでしょう．初診患者が多いこと，点滴や採血，手技などの機会が多いこと，吐血や創部からの出血の処置を行うこと，夜間の集中力の欠如など，常に気をつけなければなりません．アルコール多飲者の中には B 型や C 型肝炎に罹患している方も少なくありません．路上で倒れていた場合には結核なども考慮しなければいけない場合も

あります．感染してから嘆いても仕方ありません．常にマスクや手袋は当然として，必要な場合にはゴーグルなども使用し感染対策を行うようにしましょう．

帰宅 or 入院：判断は冷静に！

- 各疾患によって基準は異なりますが，意識障害を認める場合には安易にアルコールのせいとして帰宅可能と判断してはいけません．
- アルコール多飲患者では，帰宅希望が強い場合や，暴力的な患者もいますが，冷静に判断しなければいけません．意識障害を認める患者に対して「診療拒否書」を書かせてはいけません．

症例①

42歳の男性．路上で倒れているところを通行人が発見し，呼びかけに対して反応が乏しく救急要請．救急隊到着時嘔吐を認め，アルコール臭著明な状態であった．Vital signsは，意識 E3V4M5/GCS，血圧 100/60 mmHg，脈拍 120回/分，呼吸 18回/分，SpO$_2$ 98%（RA），瞳孔 4/4，対光反射正常であった．病着時，「バカやろう！ふざけるな！」などの暴言があり，詳しい病歴や既往歴は聴取できない．

なんだか困った患者さんだね．さあ，どのように対応するかな？

急性アルコール中毒ですかね．外液投与で様子をみればいいのではないでしょうか？

アルコール患者を診る場合の注意点は何だったかな？

そうでした．内因性疾患や外傷がないかどうかをくまなく探すことです．

そうだね．具体的にこの患者さんはどのようにアプローチするかな？

E3V4M5/GCS と意識障害を認めるので，"鉄則"に則って鑑別を進めていきます．

そうだね．この患者さんからは AMPLE 聴取はできなさそうだね．脈拍は速いものの ABC は安定しているので鉄則 5 の「低血糖の否定」から行うことになるかな．血糖値は 50mg/dL と低値だった．

低血糖じゃないですか．ブドウ糖を投与しましょう．Whipple の 3 徴を満たせば低血糖と診断できます．

ブドウ糖だけを投与すればよいのかな？

あ，忘れていました．ビタミン B1 を 100mg，ブドウ糖を打つ前に投与します．

潜在性ビタミン B1 欠乏が疑われる場合，もしくは不明な場合には迷わず投与しよう．投与後，意識はよくなってきたけど，嘔気・嘔吐は残存しているみたいだね．原因は何だろうか？

飲み過ぎでは…僕も二日酔いで頭痛や嘔気に悩まされることがありますし…

アルコール飲酒患者が消化器症状を認めている場合に，鑑別に挙げなければならないものがあったでしょう．忘れてしまったかな？

思い出しました．AKA ですね．

必要な検査は何？

血液ガスですね．

その通り．救急外来の"検査の 3 種の神器"の 1 つである血液ガスを行おう．現実的には来院後，ルート採血を行い，静脈血で構わないので血液ガスを確認し，AKA の有無を確認する．血液ガスの結果，pH 7.14，BE −6.2，pCO$_2$ 30mmHg，HCO$_3^-$ 10mmol/L，Lac 3.6mmol/L，anion gap 40 と代謝性アシドーシス，呼吸性アルカローシス，代謝性アルカローシスの合併を認めた．治療はどうする？

①十分な輸液，②糖の補充，③ビタミン B1 の補充です．

その通り！ 救急外来では，経時的にエコーを用いて volume 評価を行い，血液ガスを採取し，血糖値，電解質（K 値）に注意しながら治療していこう．

鉄則 5 までは終了したので，このあとは鉄則 6 の頭部 CT に行くわけですね？

そうだね．意識が改善傾向にあってもアルコールが絡んでいる場合には短時間で意識清明となることはなく，意識障害の鑑別は進めた方がいいね．さらにこの患者さんは外傷検索も必要だ．頭部CTは骨条件も併せて評価するとよいだろう．現場では困難なことも少なくないが，頸椎の保護も行おう．動いてしまってどうしようもないことも少なくないが，常に意識しておくことが重要だ．

　頭部CTは問題ありませんでした．Vital signsも細胞外液投与で安定してきました．あとは経過を診ればよいですか？

　診断にはケトン体分画が役に立つので提出しておこう．重要なことは，アルコール患者が意識障害や頻呼吸，嘔吐などの消化器症状など，普段と異なる症状を認めた場合には積極的にAKAを疑い，血液ガスを測定しアニオンギャップをcheckすること．また原因不明の代謝性アシドーシスをみたらAKAを鑑別することを忘れないことだ．

診断 ▶ アルコール性ケトアシドーシス

【参考文献】

1) Caine D, Halliday GM, Kril JJ, et al. Operational criteria for the classification of chronic alcoholics: identification of Wernicke's encephalopathy. J Neurol Neurosurg Psychiatry. 1997; 62: 51-60.
2) 横山雅子，堀　進悟，青木克憲，他．救急患者におけるアルコール性ケトアシドーシスとアルコール性ケトーシスの検討．日本救急医学会雑誌．2002; 13: 711-7.
3) Saitz R, Lepore MF, Sullivan LM, et al. Alcohol abuse and dependence in Latinos living in the United States: validation of the CAGE (4M) questions. Arch Intern Med. 1999; 159: 718-24.

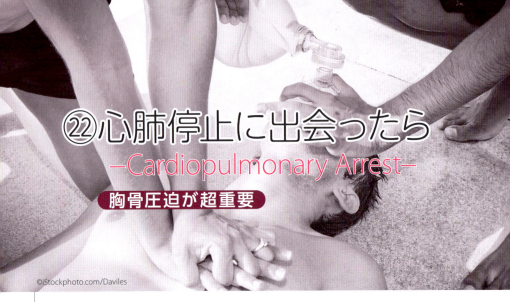

㉒心肺停止に出会ったら
—Cardiopulmonary Arrest—
胸骨圧迫が超重要

心肺停止を正しく判断しましょう．「心肺停止？」と迷ったら胸骨圧迫開始です．

▶ 死戦期呼吸を見逃すな！
　"意識なし，正常な呼吸なし"なら胸骨圧迫開始！
▶ 心肺停止の4つの波形，除細動の適応を理解しよう！
▶ 原因検索を必ず行おう！

はじめに

- 救急外来で心肺停止の患者を対応することは，救命センターでなくても決して少なくありません．現場で心肺停止と判断され救急搬送されてくる患者が最も多いですが，自身で来院し，待合室で待っている最中に心肺停止となる方も年に数例ですが経験します．また救急外来だけでなく，病棟や街中で遭遇することもあるでしょう．医師として誰もが迅速に対応できなければなりません．心肺停止患者では脳低体温療法などの高度な医療を行う場合もありますが，初療が最も重要です．早期に発見し，適切な初療を行うことができるように必要な事項を理解しま

しょう．ここでは最も多い成人における院外心停止に関して説明します．2015年10月15日に「American Heart Association 心肺蘇生と救急心血管治療のためのガイドライン2015[1]」が公開されました．2010年版との変更点はこの本でも強調して述べていきます．

心肺停止患者のアプローチ

- アメリカ心臓協会（American Heart Association: AHA）では，成人の蘇生を行うにあたり 表22-1 の5項目を救命の連鎖（chain of survival）として重要視しています．ガイドラインアップデート2015では，院内心停止（in-hospital cardiac arrest: IHCA）

表22-1 成人の救命の連鎖[2]

| ①心停止の即時の認識と救急対応システムへの迅速な出勤要請 |
| ②胸骨圧迫に重点を置いた迅速なCPR |
| ③迅速な除細動 |
| ④効果的な二次救命処置 |
| ⑤心停止後ケアの統合 |

を院外心停止（out-of-hospital cardiac arrest: OHCA）と分けています．それに伴いIHCA，OHCAの救命の連鎖は多少異なりますが，重要な点は同じであり，ここでは2010年の救命の連鎖 表22-1 に準じて，見逃しやすい点，2015年版における変更点を中心に説明します．

 ①心停止の即時の認識と救急対応システムへの迅速な出勤要請

- Pointはずばり心肺停止の認識です．「いつ疑うか」が重要です．

▶ **いつ疑うか？："意識なし，正常な呼吸なし"なら心肺停止！**

- 目の前に状態が悪そうな患者がいたとします．その患者が心肺停止の状態であるか否かを判断することはできるでしょうか？「そんなの簡単でしょ．」と思うかもしれませんが，意外と難しい場合もあるのです．皆さんの中にはBLSを受講しプロバイダーやインストラクターの資格を持っている人もいるでしょう．BLSを思い出してください．まず初めにやることは意識の確認でしたね（周囲の安全や感染防御もお忘れなく）．反応がなければ人を集め，救急車（緊急コール），除細動器（自動体外式除細動器［automated external defibrillator: AED］，モニター付き除細動器），緊急カートを指示します．その後，正常な呼吸をしていない場合（医療従事者［health care provider: HCP］は脈拍の触知も確認）には速

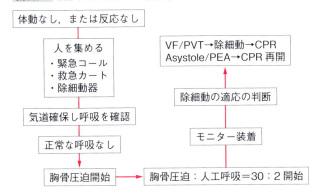

図22-1 BLS アルゴリズム（成人）

やかに胸骨圧迫開始というのが大まかな流れです　図22-1．「見て，聞いて，感じて，4，5，6…」は過去の話です．ではこの流れの中で心肺停止を見逃してしまう点はどこにあるのでしょうか？　以下の3点が代表的です．

①死戦期呼吸（agonal gasping）を"異常なし"と判断してしまう．
②脈が触れているか否かがはっきりしない時に悩み，胸骨圧迫が遅れてしまう．
③PEAを見逃してしまう．

①死戦期呼吸を"異常なし"と判断してしまう

- 呼吸の確認の際，全く呼吸をしていない場合には判断を誤ることはありませんが，不十分な呼吸の場合に判断を見誤っていることをみかけます．一般の人の場合には仕方がない場合もありますが，医療従事者がそれでは困ります．死戦期呼吸とは低酸素時の呼吸反応の1つで，喘ぎ呼吸とも呼ばれます．呼吸停止する前に認められるため，死戦期呼吸が認められている段階で心肺停止と判断し心肺蘇生法（cardio pulmonary resuscitation: CPR）を開始すれば，呼吸停止に至ってから開始するよりも蘇生する確率は高くなります．「努力様の呼吸をしている」，「辛そうな呼吸をしている」，「呼吸の回数が極端に少ない」，「胸の上がりが不十分である」，「不規則な呼吸をしている」など，正常な呼吸をしていない場合には"異常"と判断し，心肺停止の可能性を考え脈を触れましょう．しっかりと脈拍が触知されれば補助呼吸を行い，脈が触れなければ速やかにCPRを開始しなければなりません．

②脈が触れているか否かがはっきりしない時に悩み，胸骨圧迫が遅れてしまう

- 脈拍の確認の際に頸動脈が触れるか否かを判断するわけですが，血圧が低い状態では触れづらくわかりづらい場合も少なくありません．結論からいえば，脈が触れるか否かの判断が困難な場合には胸骨圧迫を開始するべきです．"**迷ったら胸**

骨圧迫 ” と心得ておきましょう．患者の体動がみられるなど反応があった場合には止めればよいのです．心肺停止患者において胸骨圧迫をいかに速やかに行うことができるかが救命率に大きく関わります．

③ PEA を見逃してしまう：モニターではなく患者を診ること！

- 目の前の患者に心電図モニターがついていたとしましょう．そこに脈拍60回/分，洞調律の波形が出ていたとします．これは正常ですか？　答えは「モニター波形だけではわからない」です．患者の意識や脈拍が問題なければ当然波形も問題ありませんが，意識なく，脈も触れなければそれは PEA です．PEA と判断したら行うことは何ですか？　そうです，胸骨圧迫です！　これしかありません．つまり，何となくモニターで波形が出ているから問題なしと判断してはいけないということです．とにかく患者に触れ，反応があるのか，脈が触れるのか，正常な呼吸をしているのかを確認しなければなりません．

- 救急外来で胸骨圧迫をしていると，以下のようなことをしばしば経験します．30：2で胸骨圧迫，補助換気を行うわけですが，補助換気をしている時（胸骨圧迫を中断している時）にモニターを見て，波形が出ているからと脈を触れたり，胸骨圧迫の再開を躊躇してしまうのです．心肺蘇生中は2分ごとの確認以外は手を止めてはいけません．体動が認められれば手を止め確認してもよいですが，それ以外はとにかく「絶え間ない胸骨圧迫」を徹底しなければなりません．

②胸骨圧迫に重点を置いた迅速な CPR

- 心肺停止患者において，胸骨圧迫はきわめて重要であることを改めて認識しておきましょう．

▶ C → A → B：胸骨圧迫がとにかく大事！

- 以前は心肺停止患者に接した場合には A（airway）→ B（breathing）→ C（circulation）の順番で対応していました．しかし，とにかく心肺停止患者に対して最も重要な処置は胸骨圧迫です．従来の CPR（胸骨圧迫：人工呼吸＝30：2）と hand-only CPR（胸骨圧迫のみ）を比較した場合に，差がなかったという報告もあるぐらいです．医療従事者は可能な限り呼吸も管理すべきですが，胸骨圧迫を疎かにしては意味がありません．そのため現在は A → B → C から C（compression）→ A → B へ変更となったわけです．

▶正しい胸骨圧迫：中断時間を最小限に！

- 胸骨圧迫はやればいいってものではありません．有効なものでなければ効果は半減してしまいます．ここで改めて適切な胸骨圧迫について確認しておきましょう．テンポ，深さ，圧迫解除，位置を意識しましょう．

①テンポ：1分あたり100回以上

- 100回/分以上のテンポで行いましょう．「以上」というのがpointです．100回では少ないと考えた方がよいでしょう．目安は120回/分がよいと思います．胸骨圧迫を経験した人はわかると思いますが，胸骨圧迫は体力をかなり消耗します．徐々にテンポは遅くなります．少し速いぐらいを目安に行うと，大抵それは100〜120回/分となり，適切なテンポとなります．

- ガイドライン2015では，「心停止を起こした成人傷病者において100〜120回/分のテンポで胸骨圧迫を行うことは妥当である．」と明記されています．

②深さ・圧迫解除：強く押し，戻りを確認！

- 成人の胸骨圧迫では5cm（2インチ）以上押すべきとされています．圧迫は，胸郭内圧の上昇と心臓への直接圧迫による血流をもたらします．圧迫が不十分であると血流が十分得られず，心臓や脳に酸素やエネルギーが供給されません．5cmを測ることは困難ですが，かなり強く押さなければ達成できません．強く，そして100回/分以上のテンポで押しましょう．

- 強く押しても，速く押しても，胸壁が完全にもとに戻るまではしばし待たなければなりません．収縮した左室から血流を送るためには拡張しなければいけませんよね．圧迫解除が不十分となるのは胸骨圧迫開始直後でしょう．体力がまだ残っている時に速さや深さに意識が集中すると起こるのです．常に胸骨圧迫の"質"を意識しましょう．

- ガイドライン2015では，「用手CPR中，救助者は平均的な成人に対して2インチ（5cm）以上の深さまで胸骨圧迫を行うべきであるが，過度に深く（2.4インチ（6cm）超）ならないようにする．」「圧迫を行うたびに胸郭が完全にもとに戻るようにするため，救助者は圧迫と圧迫のあいだ，胸部にもたれないようにしなければならない．」と明記されています．個人的には「5cmと6cmの違いってどうやって判断するんだ?!」と思うところもありますが，やりすぎはいけないということは意識しておかなければなりません．特に胸骨圧迫開始直後が肝心です．力がありあまっているときに，回数は速く，深さは深くなりがちです．胸骨圧迫は深すぎることよりも浅すぎることのほうが多いですが，今まで以上に"質"を意識し行うことを心がけましょう．可能であれば，シミュレーターなどを利用し，

5cm という深さがどの程度かは繰り返し確認し身につけておくとよいでしょう.

③位置

- 位置は簡単です. 胸骨の下半分です. ただし剣状突起は避けなければなりません. 胸骨下半分を強く, 早く, 絶え間なく, 圧迫解除を意識しながら胸骨圧迫を行いましょう.

- ガイドライン 2015 では「成人への質の高い CPR のために BLS ですべきこと, すべきでないこと」が 表22-2 のように記載されています. これらは必ず頭に入れておきましょう.

表22-2 成人への質の高い CPR のために BLS ですべきこと, すべきでないこと [1]

すべきこと	すべきでないこと
100 ～ 120回/分のテンポで胸骨圧迫を行う	100回/分より遅い, または120回/分より速いテンポで圧迫する
2インチ (5cm) 以上の深さで圧迫する	2インチ (5cm) 未満または2.4インチ (6cm) 超の深さで圧迫する
圧迫を行うたびに胸郭が完全にもとに戻るようにする	圧迫と圧迫のあいだ, 胸部にもたれる
圧迫の中断を最小限にする	圧迫を10秒超中断する
適切に換気する (胸骨圧迫を30回行ってから, 1回につき1秒かけて胸の上がる人工呼吸を2回行う)	過剰な換気を行う (回数が多すぎる, または力を入れすぎる人工呼吸)

▶バイスタンダー CPR の重要性

- バイスタンダーとはその場に居合わせた人という意味であり, バイスタンダー CPR はつまり心肺停止患者を発見した人が行う CPR ということです. 残念ながら, 院外心停止を起こした成人の大半はこれを受けていません. バイスタンダーによる hand-only CPR を行った場合は, これを行わなかった場合と比較して, 生存率が大幅に向上することがわかっています. そのため出動指令者は訓練を受けていない市民救助者に対して, 反応がなく呼吸をしていないか正常な呼吸をしていない成人には hand-only CPR を行うよう指示しています. 自身が対応している患者はバイスタンダー CPR があったのかなかったのか, これを確認することで心拍再開の可能性がおおよそ予想がついてしまいます. いつまでも CPR を継続することは不可能です. 目の前の患者の心拍が再開する可能性が高いのか低いのかは意識しておかなければなりません. バイスタンダー CPR の有無, 卒倒の目撃の有無, 来院時の瞳孔所見 (対光反射の有無), 初期波形は必ず確認しま

しょう.

③迅速な除細動

- 心停止は大きく 4 つに分かれます．そのうち目撃のある心停止で初期波形が VF であった場合には速やかに除細動をかけることで社会復帰率が上昇することがわかっています．除細動の適応がある症例では速やかに除細動を行うようにしましょう．

▶心停止の 4 つの分類と対応：shockable rhythm を見逃すな！

- 心停止は大きく 4 つに分かれます．心停止の患者に出会ったら，まずこの 4 つのうちのどれなのかを速やかに判断しなければなりません．なぜならば対応が異なるからです．
- 心停止の分類を行う上で最も重要な点は除細動の適応の判断です．心静止（asystole），無脈性電気活動（pulseless electrical activity: PEA）は適応がな

図22-2 心停止 4 つの波形

・心静止（asystole）

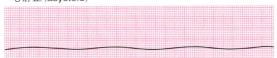

・無脈性電気活動（pulseless electrical activity : PEA）

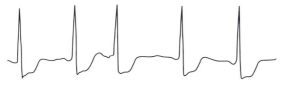

・無脈性心室頻拍（pulseless ventricular tachycardia : PVT）

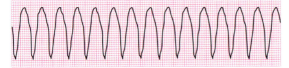

・心室細動（venticular fibrillation : VF）

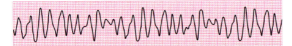

いのに対して，無脈性心室頻拍（pulse-less VT: PVT），心室細動（ventricular fibrillation: VF）は除細動の適応となります．図22-2．除細動の適応症例を速やかに判断し，除細動を施行することがきわめて重要です．院外心停止において，これら4つの割合は 表22-3 の通りです．これは海外のデータですが，本邦における割合も概ね同じです．心停止のうち除細動の適応のある pulseless VT，VF が全体の 25％程度存在するということが重要です．

表22-3 院外心停止の初期波形[3]

初期波形	発生率
VF/pulseless VT	24.5%
PEA	19.5%
Asystole	46.3%
不明/その他	9.8%

- VF が 2, 3 分以上持続すると，心筋内の酸素とエネルギーが枯渇します．速やかに除細動を行うことが最も重要ですが，除細動の前後は絶え間ない胸骨圧迫を行い，少しでも酸素とエネルギーを供給することが大切です．

▶初回エネルギー量

- 初回エネルギーは 表22-4 の通りです．推奨エネルギーとは各除細動器の製造業者が推奨しているエネルギー量であり，二相性の除細動器の場合には確認する必要があります．当院で配置されている除細動器の推奨エネルギー量は 150J であり，他の数値と区別できるように白抜きに表記されています．推奨エネルギー量が不明の場合は，最大エネルギー量での除細動を考慮してもかまわないとされています．置いてある除細動器は施設毎に異なるため，事前に確認しておきましょう．

表22-4 心停止に対する除細動：エネルギー量[2]

二相性	推奨エネルギー（120～200J）で実施 不明の場合150～200J
単相性	360J

④効果的な二次救命処置

- 一次救命処置（basic life support: BLS）のみで心拍再開（return of spontaneous circulation: ROSC）が得られない時に二次救命処置（advanced life support: ALS）が必要となります．絶え間ない胸骨圧迫は当然継続し，それ以外に静脈路／骨髄路の確保，薬剤投与，気管挿管・声門上気道デバイスによる気道確保を考えなければなりません 図22-3．ここでは薬剤投与，気道確保に関して整理しておきましょう．

図22-3 ALCS アルゴリズム [2]

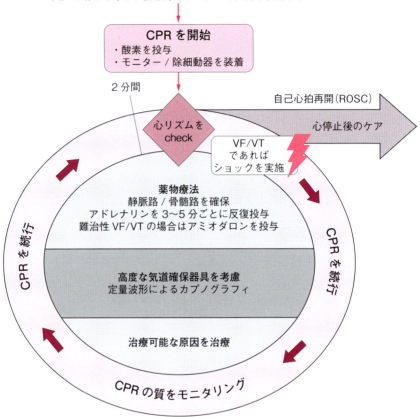

▶薬剤投与

- 心肺停止患者において使用する薬剤は限られています．①アドレナリン（エピネフリン），②アミオダロンの使用方法を最低限おさえておきましょう．ちなみにアトロピンは2005年のガイドラインでは無脈性心停止アルゴリズムに含まれ，心静止または徐脈性PEAの患者においては考慮してもかまわないとされていましたが，2010年のガイドラインでは，PEAおよび心静止の管理においてルーチン使用することは推奨されず，ACLS心停止アルゴリズムから削除されています．バソプレシンもガイドライン2010までは記載がありましたが，ガイドライン2015では「心停止において，アドレナリンと併用して投与するバソプレシンには，標準用量のアドレナリンに代わる利点はない．」とされ，簡略化のため「成人

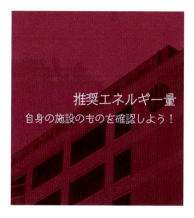
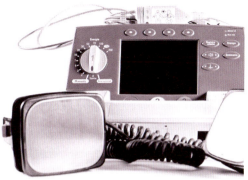

推奨エネルギー量
自身の施設のものを確認しよう！

©iStockphoto.com/Dario Lo Presti

の心停止アルゴリズム」から除かれています．

①アドレナリン

- 心肺停止患者においてまずおさえておくべき薬剤がアドレナリンです．4つの波形どれにおいてもまず使うべき薬剤はアドレナリンです．心静止/PEAであればルート確保ができた段階でアドレナリン1mgを経静脈投与，pulseless VT/VFであれば難治性（治療抵抗性）と判断した段階でアドレナリン1mg経静脈投与します．アドレナリン1mg経静脈投与を開始したら，3〜5分毎にROSCするまで繰り返し投与します．注意点としてはアドレナリンの投与はROSCしない限り常に繰り返し行うということです．リズム確認は2分毎，アミオダロンは5分毎ですが，それとは全く関係なくアドレナリンは3〜5分毎です．

②アミオダロン（アンカロン®）

- 難治性のpulseless VT/VFの場合に使用します．初回投与量は300mgボーラス投与．2回目投与量は150mgです．

▶気道確保

- 声門上気道確保器具または気管挿管を行います．注意点は，①気道確保を行うために胸骨圧迫を不用意に中断しない，②気道確保後，過剰な換気を避ける，の2点です．すぐに挿管しなければいけないわけではありません．マスク換気で胸郭がしっかり上がっているような場合には待機的に挿管すればいいのです．

①気道確保のために胸骨圧迫を不用意に中断しない

- 全く中断するなとはいいませんが，絶え間ない胸骨圧迫が非常に重要なのです．気管挿管を行うにあたり，胸骨圧迫によって喉頭蓋がみえづらくなることは承知の上ですが，それであっても胸骨圧迫の手を止めるのは数秒にとどめるように意

識しましょう．長くても 10 秒以内です．

②気道確保後，過剰な換気を避ける

- 挿管を行うと，酸素をなんとかして送りたいがために換気をやり過ぎてしまう場面をよくみかけますが，これはよろしくありません．胸骨圧迫を継続しながら 1 分あたり 8 ～ 10 回の人工呼吸が推奨されています．

▶原因検索

- 心肺停止患者に対して CPR や除細動，薬剤ではアドレナリンや適応症例にはアミオダロンを使用することは少し勉強すれば誰でもできると思います．問題はなぜ心肺停止に至ってしまったか，すなわち原因が重要となります．根本的な治療介入がなされなければ，いくら胸骨圧迫を行っても状態は改善しません．出血性ショックが原因の心肺停止患者では，当然，輸血・止血が必要です．低酸素が原因の心肺停止患者では酸素化の改善が必須です．低血糖や失神，頭部外傷の項でも述べましたが，常に「原因は何か？」を意識して初療を行いましょう．心停止の原因検索は 6H & 6T を参考に行いましょう 表22-5 ．

- 原因検索に特殊な検査は必要ありません．行う検査は…もちろん"検査の 3 種の神器"，血液ガス・エコー・心電図です．心電図は心拍再開後に行うとして，CPR 中は血液ガスで補正可能な血糖値や高 K 血症を，エコーで実際の心臓の動きや腹腔内出血の有無を最低限確認しましょう．

表22-5 心停止の原因 (6H & 6T)：暗記しよう！

6H		6T	
Hypoxia	低酸素	Thrombosis	心筋梗塞
Hypovolemia	低循環	Thrombosis	肺血栓塞栓症
Hypothermia	低体温	Tamponade	心タンポナーデ
Hypo/Hyper-K	低/高K血症	Tension PTX	緊張性気胸
Hyper-H	アシドーシス	Toxin	中毒
Hypoglycemia	低血糖	Trauma	外傷

⑤心停止後ケアの統合

- 2010 年のガイドラインから追加になったもので，心拍再開後に入院した心停止患者の生存率を向上するためには，包括的，体系的，かつ統合され，複数の専門

分野にわたる心停止後ケアのシステムが一貫した方法で実施されるべきとされています．低体温療法や経皮的冠動脈インターベンション，痙攣の管理なども含まれます．ここでは紙面の関係上割愛しますが，心拍再開して一安心ではなく，社会復帰を目指し，その後の管理もしっかり行いましょう．

予防：予防に勝る治療なし！

- 心肺停止の発生場所として浴槽内は非常に多いです．東京都 23 区では救急隊指導医という制度があり，私も年に数回行っていますが，都内では 1 日に何人もの心肺停止患者が発生しており，浴槽内で発生している事例が多いことに驚かされます．高齢者が風呂に入る場合には浴槽内にあまりお湯をためず，半身浴で入ることをお勧めします．また，家族がいる場合にはこまめに声かけをするとよいでしょう．朝風呂や飲酒後の入浴も危険なので控えるように指導しています．

最後に：己の限界を知り，協力して治療にあたろう！

- どんなに優れた医者でも心肺停止患者を 1 人で治療することはできません．胸骨圧迫，呼吸管理，点滴確保，薬剤の準備，記録など多くの人を要します．重症患者に出会ったら，まずは人を集め，みんなで協力して治療を行うことが重要です．また，原因がわからない時には，恥を忍んででも相談するようにしましょう．聞くは一時の恥，聞かぬは一生の恥です．

症例 ①

66 歳の男性．高血圧，2 型糖尿病で近医かかりつけの方．来院当日の起床後から右肩の痛みを自覚，その後呼吸困難を自覚し救急要請．Vital signs は，意識 1/JCS，血圧 95/48mmHg，脈拍 88 回/分，呼吸 20 回/分，SpO_2 94％（6L），瞳孔 4/4，対光反射正常であった．当院到着後，静脈路を確保し，問診をしていたところ，強直間代性痙攣を認めた．

なんだか重症感のある患者さんだね．どのようにアプローチするかな？

痙攣しているので，ジアゼパムを投与して，まずは痙攣を止めます．

　痙攣のアプローチを忘れてしまったかな？　最も重要なことは何だった？

　ABCの安定でした．Vital signsを確認します．

　そうだね．痙攣はあくまで症候名であって疾患名ではないからね．痙攣の原因を意識しながらアプローチしなければいけない．この患者さんは300/JCS，呼吸はゆっくりとした不規則な呼吸をしている．

　呼吸をサポートする可能性がありますね．

　もちろん呼吸も問題だけど，それだけでいいかな？　この呼吸は何だろう？　反応がなくて，正常な呼吸ではないよね．

　あ，死戦期呼吸ですね．胸骨圧迫を開始します．

　その通り．この患者さんは循環不全に伴う痙攣であり，"意識なし，正常な呼吸なし"の段階で胸骨圧迫を速やかに開始しなければならない．

　脈拍の確認はしなくていいのでしょうか？

　医療従事者の場合には脈拍を確認するべきだね．ただし，脈拍の触知がはっきりしない場合には速やかに胸骨圧迫を開始しなければならないよ．体動が認められたら手を止めればいいんだ．

　わかりました．CPRを開始して，リズムを確認して除細動の適応の有無の判断ですね．

　そうだね．この患者さんは初期波形VFだった．どうするかな？

　除細動！　150J（推奨エネルギー量）でショックします．

　その通り！　ACLSのアルゴリズムに則って対応することとして，忘れてはいけないことは何かな？

　原因検索ですね．病歴やカルテ，家族から情報を集めます．検査は"3種の神器"ですね．

　いいね．原因に対する介入をしなければ命は救えない．CPRと並行して必ず原因検索を行うことを意識しておこう．この患者さんは1回のショック

で心拍再開し，その際の心電図で広範囲な ST 上昇を認め急性心筋梗塞 (STEMI) が考えられた．気管挿管した上で，循環器医へ連絡し経皮的冠動脈インターベンション（percutaneous coronary interventions: PCIs），低体温療法を行い救命した．心肺停止を早期に認識し，疑った段階で胸骨圧迫を開始することがとにかく重要だ．

診断 ▶ 急性心筋梗塞，心肺停止

【参考文献】

1) American Heart Association. 心肺蘇生と救急心血管治療のためのガイドラインアップデート 2015 ハイライト.

2) American Heart Association. AHA 心肺蘇生と救急心血管治療のためのガイドライン 2010. 東京: シナジー; 2012.

3) Stiell IG, Nichol G, Leroux BG, et al; ROC Investigators. Early versus later rhythm analysis in patients with out-of-hospital cardiac arrest. N Engl J Med. 2011; 365: 787-97.

索 引

► あ行

アーガメイト®	280
アドレナリン	93, 471
アナフィラキシー	90
―の ABCD	92
―の主な徴候と症状出現頻度	91
―の重症度評価	93
―の診断基準	91
アミオダロン	471
アルコール	446
アルコール(エタノール)血中濃度	449
推定―	18
アルコールケトアシドーシス	453
アルコール離脱症状	457
アルテプラーゼ静注療法	434
アンカロン®	471
意識障害	7
異所性妊娠	243
胃洗浄	256
痛みの問診 OPQRSTA	153
一次性頭痛	158, 169
一過性全健忘	22
一過性脳虚血発作	29, 432
一酸化炭素中毒	15
イノバン®	129
イレウス	245
インスリン欠乏症状	237
インスリン製剤	409
右室負荷所見	224
エピペン®	104
延髄外側症候群	372
黄色ブドウ球菌菌血症	319
悪寒戦慄	17, 116
オッカムの剃刀	2, 22

► か行

改訂ジュネーブスコア	220
改変 Forrest 分類	262
化学性肺臓炎	299
家族歴の正しい聞き方	230
下大静脈径	79
カリメート®	280
カルシウムサイン	210
カルシウム製剤	278
カルチコール®	278
眼振	372
肝性脳症	18
感染症診療のペンタゴン	125
感染性心内膜炎	319
間代性痙攣	47
既往歴の正しい聞き方	157
気管挿管の適応	9
危険ドラッグ	19, 44
急性胃腸炎	246
急性か慢性か，それが問題だ！	71
急性冠症候群	181
急性期 DIC score	115
急性症候性発作	47
急性大動脈解離	201
急性虫垂炎	241
急性脳血管症候群	434
胸骨圧迫	465
橋中心性髄鞘崩壊症	19
強直・間代性痙攣	47
強直性痙攣	47
胸痛	180
胸膜性胸痛	184
極端な縮瞳になる疾患	11
起立性低血圧	37
緊急透析の適応: AIUEO	273
緊急内視鏡	260

菌血症	16
緊張型頭痛	171
くすりもりすく	4, 98
クモ膜下出血	161
グラム染色	289, 314
グルカゴン	96
グルコースインスリン療法	278
ケイキサレート®	280
頸静脈怒張	77
頸椎保護の適応	386
痙攣	45
痙攣重積	52
血液ガス	307
血液培養	122
結核	299
血管内治療	438
血栓溶解療法	434
検査の3種の神器	4, 15, 154
後医は名医	6
高エネルギー外傷	390
高K血症	268
抗菌薬の選択	356
高血圧性頭痛	173
交差反応	102
項部硬直	339
絞扼性腸閉塞	245
誤嚥性肺炎	298
国際頭痛分類	159
古典的3徴	336
昏睡カクテル	14

► さ行

細菌性肺炎	295
細胞外液量の評価	74
サルも聴診が好き	83
ジアゼパム	58
子癇	49
死戦期呼吸	464
自然排石率	146
失神	26
—の定義	27
—の分類	29
静脈血ガス	307

静脈血栓塞栓症	219
食物依存性運動誘発アナフィラキシー	
	100
ショック	69
—の4分類	76
—の5P	74
ショック＋徐脈	82, 269
神経調節性失神	38
心血管性失神	34
腎叩打痛	312
心タンポナーデ	204
浸透圧性脱髄症候群	19
心肺停止	462
深部静脈血栓	221
心不全	300
推定アルコール(エタノール)血中濃度	
	18
髄膜炎	335
髄膜刺激徴候	339
頭痛	158
ステロイド	349
スルホニル尿素薬	409
生理的狭窄部位	146
舌咬傷	51
前向性健忘	22
潜在的ビタミンB1欠乏	450
全身痙攣重積状態	52
全身性炎症反応症候群	17, 111
前庭神経炎	376
せん妄	16
前立腺炎	324
造影剤	98

► た行

大後頭神経痛	174
帯状疱疹	174
多断面再構成像	391
段階的競技復帰	394
炭酸水素ナトリウム	279
直腸診	37, 312
椎骨脳底動脈血流不全症	371
低血糖	400
低血糖性脳症	407

低 Na 血症	19, 54
低用量ドパミン	129
デルタ心拍数 20 ルール	78
てんかん重積	52
てんかん治療ガイドライン 2010	56
電撃性紫斑病	89
疼痛	153
頭部外傷	384
吐下血	251
突然発症の痛み	202
トロポニン	187

▶ な行

難治性てんかん重積状態	53
二峰性反応	101
ニューモバックス®	293
尿管結石	138
尿潜血検査	142
尿中抗原	293, 343
尿路感染症	308
人形の眼反応	11
妊娠反応	243
脳震盪	393
脳震盪後症候群	395
脳卒中	417
脳波	56
ノルアドレナリン	129

▶ は行

肺炎	284
肺炎球菌	301
―の薬剤耐性	347
肺炎球菌尿中抗原	293
肺炎球菌ワクチン	293
バイオアベイラビリティー	326
敗血症	16, 109
―の重症度分類	113
―の新定義	129
肺血栓塞栓症	216
バイスタンダー CPR	467
バソプレシン	470
非痙攣性てんかん重積状態	52
ヒスタミン中毒	99

ビタミン B1	14, 450
ビタメジン®	451
ヒッカムの格言	2, 22
非定型肺炎	295
冷や汗を診たら	12
フェニトイン	58
フェノバルビタール	58
不穏	71
腹痛	231
腹部大動脈瘤	141
ベネトリン®	279
ヘルペス脳炎	350
片頭痛	171
膀胱結石	139
ホスフェニトイン	60

▶ ま行

ミダゾラム	58
無菌性髄膜炎	350
無症候性細菌尿	320
無痛性急性心筋梗塞	191
無痛性大動脈解離	206
無発疹性帯状疱疹	175
メイロン®	279
メタボリン G®	451
メプチン®	279
めまい	364
―の OPQRSTA	368
毛細血管再充満時間	74
網状皮斑	74

▶ や行

薬物中毒	19
薬物乱用頭痛	170
陽イオン交換樹脂	280
腰椎穿刺	167, 340

▶ ら行

雷鳴頭痛	163
ラシックス®	279
利尿薬	279
リポハイパートロフィー	408
硫酸マグネシウム	58

レジオネラ尿中抗原	293	
レジオネラ肺炎	296	
─の肺外症状	297	

▶ 数字

5：1：1の法則	279
5D	125, 322
5 killers	180
6H & 6T	472
10の鉄則	7

▶ A

ABCD2 score	433
acute cerebrovascular syndrome（ACVS）	434
acute coronary syndrome（ACS）	181
Adams-Stokes 症候群	81
ADD risk score	202
A-DROP score	289
AIUEOTIPS	20
Alberta Stroke Program Early CT Score（ASPECTS）	430
alcoholic ketoacidosis（AKA）	453
Alvarado score	242
AMPLE history	11
aortic dissection	201
apparent diffusion coefficient（ADC）画像	428

▶ B

β_2 受容体刺激薬	279
bioavailability	326
Blatchford score	259
BPPV	373
Brudzinski's sign	339

▶ C

CAGE 質問スクリーニング	456
Caine criteria	452
capillary refill time（CRT）	74
Carpenter の分類	20
convulsion	46

coronary risk factor	35, 189
CPSS（Cincinnati Prehospital Stroke Scale）	405, 422
CURB-65 score	288

▶ D

D-dimer	211, 225
deep vein thrombosis（DVT）	221
Diehr rule	286
Dix-Hallpike test	374
doll's eye response	11
D-shape	224

▶ E

early CT signs	429
EGDT（early goal-directed therapy）	128
epilepsy	46
Epley 法	375

▶ F

FAST	80
Fever work up	118
food-dependent exercise-induced anaphylaxis（FDEIA）	100

▶ G

Geckler の分類基準	291
generalized convulsive status epilepticus（GCSE）	52
GI 療法	278
Glasgow Coma Scale（GCS）	9
graduated return to play（GRTP）	394
greater occipital neuralgia	174

▶ H

H. pylori 感染	263
head impulse test	372
head up tilt 試験	37
HEARTS	34
Heckerling score	286

I

infectious endocarditis（IE）	319
insulin ball	408

J

Japan Coma Scale（JCS）	9
jolt accentuation	339

K

Kehr's sign	234
Kernig sign	339

L

livedo	74
local factor	127, 362

M

Mallory-Weiss 症候群	257
McConnell 徴候	224
Ménière 病	376
Miller & Jones 分類	291
modified Rankin Scale（mRS）	421
multi-planar reconstruction（MPR）	391

N

neck flexion test	339
NIHSS（National Institute of Health Stroke Scale）	436
No culture, no therapy！	17, 118
nonconvulsive status epilepticus（NCSE）	52

O

OESIL risk score	36
oral switch	326

P

passive leg raising test	82
peudo-subarachnoid hemorrhage	167
pleuritic chest pain	184

Pneumonia Severity Index（PSI）	288
postictal state	46
POUND	171
pulmonary thromboembolism（PTE）	216

Q

qSOFA	130
QT 延長症候群	36

R

refeeding 症候群	15, 407
refractory status epilepticus（RSE）	53
Revised Geneva score	220
Rockall score	259
RUSH（rapid ultrasound in shock）exam	79

S

S1Q3T3	224
SAFE approach	103
San Francisco syncope rule	36
SCAT3（Sport Concussion Assessment Tool-3rd Edition）	394
second look	262
seizure	46
shaking chills	116
shock index	72, 253
simplified Wells criteria Christpher's approach	225
SMART-COP	287
SOFA score	130
SSNOOP	158
Staphylococcus aureus bacteremia（SAB）	319
sudden onset	234
SU 薬	409
systematic inflammatory response syndrome（SIRS）	17, 111

T

T2 shine-through	428
Teaching is learning twice !	6
thunderclap headache	163
TIMI risk score	189
top to bottom approach	118
transient ischemic attack（TIA）	
	29, 432
traumatic tap	340

V

Vannucchi 法	375

W

venous thromboembolism（VTE）
219

Wallenberg 症候群	372
Wells criteria for DVT	221
Wells rule	220
Wernicke 脳症	451
Whipple の 3 徴	14, 401
WUH scoring system	298

Z

zoster sine herpete	175

著者略歴

坂 本　壮

2008 年　順天堂大学医学部卒業
2010 年　順天堂大学医学部附属練馬病院 初期研修終了
2010 年　順天堂大学医学部附属練馬病院 救急・集中治療科入局
2015 年　西伊豆健育会病院 内科
2017 年　順天堂大学医学部附属練馬病院 救急・集中治療科
2019 年　国保旭中央病院 救急救命科 医長/臨床研修センター 副センター長

2011 年，2013 年　ベストチューター受賞
救急科専門医，集中治療専門医，総合内科専門医，産業医
ICLS インストラクター

著書『ビビらず当直できる 内科救急のオキテ』(医学書院，2017)
　　 『救急外来 診療の原則集』(シーニュ，2017)
　　 『主要症状からマスターする すぐに動ける！急変対応のキホン』(総合医学社，2019)
　　 『あなたも名医！意識障害 (jmed61)』(共著，日本医事新報社，2019)

救 急 外 来　ただいま診断中！　　©

発　行	2015 年 12 月 10 日	1 版 1 刷
	2016 年 1 月 5 日	1 版 2 刷
	2016 年 6 月 25 日	1 版 3 刷
	2017 年 11 月 1 日	1 版 4 刷
	2018 年 9 月 20 日	1 版 5 刷
	2020 年 3 月 1 日	1 版 6 刷
	2021 年 4 月 1 日	1 版 7 刷
	2022 年 3 月 10 日	1 版 8 刷

著　者　坂 本　壮

発行者　株式会社　中外医学社
　　　　代表取締役　青 木　滋

〒 162-0805 東京都新宿区矢来町 62
電　話　　(03) 3268-2701 (代)
振替口座　　00190-1-98814 番

印刷・製本 / 三和印刷(株)　　＜ MM・HU ＞
ISBN978-4-498-06682-3　　　Printed in Japan

JCOPY ＜(社)出版者著作権管理機構 委託出版物＞

本書の無断複製は著作権法上での例外を除き禁じられています.
複製される場合は，そのつど事前に，(社)出版者著作権管理機構
(電話 03-5244-5088，FAX 03-5244-5089，e-mail: info@
jcopy. or. jp) の許諾を得てください.